TRAITÉ

DE

PHYSIOLOGIE COMPARÉE

DE L'HOMME ET DES ANIMAUX,

PAR ANT. DUGÈS,

PROFESSEUR A LA FACULTÉ DE MÉDECINE DE MONTPELLIER,
MEMBRE CORRESPONDANT DE L'ACADÉMIE ROYALE DES SCIENCES DE PARIS
ET DE CELLE DE BERLIN,
DE L'ACADÉMIE ROYALE DE MÉDECINE, ETC.

Avec planches lithographiées,
et portrait de l'Auteur gravé sur acier.

TOME II.

MONTPELLIER,

CHEZ LOUIS CASTEL, LIBRAIRE-ÉDITEUR, GRAND'-RUE 52.

PARIS,

GERMER BAILLIÈRE.   CROCHARD ET C⁰.
J.-B. BAILLIÈRE.   BÉCHET JEUNE.

STRASBOURG, LEVRAULT.   LYON, CH. SAVY.

1838.

IMPRIMERIE DE J. MARTEL AÎNÉ,
RUE DE LA PRÉFECTURE 10.

Tb 8/15

T 3310
E.t.2

PHYSIOLOGIE COMPARÉE.

TRAITÉ

DE

PHYSIOLOGIE

COMPARÉE

DE L'HOMME ET DES ANIMAUX,

PAR ANT. DUGÈS,

PROFESSEUR A LA FACULTÉ DE MÉDECINE DE MONTPELLIER,
MEMBRE CORRESPONDANT DE L'ACADÉMIE ROYALE DES SCIENCES DE PARIS
ET DE CELLE DE BERLIN,
DE L'ACADÉMIE ROYALE DE MÉDECINE, ETC.

Avec planches lithographiées,
et portrait de l'Auteur gravé sur acier.

TOME SECOND.

MONTPELLIER,
CHEZ LOUIS CASTEL, LIBRAIRE-ÉDITEUR, GRAND'-RUE 52.

PARIS,

| GERMER BAILLIÈRE. | CROCHARD ET Cⁱᵉ. |
| J.-B. BAILLIÈRE. | BÉCHET JEUNE. |

STRASBOURG, LEVRAULT.   LYON, CH. SAVY.

1838.

TABLE ANALYTIQUE

DES MATIÈRES CONTENUES DANS LE TOME II.

IV⁽ᵉ⁾ PARTIE. — Fonctions de manifestation.

CHAPITRE Ier. Généralités. — Division; un mot du magnétisme animal 1

CHAPITRE II. Manifestation d'agents impondérables.

Article Ier. De la zoélectricité 5

Article II. De la lumière et des couleurs.

§ Ier. De la phosphorescence dans les animaux vivants. 9

§ II. Des couleurs et de leurs changements dans les animaux. — *A.* Différences de colorations. — *B.* Causes des colorations. — *C.* Changements de colorations; — mues; caméléon 21

Article III. De la chaleur animale ou caloricité.

§ Ier. Considérations générales 37

§ ii. Phénomènes de la caloricité.— *A.* Chez l'homme : 1° influences extérieures ; 2° causes internes. — *B.* Chez les mammifères. — *C.* Oiseaux. — *D.* Animaux dits à sang froid. — *E.* Végétaux.............. 38

§ iii. Théories de la caloricité. — *A.* Production de chaleur et résistance au froid. — 1° Respiration et circulation.—2° Actions nerveuses.— *B.* Résistance à la chaleur externe...................... 52

CHAPITRE III. Mouvements staminaux.

Article Ier. *De l'expansion*................... 63

Article II. *De la contraction.*

§ Ier. De la contraction en général. — *A.* tissu osseux. — *B.* Ligaments, cartilages et fibro-cartilages.— *C.* Membranes. — *D.* Parenchymes. — *E.* Tissu cellulaire et autres. — *F.* Peau. — *G.* Vaisseaux. — *H.* Tissu neuro-myaire........................ 74

§ ii. De la contraction des muscles. — *A.* Notions anatomiques. — *B.* Faits physiologiques ; contraction, bruit, fatigue, efforts, rupture, rigidité cadavérique. — *C.* Théories : Prévost et Dumas ; réfutation. — Théorie nouvelle................ 83

CHAPITRE IV. Mouvements effectifs.

Article Ier. *De la locomotion.*

§ Ier. Généralités.—Du mouvement en général.—Des mouvements musculaires en particulier.......... 106

§ ii. De la station. — *A.* Sur le tronc même. — *B.* Sur les membres. — *C.* Suspension............ 112

§ iii. De la natation. — 1° Super-natation.— 2° natation proprement dite..................... 126

DES MATIÈRES.

§ iv. Du vol. — 1° Oiseaux. — 2° Insectes......... 138

§ v. Du saut................................ 150

§ vi. De la progression ascendante ou du grimper... 157

§ vii. De la progression horizontale ou progression proprement dite.— *A*. Reptation. — *B*. Progression multipédale. — *C*. quadrupédale. — *D*. bipédale... 162

§ viii. De quelques actes spéciaux ; percussion, préhension, fouissement, etc...................... 176

§ ix. Des mouvements partiels ou élémentaires. — *A*. Mouvements du tronc chez les vertébrés. — *B. idem* chez les invertébrés. — *C*. Mouvements des membres chez les vertébrés. — 1° Membre thoracique. — 2° Membre abdominal. — *D*. Mouvements des membres chez les animaux articulés......... 187

Article II. *De l'expression.*

§ 1er. Considérations générales.................. 207

§ ii. De la mutéose ; gestes et attitudes........... 209

§ iii. De la prosopose ; physionomie............. 213

§ iv. De la psophose ou production des sons. — *A*. Définition et division.—*B*. Stridulation ; percussion, frottement, raclement, détente, bourdonnement.— *C*. Phonation ; voix. — 1° Poissons. — 2° Reptiles. — 3° Oiseaux ; larynx thoracique, trachée-artère, larynx cervical ; chant; parole imitée. — 4° Mammifères ; larynx, glotte, tuyau vocal.—Spécialités, animaux, homme; dispositions anatomiques et morales ; chant. — *D*. Prononciation, parole. — *E*. Rapports de la psophose avec d'autres fonctions ; intelligence, instincts, génération............. 218

Ve PARTIE. — Fonctions de nutrition.

CHAPITRE Ier. DE LA DIGESTION.

ARTICLE Ier. *Coup-d'œil général*.................. 278

ARTICLE II. *Des actes et des phénomènes préliminaires de la digestion.*

§ Ier. Du besoin et du désir des aliments........... 283

§ II. Du choix des aliments. — *A*. Aliments minéraux. — *B*. Aliments végétaux.— *C*. Substances animales. — *D*. Substances diverses................... 291

ARTICLE III. *Des actes préparatoires*.............. 307

§ Ier. Préhension des aliments. — *A*. Des aliments solides. — *B*. Des liquides, ou haustion......... 308

§ II. De la mastication orale................... 324

§ III. De la salivation. — *A*. Organes sécréteurs de la salive. — *B*. Usages généraux de la salive........ 332

§ IV. De la déglutition.— *A*. Mâchoires.— *B*. Lèvres, joues. — *C*. Langue. — *D*. Pharynx. — *E*. OEsophage.. 341

ARTICLE IV. *Des actes digestifs*................. 350

§ Ier. Digestion gastrique ou chymification.— *A*. Phénomènes d'innervation.— *B*. Phénomènes chimico-vitaux. — *C*. Phénomènes musculaires.......... 351

§ II. Digestion duodéno-iléale ou chylification. — *A*. Intestin grêle. — *B*. Organes sécréteurs des vertébrés. — *a*. Mucus. — *b*. Humeur pancréatique.— *c*. Bile. — *C*. Chez les animaux invertébrés. — *D*. Résumé de la théorie de la chylification......... 379

Article v. *Des actes éliminatoires*.............. 407

CHAPITRE II. Des absorptions.

§ 1ᵉʳ. De l'absorption en général.................. 412

§ ii. Des absorptions en particulier. — *A.* Surface gastro-intestinale. — *B.* Surfaces cutanées. — *C.* Surfaces pulmonaires. — *D.* Surfaces sans communications extérieures. — *E.* Interstices........... 419

CHAPITRE III. Des circulations.

Article 1ᵉʳ. *Généralités*......................... 427

Article ii. *De la circulation dans les animaux invertébrés.*

§ 1ᵉʳ. Zoophytes............................ 430

§ ii. Articulés. — *A.* Annélides. — *B.* Myriapodes. — *C.* Insectes. — *D.* Arachnides. — *E.* Crustacés.. 433

§ iii. Mollusques........................... 448

Article III. *Des circulations chez les animaux vertébrés.* 451

§ 1ᵉʳ. De la circulation du chyle.................. 452

§ ii. De la circulation de la lymphe.............. 461

§ iii. De la circulation du sang. — *A.* Tableau de la circulation dans son ensemble chez les principaux groupes d'animaux vertébrés. — 1° Poissons. — 2° Batraciens. — 3° Sauriens, chéloniens, ophidiens. — 4° Crocodile. — 5° Oiseaux et mammifères, ou animaux à sang chaud. — *B.* Du cœur. — *C.* Des artères. — *D.* Des capillaires. — *E.* Des veines. — *F.* De quelques circulations partielles. *G.* Du sang ; eau ; fibrine ; hématosine ; albumine ; matières grasses ; sels, etc.................... 467

CHAPITRE IV. De la respiration............ 517

Article 1er. *Revue des êtres animés quant à leur mode de respiration. Plantes ; monadaires ; diphyaires ; articulés ; mollusques ; vertébrés à branchies ; vertébrés à poumons*........................ 518

Article II. *De la respiration par les téguments extérieurs*............................ 521

§ 1er. Dans l'eau....................... 522

§ II. Dans l'air....................... 528

Article III. *De la respiration exécutée par des organes spéciaux.*

§ 1er. Dans l'eau. — *A.* Trachées aquifères. — *B.* Branchies. — *a.* Branchies vasculaires. — *b.* Branchies trachéales....................... 531

§ II. Dans l'air libre. — *A.* Trachées. — *B.* Branchies aériennes. — *C.* Poumons................. 532

1° Partie mécanique de la respiration pulmonaire... 574
2° Partie chimico-vitale de la respiration pulmonaire. — *a.* De l'air. — *b.* Du sang................. 593

Explication des figures.................... 609

ERRATUM.

Page 430, 17e ligne, *animaux vertébrés*, lisez *animaux invertébrés*.

TRAITÉ

DE

PHYSIOLOGIE COMPARÉE.

QUATRIÈME PARTIE.
FONCTIONS DE MANIFESTATION.

CHAPITRE Ier.
GÉNÉRALITÉS.

SANS doute, tous les actes de la vie peuvent être considérés comme des manifestations de ce mode particulier d'activité, et c'est même une expression dont s'est servi, en ce sens, le savant Tiedemann ; mais ce n'est pas la signification que nous voulons donner à ce terme : il ne s'agit ici que des *manifestations extérieures de l'action nerveuse ou innervation*, c'est-à-dire des fonctions dans l'exercice desquelles l'innervation, que nous avons étudiée jusqu'ici dans son mécanisme et dans ses réactions intimes, réagit ultérieurement sur d'autres organes, et y détermine des changements prompts, évidents, immédiats. On pourrait les définir des *exhibitions* de l'influx nerveux.

A la vérité, cet influx agit aussi sur des fonctions autres que celles comprises dans cette IVe partie, mais non d'une manière aussi directe, aussi immédiate, aussi complète ; nous verrons effectivement que tous les actes qui vont nous occuper peuvent s'expliquer aisément en prenant l'agent nerveux pour premier mobile, et le considérant, ainsi que nous l'avons fait précédemment, comme analogue aux agents dits *impondérables*. Ceci deviendra surtout évident lorsque nous expliquerons notre théorie de la contractilité musculaire, quand nous parlerons de l'expansion des tissus, de la production sensible de chaleur, de lumière ou d'électricité.

C'est ici qu'il faudrait également ranger les faits du *magnétisme animal,* si ces faits n'étaient, pour la plupart, controuvés ou défigurés par l'enthousiasme ou le charlatanisme; si le peu de faits bien réels qui ont été mis au nombre de ceux qu'on rapportait à l'existence de ce prétendu fluide, arbitrairement doté de toutes les puissances de la féerie, n'étaient plus rationnellement, plus facilement interprétés, en les rapportant à quelqu'une des opérations intellectuelles ou de leurs modalités essentielles, à l'imagination surtout. Le sommeil, dit magnétique, ne sera jamais, pour nous, autre chose qu'un sommeil plus ou moins complet, avec ou sans rêves, produit par la fatigue, l'éblouissement, peut-être même, chez des sujets demi-malades, par un spasme hystérique, en raison de gesticulations étourdissantes ou monotones; et les merveilles, dont l'embellissent tant de narrateurs intéressés ou crédules, ne nous semblent que le résultat de supercheries coupables ou de mystifications risibles. Voilà pourquoi tous ces miracles se sont réduits à zéro en présence des incrédules ; pourquoi les commissaires d'une académie savante ont obtenu si peu de résultats malgré leur bonne volonté manifeste (1). Ce que nous avons dit ailleurs de la transposition des sens *(Spécialité des organes encéphaliques)*, n'atteste-t-il pas assez l'impossibilité de cette prétendue clairvoyance attribuée aux somnambules magnétiques ? Et ce fluide, dont on admet si gratuitement l'existence, fût-il aussi réel qu'il l'est peu, eût-il toutes les admirables propriétés qu'on lui octroie, ne voit-on pas qu'il faudrait une *longue* éducation pour permettre à l'individu d'en faire usage! Un aveugle-né, à qui l'on rend la lumière, met bien du temps à débrouiller le chaos qui vient l'assaillir, et à rapporter convenablement, aux objets environnants, les sensations nouvelles qu'il éprouve ; et pourtant il a là un sens bien organisé, bien manifestement apte à remplir sa fonction avec régularité et netteté ! Mais c'est trop nous arrêter sur ces doctrines chimériques, vingt fois écrasées par leur propre faiblesse et vingt fois relevées par un calcul d'intérêt ou par l'amour du merveilleux et le goût du paradoxe.

Les seuls faits qu'on pût, dans l'observation des animaux, rapprocher de ceux dont il vient d'être question, sont également des faits intellectuels : telle est la fascination exercée par le chien de chasse sur le gibier qu'il tient immobile, par les serpents sur leur proie ; frayeur subite et paralysie momen-

---

(1) Voyez à ce sujet, dans la *Revue médicale*, l'examen spirituel et judicieux à la fois auquel Dubois d'Amiens s'est livré à l'occasion du rapport de ces académiciens.

tanée, indécision entre plusieurs voies de salut, espoir d'échapper par l'immobilité à l'attention de l'ennemi, dévouement pour ses petits ; voilà diverses manières d'expliquer, pour différents cas, les observations journalières des chasseurs en ce qui concerne le chien, celles de témoins dignes de foi en ce qui a trait au serpent à sonnettes, au boa, à la couleuvre commune même. Il n'y a donc là rien de plus que dans les actes ordinaires de l'intelligence, si ce n'est, peut-être, une sorte d'horreur native et transmise de génération en génération par la voie d'hérédité, ainsi que nous l'avons expliqué ailleurs.

Il ne nous reste plus qu'à dire un mot de la répartition des sujets qui vont maintenant nous occuper. Que l'on admette autant d'agents impondérables qu'il y a de manifestations diverses, ou qu'on n'y voie que des modifications d'un agent au fond identique, il n'en faut pas moins étudier à part chacune de ces modifications. Pour commencer par l'exhibition de l'agent dont l'analogie a paru surtout des plus prochaines avec le nerveux, nous traiterons d'abord des phénomènes électriques manifestés par certains animaux ; puis viendra la production de lumière, celle de la chaleur ; nous parlerons ensuite de l'expansion considérée comme effet de l'innervation, puis de la contraction en général, rattachée aussi à son influence. Nous serons ainsi conduit à parler de l'action des muscles sur les os, des mouvements qui manifestent les volitions en les exécutant, de l'expression faciale qui manifeste surtout les degrés et les modes des perceptions, de la voix qui sert à peindre tous les genres d'opérations intellectuelles et toutes leurs modalités. Sans doute, il faudrait joindre à ces moyens de manifestation de notre pensée, et l'écriture, et la peinture, et même la musique et la danse ; mais ce sont là des *arts* tout particuliers et non des fonctions ; ce sont des choses qui peuvent être prises en considération par le moraliste ou l'idéologue, mais non par le physiologiste.

CHAPITRE II.

MANIFESTATION D'AGENTS IMPONDÉRABLES.

ARTICLE I.er – Des phénomènes électriques observés chez les animaux, ou zoélectricité.

Nous renverrons le lecteur à l'un de nos précédents chapitres, pour ce qui concerne les phénomènes électriques, cachés ou intérieurs, qu'on a constatés sur des animaux vivants de diverses classes (*Voy.* IIe part., chap. 1er, *C, a*). Nous ne ferons également que mentionner ceux qui se développent quelquefois accidentellement à l'extérieur du corps, soit chez l'homme, soit chez d'autres animaux, notamment ceux dont la fourrure possède, à un haut degré, l'aptitude à développer l'électricité par le frottement, celle du chat par exemple : c'est aux effets produits, par des appareils spéciaux, chez quelques poissons, que nous nous arrêterons seulement ici.

Les poissons connus jusqu'à présent pour jouir de

cette étonnante faculté, sont au nombre de treize, savoir : plusieurs espèces ou variétés de torpilles (1), le gymnote électrique, un silure, ou malacoptérure, un trichiure, un tétrodon également surnommés électriques. Quant au rhinobate électrique, Cuvier dit que cette propriété, supposée par Margrave, ne s'est point vérifiée.

Tous ces poissons ont la peau nue et enduite d'une matière muqueuse qui, selon Volta, est un excellent conducteur de l'électricité. Chez tous aussi, l'appareil électrique est composé de membranes fibreuses, denses, croisées de manière à constituer des prismes verticaux, divisés, par des cloisons transversales, en cellules remplies d'une matière albumineuse, mélangée de graisses qui lui donnent de l'analogie avec la substance cérébrale (Matteuci). On y trouve de nombreux vaisseaux provenant d'un cœur plus volumineux chez les torpilles que chez les autres raies (Carus), et surtout de gros nerfs donnés, dans les torpilles, par la cinquième paire ou nerf trijumeau, et par la huitième ou nerf vague (voy. Carus, Desmoulins et autres), nés de cette dernière presque exclusivement chez le silure, et fournis par presque toutes les paires vertébrales dans le gymnote ; circonstances suffisantes, comme l'observe Geoffroy-St-Hilaire, pour montrer que la zoélectricité ne dépend pas de nerfs spéciaux. Disposés, chez les torpilles *(fig. 110)*, en mailles triangulaires, carrées ou hexagones dont le nombre, d'après Hunter et Carus, augmente

---

(1) On ne laisse aujourd'hui au genre *torpedo* (L.) que trois espèces ; quatre autres composent le genre *narcine* (Henle), et deux prennent le nom générique d'*astrape* (Müller et Henle).

avec l'âge, ces appareils forment deux masses semi-lunaires. C'est une couche sous-cutanée de cellules rhomboïdales chez le silure (Rudolphi, Geoffroy). Ils se présentent chez le gymnote sous forme de longues masses de cellules irrégulièrement polyédriques, situées le long de la partie inférieure de la queue. (Geoffroy, Knox. — *Voy. fig.* 111.)

On a observé que la section des gros nerfs dont il a été précédemment question paralysait complétement, dans la torpille, la faculté de donner des commotions électriques (Spallanzani, Galvani, Humboldt). Il en est de même si on enlève la masse encéphalique (Todd). On peut, au contraire, lorsque la torpille a cessé de donner des secousses, occasionner de nouvelles décharges en touchant le lobe cérébral, d'où naissent les nerfs de l'organe électrique (Matteuci). Ces expériences ne prouvent point que la manifestation électrique est de nature purement nerveuse, mais seulement, ce que savaient très-bien Réaumur et autres, que la production de ce phénomène est un *acte de volonté.* Comme tout autre acte semblable, il s'affaiblit par la répétition, et finit même par devenir impossible jusqu'à ce que le repos ait réparé cet épuisement, qui, du reste, n'a lieu qu'après des manifestations nombreuses, puisque Walsh a compté jusqu'à cinquante secousses en une minute. Aucun mouvement, si ce n'est peut-être la dépression des yeux et du dos, dans la torpille, ne trahit extérieurement cet acte qui n'a certes rien de mécanique, malgré les explications de Réaumur.

Les commotions ressenties par les personnes qui

touchent inconsidérément ces poissons, sont toutes semblables à celles de l'électricité ; elles se transmettent d'une personne à une autre, et peuvent circuler à travers une longue chaîne (vingt-sept personnes, Walsh), si les deux extrémités touchent l'animal; elles ne se communiquent pas si la chaîne est interrompue par des corps non conducteurs, ou si l'on ne touche le poisson qu'avec un corps mauvais conducteur de l'agent électrique. On a même observé que, dans l'eau, ces animaux pouvaient lancer la commotion à quelque distance, foudroyer les petits poissons dont ils voulaient faire leur proie ; qu'une tige de matière conductrice transmettait les commotions sans qu'on touchât immédiatement la torpille. En outre, Galvani, Matteuci ont vu se convulser violemment les muscles d'une cuisse de grenouille placée sur le dos d'une torpille (1). De Blainville et Fleuriau de Bellevue ont, au rapport de Pouillet, obtenu une déviation de plus d'une demi-circonférence dans l'aiguille du multiplicateur de Schweigger, en plantant dans l'organe électrique d'une torpille les fils qui terminent cet instrument. Des effets analogues ont été observés par J. Davy, qui est parvenu aussi à faire décomposer l'eau par le courant obtenu du même animal, et a pu aimanter des aiguilles en établissant un conducteur, de la face dorsale à la face ventrale du poisson. Cette direction du courant a été reconnue aussi par Matteuci et Santi

---

(1) Cette expérience tend à faire croire qu'en effet, comme on l'a dit, les poissons électriques savent diriger à volonté leur décharge ; eux-mêmes sont préservés de ces effets, puisqu'ils n'en ressentent ni commotion, ni convulsion, bien que l'électricité d'une machine à plateau ou d'une pile galvanique leur cause les mêmes secousses qu'aux autres animaux (Aldini, Humboldt, Matteuci).

Linari, par Becquerel, et ils ont constaté que le dos possède l'électricité positive, relativement au ventre qui donne à l'électromètre des signes de l'état négatif; particularités qui expliquent l'intensité des effets produits quand on saisit ou la torpille ou le gymnote des deux mains à la fois. Enfin, l'étincelle a été tirée du gymnote par Walsh et quelques autres physiciens cités par Tiedemann; plus récemment elle a été obtenue de la torpille même par Matteuci et Santi Linari, soit en interrompant le courant par une légère fissure dans un ruban d'étain, soit en faisant communiquer ensemble, au moyen d'une feuille d'or, deux plateaux métalliques, entre lesquels était l'animal.

Il résulte de tous ces faits que la zoélectricité participe à la fois de l'électricité ordinaire et du galvanisme, en se rapprochant pourtant davantage de cette dernière modification de l'agent commun auquel on rattache l'une et l'autre.

ARTICLE II. – **De la lumière et des couleurs manifestées par les animaux.**

§ I.er *De la phosphorescence dans les animaux vivants.*

La chimie et la physique nous apprennent que certains corps bruts brillent, dans l'obscurité, d'un éclat souvent très-vif, soit qu'on y excite, par le frottement, la percussion, etc., un état électrique bien manifeste, comme certaines résines, le sucre, le diamant; soit qu'on les soumette préalablement à l'action prolongée d'une vive lumière, dont ils semblent devoir s'imbiber, pour l'exhaler lentement ensuite (diamant, etc.); soit qu'on leur communique une chaleur plus ou moins vive, comme beaucoup de métaux; soit, enfin, qu'il s'établisse en eux un mouvement intestin, une combustion lente du carbone ou du phosphore qu'ils renferment, comme le prouvent assez le bois pourri et le phosphore même à l'état de pureté (1). Aussi des débris de végétaux ou d'animaux morts offrent-ils fréquemment ce phénomène, dont les détails seraient totalement étrangers à notre sujet, s'ils ne pouvaient fournir quelques éclaircissements sur la théorie de la phosphorescence dans les êtres vivants.

Les débris de poissons ou de radiaires et de mollusques marins sont ceux où ce phénomène est le plus facile à observer; c'est avant l'établissement décidé de la putréfaction qu'il se montre, et alors une matière albumineuse, blanchâtre, miscible à l'eau, recouvre les surfaces lumineuses. On pourrait penser en conséquence avec Bory-St-Vincent, Meyen et autres, que la phosphorescence de la mer, qui s'observe si fréquemment sous l'équateur, n'est due qu'au mélange, avec les eaux, de cette matière née d'un commencement de décomposition des matières animales qui s'y trouvent en si grande abondance. Nous ne doutons pas qu'il n'en soit quelquefois ainsi, et c'est ce que tendent à faire penser les renseignements recueillis sur nos côtes par le professeur Dunal. Les observations de Péron, de Lesson, de Quoy et Gaymard et de beaucoup d'autres naturalistes, ont aussi démontré que cet éclat admirable

---

(1) Ces phosphorescences s'éteignent quand on soustrait les matières au contact de l'air, et l'on a constaté que le bois pourri dégage de l'acide carbonique (Becquerel).

que répandent les flots, et dont rayonne surtout le sillage du navire au milieu d'une nuit de la zone torride, est dû, pour l'ordinaire, à la masse d'innombrables animaux ou animalcules qui viennent se jouer à la surface de l'Océan, et qui brillent d'une lumière phosphorique. Avant d'énumérer quelques-uns des principaux genres auxquels appartiennent ces êtres singuliers, disons un mot des faits de phosphorescence vivante que le règne végétal nous offre.

Plusieurs des faits donnés pour tels paraissent être erronés : ainsi la scintillation de la capucine et de plusieurs autres fleurs orangées, que Linné et sa fille croyaient avoir aperçue dans les belles soirées d'été, n'est, à notre avis, comme dans l'opinion de Tréviranus, qu'une illusion fondée sur la vivacité de ces couleurs. Cette vivacité est telle, en effet, que nous n'avons vu aucune combinaison de couleurs pouvoir en reproduire artificiellement l'aspect sur les étoffes de coton ou sur le papier. Il n'y a donc que quelques cryptogames qui soient réellement phosphorescentes : telles sont les rhizomorphes des mines et l'*agaricus olearius*. Ce dernier, bien observé surtout par notre collègue Delile, prouve nettement que la phosphorescence de son *hymenium* (feuillets) d'un jaune d'or n'est point due à une illusion, ni à une décomposition, mais bien à un état vital ; car il est remarquable que la phosphorescence est nulle durant le jour, quelle que soit l'obscurité dans laquelle on se place, et cette phosphorescence nocturne est d'autant plus vive que le champignon est plus frais et plus vivant.

Presque aucun des animaux vertébrés ne présente, durant la vie, de phosphorescence véritable. On parle, il est vrai, de celle de certains geckos indiens ; celle du trigle-milan paraît plus positive, et c'est l'intérieur de sa bouche, habituellement entr'ouverte lorsqu'il vole au-dessus de la surface des mers, qui brille du plus vif éclat; de sorte qu'on croirait voir un groupe d'étoiles filantes quand une bande de ces poissons sort la nuit du sein des eaux (Lacépède). Quant à la lumière que projettent les yeux de divers animaux nocturnes, nous en avons parlé déjà, et nous avons dit que ce fait, n'étant observé, pour les mammifères, que chez ceux qui ont à la choroïde un tapis resplendissant, et la rétine assez mince, telle que l'est surtout celle des chats, ne pouvait être attribué qu'à une *réflexion* et non à une *émission* provenant de la substance nerveuse, comme Carus le donne à entendre. Ce savant ne doute point d'une émission réelle de lumière en pareil cas ; il dit que Rengger a constaté, dans les yeux du *nyctipithecus trivirgatus,* la faculté d'éclairer les objets à six pouces de distance ; et lui-même a répété, dit-il, cette observation sur un chien. Pour nous, de même que B. Prevost, Gruithuisen, Esser et Tiedemann, nous avons reconnu que les yeux des chats, des chiens, des araignées, des phalènes, ne brillent point dans une obscurité générale, mais seulement quand l'animal placé dans un lieu obscur est en face d'un jour plus ou moins vif. Ce phénomène est d'ailleurs si complétement physique, que les yeux du chat brillent encore après la mort, tant que la putréfaction n'en a pas troublé la transparence.

C'est dans les classes les plus inférieures qu'on rencontre le plus d'exemples de phosphorescence véritable. Des volvoces, des cyclides, des navicules microscopiques abondent dans les eaux d'une mer lumineuse; les animalcules, que de Blainville y a particulièrement observés, avaient la forme de têtards pellucides. Des méduses, des béroés, des astéries, des pennatules et autres polypiers vagabonds s'y promènent en forme de disques, d'étoiles ou de bouquets enflammés; les pyrosomes y brillent de loin comme une masse métallique rougie à blanc; les biphores y font de longues guirlandes comparables à celles des illuminations publiques.

Voilà ce que nous en disent les naturalistes-voyageurs qui ont sillonné les mers des plus chaudes contrées; et c'est aussi entre les tropiques qu'on observe les plus grands et les plus brillants des insectes lumineux Tels sont les fulgores ou porte-lanternes, orthoptères à tête allongée en forme de museau resplendissant, dont Sibylle de Mérian a fait la réputation, infirmée par Richard, par le prince Maximilien de Neuwied, puis réhabilitée par un voyageur belge que Wesmaël appuie de son approbation, et plus récemment encore remise en doute par Lacordaire. Ces contradictions peuvent tenir, comme l'observe Audouin, à des intermittences soit volontaires, soit dues à la saison, etc., dans la propriété phosphorescente de cet insecte. Il n'y a pas lieu aux mêmes doutes pour les élatères ou taupins, coléoptères, dont le corselet et le mésothorax offrent de larges taches lumineuses, ni pour les lampyres, dont l'éclat naît seulement de la partie postérieure et inférieure du corps. Dans nos contrées même, on trouve, assez communément, une espèce de lampyre *(lampyris noctiluca)* dont la femelle offre, sous les trois derniers anneaux de l'abdomen, une tache jaune, qui devient souvent assez lumineuse pour permettre de lire les caractères sur lesquels elle se promène : la larve n'a guère qu'un anneau, et le mâle possède seulement deux points lumineux vers la même région : les œufs luisent aussi, dit-on, dans l'obscurité. Quelques autres insectes, comme le thyréophore cynophile, sorte de diptère (Percheron), la chenille de la *noctua occultata* (Gimmerthal), sont aussi phosphorescents ; et l'on pourrait joindre encore un ou deux coléoptères à ceux que nous avons déjà désignés.

Nos côtes possèdent aussi ces pholades ou dattes de mer qui semblent pénétrées d'une humeur toute phosphorique ; mais ce sont, avec les anomies, à peu près les seuls mollusques chez lesquels cette propriété soit comme à l'état de vie ; une seule limace la partage avec elles, l'*helix noctiluca* (Fer.), qui porte, sur son manteau, un disque verdâtre durant le jour, lumineux la nuit, espèce observée de nouveau dans ces derniers temps par Webb et Berthelot. A cette liste s'ajoutent quelques crustacés (Dujardin), et enfin, quelques myriapodes et quelques annélides : telles la scolopendre dite électrique, plusieurs néréides, entre autres le *N. fulgurans* (nob.) que nous avons trouvé près d'Agde, et un petit lombric que nous avons découvert en assez grande quantité dans la tannée d'une serre chaude au Jardin des plantes de Montpellier (*lumbricus phosphoreus,* nob.).

A quelle théorie soumettre ces faits remarquables ? Avant tout, il nous paraît indispensable de les diviser en deux ordres: dans l'un, rangeons les cas où une humeur sécrétée par l'animal l'enduit extérieurement et s'en détache en conservant sa phosphorescence ; dans l'autre, ceux où la source de lumière est fixe, et sinon absolument intérieure, du moins cachée sous un épiderme transparent mais assez épais.

Le premier cas est celui de plusieurs petits zoophytes marins, qui répandent une humeur lumineuse en traînées mouvantes à la surface des eaux (Quoy et Gaymard); c'est encore celui des pholades, dont le suc flamboyant couvre, dit-on, les mains, inonde même la bouche des amateurs qui les mangent crues, comme beaucoup d'autres coquillages ; c'est encore, assure-t-on, celui du scarabée phosphorique ; c'est positivement celui du lombric et de la scolopendre ci-dessus mentionnés, et dont l'humeur, un peu bleuâtre à la lumière du jour, pour cette dernière, est assez promptement dissipée par une sorte de volatilisation. Nul doute ici que la matière ainsi séparée du corps, et qui par conséquent n'a plus rien de commun avec la vie, n'éprouve une combustion lente en subissant le contact de l'air, et qu'elle ne contienne, sinon du phosphore, du moins une matière analogue quant aux effets que l'oxygène produit sur elle ; en un mot, que ce ne soit ici un phénomène *purement chimique*, bien que la chimie n'ait point encore établi le fait par des expériences directes.

En est-il de même dans le second cas ? On n'en

a pas toujours jugé ainsi : Tréviranus voulait que la phosphorescence siégeât dans les organes génitaux du lampyre, et que leur orgasme en fût la cause; mais cette explication du moins ne saurait être admise pour les élatères ni les fulgores; et d'ailleurs il est bien démontré que la matière lumineuse siège, immédiatement sous les téguments, dans un tissu filamenteux, réticulé, jaunâtre, parcouru d'une immense quantité de ramuscules de trachées et de nerfs, et parsemé de globules (Carus, Spix, Morren), peut-être vésiculaires (Müller). Ce tissu contient beaucoup d'albumine, ou du moins une substance qui n'en diffère que parce que le sucre et l'acide sulfurique ne lui font point prendre une couleur rouge (Morren). Les téguments, transparents sur les parties lumineuses, y sont même taillés à facettes, au dire de Lacordaire, d'après les observations de Morren que nous n'avons pas trouvées, sur ce point, rigoureusement exactes. Il faut convenir, d'ailleurs, qu'on ne pourrait que par une hypothèse bien conjecturale, regarder l'orgasme vénérien ou l'orgasme nerveux qui en fait l'essence, comme suffisant pour produire une diffusion de lumière, et il ne nous paraît guère possible de lui attribuer ici plus que pour les phénomènes électriques dont il a été question dans l'article précédent. Que l'influx nerveux agisse vivement sur la production de ce phénomène, comme le prouve l'influence des excitations, du mouvement et de l'agitation sur sa vivacité, comme le prouve encore sa manifestation très-vive chez la femelle et chez le mâle au moment du coït, son extinction complète ou presque complète après cet acte, faits dont nous avons été témoin aussi bien que Müller et autres, c'est ce dont on ne peut douter. Qu'on ajoute à ces considérations le phénomène remarquable de la fulguration, c'est-à-dire de l'accroissement subit d'intensité dans la lumière, tantôt avec un rhythme régulier et par pulsations isochrones à celles du vaisseau dorsal, comme l'a reconnu Carus chez le lampyre d'Italie, comme Lacordaire l'a constaté sur plusieurs lampyres d'Amérique; tantôt seulement, comme dans notre *nereïs fulgurans*, lorsqu'on touche, qu'on irrite l'animal, qui semble s'enflammer de proche en proche, ou dans une partie ou dans toute l'étendue de son corps; et l'on sera bien fondé à dire que l'agent vital est un puissant stimulant de la phosphorescence. Mais on pourrait aussi, pour des raisons analogues, la rapporter « presque entièrement » à l'électricité, ainsi que le veut Carus, d'autant mieux que l'électricité donne, à un certain nombre de corps bruts, ou la phosphorescence même, ou l'aptitude à briller lorsqu'on élève un peu leur température. On peut aussi n'y voir que le résultat d'une imbibition lumineuse comparable à celle de ces mêmes matières exposées au soleil; ou bien un effet purement vital, mais analogue à ceux que produisent sur différents corps l'électricité, la lumière, la chaleur. Ce sont là des opinions qui s'appuient sur des autorités recommandables, celle en particulier de notre collègue Bérard. Mais on peut opposer, à ce qui concerne l'électricité, que si le galvanisme avive la phosphorescence sur des individus morts ou qui ont cessé de luire, la chaleur produit le même effet, et que la machine électrique ne le produit pas (Burmeister). Pour ce qui est de l'imbibition lumineuse, un argument irréfragable peut être opposé à cette théorie : c'est que les lampyres vivent, durant le jour, sous les herbes ou les pierres; que leur organe lumineux est situé à la face inférieure du corps (1), et qu'enfin des individus, enfermés long-temps dans la plus complète obscurité, n'en ont pas moins brillé le soir (Todd, Murray) (2). Quant à l'influence de la vie comme cause directe, et non comme seulement adjuvante, ce que nous dirons plus loin des résultats obtenus sur l'animal mort suffit pour infirmer complétement cette manière de voir.

Au contraire, l'opinion qui attribue cette phosphorescence à une combustion lente a pour elle bien des faits parlants; l'analogie est d'abord en sa faveur, et l'on conçoit, en effet, que la différence, entre les lampyres ou les grands élatères lumineux et la scolopendre, peut ne consister que dans la position de l'humeur lumineuse, en contact direct avec l'oxigène chez celle-ci, en contact indirect, c'est-à-dire par le moyen des trachées respiratoires (et peut-être seulement à la volonté de l'animal) dans celui-là. Cette dernière particularité même expliquerait comment la lueur a pu parfois se conserver

---

(1) Peut-être ce mécanisme de la phosphorescence serait-il mieux appliqué aux mollusques radiaires et diphyaires qui vivent dans les mers chaudes et sous le soleil éclatant de l'équateur. Remarquons que presque tous ces animaux sont cristallins, et par conséquent susceptibles de recevoir la lumière dans toute l'épaisseur de leur corps, comme les cristaux, le diamant.

(2) Burmeister affirme pourtant que la lumière disparaît si on tient les lampyres long-temps dans l'obscurité, et qu'elle se montre si on les expose au soleil. La chaleur n'est-elle pas pour beaucoup dans ces effets ?

quelque temps dans le vide ou dans des gaz non respirables, mais jamais long-temps du moins.

Voici, au milieu de bien des observations contradictoires, ce qui paraît établi par les expériences les plus nombreuses et les mieux faites : nous n'en donnons ici que le résultat, renvoyant, pour les détails, à la physiologie de Tiedemann à qui nous avons beaucoup emprunté.

On a reconnu, en opérant sur les lampyres *soit vivants soit morts*, 1º que l'humidité est indispensable à la phosphorescence; car les parties où siège cette propriété ayant été séparées de l'animal, et desséchées à un certain degré, ont repris leur lueur quand on les a plongées dans l'eau (Spallanzani, Burmeister); 2º que la chaleur, portée jusqu'à $+41º$, augmente graduellement la vivacité de la lumière (Macaire); 3º que la soustraction de l'oxigène l'éteint plus ou moins promptement, quand on plonge les parties lumineuses dans le vide, dans l'huile, l'hydrogène, l'acide carbonique (Macaire, Grotthus), qu'on ravive la lumière en rétablissant l'abord de l'oxigène ou de l'air atmosphérique; 4º que le contact avec des substances capables de coaguler ou de dénaturer l'albumine, telles que l'alcool, les acides concentrés, les alcalis, détruit irrévocablement la phosphorescence; 5º qu'au contraire, des substances très-oxigénées, comme le gaz rutilant, donnent, pour un moment, à la matière phosphorescente, un éclat éblouissant, lors même que l'oxigène avait cessé d'agir sur elle (Grotthus).

Il faut, selon Grotthus, environ vingt minutes de

séjour dans l'huile et les gaz susdits pour éteindre la lumière ; ceci explique comment Murray, Davy et autres ont dit que la lumière y continuait, au contraire, à briller. On en a dit autant du vide, et sans doute pour les mêmes raisons. Mais voici une des expériences les plus péremptoires sur ce point de théorie : Macaire enferma un lampyre dans un tube et y fit le vide ; après la mort de l'insecte qui ne tarda guère, il chauffa inutilement jusqu'à $+50°$; la phosphorescence ne reparut pas : elle se montra de nouveau dès qu'il laissa l'air rentrer dans le tube.

Terminons par un mot sur les usages attribués à la phosphorescence. On la regarde ordinairement comme un moyen qu'emploie la femelle pour avertir et attirer le mâle, et l'on s'étaie surtout de la vivacité qu'acquiert la lueur au moment du coït, et de l'erreur souvent commise par les mâles qui viennent se brûler à nos bougies. Mais, disons-le, cette explication n'est pas complétement satisfaisante ; car on pourrait objecter : 1° que le mâle lui-même est lumineux, chose parfaitement inutile dans cette hypothèse ; 2° que, le mâle ayant enfin trouvé sa femelle, la lumière devient inutile ; 3° que beaucoup d'autres insectes nocturnes non phosphorescents, les éphémères, les phalènes, les teignes, les cousins, par exemple, et même des insectes diurnes, comme les mouches, tombent également dans cette erreur qui leur est si souvent funeste ; 4° que ces milliers d'infusoires, de mollusques acéphales, de diphyaires, de radiaires, qui brillent d'un feu si éclatant au sein des mers, n'ont pas même d'yeux pour l'apercevoir, et qu'ils sont tous monoïques ; 5° que la pholade non-seulement est dans le même cas, mais est encore immobile et cachée dans les trous dont elle perfore les rochers; 6° enfin, que des milliers d'autres insectes savent bien trouver leur femelle sans flambeau nuptial. Avouons donc seulement qu'il y a, en réalité, coïncidence, et sans doute corrélation de causalité commune, entre les actes générateurs et la phosphorescence chez les lampyres; mais gardons-nous de généraliser d'après ce seul exemple, et d'aller même, pour celui-ci, plus loin que les faits ne nous conduisent.

§ II. *Des couleurs et de leurs changements dans les animaux.*

Peut-être le sujet annoncé dans ce titre eût-il pu être renvoyé au chapitre des sécrétions et reporté à la production du pigment sous-épidermique, des poils, des plumes, des écailles; mais il nous a paru qu'il pouvait être envisagé ici sous un autre point de vue : ainsi, nous attachant seulement aux particularités de coloration qui manifestent extérieurement un état général, une activité intérieure spéciale, nous renverrons ailleurs tout ce qui concerne leur source et leur matière immédiate.

A. Différences des colorations. On sait assez que les couleurs, si tranchées quelquefois, si agréablement mélangées dans d'autres circonstances, tiennent à la peau même, ou à son pigment sous-épidermique dans les animaux invertébrés, chez ces rhizostomes, ces actinies, ces physalies, qui nous offrent, à la fois, la transparence du cristal et la vive coloration des émaux; chez ces insectes à reflets métalliques verts, bleus, rougeâtres, sur ces coquilles semblables à nos plus belles porcelaines.

C'est encore dans le pigment cutané, ou dans des écailles, productions immédiates de la peau, que, chez les poissons et les reptiles, siègent également ces teintes éclatantes qui, dans leur fraîcheur, rappellent les métaux et les pierres précieuses.

Les oiseaux ne doivent généralement leurs couleurs qu'à celle de leurs plumes, si l'on met à part les pieds et le bec, et ces plumes ont quelquefois encore un brillant métallique (les colibris, le paon, etc.) qu'on peut croire produit par une sorte de vernis naturel appliqué sur une matière colorante opaque et terne, comme Réaumur l'a démontré pour la dorure des chrysalides, dont l'épiderme luisant, transparent et jaunâtre, recouvre un pigment d'un blanc mat. Mais la plupart des plumes, malgré la vivacité de leurs teintes et la diversité presque infinie de leurs nuances, n'ont pas ce brillant, et se rapprochent ainsi des poils des mammifères, qui, si l'on en excepte ceux de la chrysochlore, ont communément peu d'éclat. Ce n'est même que parmi les passereaux et les grimpeurs qu'on trouve des couleurs très-vives, le jaune, le rouge, le bleu, le vert, qui ailleurs ne se voient guère que sur des portions de peau nue, comme la crête du coq et les caroncules du dindon, du roi des vautours, le bec et les pieds des diverses espèces de canard, de perdrix, etc., le nez, les joues et les fesses du mandrill.

Chez beaucoup d'oiseaux et surtout chez les mammifères, on peut rapporter toutes les teintes à trois couleurs principales, le *blanc*, le *noir* et le *roux*; en effet, on les trouve même, mais diversement combinées, chez les animaux sauvages, dont les nuances sont généralement uniformes et constantes (1) : le mélange du noir et du blanc donne le gris ; celui du gris avec le roux donne le fauve ; avec le noir le roux donne le brun. Quant aux animaux domestiques, il n'est pas rare de les voir présenter ces trois couleurs, soit rassemblées par taches sur le même individu, soit isolées sur des sujets différents.

Quand l'une d'elles est universellement répandue et très-prédominante, elle constitue dans l'espèce une *variété* soit accidentelle, individuelle, soit constante : de là le *mélanisme*, *l'albinisme* et le *rufisme* (mot nouveau que la nécessité nous force de créer) qui s'observent jusque dans l'espèce humaine. Nous n'insisterons pas sur ce qui concerne les mammifères ; il suffit de rappeler les bœufs, les moutons, les chèvres, les porcs, les chiens, les chats, les lapins, les cobaies, les éléphants (2). Chez l'homme nous voyons déjà, dans la race européenne, ces trois nuances, représentées par les bruns, les blonds et les roux.

Ces derniers portent souvent à l'extrême les caractères de leur nuance, soit dans les taches du visage, des avant-bras, etc., soit dans la couleur des cheveux et des poils en général, soit enfin dans celle de l'iris qui souvent aussi pourtant a la couleur bleue, indice d'un commencement de décoloration,

(1) Les animaux domestiques redevenus sauvages, chevaux, chiens, porcs, ânes, reprennent une coloration uniforme (Roulin). Les chevaux sont bruns, les ânes gris, les porcs noirs, les chiens fauves.

(2) Les éléphants communs sont noirâtres ; on connaît le prix superstitieux qu'on attache dans l'Asie à la couleur des éléphants blancs ; et au contraire on méprise les roux, qui ne sont pourtant guère plus communs.

de même que l'excessive blancheur de la peau. Sous ce rapport les roux se rapprochent des albinos.

L'albinisme et le mélanisme peuvent être regardés comme le degré extrême des deux autres variétés, et à ce degré même ils s'observent aussi chez divers animaux ; on a parfois occasion de voir des passereaux, des merles, des perdrix, et plus souvent des poules, des paons, des pigeons tout-à-fait blancs et dont les yeux rouges indiquent une complète décoloration de la choroïde et de l'iris. On connaît aussi les variétés albines des souris, lapins, chevaux, chats, cerfs, etc., comme on observe assez fréquemment des hommes à cheveux blancs ou jaunes, à peau blafarde, et dont l'iris est rosé, la pupille rouge.

Le mélanisme ou la coloration noire se voit accidentellement sur quelques animaux sauvages du genre *felis,* des daims, des rats (Isid. Geoffroy) : j'ai même trouvé une chenille atropos colorée d'un beau noir semé de petites taches blanches. Dans l'espèce humaine, il devient si commun dans certaines circonstances, chez le nègre, l'américain, etc., qu'il ne peut plus être considéré comme accidentel, individuel, mais se joint avec d'autres caractères pour constituer un ensemble héréditaire, qui a fait admettre des espèces nombreuses par les uns, des variétés seulement par les autres, dans la famille humaine.

B. Causes des colorations. 1° Une des circonstances qui frappe davantage l'imagination fixée sur cette immense diversité dans la disposition des couleurs, c'est l'irrégularité, le caprice qui semble avoir présidé à leur *distribution* sur un même animal.

Beaucoup de particularités échappent, à cet égard, à nos interprétations; quelques-unes sont, jusqu'à un certain point, explicables, et nous en donnerons ici quelques exemples. Dans un certain nombre de cas, on ne peut méconnaître, dans la disposition des bandes colorées ou des séries transversales de taches, une répétition extérieure de la segmentation intérieure, comme le font aussi certains plissements de la peau. Les bandes annulaires de la queue des *felis*, du corps de quelques serpents, cécilies, lézards et poissons, sont dans ce cas. La raie longitudinale du dos, si commune dans la classe des vertébrés, ne signale-t-elle pas la position de l'arbre central du système nerveux ? D'autres traces colorées sont dues à des mouvements qui changent la disposition des poils, de façon qu'on les aperçoit même chez les animaux à teinte uniforme : telles sont les lignes longitudinales sur la nuque du chat. Ces colorations partielles sont donc souvent des *manifestations* d'activité locale ; mais c'est surtout sous des influences plus générales que nous retrouverons les couleurs comme jouant éminemment un tel rôle.

2º La *vivacité* des couleurs manifeste, en général, plus d'énergie et souvent une énergie toute spéciale, comme le prouvent l'influence du sexe, de l'âge, du tempérament et celle du climat.

La nature a très-généralement mieux favorisé les mâles que les femelles, ainsi que le montrent surtout les insectes et les oiseaux ; et ce qui prouve que cette différence est due à l'excès d'énergie que les mâles montrent aussi dans leur audace et leur vigueur, c'est qu'on ne les voit prendre tout le brillant de leur parure que quand l'âge les a rendus propres à la production de leurs pareils, et qu'arrivés à la caducité, ils perdent ces ornements passagers, et se décolorent jusqu'à la blancheur (canitie). Bien souvent même ces riches vêtements ne sont revêtus par eux qu'au temps des amours ; la saison suivante les remplace par des couleurs plus ternes, et le mâle devient souvent alors tout semblable à la femelle. Il l'était également avant la puberté ; mais quelquefois alors aussi l'un et l'autre sexe portait, sur son pelage, des marques particulières et qui s'effacent peu à peu ; c'est ce qu'on nomme la livrée : telles sont les taches noirâtres du jeune lionceau qui rappellent celles de plusieurs autres *felis ;* les disques blancs disséminés sur le dos au faon du cerf et de l'axis, qui ressemblent à ceux du daim ; les bandes longitudinales du marcassin, du jeune tapir ; les quatre raies jaunes du lézard vert, qui subsistent en partie chez la femelle, etc.

Le tempérament lymphatique, la constitution faible, molle et lâche des animaux et des hommes albinos, sont des faits bien connus, et l'on sait que les blonds qui s'en rapprochent participent de ce tempérament, de même que les roux ; tandis que les bruns, soit hommes, soit animaux, sont plus vifs, plus robustes, et ont pour prédominance le tempérament sanguin ou le bilieux.

Mais, si cette influence du tempérament sur la coloration des individus est évidente, celle du climat sur les masses ne l'est pas moins, soit en raison des degrés différents d'activité que les divers climats excitent dans l'économie animale, soit plus encore peut-être en raison d'une influence directe de l'atmosphère sur le pigment cutané et oculaire. Nul doute, en effet, que la lumière et la chaleur ne jouissent à cet égard d'une grande puissance. Si l'œil contient ordinairement une si grande proportion de pigment, n'est-ce pas parce qu'il est perpétuellement, et plus que tout autre organe, pénétré par la lumière ? N'est-ce point à un excès de lumière et de chaleur que presque tous les animaux de la zone torride, insectes, oiseaux, reptiles et poissons, doivent leurs éblouissantes couleurs ? Les insectes de Sibérie peuvent être aussi brillants que ceux des régions équatoriales (Lacordaire) sans contrevenir à cette règle, car ils n'apparaissent que durant les très-longues journées de l'été boréal.

De même que les fruits sont colorés du côté du soleil, pâles du côté opposé, que les fleurs ne prennent leur éclat qu'après un complet épanouissement, que la moelle, les racines sont toujours blanches, que les tiges s'étiolent dans l'obscurité et verdissent à la lumière ; de même les animaux qui vivent dans d'épaisses ténèbres sont fréquemment blancs ou peu colorés : exemple les vers intestinaux, beaucoup de poissons, les lombrics et néréides, le protée. Ne voyons-nous pas, chez les oiseaux, la même plume vivement nuancée dans la portion habituellement découverte, pâle et terne dans celle qui reste cachée ? De même, poissons, reptiles, oiseaux et mammifères ont, à quelques exceptions près (loutre, taupe, etc.), le ventre et la gorge décolorés, le dos, le dessus de la tête et l'extérieur des membres foncés au contraire ; et notez que là aussi les poils, les plumes acquièrent plus de longueur, de force et de nombre que sous le ventre qui est souvent presque nu ; manifestation évidente de l'activité sécrétoire que la lumière excite à la peau.

Observons encore que le froid et sans doute la longueur des nuits en hiver, dans les contrées septentrionales, produisent une sorte d'albinisme passager (lièvre variable, hermine, lagopède, ortolan de neige), ou durable (ours blanc, harfang); tandis que le mélanisme individuel (1) ne s'observe que dans les pays chauds (Isidore Geoffroy).

Enfin, nous remarquons tous les jours que les gens de la campagne, et les pêcheurs surtout dans les parties méridionales de l'Europe, ont le visage, le cou, les jambes, les mains et les avant-bras basanés, et au contraire la poitrine, le ventre, les cuisses, c'est-à-dire toutes les parties habituellement couvertes, beaucoup plus blanches, en y joignant même les paupières supérieures presque toujours relevées.

On sera, d'après ces réflexions, probablement assez porté à admettre que la coloration des nègres est due à la même cause. On voit le mélanisme se prononcer par nuances graduées du nord au midi dans l'espèce humaine; et si l'on objecte que la transmission par hérédité de la couleur noire chez le nègre prouve qu'elle ne tient pas à des influences externes, nous répondrons que des effets si profondément enracinés par une immémoriale continuité d'action sur

---

(1) A la vérité, l'albinisme individuel peut s'observer aussi dans les pays les plus chauds du globe (Humboldt), et c'est même sous la zone torride, en Guinée, au Darien, qu'on a remarqué la plus grande proportion d'albinos humains, exceptions qui ne détruisent pas la règle.

des générations successives ont pu prendre caractère de qualité constitutionnelle. Ne voyons-nous pas la teinte brune se transmettre du père aux enfants, même dans la race blanche; et chez les animaux domestiques, ne voyons-nous pas aussi l'albinisme incomplet se transmettre héréditairement dans des localités où nulle cause autre que la transmission héréditaire ne pourrait l'entretenir ? Les chevaux demi-sauvages de la Camargue naissent de couleur baie et blanchissent en grandissant : je n'ai vu que des bœufs et vaches de couleur blanche dans une bonne partie du Bourbonnais, si ma mémoire n'est point infidèle. Au reste, nous ne prétendons pas discuter ici la question des espèces ou races humaines, mais seulement faire sentir que les caractères fondés sur la couleur, et notamment sur de simples nuances, ne doivent être donnés que comme caractères accessoires, et que c'est sur les formes du visage, du corps, des membres qu'il faut surtout insister. De cette manière on pourra réduire de beaucoup le nombre des espèces ou variétés essentielles si abusivement multipliées par Desmoulins, qui pourtant, d'après ses principes, ne les aurait pas suffisamment multipliées encore (1).

C. Changements de colorations. Nous avons dit précédemment quelques mots des changements que la saison apporte dans les couleurs de divers animaux; c'est, dans ces sortes de cas, par une *mue,* c'est-à-dire par un renouvellement de poils ou de plumes, que cette opération s'effectue. Une mue de

---

(1) En effet, selon lui, il y aurait plus de différence entre un anglais et un italien, qu'entre deux espèces de singe.

l'épiderme et même d'enveloppes plus solides a lieu chez les reptiles, les crustacés, les insectes, et dans ces renouvellements qui avivent des couleurs ternies, on peut voir encore une manifestation d'activité d'autant plus réelle qu'ils se lient d'ordinaire avec l'accroissement de la taille.

Il est des changements beaucoup plus prompts et qu'on a pu attribuer à la volonté et même à des intentions raisonnées de la part de l'animal, celle, par exemple, d'échapper au danger en prenant la couleur des objets environnants. Ce qui pourrait servir d'excuse à cette opinion, c'est le parti bien évident que tirent du moins, à cet effet, de leur coloration beaucoup d'animaux. Diverses espèces de chenilles, de mantes, de phasmes, de phyllies, de locustes, de pucerons, de micrommates, de thomises, de grenouilles et de rainettes, sont de couleur verte, et se dissimulent aisément sur les feuilles où elles se tapissent immobiles quand un danger imminent ne leur laisse pas le temps de se mieux cacher. Parmi les insectes habituellement verts, il est des individus d'une teinte grise, qui les assimile davantage à l'écorce des arbres, tel le phasme géant et la mante religieuse : c'est la couleur ordinaire des chenilles arpenteuses qui se roidissent en forme de rameau desséché, de certaines épéires qui se collent sur une grosse branche dont elles simulent une nodosité. Une foule d'autres animaux profitent de leur teinte brune pour se confondre avec la terre environnante sur laquelle ils vivent, ou dont les trous leur servent de retraite, exemple la grenouille rousse, le crapaud commun. Les thomises, araignées jaunes, vertes, blanches, rosées, habitent volontiers les fleurs composées, les ombelles. Toutefois la plupart de ces animaux ne modifient point la couleur qu'ils ont reçue de la nature; mais si de pareilles modifications ne sont pas volontaires, elles sont du moins réelles chez quelques-uns de ceux que nous venons de nommer et chez plusieurs autres.

Nous ne ferons que rappeler les changements dans la coloration de la face et de diverses autres parties du corps, à l'occasion des passions de l'âme, dans notre espèce : véritables *manifestations*, ces changements ont aussi une signification bien connue quand ils ont lieu dans les caroncules érectiles du dindon et d'autres oiseaux. Ici le mécanisme de ces variations est simple, une injection sanguine dans les capillaires en fait seule les frais. La turgescence, la tension vitale donnent d'ailleurs plus d'éclat aux teintes naturelles; aussi voit-on les couleurs se ternir chez un très-grand nombre d'animaux, au moment de la mort. Nous avons bien positivement constaté ce fait pour le rouget de la Méditerranée *(mullus barbatus)*; mais nous n'avons pas répété l'expérience des anciens gourmets de Rome, qui, dit-on, se plaisaient à le voir mourir dans l'eau chaude. Rondelet dit avoir observé comme eux les nuances successives qu'offre, dans sa teinte pourprée, le rouget expirant.

Voici des changements d'une autre nature. Une rainette commune (*hyla arborea*), que je trouvai dans un trou, au pied d'un arbre, était d'un noir très-foncé et sans mélange dans toutes les parties ordinairement vertes; mise dans une boîte de carton, elle en est sortie, au bout d'une demi-heure, colorée en jaune serin. Une grenouille prise dans un vieux tonneau plein d'eau, était d'un noir tirant sur le vert; nous la trouvâmes fauve, un quart d'heure après, dans le foulard isabelle où nous l'avions enveloppée. Et ces animaux ne reprirent point leur teinte foncée après avoir été de nouveau plongés dans l'eau; ce n'était donc pas la dessiccation qui l'avait éclaircie, et il n'y avait pas eu non plus de mue durant un si court intervalle; ni l'un ni l'autre, mais surtout le deuxième, n'auraient pu en faire disparaître les traces. Mais ces changements, observés d'ailleurs par d'autres naturalistes, sont bien plus remarquables encore dans le caméléon.

Depuis la plus haute antiquité, ce reptile a fixé, sous ce rapport, l'attention du vulgaire et des savants; long-temps on a cru qu'il recevait des corps voisins sa couleur, ou qu'il la prenait volontairement pour mieux échapper aux regards : la plus simple observation suffit pour démentir cette supposition. Le caméléon est le plus souvent d'un vert jaunâtre, fréquemment orné de taches ocellées et de bandes transversales jaunes d'or ou orangées sur le corps, et de bandes rayonnantes jaunes ou grises sur les paupières. Durant le sommeil, la couleur générale est blanchâtre; au soleil elle devient, au contraire, d'un gris violet foncé ou livide, qui va presque jusqu'au noir; quelquefois des taches roses ou violacées se montrent sur un fond blanc ou jaunâtre, ou bien ce fond devient de couleur lilas, dans une grande partie des flancs et du ventre; d'autres fois, un noir parfait se dissémine par plaques irrégulières. Dans un état de calme et de température moyenne, la couleur est assez fréquemment d'un gris sale. Telles sont, en masse, les observations que nous avons pu faire sur deux caméléons vivants.

Nous avons observé surtout que ces changements de couleur étaient tout aussi marqués à la tête, aux pattes, à la queue, qu'au tronc, ce qui suffirait pour infirmer l'opinion de Cuvier et autres; savoir : que « leur poumon les rend plus ou moins transparents, contraint plus ou moins le sang à refluer vers la peau, colore même ce fluide plus ou moins vivement, selon qu'il se remplit ou se vide d'air. » Cette théorie est bonne pour expliquer les nuances rosées, violacées, dont il a été question ci-dessus, mais pas davantage. Nous nous sommes bien assuré que la teinte rougeâtre ne se montrait nettement que dans les étroits interstices des écailles ou granules dont est hérissé tout le corps du caméléon; que, par conséquent, on pouvait aisément et raisonnablement les attribuer à l'abondance du sang dans le réseau vasculaire de la peau, et peut-être dans le poumon, qui la soulève alors et en écarte un peu les granules. Ce réseau vasculaire, nous l'avons trouvé très-marqué; il l'est aussi chez beaucoup d'autres reptiles, les serpents, les batraciens même. Mais, pour les autres couleurs, c'est bien certainement dans la substance même des granules, quelles qu'en soient les dimensions (car il y en a d'assez gros et de très-fins dans leurs intervalles), que leur production s'opère : or, il faut en convenir, nous ne possédons maintenant encore des probabilités, ou pour mieux dire de la certitude, que pour ce qui concerne le noir, le blanc et leurs combinaisons soit entre elles (gris), soit avec le rouge (livide, violacé). Le vert pourrait bien résulter du mélange d'un gris bleuâtre avec le jaune; mais le jaune d'où vient-il? S'il est la couleur naturelle du pigment, comment fait-il place au blanc? Disparait-il par un mécanisme analogue à celui que nous allons décrire pour le noir? Contentons-nous, pour le moment, de ce que nous savons de cette dernière couleur, et que nous a appris Milne Edwards.

Ce savant zoologiste a reconnu dans la peau du caméléon, sous son épiderme corné, une couche blanche ou jaunâtre, traversée par des follicules allongés et remplis d'une matière très-foncée en couleur. On les voit parfaitement à l'aide d'une forte loupe, et nous les avons trouvés colorés en noir, tantôt apparents seulement à la face interne du derme, tantôt à sa surface externe, quelquefois à toutes deux ensemble (*fig.* 112). Nous avons été frappé de la ressemblance qu'ils offraient avec les innombrables bulbes pileux, également colorés en noir, qui traversent toute l'épaisseur de la peau chez la taupe, et nous croyons à l'analogie qu'appelle cette ressemblance. Quant au mécanisme des variations de couleur, il nous paraît, comme à notre savant ami, que le retrait ou l'exhibition extérieure du pigment contenu dans ces utricules cylindroïdes en est la cause essentielle, sauf les difficultés énoncées ci-dessus. Ces mouvements alternatifs sont-ils volontaires? Sont-ils même sous l'influence d'une contraction musculaire? Il ne nous semble pas qu'il en soit ainsi; c'est une contraction toute de tissu, j'ai presque dit d'élasticité, comme celle que le froid produit à la peau de l'homme. De là vient la blancheur du caméléon pendant le sommeil ; de là encore les phénomènes observés par Milne Edwards sur l'animal mort, dont les taches colorées disparurent sous l'influence du froid et des menstrues propres à coaguler l'albumine.

Le changeant d'Égypte, le marbré de la Guiane, l'iguane à bandes présentent des changements analogues à ceux du caméléon et qu'il faut expliquer sans doute par le même mécanisme.

Les mollusques céphalopodes offrent un phénomène d'un autre genre, et qui peut donner plus de force à la théorie d'Edwards en ce qui concerne le caméléon. La peau des seiches, des calmars, des poulpes, est, dans beaucoup d'endroits, colorée par une matière disséminée en points très-déliés. Examiné à la loupe sur l'animal vivant, chacun de ces points, nommés chromophores par San-Giovanni, se présente comme une petite bourse sphérique, imbibée d'un pigment pourpre, jaune, brun, ou bleuâtre ; mais ce qui est surtout remarquable, c'est qu'on le voit alternativement s'ouvrir, s'élargir, s'étaler pour ainsi dire, puis se resserrer et disparaître (Carus, Wagner, etc.). De là résulte une sorte de scintillation, des variations de teintes souvent très-vives, et qu'on dit avoir observées même sur l'iris de l'œil (San-Giovanni). Certes, l'analogie est grande entre ces follicules (qui, du reste, rappellent aussi ceux de la peau humaine) et les bourses cylindroïdes du caméléon. Le mouvement oscillatoire des organes chromophores est également ici soumis plutôt à une irritabilité pure et simple qu'à une contraction volontaire ; car il se continue encore assez long-temps après la mort, sur un lambeau de peau détaché, et sous l'action du plus léger contact, du souffle, de l'exposition à la lumière. Durant la vie, la moindre excitation nerveuse, l'aspect du danger, etc., suffisent pour le déterminer avec bien plus de vivacité encore et de manière à devenir largement sensible à l'œil nu, représentant des ondulations, des marbrures, des taches fugitives. Ces variations sont nulles dans l'état de repos; nous n'avons pu les apercevoir chez le poulpe commun, même en le tirant hors de l'eau.

Nous terminerons en rappelant qu'il ne faut point confondre les changements de couleur qui viennent de nous occuper, avec les variations purement physiques que nous présentent les plumes de plusieurs oiseaux, de nos pigeons par exemple, les soies des aphrodites, la peau de beaucoup d'annélides. Ces nuances chatoyantes tiennent à la structure même de ces productions, ou à la disposition moléculaire de leurs surfaces; aussi mises dans l'eau, les plumes de pigeon perdent-elles leurs couleurs changeantes (de Blainville); et nous avons en particulier reconnu que l'irisation, produite par la peau des lombrics et autres annélides, est entièrement due à la finesse, à la transparence et en même temps à la grande densité de leur épiderme, qui agit comme les *lames minces* de verre ou de talc sur les rayons lumineux.

ARTICLE III. — De la chaleur manifestée par les animaux, ou caloricité.

§ 1.er *Considérations générales.*

Tous les animaux vivants montrent une aptitude, très-variable il est vrai d'une classe à une autre, à conserver une température indépendante de celle du milieu ambiant; on a donc cru devoir reconnaître en eux une propriété ou une fonction particulière pour résister à l'introduction d'une trop forte dose de calorique, et surtout pour réparer les déperditions de chaleur que tend à leur faire éprouver un air plus froid qu'eux-mêmes. Comme ce dernier phénomène est celui qui a surtout attiré l'attention des observateurs, c'est à lui que se rattachent les dénominations par lesquelles on a désigné cet état de choses : de là les mots de *calor innatus*, de *chaleur animale*, de *caloricité* (Chaussier) ou de *calorification* (Adelon).

Cette particularité peut tenir, en partie, au peu de *conductibilité* dont jouissent tous les tissus organisés; mais cette condition n'est qu'accessoire, et ce qui le prouve, c'est que l'indépendance de température commence avec la vie, existe déjà à un certain degré dans l'œuf fécondé, dans la graine fertilisée, et cesse à la mort; de façon que le cadavre, avant sa décomposition, tend à se mettre en équilibre avec l'atmosphère qui l'environne. La caloricité peut être conçue, d'une manière générale, comme dépendant des mouvements intestins ou moléculaires qui constituent l'exercice de la vie, de même que la chaleur apparaît partout ailleurs où il y a de ces mouvements moléculaires, quel que soit le mobile qui les mette en jeu; dans les fermentations de matières organiques privées de vie, dans les combustions, les combinaisons de l'eau avec l'acide sulfurique, avec la chaux, etc. Mais ce n'est pas assez que de se faire ainsi une idée vague, approximative de la chaleur des êtres vivants et de son origine; il faut arriver à des explications plus immédiates, plus positives, et commencer par bien établir les faits propres à servir de base à la théorie, faits qui d'ailleurs, offrent assez d'intérêt pour devoir être étudiés en eux-mêmes.

Ce qui frappe le plus quand on aborde cette étude, c'est la grande différence que présentent, à cet égard, les divers êtres dont s'occupe le zoologiste, différence telle qu'on pourrait partager tous les animaux, comme on l'avait fait déjà pour les vertébrés seulement, en deux classes fort inégales il est vrai, les animaux à sang chaud et les animaux à sang froid. C'est chez les premiers, et notamment chez l'homme, que nous étudierons d'abord et surtout les phénomènes de la caloricité.

§ II. *Phénomènes de la caloricité.*

A. Chez l'homme. La température ordinaire de notre corps est d'environ $+37°$ centigrades; mais elle n'est pas absolument la même dans toutes les régions. Davy a observé que le foie, le cœur offraient environ un degré de plus que le cerveau : du creux de l'aisselle aux pieds la différence est bien plus grande; on l'a trouvée de $4° 1/2$. Breschet et Becquerel ont aussi tout récemment constaté, à l'aide du multiplicateur et d'aiguilles enfoncées dans les chairs, que les muscles avaient une chaleur de 1° ¹/₄ ou même 2° plus grande que le tissu cellulaire sous-cutané : ceci peut tenir sans doute, et à leur position profonde qui rend le refroidissement plus difficile, et à la plus grande quantité de sang qui les pénètre. L'une et l'autre de ces raisons expliquent pourquoi les extrémités des membres sont plus exposées à se refroidir que les parties centrales; les parties minces de la tête (oreilles, nez, joues) plus que le tronc. Ce n'est donc que pour l'ensemble, et surtout pour les viscères centraux, que l'on peut parler d'une température constante, ainsi que le fait observer de Blainville. Encore cette température centrale ou générale est-elle susceptible de plus de variations que ne le donneraient à penser les assertions trop absolues des physiologistes. Selon certains d'entre eux, ni les influences extérieures, ni même les maladies ne feraient sensiblement varier la chaleur de l'homme : il est bien vrai que ces variations sont restreintes dans des limites assez étroites ; mais encore sont-elles réelles, et méritent-elles d'être notées.

1° En ce qui concerne les *influences extérieures*, J. Davy a observé que les mêmes hommes, en passant dans des contrées plus chaudes, prenaient une température un peu plus élevée, d'un degré centigrade à peu près. Une chaleur beaucoup plus forte que 37° élève de plusieurs degrés la température de l'homme et des mammifères. Le fait rapporté d'après Franklin, qui, par une chaleur atmosphérique de 37° 77°, ne trouva chez lui-même que 35° 55°, prouve ceci seulement, que l'homme peut se maintenir au-dessous d'une température extérieure *un peu* plus forte que celle qui lui est habituelle; mais une chaleur extérieure de 80° à 87° a produit une augmentation intérieure de 4° à 5° (Delaroche et Berger) sur l'homme; des expériences analogues, faites sur des oiseaux et des mammifères par les mêmes observateurs, ont donné de 6° à 7° et davantage. Sans doute, il y a là une grande différence entre les corps vivants et les corps inertes; mais il faut remarquer toutefois que ces expériences n'ont jamais pu être continuées aussi long-temps pour les premiers, qu'on l'aurait fait pour les derniers. Des individus de l'espèce humaine ont bien pu supporter une chaleur de 98°, 88 (Dobson), 109°, 48 (Berger), 127°, 67 (Blagden), 128°, 75 (Tillet et Duhamel), mais seulement pendant sept ou huit minutes, douze ou quatorze au plus : le pouls battait alors avec une extrême rapidité (164 fois par minute), et tout annonçait que la vie n'aurait pu se soutenir si l'équilibre du calorique extérieur avec l'intérieur avait continué de s'établir. L'expérience poussée plus loin, sur des animaux mammifères ou des oiseaux, a prouvé, en effet, que la mort arrivait bientôt par suite d'une chaleur notablement supérieure à celle de l'homme; des chevaux, des hommes même périssent quelquefois durant les étés très-chauds des contrées méridionales de notre hémisphère. Cependant l'habitude peut rendre, jusqu'à un certain point, l'économie plus susceptible de résister aux effets d'une haute température; l'africain, l'américain ne souffrent pas des chaleurs intertropicales comme l'européen, surtout quand celui-ci n'est pas encore acclimaté : aussi J. Davy a-t-il trouvé son minimum de chaleur humaine ($+35°, 8$) sur des hottentots ; tandis que le maximum ($+38°, 9$) lui fut donné par des enfants de parents européens et pourtant nés à Colombo. On sait aussi que, pour des applications locales, l'habitude peut diminuer également beaucoup la suceptibilité de la peau, la rendre moins sensible à l'action de la chaleur, mais non pourtant incombustible, comme le charlatanisme l'a souvent prétendu.

L'homme ne résiste pas moins énergiquement à l'abaissement de température ; et les mêmes influences de l'habitude peuvent aussi augmenter en lui ce pouvoir. Bien que les extrémités puissent se refroidir beaucoup, jamais le centre de son corps ne perd au-delà de quelques degrés, tant qu'il conserve de l'énergie, du mouvement. Des hommes vivent dans des régions où le froid est mesuré par plusieurs dixaines de degrés au-dessous de $0°$ du thermomètre centigr. ; mais il faut qu'ils exécutent des mouvements actifs. Les expériences de Breschet et Becquerel ont prouvé que la température monte d'un demi à un degré dans un muscle mis en action ; ils ont vu aussi que la compression de l'artère d'un membre en fait baisser la température, et l'on conçoit ainsi que l'exercice, activant la circulation, doive, par cela même, aider à la conservation de la chaleur : les habitants des contrées froides excitent avantageusement cette fonction, de même que l'innervation générale, par un emploi modéré d'aliments fortifiants et de boissons stimulantes. Mais l'homme reste-t-il immobile, il faut qu'il s'entoure d'air échauffé ou stagnant, de vêtements épais ;

sinon il tombe dans l'engourdissement à mesure que l'équilibre s'établit entre lui et l'atmosphère, et bientôt il est arrivé à une torpeur dont rien ne peut plus le tirer, et qui le conduit à la mort par une transition insensible.

2° Indépendamment de ces variations par cause externe, la chaleur humaine éprouve aussi quelques modifications par cause interne, aux divers âges et durant certaines maladies. Schwenke savait déjà que le sang des enfants est moins chaud que celui des adultes. W. Edwards a prouvé, avec l'exactitude qui caractérise tous ses travaux, que plus un animal est jeune, plus il se refroidit aisément, et plus, en conséquence, il est apte à subir les effets fâcheux du froid : nul enfant, d'après nos propres observations, n'est plus exposé à l'endurcissement et à la mort par l'effet du froid, même modéré, que celui qui est né avant terme; et si le fœtus conserve une chaleur pareille à celle de sa mère, c'est moins par sa propre force que par la communication inévitable du calorique entre deux sujets si étroitement liés. Toute vive excitation, soit locale, soit générale, augmente aussi la chaleur; toute débilitation la diminue, mais toujours, si ce n'est aux approches de la mort, dans des proportions très-restreintes. L'érection des tissus très-vasculaires, des parties génitales mâles ou femelles, l'inflammation accidentelle augmentent localement la température : le mot de chaleur, que le vulgaire même attache à l'état de rut ou d'orgasme génital, l'étymologie du mot inflammation, semblent déjà le prouver. Toutefois, il ne faut pas confondre ici la chaleur réelle et la chaleur idéale, celle qui tient uniquement à l'accroissement de sensibilité dans nos organes. Telle partie enflammée nous paraît brûlante, qui, au thermomètre, ne donne que deux à trois degrés de plus que le reste du corps (Hunter (1), Breschet et Becquerel). C'est à peu près au même taux que se borne l'augmentation produite ou par une passion vive, ou par la digestion, ou même par la fièvre (Breschet et Becquerel). Dans ces augmentations ou diminutions générales de chaleur, comme dans celles qui sont locales, il faut aussi faire une grande part à la sensibilité; tels individus grelottaient de froid, chez lesquels Dehaën, Fordyce ont trouvé la chaleur thermométrique au-dessus du degré normal : ce dernier l'a même vu descendre lorsque le malade sentait au contraire une grande augmentation de chaleur, et Bailly a constaté que nul sentiment de froid n'était perçu par quelques malades chez lesquels le thermomètre ne lui montrait que 27°, étant appliqué aux mains. C'est donc sans raison qu'on a voulu rapporter à la seule calorification et la fièvre et l'inflammation (Latour), et qu'on a été induit à nier la possibilité d'une véritable inflammation chez des animaux à sang froid : une couleuvre, entre autres, nous a montré des traces d'entérite ulcéreuse, tout aussi nettement inflammatoires qu'elles auraient pu l'être chez l'homme.

En résumé, nous pouvons établir : 1° que la chaleur de l'homme en santé ou malade, *prise au centre*

(1) Dans un cas d'hydrocèle traitée par l'injection. Dans d'autres expériences sur le rectum et le vagin d'une ânesse artificiellement enflammés, il n'a pas trouvé d'augmentation notable.

du corps, ne dépasse que de quelques degrés en plus ou en moins $+ 37°$ centigrades ; 2° qu'elle ne peut varier davantage, quelle qu'en soit la cause, sans que la vie soit compromise ; 3° que ces variations peuvent être portées fort loin sans danger dans les parties les plus superficielles et les plus éloignées du tronc ; 4° mais que, dans tous les cas, la chaleur réelle peut être fort différente du *sentiment* éprouvé par l'individu.

B. Mammifères. Tous ce que nous avons dit plus haut pourrait être répété ici ; et effectivement, si nous consultons les tables dressées par Tiedemann, d'après de nombreux observateurs, nous verrons que les extrêmes les plus ordinaires de la température intérieure sont de 35° à 41°, mais sous l'influence de diverses températures extérieures. Ces variations sous des influences extérieures paraissent surtout s'être fait sentir chez des animaux de petite taille, la souris par exemple, à laquelle Hunter n'a trouvé, par $+ 10°$ de température atmosphérique, qu'une chaleur de $25° \frac{1}{2}$; tandis que, par $26° \frac{1}{2}$, Pallas lui en a reconnu près de 43 degrés.

Cette faculté à se laisser impressionner par la température de l'air est surtout remarquable chez d'autres mammifères, qui, bien qu'égaux en chaleur à tout autre animal de leur classe dans un air tempéré, la perdent rapidement dès que le milieu ambiant descend au-dessous de $+ 15°$ ou $+ 10°$, et ne tardent pas à s'engourdir, conservant toutefois quelques degrés de plus que l'atmosphère qui les entoure : ce sont les animaux *hibernants,* dont nous avons déjà parlé à l'occasion du sommeil.

Par opposition à ces animaux à faible caloricité, nous voyons l'ours blanc donner, au thermomètre centigrade, $+ 37°\,^1/_2$ et davantage, dans un air à $-18°$; le *lepus glacialis* compte $+ 38°,9$ par $- 28°,3$ de froid extérieur; le phoque offre, vers le cœur, une chaleur de $38°,89$ sous un climat encore plus glacé ($-33°$, Martine); le *canis lagopus* marque $+ 40°$ et même $41°$ par $-7°,2$, et $-13°,8$.

La plupart de ces habitants des zones glaciales sont revêtus d'une épaisse couche de lard sous-cutané qui les isole, pour ainsi dire, du milieu environnant, et cela est surtout notable pour les espèces aquatiques, les cétacés, le phoque à trompe. Ceux qui vivent dans l'air sont généralement garnis d'une fourrure longue et touffue : le duvet surtout, ce second poil plus fin, caché entre les poils soyeux chez presque tous les mammifères, devient ici beaucoup plus abondant, et la toison tout entière plus fournie. Nous voyons, même dans nos contrées, le poil s'allonger, chez certaines espèces, aux approches de l'hiver : le cheval nous en offre un exemple; ceux de Norwège et du pays des Baskirs ont le poil long et même frisé, comme les chèvres des hautes montagnes du Thibet. D'étonnantes découvertes ont appris, qu'avant les temps historiques, vers le pôle, vivaient des éléphants et des rhinocéros à longue et épaisse toison; tandis que ceux qui vivent aujourd'hui en Asie et en Afrique sont presque mutiques, comme on voit aussi l'espèce du chien perdre son poil en Guinée. Toutefois ce n'est pas seulement à leur vêtement, c'est à leur constitution que ces animaux doivent surtout leur puissante résistance au froid; aussi ne peuvent-ils supporter, pour la plupart, un climat moins rigoureux. Le renne est resté compagnon fidèle de la race hyperboréenne; la vigogne dépérit et meurt quand on la fait descendre de la région neigeuse des Cordillières; l'ours blanc, dans les ménageries, ne supporte nos étés que si on l'inonde presque perpétuellement d'eau froide.

La constitution opposée nous fournirait des échantillons plus nombreux encore; le chameau même, animal essentiellement domestique, modifié conséquemment par l'homme, ne peut s'acclimater dans l'Europe; on ne le conserve vivant dans le nord qu'avec des soins tout particuliers. La plupart des autres animaux se montrent plus accommodants, surtout le chien, le bœuf et le cheval, qui, comme l'homme et avec lui, se sont répandus sous toutes les latitudes : l'âne craint davantage le froid, et la brebis l'extrême chaleur.

Sous des influences égales et modérées, nous trouvons assez peu de différence dans la mesure de chaleur donnée par des mammifères différents; la taille n'y entre pour rien; on trouve à peu près le même degré au lapin et à la baleine ($+39°$); l'éléphant a été au-dessous, le porc au-dessus. Le phatagin, mammifère à écailles, et qu'on a, par cette raison, pris autrefois pour un grand lézard, se rapproche aussi des reptiles par sa température qui est de $+32°$ seulement; c'est une exception singulière, car sa structure intérieure ne diffère pas du type général des mammifères.

C. Oiseaux. Le plus haut degré qu'atteignent généralement les mammifères est le minimum pour les oiseaux ; c'est de $+40°$ à $+44°$ que varie leur chaleur interne, et ce dans les mêmes conditions que pour les mammifères. Le plus grand froid qu'ait supporté le *tetrao albus* ($-28,3$), n'a guère fait baisser sa chaleur au-dessous de $+39°$; toutefois un goéland n'a donné que $37°,8$ par une température de $+2°,8$ (Lyon) (1).

De même que les très-jeunes mammifères, les petits des oiseaux se refroidissent très-aisément, d'après les observations d'Edwards ; il paraîtrait qu'au contraire, à l'époque de l'incubation, les femelles adultes acquerraient quelques degrés de chaleur en sus ($3°$ à $4°$), par une sorte de fièvre (Brugmann, de Blainville); ce serait surtout dans les lacis vasculaires abondants qu'on dit se développer alors sous la peau de l'abdomen, et qu'on a nommés *organes incubateurs* (Barkow, Carus). Comme les mammifères, les oiseaux des pays très-froids, et surtout les aquatiques, sont garnis d'un duvet qui entretient la chaleur (eider, cygne, etc.), et de même aussi, ils sont d'une blancheur qui n'est parfois que passagère (2), et qui leur procure l'avantage d'un rayonnement moindre, et partant d'un moindre refroidissement.

D. *Animaux dits à sang froid.* Tous ont ceci de commun que leur température suit généralement la progression de la température extérieure ; aussi sont-ils tous hibernants dans les pays où le froid devient

(1) Au contraire, d'après le capitaine Back, la chaleur aurait augmenté par un froid plus vif. La gelinotte noire lui a donné $+42°,8$ par $-1°,1$; et $+43°,5$ par $-15°$. Le lagopède des saules a marqué $+42°,4$ par $-19°,7$; et $+43°,3$ par $-55°,8$ de température atmosphérique.

(2) Voyez ce qui a été dit plus haut à l'occasion des changements de couleur.

intense. En général, tous ont aussi quelques degrés au-dessus de la température atmosphérique, et la différence est même quelquefois assez considérable chez les reptiles : à — 7°, 50, une grenouille marquait + 1° (Tiedemann); à — 12° des couleuvres donnèrent 0, 56 et même + 2°, 78 (Hunter); à — 6°, 4, un lézard des murailles donna + 1°, 56 (Czermak).

Les tortues, mais plus manifestement encore les grenouilles, peuvent aussi se maintenir au-dessous d'une température extérieure trop élevée. Dans un air à + 45° ou 46°, elles se maintinrent à + 28° ou 29° (Delaroche). Les serpents et les lézards s'échauffent généralement, au contraire, comme l'air extérieur, et prennent d'autant plus de vivacité, d'agilité, que la chaleur est plus forte, au moins dans les climats tempérés : on peut, au reste, en dire autant de la plupart des animaux à sang froid, pourvu que la sécheresse n'accompagne par la chaleur.

Si, chez les reptiles, on trouve encore plusieurs degrés de distance entre la température extérieure et celle du corps, il n'en est pas ainsi des poissons : une carpe n'a donné à Becquerel et Breschet qu'un demi-degré de plus que l'eau environnante; quelquefois pourtant on a trouvé jusqu'à deux degrés et davantage en faveur de l'animal; quelquefois aussi les poissons se sont maintenus à une température un peu inférieure à celle d'une eau échauffée; mais de bien peu, si même ces observations sont exactes.

Il en est positivement de même des mollusques, des crustacés, des annélides, des insectes et des zoophytes, d'après Hunter, Rudolphi et J. Davy;

toujours ces animaux ont un peu au-dessus du degré d'un air froid ou tempéré. Les limaçons ne gèlent qu'à — 2°,5 (Spallanzani), une chenille du chou gela au même degré de froid, une chrysalide à — 5° seulement ; mais les insectes offrent quelques exceptions remarquables.

On sait depuis long-temps que les essaims et les ruches donnent, au thermomètre, une chaleur assez considérable ; les premiers ont pu élever le mercure jusqu'à + 40° centigrades, les secondes à + 30° et + 36°, même quand la température extérieure était fort basse (Réaumur, Huber, Martine). On dit que, dans les fourmilières, le thermomètre est monté aussi jusqu'à + 20°. Il semble que, dans ces réunions d'individus, la chaleur, mieux conservée, s'accumule et s'augmente en proportion de leur nombre. Des individus de certaines espèces ont offert aussi une chaleur notablement supérieure à celle de l'air ; un grillon a offert + 22°,5 par une température extérieure de + 16°,7 (Davy); certains sphinx, celui du caille-lait par exemple, sont sensiblement chauds à la main (1), tandis que la plupart des autres animaux dont il est question dans ce paragraphe, nous font éprouver, au toucher, une sensation de froid. Ce sont là des exceptions, comme celle de la bonite et peut-être du

(1) Il n'est pas nécessaire pour cela d'une chaleur de plus de 37°, c'est-à-dire supérieure à la chaleur centrale de l'homme, comme on le dit quelquefois ; nous jugeons par comparaison de l'air extérieur avec le corps touché ensuite. Or, par une température atmosphérique de + 28° cent., j'ai trouvé au sphinx du caille-lait 37° c., en me servant d'un très-petit instrument construit par mon collègue Bérard. Nous avions donc ici neuf centigrades au-dessus de la température atmosphérique ; tandis que, plongé comparativement dans le cloaque d'une tortue grecque, le même instrument baissait de plus d'un demi-degré.

thon parmi les poissons, au témoignage de J. Davy, qui a trouvé, à la première de ces deux espèces de scombre, une chaleur de 37°,2, chaleur égale à celle de l'homme, tandis que l'eau environnante n'avait que 27°,2.

E. Végétaux. Comme corps vivants, comme doués d'un mouvement moléculaire intérieur, les végétaux doivent se montrer, jusqu'à un certain point, indépendants de la température extérieure, surtout lorsque, durant l'été, ils jouissent de toute leur activité ; aussi cite-t-on des faits qui semblent prouver qu'il en est ainsi, même pendant l'hiver. On remarque que la neige fond plus vite sur les branches des arbres que sur les corps inertes, que le contact de l'écorce donne moins de froid à la main que celui de la pierre, circonstances qui pourraient tenir seulement à ce que le bois, et surtout le bois vert, est moins bon conducteur que les minéraux. Hunter trouva que le thermomètre montait, si l'on en plaçait la boule dans le cœur d'un arbre percé en hiver; en été, on a trouvé, au contraire, que le thermomètre y descendait de plusieurs degrés. On attribue, avec raison ce semble, cette particularité à la sève ascendante qui porte avec elle la température du terrain dont elle s'élève; et, en effet, la comparaison directe a prouvé le fait : on sait que la terre, à une certaine profondeur, est plus chaude que l'air dans la saison froide, et plus fraîche dans la saison chaude, garantie du contact et préservée de l'équilibre par les couches superficielles, comme le cœur de l'arbre l'est par son bois et son écorce (de Candolle).

Toutefois il y a aussi une caloricité vitale chez les végétaux, et ceci semble d'abord prouvé par la résistance plus ou moins grande de certaines espèces et même de certaines races au froid. Beaucoup d'arbres des pays chauds ne sauraient supporter le climat de l'Europe septentrionale : l'oranger a besoin d'abris même dans le midi de la France ; l'olivier ne réussit plus à quelques lieues du littoral nord de la Méditerranée ; les vignes du midi gèlent à un degré de froid supporté sans aucun inconvénient par celles du nord : faits d'accoutumance et de vitalité comparables à ceux de l'acclimatement pour les animaux.

Mais ce qui parle plus nettement encore en faveur des mouvements vitaux dans la production de la chaleur, c'est la calorification locale qu'on a notée dans deux circonstances principales : 1° dans la *germination ;* l'orge élève alors le thermomètre jusqu'à $+38°$ (Thomson) ; il est vrai que la fermentation pourrait bien y entrer pour quelque chose : 2° dans la *floraison ;* on a trouvé un, deux, trois et même six degrés de chaleur en sus de celle de l'air ambiant, dans les fleurs de plusieurs végétaux (Murray), et il semblerait que la couleur entrât pour quelque chose dans ce phénomène : le blanc, le bleu, le jaune et le rouge ; voilà dans quelle progression on a vu monter davantage la colonne de mercure. Mais c'est surtout dans la fleur des cucurbitacées, plus encore dans celle des *arum,* que l'élévation de température s'est vivement manifestée. Le spadix de l'*arum maculatum* a donné 7° en sus de la chaleur ambiante (Lamarck) ; le *cordifolium* a donné plus de 30° en différence. C'est à une absorption considérable de gaz oxigène, transformé rapidement en acide carbonique, que de Saussure, et d'après lui notre savant ami Dunal, attribuent cette augmentation de température ; et cette assertion, basée sur l'expérience, doit assurément être prise en considération dans l'appréciation des théories proposées pour expliquer la calorification chez les animaux.

§ III. *Théories de la calorification.*

A. Production de chaleur et résistance au froid. — 1° La *respiration* paraissait, aux anciens philosophes et physiologistes, un moyen de rafraîchissement pour le sang, et nous verrons plus loin que tout n'est pas erroné dans cette opinion ; les modernes y ont, au contraire, cherché la source de la chaleur animale. Cette opinion, avancée par Crawford et appuyée sur la théorie du phlogistique, ne fut rendue vraisemblable que par les expériences de Lavoisier et Laplace, qui, après avoir mesuré, à l'aide du calorimètre, la quantité de chaleur dégagée par la combustion du charbon et de l'hydrogène, trouvèrent que l'on pouvait attribuer à l'absorption de l'oxigène, pour la formation de l'eau et de l'acide carbonique, dans l'acte respiratoire, la chaleur répartie ensuite dans tout le corps par le sang artériel auquel ils supposaient à la fois et plus de capacité (art. : vein. :: 11,5 : 10), et une plus haute température (deux degrés). Mais Davy infirma la première de ces deux assertions, et réduisit à un demi-degré ce qui est relatif à la deuxième. Desgranges perfectionna cette théorie, en établissant que l'oxigène absorbé ne subissait ses combinaisons que durant une course lointaine dans les vaisseaux, et que le sang veineux rapportait au poumon de l'eau et de l'acide carbonique tout formés. Cette théorie a été plus récemment confirmée par les expériences et les calculs de Despretz qui, trouvant néanmoins un léger déficit, le croit comblé par le frottement des organes, le mouvement du sang et l'assimilation. Ce déficit a été précisé plus positivement encore par les expériences rigoureuses de Dulong, qui n'attribue à la respiration que huit ou tout au plus neuf sur dix de la caloricité animale ; c'est déjà beaucoup, et l'on concevrait très-bien que le reste pût être produit par les réactions moléculaires qu'exigent les sécrétions et la nutrition. Mais tout ceci n'est fondé que sur des probabilités, des conjectures assez rationnelles sans doute, mais non positives ; car on n'y a peut-être pas assez tenu compte du refroidissement produit par l'exhalation pulmonaire et qui nécessiterait bien d'autres compensations.

On a voulu confirmer cette théorie chimique par d'autres arguments. Les oiseaux, a-t-on dit, ont plus de chaleur, parce que leurs poches respiratoires sont plus amples et leur respiration plus fréquente ; les poissons ont le sang froid, parce qu'ils respirent par des branchies et absorbent seulement le peu d'oxigène dissous dans l'eau. A ce dernier argument on a objecté que, suspendus dans l'oxigène, les poissons n'y ont pas pris plus de chaleur ; mais leur respiration en était-elle plus active ; n'était-elle pas, au contraire, entravée par l'application de ce milieu gazeux sur des branchies destinées à agir dans un liquide? L'objection est donc peu solide ; mais aux premières allégations on oppose des réflexions plus embarrassantes. 1° On observe que les petits mammifères ont la respiration tout aussi fréquente que les oiseaux, et que leur poumon offre, en réalité, au contact de l'air, des surfaces bien plus étendues, puisque la masse spongieuse est beaucoup plus considérable, et que des spongiosités multiplient bien plus les points de contact que des poches, assez amples sans doute, mais à parois unies ; 2° que d'ailleurs le poumon des serpents (animaux à sang froid), en partie spongieux, en partie bursiforme, et qui occupe toute la longueur du corps, est certes aussi grand proportionnellement que l'appareil respiratoire des oiseaux ; on en dirait autant des tortues, du caméléon. Il y a plus, les insectes dont tout le corps est pénétré de trachées aérifères sont pourtant des animaux à sang froid ; et qu'on ne dise pas que la respiration n'est pas, chez eux, plus active : « une larve du poids de quelques grains, dit Spallanzani, s'approprie presque autant d'oxigène, dans le même temps, qu'un amphibie mille fois plus volumineux qu'elle. »

Il faut donc admettre ici pour le moins une autre condition de la caloricité, et on peut, *en grande partie,* la trouver, avec Chaussier et de Blainville, dans la rapidité de la circulation et son plus ou moins complet exercice. Si les oiseaux l'emportent peu à cet égard sur les mammifères, la différence est peu grande entre eux pour la chaleur ; si les battements du cœur sont plus fréquents dans les petits animaux, celui des grands en projette de plus amples ondées ;

de là, une égalité à peu près complète chez tous les animaux à sang chaud : mais chez les reptiles, outre une respiration plus capricieuse, la circulation pulmonaire ne fait qu'une partie de la circulation générale, et quant aux insectes, nous verrons plus tard combien leur circulation est imparfaite. Une remarque importante a même été faite à cet égard par Nobili et Melloni : à l'aide d'un nouveau thermomultiplicateur, ils ont trouvé plus de chaleur à la chenille qu'au papillon qui est bien mieux partagé, quoi qu'ils en disent, en fait de trachées et de vésicules aériennes (1), mais dont la circulation est, sans doute, plus obscure et plus lente ; car telle est la différence qu'on observe clairement entre la larve et l'animal parfait chez d'autres insectes. *(Voy. Circulation.)* Les remarques que nous ont fournies les animaux hibernants ne peuvent aussi s'expliquer directement par les effets de la respiration, car si ses actes sont ralentis, on peut dire que c'est par l'effet du refroidissement général, de la lenteur des mouvements du cœur et de l'engourdissement universel ; de même que, en sens inverse, quand un animal haletant, par l'effet de la chaleur, précipite sa respiration, cette précipitation est l'effet et non la cause d'une augmentation de chaleur générale, si elle a lieu. On peut raisonner de même au sujet du refroidissement

---

(1) Un naturaliste anglais, G. Newport, prétend, au contraire, que la larve a une température plus basse que l'insecte parfait ; que la chaleur la plus élevée est celle des insectes qui volent, et qu'elle est toujours proportionnelle à la quantité de leur respiration. Il infirme par ses observations l'influence que nous attribuons dans le texte à l'activité de la circulation ; mais nous ignorons quels ont été les moyens d'exploration employés par l'auteur de ce travail tout récent, et où se montre une prédilection marquée en faveur de la théorie chimique.

universel que produisent certaines maladies, le choléra, la fièvre algide : si la respiration n'absorbe plus alors l'oxigène de l'air, ne produit plus de combustion, n'est-ce pas parsuite de cette dépression générale des forces, qui a par elle-même produit l'affaissement des tissus et leur refroidissement?

2° L'*action nerveuse* paraît, en effet, être ici directement paralysée de même que chez les animaux hibernants, et ceci est confirmé encore par les expériences de Brodie et de Chossat. La décapitation a amené un refroidissement graduel, quoiqu'on entretînt artificiellement la respiration et que le pouls se soutînt; des animaux décapités et abandonnés à l'air se sont même moins promptement refroidis que ceux auxquels on pratiquait l'insufflation (Brodie). La compression du cerveau, la section de ses pédoncules, celle de la moelle épinière, surtout dans sa portion cervicale, l'ablation du ganglion semilunaire, ont également produit le refroidissement, soit que la respiration continuât spontanément, soit qu'on soufflât de l'air dans les poumons (Chossat).

Il résulte de là, sans doute, que la caloricité est sous la dépendance de l'innervation; et l'on peut expliquer, par la prépondérance du système nerveux, chez les oiseaux et les mammifères comparés aux reptiles, aux poissons (1) et aux invertébrés, leur supériorité de température; mais il ne s'ensuivrait pas que la respiration n'y fût pour rien. Les lésions directes de l'innervation agiraient secondairement

---

(1) La bonite, dont la chaleur égale, selon J. Davy, celle des mammifères, n'aurait de remarquable, d'après lui, que des *nerfs très-volumineux* aux branchies ; mais la carpe, qui a, vers l'origine de ces nerfs, des renflements très-notables, n'a pas plus de chaleur que les autres poissons.

sur les fonctions du poumon, et cela est si vrai, que la section de la huitième paire même produit le refroidissement (Chossat): la coïncidence du ralentissement de la respiration ou de son impuissance avec le froid général s'expliquerait ainsi fort bien, et en somme nous nous croyons suffisamment fondé à poser en fait: 1° que la respiration est la principale source de la caloricité mais non la seule, et qu'elle a besoin d'être liée avec une activité proportionnelle de la circulation, sans quoi il pourrait y avoir plus de perte que de gain; 2° qu'en outre, la circulation sert à disséminer la chaleur; 3° que les actes de sécrétion, de nutrition, y concourent aussi pour quelque chose; 4° que l'innervation tient la caloricité sous son empire, d'abord par son influence indispensable sur la respiration et les sécrétions, et ensuite même par une action directe, comparable à celle qui fait que l'électricité dégage aussi du calorique.

C'est de cette dernière façon que peuvent seulement s'expliquer les augmentations de chaleur signalées ci-dessus comme accompagnant la fièvre, l'inflammation, l'orgasme local ou général, celle que produit l'exercice musculaire (1), une passion vive, la réaction qui succède à l'application momentanée du froid. Ainsi s'explique également la durée pareille de la chaleur, de l'irritabilité et de l'expansion après la mort, et la liaison si grande, durant la vie, entre le sentiment d'une chaleur idéale et celui de la chaleur réelle. On pourrait ajouter

(1) Lorsque les abeilles inquiétées s'agitaient dans les ruches de verre où les observait Réaumur, la chaleur croissait au point d'en rendre les vitres brûlantes et de ramollir la cire de leurs rayons qui se détachaient par leur propre poids.

encore ici les résultats de quelques expériences de Home et de Mayo, qui ont vu la section des nerfs faire baisser de 3° centigrades la température dans les cornes d'un ruminant. Mais que conclure d'un seul fait? Ce qu'on connaît bien mieux, c'est le refroidissement qui suit la ligature des artères.

B. Résistance à la chaleur. Les faits qui viennent d'être allégués, au sujet du rôle que joue l'innervation dans la caloricité, doivent nous faire penser que la résistance à l'introduction d'une chaleur extérieure trop forte est aussi, en partie, sous son empire; et l'on doit lui rapporter presque tout ce qui a trait à l'habitude, à l'acclimatement, à la constitution propre des animaux qui vivent exclusivement sous la zone torride, ou du moins au voisinage des tropiques, comme les éléphants, le rhinocéros, l'hippopotame, la girafe, l'autruche, le tigre, le lion, le jaguar, les singes, les crocodiles, les grandes tortues, les caméléons, les boas, les crotales, beaucoup d'arachnides, d'insectes, etc. Les conditions zoologiques sont ici, comme on voit, de nulle considération; car l'harmonie entre l'animal et le climat s'établit aussi bien chez le mammifère que chez le reptile ou le mollusque.

Abstraction faite de cette condition fondamentale, et n'ayant égard qu'aux variations passagères, on peut dire que la source la plus puissante de rafraîchissement pour l'économie animale est, sans contredit, l'évaporation d'eau à ses diverses surfaces (1). On

---

(1) Bailly a vu un individu mort de fièvre algide *se réchauffer après la mort.* On a cité bon nombre de cas pareils pendant le règne du choléra. « Un cholérique succombe-t-il dans la période algide, disent nos honorables collègues

sait combien l'éther, l'alcool produisent de froid en se volatilisant; on sait qu'en physique, on congèle de l'eau dans le vide, en plaçant à distance une certaine quantité d'acide sulfurique qui, par son affinité pour l'eau, en force une partie à se volatiliser rapidement; on sait, enfin, qu'une surface humide entretient la fraîcheur au-dessous d'elle, et c'est ce qui explique la température basse du nez des chiens, des chats et autres animaux à demi-mufle. De là vient que la transpiration et la sueur soulagent et les personnes exposées à l'ardeur du soleil, et les fébricitants; on a même, dans ce dernier cas, constaté thermométriquement l'abaissement de la température (Schwenke, Fordyce). De là vient encore que le chien, dont la transpiration cutanée est peu abondante, expose à l'air sa langue et tout l'intérieur de sa bouche quand il a chaud, et précipite sa respiration pour augmenter la quantité de la transpiration pulmonaire. On conçoit bien, d'après cela, comment un air chaud et humide nous est plus insupportable qu'une chaleur sèche; comment, dans les expériences tentées par Berger, Delaroche et d'autres, l'application de la chaleur par l'eau en vapeurs, et plus encore par celle d'un bain, ont produit si rapidement des effets que ne produisait point un air sec à une température bien plus haute. « Je n'ai jamais vu de batraciens, dit W. Edwards, qui aient pu

Dubrueil et Rech, le cadavre se réchauffe. » Sans avoir assez d'observations comparatives pour être bien sûr de mon fait, je crois néanmoins qu'on peut attribuer ce phénomène, étonnant au premier abord, à la transpiration qui existe durant la vie et qui cesse après la mort. Le refroidissement, en effet, d'après les mêmes médecins, n'a lieu qu'à l'extérieur; le centre, n'y participant point, mettra la périphérie en équilibre avec lui dès que l'évaporation aura cessé. Les *sueurs froides* des agonisants prouvent en faveur de cette théorie.

vivre plus de deux minutes dans de l'eau à + 40° c., quoique j'aie eu la précaution de tenir une partie de la tête hors de l'eau pour laisser subsister la respiration pulmonaire; tandis que des individus de même espèce, des grenouilles, ont supporté la chaleur de l'air chargé de vapeurs au même degré de température, pendant cinq heures et au-delà. » Dans un air sec variant de 51° à 61° c., une grenouille resta deux heures avec une éponge mouillée et un alcarazas; et ces trois corps se maintinrent également à une température de 37°,18 (Delaroche et Berger). Il paraît donc certain que l'évaporation d'eau entre pour beaucoup dans la réduction de la température du corps vivant à son degré normal, *soit qu'elle ait lieu à la surface du corps, soit qu'elle s'opère par les poumons.*

Cette dernière circonstance mérite d'être prouvée plus nettement, parce qu'on pourrait la croire en contradiction avec ce qui a été dit plus haut de la calorification produite par la respiration : l'un n'empêche pas l'autre, et Legallois avait calculé que la volatilisation d'eau et d'acide carbonique dans le poumon suffirait pour le glacer, si l'on ne tenait compte que du froid qu'elle peut produire. Nous avons vu déjà que les chiens rendent leur respiration beaucoup plus fréquente quand ils ont chaud; les expériences de W. Edwards ont prouvé que les reptiles ont aussi d'autant plus besoin d'une fréquente respiration que la température extérieure est plus chaude ; c'est donc *un moyen de rafraîchissement qu'une respiration plus précipitée, si la circulation du sang n'a pas subi un accroissement proportionnel en activité*, et à plus forte raison si elle a diminué au contraire, ou même s'est presque arrêtée, comme chez les cholériques dont l'haleine est froide. En effet, si le cours du sang ne s'accélère pas ou n'augmente pas en ampleur, il est clair qu'il ne peut y avoir plus d'oxigénation, la quantité du liquide restant semblable ou ayant diminué dans le même temps; mais il n'y en a pas moins augmentation d'exhalation par les surfaces muqueuses des bronches et de leurs ramuscules terminaux.

Ainsi, la respiration sert de deux façons à entretenir, dans les corps vivants, l'égalité de chaleur et à balancer les effets de la température environnante; d'autres causes (transpiration, innervation, etc.) y contribuent aussi. Mais, dans cette résistance à l'introduction d'un excès de chaleur ou à des pertes notables, il faut faire entrer une autre considération d'un ordre tout physique et qui nous paraît avoir été complétement oubliée : c'est, d'une part, le défaut de *conductricité* de nos tissus, et d'autre part, leur *capacité* si différente de celle de l'air qui nous entoure. Supposez la capacité moyenne de notre corps égale à celle de l'eau, vous concevrez pourquoi on se refroidit ou se réchauffe si facilement dans ce liquide selon son degré de température; mais ce liquide comparé à l'air a une capacité près de quatre fois aussi grande à *masses* égales (:: 1 : 0,26); combien ne faudrait-il donc pas d'air pour échauffer ou refroidir seulement notre corps d'un seul degré? D'après l'évaluation qu'en a faite à notre demande un savant chimiste, notre collègue Bérard, il faudrait, pour cela, que l'air se renouvelât trois mille fois autour d'un homme, pourvu qu'il n'y eût pas de rayonnement. Or, ce rayonnement et le renouvellement de l'air sont, en grande partie, arrêtés par les poils des animaux et par les vêtements dont nous nous couvrons; voilà pourquoi le refroidissement est si facile dans les parties découvertes, si difficile dans celles qui sont *abritées* par des corps qui n'ont en eux aucune chaleur thermométrique, mais qui sont mauvais conducteurs du calorique ; pourquoi, même sur le cadavre des sujets morts sans agonie, le refroidissement est si lent quand on les laisse enveloppés de leurs couvertures. C'est, de même, en s'opposant au rayonnement extérieur et au renouvellement de l'air en contact avec notre corps, que devant un brasier ardent, sous un soleil caniculaire, des vêtements épais et mauvais conducteurs préservent la peau des dangers d'une chaleur excessive : telle était la raison pour laquelle cet espagnol qui s'introduisait, il y a quelques années, en présence du public, dans un four chauffé, disait-on, jusqu'à 170° c., avait soin de se couvrir de laine toute la surface du corps, y compris les mains et le visage ; précaution sans laquelle il eût éprouvé de cruelles brûlures, et dans laquelle le vulgaire ne voyait, au contraire, qu'un sujet d'admiration de plus.

CHAPITRE III.

MOUVEMENTS STAMINAUX.

J'entends par cette expression les mouvements sensibles à nos yeux, mais considérés dans le tissu même qui les opère, et abstraction faite de leur destination ultérieure. Ils sont de deux genres : *expansion* et *contraction*.

ARTICLE I.er – De l'expansion.

Cette manifestation de l'activité vitale qui redresse, dilate, gonfle les organes, raréfie les humeurs, augmente à la fois la souplesse et l'élasticité générale, produit la *rénitence* des tissus animaux, la rigidité, la fraîcheur des végétaux, ne pouvait échapper à l'œil des observateurs, et cependant bien des physiologistes, aujourd'hui encore, la méconnaissent et la passent sous silence, comme bien des pathologistes en ignorent ou en dénaturent les effets les plus manifestes et les plus communs. C'est à elle que se rapportent nettement les mots de turgescence, d'orgasme. Tout en reconnaissant ses effets, Grimaud, Barthez, Chaussier l'ont regardée comme un mode de la contractilité ou de la force tonique dont elle est directement l'opposé, ainsi que l'observe Tiedemann. D'autres semblent l'avoir confondue avec l'extensibilité toute inerte, toute passive de nos tissus, et Bichat paraît être surtout tombé dans cette erreur qu'on peut bien plus positivement encore reprocher à Winterl, Callisen, Wilson Philip. Hebenstreit l'a bien mieux comprise en la désignant par le nom de *turgor vitalis*, conservé par Sprengel et la plupart des physiologistes allemands; chez nous, Prus est presque le seul qui lui ait accordé toute l'importance qu'elle mérite, en lui donnant le nom que nous avons adopté.

Nous y voyons une prépondérance manifeste des forces vitales sur les physiques, de la vie sur la texture et l'élasticité, un effet de l'innervation tout comparable à ceux que produisent, en général, sur les molécules de la matière, les agents dits impondérables. Ces agents, dit de Blainville, sont opposés à l'attraction et produisent l'expansion : le calorique dilate les corps les plus durs, donne aux fluides *élastiques* leur propriété caractéristique ; on connaît les effets expansifs de l'électricité, les répulsions qu'elle établit entre les molécules (*fig.* 113), les *érections* qui en résultent sur les filaments d'une masse de coton, sur les cheveux d'un individu soumis à son action, comparaison déjà posée par Barthez; on connaît aussi les attractions qu'elle développe entre tels et tels liquides, dont elle favorise le passage, détermine l'afflux (endosmose).

Tout ce qui augmente l'énergie de l'innervation, tout ce qui l'excite fortement augmente l'expansion. La santé, la jeunesse, la chaleur externe, la fièvre, la colère, l'ivresse, épanouissent tous nos tissus, gonflent les chairs, rendent trop étroites nos chaussures, nos bagues et nos vêtements même, donnent à la face un embonpoint factice et des couleurs plus vives (face vultueuse) en raison du sang qui afflue dans les capillaires. Une piqûre, un frottement gonflent et rougissent la peau. Dans une partie enflammée, où l'exaltation des fonctions nerveuses est si bien marquée par l'accroissement de la sensibilité *(dolor)*, de la chaleur *(calor)*, il y a aussi expansion *(tumor)*, épanouissement des capillaires, afflux du sang *(rubor)*: un érysipèle du visage vous en donnera une démonstration parlante. Et l'on a voulu voir là une augmentation de la tonicité, comme si la contraction des vaisseaux n'en devait pas chasser le sang et affaisser les tissus : et d'autres ont cru qu'il y avait là faiblesse, langueur, parce que le sang circulait plus lentement (Hunter, Wilson Philip, Alison), s'arrêtait même dans ces vaisseaux; ils sont distendus sans doute, mais par les liquides qu'y a appelés leur *ampliation active* (1). *Inflammatio videtur esse turgor vitalis præter naturam adauctus* (Martini).

C'est surtout dans les vaisseaux capillaires, nommés par nous *névrartères*, que se passent les phénomènes de l'expansion chez l'homme et les animaux supérieurs : dans les végétaux même il en est ainsi, puisqu'ils n'ont, à proprement parler, pas d'autres vaisseaux que des capillaires. C'est ce qui explique, pour l'homme, les rougeurs locales, les gonflements partiels nés sous l'influence d'irritations limitées. Ce sont, pour ainsi dire, des capillaires gigantesques que les vaisseaux dont l'intrication constitue les tissus caverneux ou *érectiles*, où l'expansion se prononce d'une manière si manifeste, sous l'influence d'une excitation locale ou lointaine, de l'influx cérébral en

(1) *Galenus scripsit non partes inflammari propterea quòd majore sanguinis copiâ replentur, sed ideò uberiorem sanguinis quantitatem accipere, quòd inflammatione teneantur* (Martini).

présence d'un autre sexe, etc. Le pénis de l'homme, le clitoris de la femme, l'urètre du premier, les nymphes de la seconde sont les seules parties où cette organisation soit bien évidente.

Ce n'est plus une érection vasculaire, mais une expansion toute nerveuse que celle du mamelon d'une nourrice : l'orgasme des mamelles qu'on nomme le trait ou la montée du lait, celui des glandes salivaires à l'aspect d'un mets savoureux, toutes ces érections, comme les nomme Bordeu, ne sont certainement pas dues à une organisation caverneuse, bien que le sang y afflue en même temps que le travail sécréteur y redouble d'activité.

Sans doute, une érection toute vasculaire, comme celle de la verge des mammifères, produit le gonflement du pénis chez les oiseaux palmipèdes où il atteint une si grande longueur, chez l'autruche, les reptiles à écailles; mais en est-il ainsi du long pénis des mollusques gastéropodes (limaces, etc.) dont la circulation est si peu active comparativement à celle des vertébrés ? En est-il ainsi du singulier appendice charnu, jaune, humide, odorant, que la chenille du machaon fait saillir, en forme de longue fourche, au voisinage de la nuque (1), de ceux que la chenille des dicranoura fait sortir

---

(1) Cet appendice *(fig. 120)* est formé de deux bourses réunies à leur base et susceptibles de se renverser au-dehors ; on y trouve deux membranes, une épaisse, toute chargée de granulations, l'autre mince et pellucide. L'une et l'autre, et surtout la première, montrent aussi des *fibrilles* longitudinales, mais non des fibres musculaires ; il n'y a pas la moindre apparence de fibrilles transversales, mais la situation de cet organe entre les muscles et la peau peut expliquer son expulsion par compression. En pareil cas, le corselet de la chenille se raccourcit et se renverse constamment en arrière. L'extrémité postérieure de cette bourse offre des points noirs ; je crois qu'un muscle rétracteur y est attaché.

de sa double queue, des vessies rouges que la malachie fait sortir de ses flancs, des pédicelles que les oursins, les astéries, font sortir de leurs ambulacres? Doit-on penser de même de la diastole des méduses, de l'allongement du corps des polypes, des vorticelles, des appendices si longs et si nombreux des physalies, des porpites, des branchies en forme de roue des brachions et des rotifères, des lobes du manteau de divers mollusques, des porcelaines par exemple, qui en recouvrent tout l'extérieur de leur coquille, etc.? Ces divers mouvements, tout volontaires, il est difficile de dire jusqu'à quel point ils sont étrangers à la contraction musculaire (1) : cette contraction peut au moins présider aux déploiements ou dédoublements d'organes cylindroïdes, comme elle le fait pour la langue du caméléon, les tentacules du limaçon, etc.

Dans les animaux supérieurs, aucun mouvement d'expansion n'est assurément soumis à l'empire de la volonté (Tiedemann); les muscles eux-mêmes ne sont pas soustraits à cette règle; leur expansion est toute involontaire, toute opposée à la contraction, et joue un grand rôle, comme nous le verrons bientôt, dans les phénomènes de celle-ci. Nous la voyons augmenter avec la chaleur, avec la fièvre, et produire l'*oppressio virium*, mais rien de plus. C'est sans fondement que Barthez et son école, que Sprengel et

(1) Il est bien plus difficile encore de décider cette question en ce qui concerne les rhizopodes de Dujardin *(fig. 144)*, petits animaux à coquille, rangés ordinairement parmi les mollusques céphalopodes (Dorbigny, etc.). Ils lancent, pour ainsi dire, du pourtour de leur bouche, de longs et nombreux filaments irrégulièrement ramifiés, au moyen desquels ils exécutent une locomotion fort lente, et qui ensuite se rétractent au point de disparaître entièrement.

quelques autres accordent aux muscles une force d'élongation puissante dans ses effets; l'allongement des annélides, l'aplatissement des sangsues (Thomas) sont des mouvements musculaires que nous expliquerons ailleurs par l'action des fibres transverses. Nous expliquerons de la même manière, en les rattachant à la contraction musculaire, et les mouvements de la langue, et ceux de la trompe de l'éléphant, du pied des mollusques céphalopodes, etc. : ailleurs aussi nous dirons ce qui a pu faire croire à Vésale, Fantoni, Pechlin et autres, que le cœur distendait activement et violemment ses parois.

Revenons aux cas où la turgescence est plus manifeste et s'accompagne d'un afflux d'humeurs appelées par la stimulation *(ubi stimulus, ibi fluxus)* ou par une impulsion centrale ; nous en trouvons d'autres exemples dans les divers gonflements observés chez les animaux dans le temps du rut, aux fesses et aux joues des cynocéphales (Desmoulins), au cou du cerf, à la bouche du dromadaire (1), au prolongement nasal du macrorrhin ou phoque à trompe, aux caroncules du dindon, au pouce du mâle des grenouilles, au dos de la femelle du pipa lorsque le mâle y a porté les œufs qu'elle vient de pondre. C'est certainement aussi une expansion bien remarquable, quoique d'un autre genre, que la rapide ampliation des ailes chez les insectes qui subissent leur dernière métamorphose, c'est-à-dire qui passent de l'état de nymphe à celui d'insecte parfait : je l'ai observée sur des lépidoptères, sur des orthoptères, des névrop-

(1) D'après Savi, ce serait une portion du voile du palais poussée en avant par le souffle jusqu'à la commissure des lèvres.

tères, des hémiptères, et j'ai vu, chez les uns et les autres, l'aile courte mais épaisse (*fig.* 119, C), plissée en ondulations très-serrées, molle et pleine de sucs, se déployer, s'allonger, s'élargir et s'amincir graduellement, tant par l'afflux de l'air que l'insecte aspire largement, que par celui du sang blanc qui continue même à y circuler chez certaines espèces, comme nous le verrons ailleurs. Arrivée enfin à sa plus complète expansion, l'aile se dessèche; ses deux lames membraneuses s'agglutinent intimement pour n'en plus former, en apparence, qu'une seule; chez les lépidoptères, le déplissement ne fait qu'agrandir les taches et les lignes colorées, mais en leur conservant les mêmes rapports : de là vient que la distribution des couleurs, dans l'aile parfaite, est exactement la même que dans l'aile rudimentaire de la nymphe, mais sur une plus grande échelle.

C'est aussi à l'affluence des liquides et de l'air dans leurs vaisseaux et leurs tissus que les *plantes* doivent leur rigidité; un peu d'eau suffit pour redresser une plante molle et *fanée;* c'est parce que l'évaporation diminue la fermeté de la tige du tournesol du côté échauffé par le soleil, que la fleur s'incline vers cet astre; c'est parce que le côté le moins éclairé des tiges est plus abreuvé de sucs, plus distendu, que les branches semblent chercher la lumière (de Candolle); c'est parce que les cellules extérieures des capsules de balsamine sont plus gonflées, plus turgides que les intérieures *(fig.* 116*),* qu'on voit leurs valves se courber, se rouler brusquement, dès qu'on les sépare et qu'on supprime ainsi leur soutien mutuel (Dutrochet); enfin, c'est évidemment pour la même raison que les deux moitiés d'une tige herbacée, et surtout d'une tige fistuleuse, longitudinalement fendue, tendent à se rouler en-dehors *(fig. 115)*, c'est-à-dire du côté où les cellules, retenues par leur adhérence à l'épiderme, sont moins amples ou extensibles; phénomène très-marqué surtout si la tige partagée est plongée dans l'eau. Tout récemment ce mouvement a été rapporté à une sorte de contractilité vitale par un botaniste anglais, H. Johnson : les poisons ont fait perdre aux plantes cette propriété; mais, selon nous, c'est en les désorganisant, en les *ramollissant*, comme il l'a noté lui-même. L'épanouissement des fleurs nocturnes, la clôture des diurnes peuvent être aussi attribués à une inégale absorption d'humidité, par l'une des deux faces de leurs pétales : le prétendu sommeil des plantes légumineuses, état durant lequel les folioles abaissées sont *rigides*, s'expliquerait aisément de la même manière; l'élongation des racines vers un terrain humide rentrerait encore dans cette classe de phénomènes, et l'explosion des globules du pollen, des vésicules de la moisissure, par le contact de l'humidité, pourrait s'y rapporter aussi.

Mais, dans tous ces cas, l'affluence des liquides pourrait être considérée comme toute physique, comme un simple phénomène d'endosmose sans augmentation réelle de l'activité vitale; il est d'autres cas où, même chez les végétaux, il y a plus évidemment accroissement de la vitalité, influence d'une sensibilité quelconque sur la production de l'expansion. Si la radicule s'allonge si opiniâtrément vers le centre de la terre, et la tigelle vers le ciel, ces deux expansions en sens inverse ne tiennent-elles pas à une *polarité* particulière ? Ne sont-elles pas déterminées par l'ascension perpétuelle de l'électricité du sol dans les airs, soit par émanation directe, soit par l'entraînement des vapeurs, et cette obéissance aux influences électriques n'est-elle pas pour les plantes une sorte de vitalité ? N'est-ce pas à des causes semblables qu'on attribuera le *retournement* des feuilles d'une branche renversée ? Si une tige volubile se courbe du côté du support qu'elle vient à toucher, n'est-ce point un effet de vitalité que celui qui augmente l'afflux des liquides, qui gonfle les tissus du côté opposé à ce support ? Et, dans l'épanouissement des fleurs en général, dans l'élongation de la tige en spirale du vallisneria femelle, n'y a-t-il pas une activité d'expansion qui suppose quelque chose de plus qu'un phénomène purement physique, quelque chose de comparable à l'érection des organes génitaux dans le règne animal ? L'augmentation de chaleur qui a souvent lieu alors, les *mouvements* que manifestent les étamines de l'épine-vinette en particulier, ne démontrent-ils pas la vitalité de cette érection ?

Nous arrivons ainsi à des phénomènes plus vitaux encore, aux mouvements oscillatoires des folioles de l'*hedysarum gyrans,* qui semblent n'être que des systoles et diastoles dépendant de la circulation des fluides, activés par la lumière et la chaleur du jour (1). Enfin, les mouvements accidentels et comme volon-

---

(1) L'électricité n'exerce, dit Becquerel, aucune influence sur ce mouvement ; au contraire, la sensitive en éprouve des effets (Giulio), mais assez lents, si on les compare à ceux qu'elle produit sur les animaux.

taires des folioles de la sensitive, du *dionœa*, etc., sont bien décidément sous l'influence des irritations locales, et ne sauraient conséquemment être considérés comme exempts de vitalité. Or, ce sont bien des phénomènes d'expansion et non de contraction; Dutrochet l'a positivement prouvé en excisant, tantôt d'un côté, tantôt de l'autre, le renflement que chaque pétiole de la sensitive offre à sa base (*fig.* 117), et constatant que toujours la flexion avait lieu du côté même de la résection (*fig.* 118). On comprend que ce serait tout l'opposé dans une partie musculaire, et l'on en a la preuve dans les excisions que les vétérinaires pratiquent sous la queue des chevaux pour la tenir relevée.

De tout ce qui précède il résulte que les *humeurs* entrent comme partie très-essentielle dans tous les phénomènes d'expansion, bien que souvent elles n'y jouent qu'un rôle secondaire et relatif à leur surabondance. On peut se demander pourtant si certaines humeurs ne concourent pas à ces phénomènes par un changement dans leur constitution intime, si elles ne sont pas susceptibles elles-mêmes d'un certain degré d'expansion [1]. On prouvera même aisément qu'il ne peut en être différemment pour le sang de l'homme dans beaucoup de circonstances, quand il y a, par exemple, expansion *générale* (chaleur, fièvre, ivresse). Il n'en est plus ici comme d'un végétal qui emprunte, à la terre et à l'air, l'eau nécessaire à sa turgescence; la quantité absolue du sang reste la même, et pourtant le corps s'est

[1] Une goutte d'eau, enfermée dans une sphère de verre assez épaisse que traversent seulement deux fils métalliques très-fins, brise cette sphère avec violence quand on y fait passer une décharge électrique (Becquerel).

universellement gonflé, la peau a rougi de toutes parts, ce qui indique la plénitude des capillaires ; les veines se montrent tendues et considérablement amplifiées ; la grandeur, la force du pouls et des battements du cœur dénotent qu'il en est de même des artères et de tout l'appareil circulatoire. Il est certain que le sang tiré des veines diminue de volume dans le vase où on l'a reçu ; mais il y a là évaporation et coagulation, condensation, ce qui n'existe jamais dans les vaisseaux du corps vivant. Il y a donc exagération dans cette assertion purement conjecturale de Roose, que le sang circulant a dix fois plus de volume que le sang privé de vie. L'expansion est plus grande dans le sang artériel que dans le veineux (Schwenke, Crawford), et, en somme, la *raréfaction* de ce liquide est assez généralement admise. Mais est-elle uniquement due à la chaleur ? Est-ce un effet purement physique ? Ce qu'il y a de sûr, c'est que l'augmentation de chaleur accompagne toujours la raréfaction du sang ; c'est que, si la transpiration et la sueur diminuent cette raréfaction (1), elles diminuent aussi la chaleur ; nous l'avons dit précédemment. Mais ce qu'on peut objecter de plus positif à l'opinion qui mettrait la raréfaction et l'expansion en général sous la dépendance de la chaleur, c'est que l'élévation de température n'est jamais assez forte thermométriquement, si l'on peut parler ainsi, pour produire une aussi

(1) On peut l'observer, même partiellement, quand les doigts gonflés par la chaleur sont pliés avec quelque difficulté ; on leur rend leur souplesse en les couvrant d'un gant qui les met en moiteur. Y a-t-il alors diminution de matière par exhalation ? Cela doit être, et il faut convenir qu'il n'y a guère diminution de chaleur.

considérable dilatation du liquide circulatoire : cette dilatation est donc, en grande partie, due à l'influence de l'agent vital ; de là vient que, quand la mort arrive, il y a d'abord petitesse du pouls, affaissement universel des tissus et pâleur extrême, même avant qu'il y ait refroidissement sensible. Souvent, il est vrai, il y a aussi des refroidissements partiels ; et c'est surtout quand le refroidissement est devenu général, que l'expansion cesse totalement ; parce que alors et les liquides et les solides ont à la fois perdu ce qu'ils devaient à la vitalité et ce qu'ils devaient physiquement à la chaleur. Des organes enflammés perdent souvent toute inflammation, toute rougeur après la mort ; l'expansion faisant place, aussitôt après l'agonie, à l'élasticité, propriété plus mécanique, plus physique que l'expansibilité, et dont nous allons avoir à nous occuper plus spécialement dans l'article suivant.

ARTICLE II. – De la contraction.

§ I.er *De la contraction en général.*

Action de resserrement, raccourcissement, condensation, toute opposée à la précédente avec laquelle elle est en perpétuel antagonisme, dépendant néanmoins comme elle de l'organisation et entretenue par la vie, subsistant toutefois quelque temps après la mort, plus long-temps par conséquent que l'expansion, mais bientôt entièrement et irrévocablement détruite aux premières apparences de la désorganisation cadavérique. Cette action s'observe, à des degrés différents, dans tous les tissus de l'économie animale, et semble complétement étrangère aux tissus du végétal vivant (1), dont les mouvements vitaux sont tous d'expansion en sens divers, comme nous l'avons vu précédemment (2). En conséquence, nous pourrions dénommer la condition organique sous l'influence de laquelle la contraction s'opère, *élasticité animale* ou *organico-vitale*.

Presque tous les physiologistes ont cru devoir, comme nous, réunir sous un seul chef tous les faits relatifs à cette fonction, mais en y introduisant des sous-divisions qui détruisaient souvent l'homogénéité de cet ensemble, puisque plusieurs y faisaient entrer même l'expansion, et que tous les autres établissaient une délimitation rigoureuse entre la contractilité musculaire et celle des autres tissus, comme n'ayant presque rien de commun entre elles.

Haller, par exemple, restreignait aux muscles l'irritabilité signalée par Glisson d'une manière plus générale, et il en distinguait totalement la tonicité qu'il confondait seule avec l'*élasticité*. Bichat, au contraire, divisant et sous-divisant sa contractilité

---

(1) Je ne parle pas ici des psychodiaires de Bory St-Vincent, des trémelles, etc., où l'on observe des mouvements très-réels et qui pourraient être rapportés à la contraction peut-être aussi bien qu'à l'expansion. (Voy. la première partie, fin du deuxième chapitre.)

(2) Un des phénomènes que de Candolle rapporte à la contractilité dans les végétaux mérite quelques explications : c'est l'expulsion des sucs propres lorsqu'on ouvre les cavités qui les renferment. Mais que ces cavités soient vasculaires (Schultze) ou simplement interstitielles, la contractilité n'est pas plus indispensable dans un cas que dans l'autre pour expliquer ce phénomène : on peut l'attribuer à une compression due à la turgescence des cellules entre lesquelles circulent ces vaisseaux à minces parois. Si un morceau de *schinus mollis* mis sur l'eau lance des jets de suc propre, n'est-ce point à cause du gonflement des cellules dans lesquelles l'eau pénètre par endosmose ? Quant à la marche de la sève, elle ne saurait être attribuée à la contraction des trachées ; leur structure ne semble les rendre aptes qu'à des mouvements *passifs* d'allongement et de raccourcissement.

d'abord en organique et animale, et celle-là en sensible et insensible, voulut encore admettre en sus une contractilité de tissu, isolant ainsi arbitrairement l'organisation et la vie, abusant, autant que les vitalistes les plus exclusifs, de la réalisation des abstractions qu'il avait créées lui-même. C'est, au reste, ce qu'avait déjà fait Chaussier qui donne le nom de motilité à la force qui préside aux contractions en général, et la sous-divise en tonicité et myotilité : c'est aussi ce qu'ont fait, depuis, la plupart des physiologistes.

Sans doute, il ne faut pas confondre la contractilité avec le racornissement, etc. ; mais toutes les autres distinctions, celle surtout de la contractilité et de l'*élasticité animale,* ne doivent porter, d'après nous, que sur le degré, sur l'intensité d'action et sur les causes qui la mettent en jeu : aussi retrouverons-nous la contraction, comme acte élémentaire, dans certaines fonctions plus complexes, et soumise à la volonté dans la locomotion, l'expression, la voix, involontairement exécutée dans la digestion, la circulation, etc. ; nous la verrons produite par des fibres musculaires évidentes dans les cas que nous venons de citer, exécutée ailleurs par des tissus d'une autre structure ou d'une nature ambiguë. Nous allons, pour en donner la preuve, parcourir, dans une revue rapide, les principaux tissus dont se composent les corps animés, laissant pour le dernier de tous le tissu musculaire, dont nous étudierons, dans un paragraphe particulier, les actions staminales.

A. Tissu osseux. L'élasticité animale y est faible

sans doute ; elle y agit surtout avec lenteur, mais elle y semble prouvée par le rétrécissement graduel des alvéoles, de l'orbite, de la cavité cotyloïde, de la poitrine, après l'évulsion d'une dent, la perte d'un œil, une luxation du fémur, l'atrophie d'un poumon.

B. Ligaments, cartilages et fibro-cartilages. C'est dans la compressibilité, la flexibilité et le redressement des uns, dans le retour à la longueur normale après l'extension des autres, que consiste surtout ici l'élasticité organico-vitale ; elle est très-manifeste dans les fibro-cartilages intervertébraux, dans le ligament cervical des grands mammifères, et les ligaments jaunes des lames vertébrales ; elle est beaucoup moins prononcée dans les ligaments et les tendons.

C. Membranes. Leur rétraction lente ou rapide après une distension normale ou anormale, comme après la ponction dans une hydropisie, après l'évacuation des matières contenues dans l'estomac, après une blessure du testicule, du globe de l'œil, prouve assez en elles la contractilité dite de tissu, ou l'élasticité animale, à un degré médiocre. Elle est moins grande qu'elle ne pourrait le paraître dans les membranes séreuses, dont les replis se déploient pour embrasser les viscères qu'elles enferment, l'épiploon pour l'estomac, le mésentère pour les intestins, les ligaments larges pour l'utérus ; elle n'est pas bien grande non plus dans les membranes muqueuses qui se plissent plus ou moins quand un viscère creux se contracte.

D. Parenchymes. Elle y est prouvée par la prompte

réduction des mamelles que l'enfant a vidées, des testicules après le temps du rut, de la rate pendant la digestion. Lorsque le poumon se resserre avec promptitude à l'ouverture du thorax chez un animal vivant ou sur un cadavre encore chaud, il donne une preuve manifeste de contractilité ou d'élasticité animale, qui n'y était auparavant contrebalancée que par la pression de l'air introduit dans ses cavités, tandis qu'il était soustrait extérieurement à la pression atmosphérique par la résistance des parois thoraciques. Cet effet est extrêmement marqué dans le sac pulmonaire à parois alvéolées des batraciens, qui, en se vidant de l'air qui le distend énormément quelquefois, se réduit à une poche courte, étroite, et même à une petite masse spongieuse.

E. Tissu cellulaire et quelques autres. La fermeté que conserve le corps des jeunes sujets après un amaigrissement rapide, prouve assez le *ressort* du tissu cellulaire sous-cutané; la dureté, la rétraction souvent difforme des brides ou cicatrices qui se font dans son épaisseur ne le prouvent que trop, puisqu'elles se jouent souvent de tous les efforts du chirurgien : il est vrai qu'alors le tissu a changé de nature, il ressemble à celui des *canaux excréteurs* (canaux salivaires, biliaires et spermatiques), dont la contractilité est assez démontrée par la marche des liquides dans leur cavité. Il en est de même, à plus forte raison, des vésicules séminales et biliaires qui éjaculent plus ou moins vivement leur contenu, bien qu'on n'y voie point de fibres musculaires; de même encore du col de la vessie dont la texture musculaire est au moins douteuse, du dartos chez l'homme, du vagin chez la femme, dont le tissu (tissu dartoïde de Cruveilhier) n'a point l'aspect de celui des muscles (1), et jouit pourtant d'une contractilité presque égale à la leur, si nous en jugeons par le mouvement vermiculaire de la peau du scrotum et par la constriction du canal utéro-vulvaire dans certaines circonstances, dans un coït passionné, dans la délivrance spontanée. Autant encore en faut-il dire de l'ovaire qui chasse l'ovule vers la trompe utérine, de la prostate qui exprime l'humeur que sécrètent ses follicules entourés d'un tissu dense et comme albuginé, de la matrice enfin qui, chez la femme, hors le temps de la grossesse, diffère considérablement des muscles, et peut cependant se contracter douloureusement pour expulser des caillots, etc., et enfin de la partie inférieure de l'œsophage dans le cheval, laquelle forme une sorte de sphincter très-puissant, mais sans apparence musculaire (Magendie). Là sont, sans doute, au moins de ces fibrilles contractiles dont nous reparlerons bientôt.

F. Peau. L'élasticité animale se manifeste ici plus encore que dans le tissu cellulaire, mais seulement dans le jeune âge ; la peau du vieillard reste flasque et ridée quand elle cesse d'être distendue, après un amaigrissement rapide, etc. ; celle du jeune sujet se contracte instantanément, s'étend de nouveau sur les parties sous-jacentes, pourvu qu'elle n'ait pas été éraillée comme dans la grossesse,

---

(1) Le dartos est complétement musculaire chez le cerf, le bélier, le bouc, selon Thomson.

l'hydropisie, etc. ; une incision est immédiatement suivie d'un grand écartement de ses bords, et cela se remarque encore quelque temps après la mort, ce qui avait, de la part des anciens, mérité à cette force le nom de force morte; nous verrons bientôt que cette persistance est réelle aussi pour la contractilité musculaire. Cette rétraction de la peau du cadavre, lorsqu'elle n'est plus contrebalancée par l'expansion vitale, produit l'allongement apparent des ongles et de la barbe qui a tant surpris quelques observateurs.

Pendant la vie même, toute cause qui diminue l'expansion, comme le froid, la terreur, la syncope, le frisson des fièvres, le froid du choléra, détermine en même temps la contraction de la peau ; cette membrane se resserre et le plus souvent durcit, devient rugueuse comme boutonneuse, fait *chair de poule*, en raison de la saillie des assemblages de follicules muqueux et de bulbes pileux contenus dans les mailles de ses fibres entre-croisées, et vivement comprimés alors. Il est facile de s'assurer qu'un poil s'élève du sommet de chacune de ces petites saillies, et de là le redressement qu'ils éprouvent en pareille circonstance (1), d'où, sans doute, le terme de *horripilation* que nous avons emprunté aux latins. On conçoit, d'après ce qui vient d'être dit, pourquoi la chair de poule ne s'observe guère chez les vieillards, et, au contraire, fort souvent et à un très-haut degré chez les enfants. La rigidité du scrotum de l'homme est en partie due à cette cause, en partie aussi à l'action du dartos.

(1) *Steteruntque comæ*.......

L'analogie entre ces contractions de la peau et celles des muscles, mérite d'être remarquée comme devant appuyer la théorie que nous présenterons plus loin. Observons d'abord que l'engourdissement, la rigidité, dans les cas de torpeur ci-dessus mentionnés, se communiquent également au système musculaire ; que le tremblement du frisson, le *grelottement* du froid, le frémissement de l'horreur, sont des mouvements dans lesquels la force élastique balance et combat avec avantage l'expansion dans les muscles comme dans la peau : ajoutons que la peau, comme les muscles, éprouve souvent ces contractions par suite d'une irritation locale ; une friction rude produit la chair de poule avant que la rubéfaction (expansion) ne s'établisse ; un emplâtre de poix, un vésicatoire, un vêtement de laine rude, causent tantôt une sorte de *rigor* perpétuel, tantôt des horripilations passagères. Enfin, l'instantanéité de ces phénomènes, de ceux surtout qui se manifestent par le redressement des poils, rappellent tout-à-fait le mode d'action propre aux muscles ; et l'analogie est si complète que c'est à de vrais muscles peaussiers que les mouvements cutanés sont confiés quand ils doivent être considérables, comme chez la plupart des mammifères et notamment le hérisson, le porc-épic.

G. *Vaisseaux*. Nous aurons ailleurs à apprécier la force contractile des veines, des vaisseaux lymphatiques, des artères et des capillaires ; contentons-nous de signaler ici, pour ces derniers, leur influence sur le sang qui les parcourt, les alternatives de rougeur et de pâleur qui accompagnent celles de l'expansion et du resserrement, de la contraction ou condensation.

Notons encore que, quant aux artères, on a été fort embarrassé et souvent en discord pour décider si leur resserrement était dû à l'élasticité ou à la contractilité : on s'épargne cette discussion en déclarant ces deux propriétés identiques, et l'on n'a plus tant besoin de savoir si le tissu artériel est musculaire ou s'il est autre. Les différences du pouls, sinon en rhythme du moins en grandeur et en force, prouvent assez que les artères ne sont pas sous la complète dépendance du cœur, ou du moins qu'elles résistent, tantôt plus, tantôt moins, à son impulsion, et y répondent avec plus ou moins d'énergie dans des circonstances différentes, ce qui n'aurait pas lieu pour des conduits inertes.

II. Tissu neuro-myaire. Il a déjà été question ailleurs des animaux dans lesquels l'examen anatomique et microscopique ne laisse voir que des globules contigus, mais non en série linéaire et tels qu'on les voit disposés dans les nerfs ou dans les muscles des vertébrés, des articulés, etc. Ces animaux pulpeux ou gélatineux, auxquels Tiedemann a cru devoir assigner une contractilité particulière, diffèrent effectivement des autres par le mécanisme de leurs actions comme par leur texture. Il est difficile de déterminer en eux ce qui appartient à l'expansion et ce qui est dû à la contraction. Si l'élasticité animale paraît bien faible chez plusieurs, à en juger par la mollesse de leur texture, chez les planaires par exemple, il y a du moins toujours une viscosité assez tenace qui réunit les molécules entre elles ; chez d'autres, d'ailleurs, elle est plus forte ; les douves ou fascioles sont coriaces ; et en somme, quand on voit ces animaux agir exactement de même que les annélides, les mollusques, etc., on ne peut guère douter que ce ne soit par un mécanisme analogue : ainsi, les planaires et les limaces ont un même mode de progression ; les hydres arpentent quelquefois à la façon des sangsues. L'analogie est donc assez prochaine, et tout ce qu'on peut dire, c'est que l'expansibilité et la contractilité y sont proportionnelles, considérables toutes deux ; et que, quant à la direction des contractions, elle peut sans doute se faire dans tous les sens, selon celle des courants nerveux établis par une irritation extérieure, puisque les globules sont agrégés en masse et non en filaments. Les protées, qui changent si singulièrement de forme, en fournissent un exemple frappant.

Nous n'en dirons pas davantage sur le compte de ce tissu mélangé ; la théorie de la contractilité est déjà assez difficile, assez obscure, là où les objets sont le plus distincts, pour que nous ne cherchions pas à l'obscurcir encore en y faisant entrer ce qui concerne des objets peu connus (1) et d'une nature ambiguë. Passons à l'étude de la contraction là où elle est le plus puissante, c'est-à-dire dans le tissu musculaire.

§ II. *De la contraction des muscles.*

A. Notions anatomiques. Partout où il y a des nerfs distincts, il y a des muscles libres ; cependant

(1) On croit assez généralement que les éponges vivantes se contractent quand on les touche rudement ; Grant nie très-positivement ce fait, et nos observations ont été d'accord avec les siennes.

les planaires ont déjà un suçoir composé, sinon de fibres, au moins de fibrilles contractiles, et Carus décrit des fibres musculaires dans la tige des pennatules. Spix, Ehrenberg ont vu des muscles, le premier dans les actinies, le deuxième dans les méduses; mais ils y ont vu aussi des ganglions et des nerfs, et comme nous l'avons dit (IIe partie, chapitre IIe), ceci devient plus positif encore pour les radiaires échinodermes de Cuvier, oursins, astéries, holothuries. S'il restait des doutes à leur égard, il n'en saurait plus exister le moindre quant aux elminthes non parenchymateux, aux mollusques, aux articulés, aux vertébrés.

Ce qui peut laisser des incertitudes, quant à plusieurs animaux des classes inférieures, c'est que la structure des muscles n'est pas partout peut-être exactement la même, et nous en pouvons juger ainsi, d'après ce que nous démontrent quelques organes éminemment contractiles des animaux supérieurs. La contractilité de l'iris, des muscles destinés aux osselets de l'ouïe, étrier et marteau, ne nous paraît pas pouvoir être révoquée en doute, et nous avons établi précédemment celle du cristallin comme positive : or, dans ces trois sortes d'organes, on ne trouve point (si ce n'est peut-être chez l'homme pour les muscles des osselets) de fibre musculaire proprement dite; on n'y voit que des *fibrilles*, c'est-à-dire des filaments extrêmement fins, parallèles, et tantôt lisses, tantôt semblables à un chapelet de globules plus ou moins allongés, parfois même plutôt plissés en travers, tant est grand le rapprochement de leurs particules réunies en une seule série longitudinale. Les fibrilles se montrent également dissociées dans les trousseaux musculaires des holothuries (Wagner), dans ceux des elminthes dits nématoïdes, dans ceux même des annélides, au moins des lombrics ; les fascicules constitués par leur assemblage sont plus ou moins larges et sans enveloppes, sans cloisons particulières. J'ai retrouvé la même texture avec une sorte de feutrage dans le pied du triton et d'autres mollusques gastéropodes (1), et dans la matrice de la femme. J'ai vu que, dans l'intestin, l'estomac, le cœur même des reptiles et des mammifères, ces *fibrilles*, quoique déjà réunies en *fibres*, sont moins régulièrement, moins nettement limitées que dans les muscles proprement dits : la même disposition s'est montrée dans l'écrevisse, le crabe commun.

Mais le plus souvent, dans les plus petits insectes, aussi bien que dans les plus grands vertébrés, les fibrilles susdites sont réunies en fibres bien circonscrites, cylindroïdales ou prismatiques *(fig. 122)*, semblant le plus souvent cannelées en travers, soit à cause de la disposition des globules constituant chacune des fibrilles, soit par l'effet d'un plissement réel de leur enveloppe commune (2). Ces fibres et leur composition fibrillaire ont été bien connues par Muys, Prochaska et tous les observateurs qui

---

(1) Dans le limaçon, Valentin, Wagner.

(2) En effet, Lauth assure que le plissement disparait dans les fibres distendues, et nous avons reconnu qu'il augmente par la coction, l'immersion dans l'alcool ; d'ailleurs une grosse trachée d'insecte, chiffonnée entre deux verres, offre le même aspect. Toutefois, il me parait que ce n'est pas là une enveloppe membraneuse, mais seulement une matière gélatineuse qui colle et enduit extérieurement les fibrilles, sans en gêner les mouvements, auxquels elle se conforme en se plissant transversalement en stries onduleuses *(fig. 126)*.

ont examiné les choses avec soin. J'ai pu, sur des fibres concrétées dans l'alcool et extraites de la chenille du *cossus ligniperda*, séparer par écrasement les fibrilles, et reconnaître dans celles-ci le chapelet (*fig.* 124, 125), qui a fait penser à Milne Edwards et autres, qu'elles sont composées de globules agglutinés, et qui répondraient par leur volume au granule central de chaque globule du sang, dont ils ne sembleraient être que le produit (1). Toutes les fibres n'ont pas absolument le même volume; les plus fortes approchent de la grosseur d'un cheveu, mais cela est sans aucun rapport avec la taille de l'animal; il n'y a, dit de Blainville, nulle différence à cet égard entre la musaraigne et l'éléphant.

La réunion des fibres en faisceaux parallèles constitue le *muscle :* des gaînes celluleuses enveloppent celui-ci et ceux-là. On sait combien les muscles varient en forme, en dimensions, et quant à leurs moyens d'attache; beaucoup cependant se terminent par un *tendon*, soit corné comme chez les crustacés et les insectes (épidèmes d'Audouin), soit osseux comme chez les oiseaux en certaines régions, soit albuginé (Chaussier) ou scléreux (Laurent).

Gerdy a soigneusement apprécié les rapports apparents des tendons avec les fibres musculaires. Le seul résultat général que ce genre d'observation nous ait fourni, c'est que les fibres d'un faisceau ou d'un petit muscle, destinées à agir ensemble, ont une longueur égale, quelle que soit l'obliquité de leurs insertions. Nous avons cherché à acquérir quelques

---

(1) Prochaska estime qu'un globule du sang entier a sept à huit fois le diamètre des fibrilles musculaires; cette comparaison m'a paru assez exacte.

lumières sur l'agencement qui fixe la fibre musculaire à la tendineuse, et nous n'avons pu voir au microscope qu'une continuité de substance, au moins pour la gaîne des fibres, et une fusion plus intime, avec un changement d'organisation, et sans doute de composition chimique ; les fibrilles du tendon sont bien plus serrées, comme feutrées, réticulées, quoique toujours longitudinales *(fig. 123)*.

Des injections heureuses nous ont plusieurs fois montré que les capillaires artériels les plus fins sont aussi parallèles aux fibres qu'ils sécrètent ou nourrissent. Quant aux nerfs, leurs derniers filaments suivent souvent, au contraire, une marche transversale, et coupent quelquefois à angle droit la direction de ces fibres ; mais il s'en faut de beaucoup qu'on trouve partout la régularité et le rapprochement des filets que Prévost et Dumas ont admis comme bases de leur ingénieuse théorie. Lauth a constaté, comme nous, cette irrégularité dans la distribution des nerfs. Wagner a fait la même remarque, et de plus il lui a paru que les filaments nerveux se terminaient en se confondant avec la substance musculaire.

B. Faits physiologiques. C'est dans le tissu musculaire surtout que se manifeste cette contraction dont l'énergie a tellement frappé les physiologistes, que plusieurs lui ont donné un nom à part : irritabilité de Haller, myolité ou myotilité de Chaussier, musculation de Gerdy. Il est connu qu'une des principales conditions pour qu'elle s'exécute est la liaison des nerfs avec les muscles : l'irritation des premiers, soit par un agent direct, soit par l'influx de la volonté, excite la contraction ; mais il ne faudrait pas croire pour cela que la cause prochaine ou l'essence du phénomène siégeât dans le nerf; car, comme l'observe Tiedemann, les nerfs ne peuvent donner ce qu'ils n'ont pas; et d'ailleurs, l'excitation directe du muscle, par une piqûre, une commotion galvanique, le fait contracter, même encore quelque temps après la mort de l'animal.

Une autre condition plus accessoire encore, d'après ce qui vient d'être dit, c'est l'abord du sang artériel; condition dont les variations sont d'ailleurs effet et non cause de la contraction. J'ai observé que le battement des artères devient beaucoup plus fort dans un membre dont les muscles sont contractés : cela peut tenir à l'augmentation générale de l'innervation dans ce membre, et plutôt encore à la difficulté avec laquelle le sang passe momentanément dans ses canaux comprimés entre les muscles. Ceux-ci, en se raccourcissant, deviennent effectivement plus saillants et plus durs; ils chassent le sang contenu dans leurs veines et hâtent la circulation dans ces vaisseaux bien plus inertes que les artères. Il résulte de tout cela du moins une accélération de la circulation bien manifestée par les effets généraux d'un exercice violent, et marquée localement, à la longue, par une surabondance de nutrition dans les muscles plus fréquemment exercés, par une couleur plus rouge, une densité plus grande. Ceci nous est démontré par la différence des chairs entre les oiseaux de basse-cour et les oiseaux sauvages, le lapin et le lièvre, et même, dans nos volailles et autres gallinacés, entre les muscles des membres abdominaux toujours en activité, et ceux des ailes qui restent dans un repos presque constant.

Le gonflement des muscles contractés est accompagné ordinairement d'une trémulation un peu bruyante, et qui s'apprécie mieux à l'oreille appliquée sur eux qu'à la vue : cette trémulation paraît due à la répétition rapide des actes de la contraction, soit dans les mêmes fibres, soit successivement dans des fibres différentes ; car, à l'état simple, la contraction est instantanée, et si elle avait lieu dans toutes les fibres d'un muscle à la fois, l'effet produit serait incomparablement plus fort qu'il ne l'est d'ordinaire. Cela arrive quelquefois, et de là ces effets surprenants de la part de sujets même médiocrement robustes, qui, dans un mouvement de fureur, dans un moment de danger, ont rompu des liens, renversé des obstacles dont la force humaine ne paraissait pas devoir triompher ; de là encore des ruptures d'os, de tendons, des ruptures de muscles même dans un point, sans doute, où il n'y avait pas de contraction, tandis qu'elle était violente ailleurs. En pareil cas, la force se multiplie par la vitesse, et c'est encore un des moyens par lesquels une éducation spéciale arrive à donner aux muscles toute l'énergie dont ils sont capables, et à produire des effets prodigieux quand surtout les individus ont été dressés dès l'enfance à ces sortes d'exercices.

Le raccourcissement possible d'un muscle contracté est estimé par Haller à la moitié au plus de sa longueur première ; les annélides, les mollusques, et chez l'homme même les intestins, l'estomac, l'utérus prouvent assez que cette estimation est beaucoup trop faible, si on veut la généraliser. Ce raccourcissement est-il dû à une diminution de volume, ou bien le gonflement du muscle en établit-il la compensation ? Question résolue dans ce dernier sens par Glisson et quelques modernes, et qui prouve qu'il faut abandonner toute théorie fondée sur un afflux ou un retrait de fluides *coercibles*, de sang, etc.

Après chaque contraction, un peu de temps est nécessaire pour la réparation des principes qui l'ont opérée : cette réparation est instantanée si le travail a été court; elle est incomplète ou lente, et réclame un repos prolongé si l'exercice a été soutenu et violent. Ces particularités varient, du reste, considérablement, et l'habitude a encore ici une grande influence; la force des muscles y entre aussi pour beaucoup, et ceci prouve encore que toutes leurs fibres n'agissent pas ordinairement à la fois. Voilà comment les hirondelles, les frégates, beaucoup d'insectes diptères passent, pour ainsi dire, leur vie dans les airs; les courts intervalles de relâchement durant l'action des antagonistes suffisent au repos de leurs muscles. Tout cela est aussi proportionnel à la vitesse déployée; on le sait bien pour le cheval; le chien, avec son trot égal, est capable de longs voyages; les lézards si agiles, si rapides dans leur course, sont bientôt épuisés; on les prend sans force après une poursuite de quelques minutes, si quelque trou n'est venu leur offrir son asile; la mouche commune, dont les pattes deviennent invisibles dans la marche, tant leur mouvement est rapide, entrecoupe sa progression de fréquents repos. Poussé à l'extrême, cet épuisement devient général; il exige le sommeil, c'est-à-dire le repos universel, et en même temps il excite vivement la circulation, produit la fièvre, comme il avait déjà produit la douleur et une sub-inflammation locale : porté plus loin même encore, il peut causer une sorte de typhus et rendre le sang incoagulable.

Ces phénomènes semblent prouver que l'épuisement et la réparation siègent moins dans la fibre musculaire même que dans les nerfs qui l'accompagnent, et qu'il y a en même temps excitation des vaisseaux capillaires. Les centres nerveux et circulatoires ne sont que consécutivement affectés; ils ne le sont que quand on outre les effets locaux qui sont les plus ordinaires; mais il n'en résulte pas moins cet éclaircissement, que les nerfs du muscle et ses vaisseaux capillaires semblent affectés en sens inverse, les premiers s'épuisant, les seconds s'irritant par l'effet de l'exercice. Ceci prouve entre eux un antagonisme qui peut servir à confirmer la théorie que nous voulons faire uniquement ressortir des faits. Quand un membre est séparé du corps ou quand on a coupé ses nerfs, s'il se montre susceptible de contractions, s'il se fatigue par l'excitation, si ses muscles, après avoir cessé de répondre aux irritants, reprennent par le repos cette faculté, certes les centres nerveux n'y sont plus pour rien; mais le muscle où ces phénomènes s'observent, fût-il même tout-à-fait séparé du corps, il ne serait pas pour cela dépourvu des nerfs qui le pénètrent, et l'on ne serait pas en droit de dénier la proposition que nous venons d'établir.

Un dernier fait important à noter dans les phénomènes directement observables de la contraction, c'est la *rigidité cadavérique*. Personne n'ignore que le froid qui condense tous nos tissus, moins par son action physique que par la torpeur vitale qu'il amène, fait contracter involontairement les muscles de l'homme ; qu'il produit le tremblement, l'engourdissement, recoquille les doigts, fléchit les membres et le tronc : il produit une rigidité plus marquée encore chez les animaux à sang froid et les animaux hibernants ; *roide de froid* est une expression que le vulgaire applique judicieusement à tous les animaux. Toute autre cause d'affaiblissement notable, tout ce qui fait cesser l'expansion vitale, produit des effets analogues ; il n'est donc pas étonnant que la mort amène aussi la roideur. Les muscles se contractent alors avec tant de force qu'on a peine à vaincre leur résistance, à redresser les membres fléchis, à fléchir ceux qui sont étendus. Chez des cholériques, on a vu cette contraction opérer ainsi, après la mort, des mouvements qui ont effrayé les assistants ; et l'on a pu, d'autres fois, observer, même à travers la peau, des oscillations fibrillaires dans les muscles superficiels (Dubrueil et Rech).

Dans les animaux à sang chaud, c'est quand le cadavre est refroidi que la rigidité se montre ; mais ce qui prouve qu'il n'y a pas là seulement effet du froid, c'est que, d'après la remarque de Nysten, elle commence par le cou, le tronc, qui pourtant se refroidissent moins vite que les membres. D'ailleurs, elle se montre aussi chez les animaux à sang froid, chez les invertébrés même ; Nysten l'a constatée (et nous aussi après lui) sur les grenouilles, les lézards, les poissons, où elle se développe plus tard, dit-il, que chez les oiseaux, malgré la facilité avec laquelle les reptiles, même durant la vie, suivent les variations de la température atmosphérique; elle a lieu chez les mollusques, les crustacés, les lombrics, les insectes, dont la température est égale ou presque égale à celle de l'air; nous l'avons remarquée dans les hydres, les planaires, animaux probablement en équilibre avec la chaleur de l'eau; il est vrai de dire qu'elle est considérable chez les vers intestinaux qui sortent d'un lieu dont la chaleur était bien plus considérable ordinairement que celle de l'air. C'est donc à la cessation de la circulation, de l'expansion en général, qu'il faut attribuer la rigidité cadavérique; le refroidissement n'y entre que pour une part.

Cette rigidité tient évidemment à la même cause qui contracte les muscles durant la vie : car elle est très-forte après le tétanos (Nysten), après le choléra, dont elle retrace, sur le cadavre, les crampes qui avaient lieu pendant la vie (Dubrueil et Rech). Dès qu'elle s'est complétement développée, les muscles cessent de se contracter sous l'influence des stimulants (Nysten), parce qu'ils sont, en effet, dans un état de contraction permanente. Après une durée variable, quelquefois même de six à sept jours (Nysten), elle cesse dès que les phénomènes de la putréfaction commencent; aussi est-elle d'autant plus courte que l'air est plus chaud, la putréfaction plus prompte : c'est en raison de cette circonstance qu'elle est si fugitive et si courte chez les sujets morts de maladies dites putrides, avec *dissolution des humeurs*, incoagulabilité du sang, le scorbut, le typhus; il en est de même pour les animaux tués par la foudre, ou morts d'asphyxie par gaz délétères, ou de fatigue, de douleur; tandis qu'elle est très-forte et très-longue chez les suppliciés, les animaux égorgés ou noyés, surtout quand ils sont fortement musclés.

Ceci nous conduit à faire un rapprochement bien positif entre la rigidité cadavérique et la coagulation du sang(1), qui coïncidant ensemble doivent dépendre des mêmes conditions; comme la fluidité de cette humeur et l'extensibilité, la mollesse des muscles dépendent également d'un même ordre de causes, celles de l'expansion. Aristote, Hunter ont été plus loin encore en comparant la coagulation du sang à la contraction musculaire.

Raisonner ainsi, en suivant les faits pied à pied, n'est-ce pas être forcément conduit à conclure que la contraction musculaire ne consiste que dans l'annihilation momentanée de l'expansion? Ainsi se trouve solidement et nettement posée la base de la théorie que nous allons développer.

C. Théories. Disons un mot d'abord de celle de Prévost et Dumas, qui a pu contribuer à faire naître l'idée de la nôtre. Selon ces habiles physiologistes, les fibres charnues sont coupées à angle droit par des filets nerveux parallèles et partis du même tronc; dans ces filets, l'agent nerveux, analogue à l'élec-

(1) Le sang des cholériques s'épaissit durant la vie, de même que leurs muscles se contractent spasmodiquement. Cette coagulation a lieu après la mort, même chez les animaux à sang froid; la fibrine s'y dispose en filaments dans la lamproie (Valencienne) et dans l'aplysie (Cuvier).

trique, marche par *courants parallèles;* ils doivent donc s'attirer mutuellement d'après les lois posées par Ampère : en s'attirant, ils entraînent chacun la portion des fibres qu'ils touchent, plissent celles-ci en zigzag et raccourcissent ainsi le muscle(*fig.* 127). Cette ingénieuse théorie, que des expériences physiques et microscopiques avaient rendue vraisemblable, ne peut tenir contre les observations et les réflexions suivantes : 1º elle n'explique point la tonicité ni la rigidité cadavérique ; 2º elle suppose, entre la fibre musculaire et le filament nerveux, une adhérence intime que rien ne démontre et que tout dément au contraire ; 3º elle attribue à l'attraction mutuelle de quelques filaments une force énorme et tout-à-fait disproportionnée à une aussi faible cause ; il faudrait, pour qu'il y eût proportion entre la cause et l'effet, que chaque nerf d'un muscle fût aussi gros que le muscle même ; 4º une piqûre sur un muscle ne devrait pas le faire contracter en entier, mais tout au plus y produire une ride transversale ; 5º le plissement en zigzag est loin d'être nécessaire et constant dans la contraction d'un muscle ; Raspail, Lauth et nous-même nous en sommes assurés ; 6º enfin, la disposition anatomique sur laquelle repose tout cet édifice n'est réelle que pour un petit nombre de muscles, ainsi que nous l'avons dit plus haut.

Pour ne point causer d'équivoque, nous avons évité, dans les faits physiologiques exposés ci-dessus relativement à la contraction des muscles, de nous servir des mots *élasticité animale* ou *organico-vitale* dont nous avions fait usage pour les autres tissus ;

nous les reprendrons ici, parce que les idées qu'ils rappellent sont la base de notre théorie, parce que en effet la contractilité musculaire n'est, selon nous, autre chose qu'élasticité. Elle se trouve ainsi identifiée avec la *tonicité* ou contractilité de tous les autres tissus, ce qui simplifie tout d'abord l'intelligence de tous les faits contenus dans ce chapitre. En voici la formule distribuée en propositions, dont nous donnerons ensuite la démonstration détaillée avec les preuves à l'appui.

1° La fibrille musculaire saine est éminemment *élastique*, c'est-à-dire susceptible d'un grand allongement et d'un raccourcissement énergique.

2° Son extensibilité est mise en jeu par l'agent vital qui la tient à l'état d'*expansion*, manifestée par sa mollesse, son inertie presque complètes.

3° Quand cet agent est détruit par la mort ou neutralisé durant la vie, l'élasticité réagit avec force; il y a *contraction*, manifestée par le raccourcissement, le gonflement, la dureté, la cohésion plus forte.

4° L'agent vital, comparé à l'électricité (1), peut de même être représenté par deux fluides, un positif, un négatif, qui, par *contact* ou par *influence* de la fibre musculaire et de la nerveuse, se séparent et s'accumulent, l'un dans le premier, l'autre dans le second de ces tissus, en y produisant une expansion plus ou moins notable.

5° L'excitation cérébrale, ou l'irritation directe du nerf ou même du muscle, y accroît la *tension dyna-*

---

(1) Revoir la deuxième partie, traitant du principe vital, pour ce qui concerne l'analogie et la non-identité de ce principe avec l'électricité.

mique qui force alors les barrières organiques (névrilème, gaînes des fibres), produit la décharge, la combinaison, la neutralisation des fluides, et fait cesser l'expansion du muscle.

Développement de la première proposition. On peut comparer l'élasticité des fibres musculaires à celle du caoutchouc, comparaison que de Blainville avait déjà faite pour la fibrine. L'élasticité est, au reste, admise dans la fibre musculaire par Sprengel pour expliquer la rigidité cadavérique, par Gerdy pour la rétraction des muscles, par Prévost et Dumas pour un commencement de contraction, pour l'antagonisme, etc., par Barthez et Grimaud pour certains cas que le premier a subordonnés à une force hypothétique dite de *situation fixe*, et enfin par Magendie, qui reconnaît que la fibre musculaire, en se contractant, acquiert une élasticité telle qu'elle devient susceptible de vibrer et de produire des sons (trémulations). Il n'y a qu'un pas de plus à faire pour l'admettre comme cause des contractions.

Notre savant collègue Lordat nous opposerait ceci : un muscle paralysé par suite d'une affection cérébrale ou rachidienne ne devrait pas perdre son élasticité, et pourtant il laisse aller le membre du côté de ses antagonistes; la bouche est déviée, les doigts fléchis, etc.; donc il y a, dit-il, dans le muscle non paralysé, une action permanente qui n'est pas dans l'autre; donc cette action n'est point l'élasticité. A cela je réponds que bien souvent la bouche n'est tordue que quand les traits du visage sont mis en mouvement, dans la parole, le rire, etc.; que d'ailleurs ces tractions momentanées dévient chaque fois la bouche, la retiennent plus ou moins longtemps dans cette position, et à la longue la lui conservent. Il y a dans les traits de la face un état *actif* et *perpétuel* durant la veille, c'est là ce qui constitue la *physionomie*, même quand on ne parle, quand on n'agit en aucune manière.

Développement de la deuxième proposition. Quand on voit à quel degré le calorique ramollit les substances dites organiques, exemple le caoutchouc que nous avons déjà pris pour objet de comparaison, on conçoit aisément que l'impondérable vital produise un pareil effet sur les muscles : notez qu'on ne dit pas qu'il mette les muscles en érection, qu'il les allonge activement ; le fait prouve qu'il faut, pour qu'ils restent allongés, une certaine extension (1); les deux bouts d'un muscle coupé se rétractent, même sans contraction volontaire ; les muscles dont on coupe les antagonistes entraînent le membre de leur côté (queue du cheval, etc.) : donc l'élasticité n'est pas anéantie, mais seulement diminuée par l'agent vital. Rappelons ici que tout ce qui augmente l'expansion générale, et en particulier celle des vaisseaux capillaires, relâche les muscles : ainsi agissent la fièvre, la fatigue (2), la chaleur extérieure ; au contraire un froid modéré les tonifie. On pourrait croire que la chaleur est la seule cause de

(1) J'ai fait, depuis peu, une expérience frappante d'analogie. Au conducteur d'une machine électrique j'attache un long bout de cannetille tendu, *mais non allongé*, par un faible poids. L'allongement n'a lieu que quand on met la machine en activité; il y a *expansion* dans l'hélice métallique. Mais quand on tire l'étincelle du conducteur, il y a décharge instantanée, réaction du ressort et brusque *contraction* de la cannetille.

(2) Après la marche, le mollet avait augmenté de cinq lignes, et la cuisse de sept en circonférence (Martini).

ce relâchement ; mais nous avons assez prouvé, par l'exemple des animaux à sang froid, des invertébrés, qu'il fallait autre chose, et que la chaleur n'était ici qu'adjuvante. Un froid vif *roidit* le corps, mais *affaiblit* les contractions musculaires proprement dites : qui n'a éprouvé combien est faible un membre engourdi par le froid ? Le tremblement est loin d'être un signe de force.

Développement de la troisième proposition. Ce que nous venons de dire donne assez à entendre que la rigidité cadavérique ne saurait être attribuée au refroidissement seul, mais à la disparition lente de l'agent *vital* qui laisse les muscles sous l'empire des lois *physiques* proprement dites (élasticité), jusqu'à ce que l'empire des lois *chimiques* (putréfaction) commence. C'est aussi en diminuant la vitalité, que le froid violent occasionne, durant la vie, les effets que nous avons rappelés tout-à-l'heure, qu'il va même jusqu'à produire des crampes (Lordat). Les crampes du choléra ne sont autres, c'est un avant-goût de la rigidité cadavérique. En fait de théorie, on a appliqué à un cas particulier ce que nous présentons ici sous un point de vue général ; pour expliquer comment le galvanisme produit une contraction musculaire au moment où on interrompt le circuit, Matteuci admet que c'est en raison de la cessation subite de l'*écartement* dans lequel le courant continu tenait les fibres musculaires ; cela équivaut à l'expansion. *(Voy. la note, p. 98.)*

Une objection très-spécieuse qu'on pourrait faire à notre théorie de l'élasticité, c'est l'observation répétée par divers micrographes et comme passée en certitude, que la fibre musculaire se plisse en zigzag dans la contraction; il n'y aurait donc pas raccourcissement proprement dit, ainsi que cela a lieu dans un fil de caoutchouc préalablement distendu. Nous avons dit déjà que tout le monde n'admettait pas le plissement en question : voici les faits.

1° Raspail a vu au microscope les muscles des mollusques et des rotifères se contracter sans zigzag; et Lauth a fait la même observation en galvanisant, sous le microscope, les muscles d'animaux vertébrés. Nous avons nous-même examiné souvent, à un très-fort grossissement, les muscles d'animaux aquatiques et dont les membres sont transparents : dans les pattes de larves d'éphémères et de libellules, dans celles de larves de salamandres, et dans quelques autres petits animaux, toujours nous avons vu la fibre se redresser, se tendre et se raccourcir sans inflexions alternatives quand le mouvement était violent; mais il y avait plissement en zigzag d'*une partie* des fibres du muscle quand le mouvement était faible, incomplet. J'ai produit ces plissements en poussant l'une vers l'autre les deux extrémités d'un muscle, et par conséquent je les crois tout-à-fait mécaniques : selon moi, le plissement en zigzag n'a lieu que dans les fibres non contractées, mais entraînées par le raccourcissement de celles qui se contractent (1). Il s'en faut beaucoup, en effet, que toutes se contractent chaque fois qu'un muscle agit, et c'est du nombre de celles qui entrent en action que dépend la force de cette action, en grande partie

(1) Dans la viande cuite les zigzags doivent dépendre du racornissement des gaines cellulaires des faisceaux et des muscles.

du moins, comme nous l'avons déjà expliqué ; de là la dureté, le gonflement plus ou moins grand dans un muscle, suivant la violence et non suivant l'étendue du mouvement qu'il produit. Quant au raccourcissement des fibrilles contractées, nous rappellerons, toujours d'après l'inspection microscopique, que les globules agglutinés qui les composent non-seulement se rapprochent, mais encore s'aplatissent en se serrant l'un contre l'autre, quand le raccourcissement est extrême.

2° Dutrochet a cru former dans une émulsion de jaune d'œuf, entre les poles d'une pile galvanique, une fibre contractée et plissée en zigzag ; mais cette coagulation *chimique* n'a rien de commun avec les phénomènes qui nous occupent ici. Une observation plus spécieuse est celle que lui a fournie la contraction du pédicule chez les vorticelles. Ces monadaires, portés sur une longue tige, ont l'habitude de la contracter fréquemment, et ce avec une vivacité qui ne peut se comparer qu'à celle de l'étincelle électrique ; mais le relâchement se fait avec quelque lenteur, et l'on voit alors que la tige qui s'allonge était pliée et repliée durant sa contraction. Dutrochet a cru y voir des zigzags pareils à ceux de nos muscles ; c'est une erreur facile à rectifier par l'inspection : Müller et une foule d'autres observateurs ont bien vu que ce pédicule est tourné en hélice ; la comparaison établie par notre savant académicien est donc fautive. Je me suis bien assuré, d'ailleurs, que le filament central (a, *fig.* 121) du pédicule se *raccourcit* et *s'allonge* très-réellement, et beaucoup ; quant à sa flexion spiroïdale, elle m'a paru déterminée par la non contractilité de la large gaine rigidule et membraneuse qui contient ce filament, et qui se plisse à grands plis lors de sa contraction.

Développement de la quatrième proposition. La polarité musculo-nerveuse est admise par la plupart des physiologistes allemands, par Rolando, etc.; elle semble prouvée par la *réparation* des agents nécessaires à l'exercice de la contraction, même après la mort, ou dans un membre séparé du corps; et ceci indiquerait que la séparation des deux fluides *par influence*, serait due à l'opposition polaire des muscles et des filets nerveux seulement, et non des masses nerveuses centrales. La tension vitale ou nerveuse, d'après cette manière de voir, doit être égale des deux parts; il doit donc y avoir expansion dans les nerfs non moins que dans le muscle; c'est ce qui est prouvé par la mollesse des premiers, par leur allongement facile et tel que deux bouts d'un nerf coupé se dépassent souvent, se chevauchent d'eux-mêmes. Mais, la décharge arrivant, pourquoi le nerf ne se contracte-t-il pas comme le muscle? Parce qu'il n'a pas la même élasticité, parce que ses globules ne sont pas agglutinés solidement comme dans la fibrille musculaire; on connait la ténacité de celle-ci, l'état pulpeux, la dissociation facile de celle-là; encore y a-t-il pourtant quelque chose peut-être de semblable à la contraction, puisque le névrilème est marqué de stries transversales, ou en hélice, comme les anatomistes en ont fait l'observation.

Il suffit que les fibres soient touchées par un nerf pour que l'expansion nerveuse s'y établisse et puisse être détruite au besoin, et toutes le sont, dit

Cruveilhier; mais on pourrait s'étonner qu'après la décharge, la fibre musculaire ne restât pas contractée jusqu'à ce que la polarité eût rétabli la tension : à cela on peut répondre : 1° que presque jamais la contraction n'a été complète et n'a ainsi opéré une neutralisation totale; 2° que, dans le cas de neutralisation totale, il y a un état de contracture bien réel. Ainsi Nobili, en répétant, coup sur coup, de nombreuses commotions galvaniques, a mis des muscles de grenouille dans un état tétanique; et même, sans aller si loin, ne sait-on pas que la contraction prolongée d'un muscle le met dans une rétraction ou rigidité parfois assez durable; il suffit d'avoir tenu l'avant-bras fléchi et portant un fardeau pendant une heure, pour éprouver combien le biceps et le brachial antérieur sont raccourcis et rigides. 3° Il ne faut pas oublier que les nerfs s'épuisent plus promptement que les muscles; qu'en raison de la différence des masses, ils peuvent cesser de répondre aux stimulants sans que les muscles aient été déchargés dans toutes leurs fibrilles, et complétement déchargés. 4° Enfin, il faut se souvenir également que l'expansion générale est tout aussi communicable aux muscles qu'à toute autre partie du corps. On pourrait même se demander si les névrartères ne sont pas la source de la tension nerveuse, de l'expansion des muscles, et si la polarité n'a point lieu entre les nerfs cérébraux et les névrartères; mais les insectes ne paraissent point avoir, dans leurs muscles, de vaisseaux ni peut-être de nerfs comparables aux névrartères des vertébrés, et les nombreuses trachées dont ces organes sont chez eux largement pourvus ne sauraient les remplacer, ce semble, sous ce double rapport (1). Le sang qui baigne tous les tissus serait-il porteur d'une influence comparable à celle des névrartères? Ce serait tomber dans des hypothèses trop difficiles à justifier que de s'arrêter à cette idée, bien qu'elle ait été considérée comme vraisemblable d'après quelques expériences (Matteuci).

Développement de la cinquième proposition. Malgré la disproportion des masses, on conçoit qu'un courant très-énergique, envoyé par l'encéphale à travers les nerfs, puisse produire, dans les muscles, des effets très-puissants. On conçoit encore que l'équilibre se maintienne, que le muscle reste immobile quoique à l'état de tension dynamique, si l'encéphale n'augmente pas cette tension au point d'amener la décharge; c'est ce qui a lieu dans les paralysies par altération du tronc nerveux ou des centres encéphaliques. Ces muscles paralysés n'en sont pas moins à l'état d'expansion; ils n'en sont pas moins contractiles sous l'influence d'un irritant direct, de l'électricité, ni moins susceptibles de la rigidité cadavérique que tous les autres (Nysten) : il faut donc autre chose pour que l'élasticité des muscles cesse d'être balancée par l'expansion, comme nous le voyons dans certaines maladies, le tétanos, la catalepsie, les contractures spasmodiques de l'hystérie. Laennec dit avoir constaté par l'auscultation, dans la première de ces affections, l'absence de la trépidation sonore, indice de cette succession de petites

---

(1) Question à étudier. Je trouve, au mésothorax de la courtillière, un ganglion accessoire exclusivement destiné aux trachées. Le système des brides épinières (Lyonnet) serait-il dans le même cas? C'est l'opinion de Newport.

contractions qui constituent la plupart de nos mouvements soutenus ; donc il n'y a plus là que cessation ou diminution de l'expansion dans les muscles (1), rigidité cadavérique pour ainsi dire. Nous n'avons pas la prétention d'en deviner la cause directe, pas plus que d'entrer dans des détails hypothétiques sur l'action de la noix vomique et autres poisons ; mais nous ferons remarquer que la volonté peut produire des effets fort analogues, peut-être tout semblables, non chez l'homme et les animaux à sang chaud (2), comme le voulait Barthez, mais chez les reptiles, le caméléon surtout, et plus encore chez les insectes, les arachnides, qui peuvent conserver, des heures, des journées entières, une position évidemment contraire aux effets directs de la pesanteur ; bien qu'il soit juste de dire que la légèreté de beaucoup de ces animaux rend ce phénomène moins étonnant.

Les mouvements spontanés et réguliers, très-favorables à la quatrième proposition de notre théorie, ne le sont pas moins à la cinquième. Ici plus d'influx accidentel ; au contraire, phénomènes réguliers et périodiques (battements du cœur, mouvements péristaltiques de l'œsophage, etc.) ; ici, en effet, opposition polaire entre les nerfs et la fibre musculaire, tension graduellement croissante, et enfin, décharge et neutralisation après un certain degré. Si, dans un membre paralysé, la tension ne peut d'elle-même dépasser les limites de l'équilibre, c'est que les nerfs

---

(1) Le froid en est une des causes déterminantes les plus communes, surtout dans les pays chauds et chez les enfants jeunes ; mais il n'en est pas la cause prochaine.

(2) Les paresseux seraient peut-être néanmoins dans ce cas.

cérébraux isolés n'ont pas autant de cette *centralité* qui se retrouve dans tous les nerfs splanchniques.

En terminant ce chapitre, nous ne saurions mieux justifier la puissance que nous accordons ici à des mouvements d'agents impondérables, qu'en citant cette phrase de l'illustre Cuvier. « C'est par l'afflux et la retraite d'un fluide impondérable que se font les plus violents mouvements connus sur la terre. » Au reste, une théorie n'est qu'un moyen de grouper rationnellement les faits, de les interpréter les uns par les autres, d'en faciliter l'étude, l'intelligence et le souvenir, peut-être aussi de conduire à la découverte de faits nouveaux; j'ai cru trouver, dans celle que je viens de développer, ces avantages à un degré suffisant pour l'adopter, sans y attacher aucun autre genre d'importance.

CHAPITRE IV.

MOUVEMENTS EFFECTIFS.

Ce sont les mouvements sensibles, considérés, pour ainsi dire, en grand, et eu égard à leur destination.

ARTICLE I.er – De la locomotion.

§ I.er *Généralités*.

De même que pour les sensations externes, il nous paraît indispensable de donner ici quelques principes de physique applicables aux études physiologiques qui vont suivre ; et ce soin nous semble d'autant plus nécessaire, que ces principes sont ou en partie méconnus, ou mal formulés, ou trop délayés dans les traités même de physique et de mécanique.

A. Le mouvement, état actif de la matière assez connu pour n'avoir pas besoin d'être défini, est éminemment communicable.

B. Il se transmet de molécule à molécule, soit dans un même corps, soit d'un corps à un autre.

C. Si la cohésion du corps qui reçoit l'impulsion est peu forte, s'il est mou, le mouvement déplace les molécules frappées d'abord et ne se transmet que faiblement aux autres et à la masse ; il y a déformation du corps et *extinction* du mouvement.

D. Si la cohésion est forte, la dureté considérable, l'impulsion se propage à la masse en proportion de la quantité des molécules entre lesquelles elle se partage. Si cette quantité est trop considérable, l'impulsion ne produit aucun effet sur la masse et *s'éteint* directement, ou se perd en vibrations dans les molécules, ou bien rejaillit en grande partie dans le corps même qui portait le mouvement primitif.

E. Si le corps est élastique, les molécules choquées ou poussées rebondiront en sens inverse de l'impulsion reçue, et la réfléchiront sur le corps même qui la leur a donnée ; et ce en proportion variable, selon le degré d'intensité, selon la résistance de la masse et la quantité de mouvement auquel son ensemble a pu céder.

F. La propagation du mouvement a toujours lieu en ligne droite. Si deux impulsions égales se rencontrent en sens directement opposé, il y a extinction de leur produit; si les forces agissent obliquement l'une par rapport à l'autre, il y a en partie extinction, en partie combinaison pour produire une direction intermédiaire aux deux efforts et proportionnelle à leur intensité réciproque. Si elles agissent parallèlement, leurs effets s'additionnent (*fig.* 128).

G. La pesanteur, le frottement, la résistance de l'air agissent comme forces adjuvantes ou atténuantes du mouvement communiqué, et c'est la seule cause de son extinction dans les corps mous ou les corps très-pesants, très-résistants par une cause quelconque. La prétendue force d'inertie n'existe pas. Supprimez la pesanteur par l'élévation en équilibre sur un pivot (balancier), par un contrepoids (balance, volant), et vous pourrez imprimer aisément, à l'aide d'un léger effort, suffisant pour vaincre seulement la résistance de l'air et le frottement, un mouvement latéral dans le premier cas, de haut en bas dans le deuxième, aux plus lourdes masses (piliers et rochers branlants, etc.).

H. Si une force impulsive ou attractive agit entre deux masses égales, elles sont également écartées ou rapprochées; si l'une est plus considérable, l'effet diminue de son côté et augmente d'autant de l'autre côté; si l'une des masses est telle que sa résistance pût suffire à éteindre l'effort, il agit *en entier* du côté opposé. En effet, un ressort, suffisant pour écarter deux corps mobiles, les écartera tout autant si l'un des deux est rendu fixe; l'autre cheminera du double *(fig.* 129 *).* C'est pour cela qu'on marche mieux sur un terrain solide que sur du sable, que le marteau rebondit sur le fer et non sur le plomb, etc.

I. Quand il n'y a pas de perte notable, la quantité du mouvement se répartit en force ou en vitesse, par compensation l'une de l'autre. Un levier n'augmente la force qu'en diminuant la vitesse et l'étendue du mouvement communiqué ; il n'augmente la vitesse et l'étendue, dans un temps donné, qu'en diminuant proportionnellement la force impulsive.

Dans le levier du premier genre (*fig.* 130), dont le pivot est au milieu, la force et la vitesse communiquées à la résistance sont égales à la force et à la vitesse d'impulsion ; mais si l'un des deux bras du levier a plus de longueur (*ibid.* 4, 1), il y a de son côté plus d'étendue et de vitesse, de l'autre plus de force.

Dans le levier du deuxième genre (*fig.* 131), la puissance occupant l'extrémité opposée au point d'appui aura toujours plus de chemin à parcourir et marchera plus vite, dans le même temps, que la résistance qui est intermédiaire ; mais celle-ci sera mue avec plus de force.

Au contraire, dans le levier du troisième genre (*fig.* 132), la puissance étant intermédiaire, et la résistance au bout opposé à celui qui sert de point d'appui, c'est la puissance qui dépensera plus de force, et la résistance qui gagnera en étendue, en vitesse.

Ces principes trouveront leur application dans les détails, et nous pouvons, ici même, tirer déjà parti de quelques-uns. Ainsi, de notre théorème *II* seulement on peut déduire la fausseté de deux propositions bien propres à embrouiller les théories relatives aux divers actes de la locomotion, et qui sont d'ailleurs en contradiction l'une avec l'autre.

La première, c'est que, dans les mouvements progressifs, il faut attribuer une part de l'impulsion à la réaction du point d'appui ; doctrine judicieusement combattue par Barthez dans son application générale, par Pelletan en ce qui concerne le saut, par Chabrier en ce qui regarde le vol. On se basait, pour l'appuyer, sur cet axiome, que la réaction est égale à l'action, ce qui n'est vrai que des corps parfaitement élastiques, et qui, dans tous les cas, équivaut pour nous à une compensation réciproque, et se réduit en conséquence à une inutile surcharge de mots dans la théorie. Dans le saut, on ne tire avantage de l'élasticité du point d'appui (planche, corde tendue), qu'en utilisant la réaction d'une pesée préalable à l'effort même du saut. Si le mouvement était simple, l'élasticité du plan ne saurait procurer plus d'avantages que son inflexibilité.

La deuxième proposition que nous voulons attaquer rentre en partie dans la précédente, c'est celle du partage d'une force impulsive ou attractive en deux moitiés, l'une perdue sur son point d'appui ou d'attache, l'autre agissant seule sur le point mobile ; il est clair qu'avec le principe précédent (que la réaction est égale à l'action) ce prétendu partage devient nul, puisqu'il y a compensation. C'est pourtant là qu'on trouvait, depuis Borelli, la première cause de déchet dans l'action musculaire.

Ce qui diminue véritablement la force que déploient les fibres musculaires dans leur contraction, si on la compare aux effets produits, c'est dans des causes tout autres qu'il faut le chercher. 1° L'obliquité des fibres sur leurs tendons (*fig.* 133) est une cause de pertes réelles, mais elle procure des avantages qui compensent ces pertes et au-delà. Cette obliquité permet effectivement à des fibres nombreuses et attachées en divergeant sur de larges surfaces, ou composant des faisceaux épais et puissants, de concentrer leur action sur une seule ligne : en outre, un fait bien digne d'attention pour les fibres très-divergentes, c'est qu'avec un raccourcissement médiocre elles peuvent produire des mouvements très-étendus (*voy. fig.* 134 *et son explication*). 2º L'obliquité, le parallélisme des tendons sur les leviers osseux affaiblissent la puissance musculaire (*fig.* 130, a, b, c, d). Ce parallélisme est un peu diminué par le renflement des extrémités articulaires des os (qui est surtout destiné à augmenter la solidité des rapports) et par les sésamoïdes comme la rotule (*fig.* 135); et de même que la brièveté des bras de levier dont il sera question ci-après, il a l'avantage de rendre les membres plus dégagés, surtout chez l'homme. L'obliquité varie d'ailleurs dans les différents temps du mouvement produit, diminue de plus en plus par exemple dans la flexion de l'avant-bras, augmente de plus en plus dans son extension. 3º Le bras de levier correspondant à l'attache des muscles est communément fort court; de là perte de force, mais augmentation dans la vitesse et l'étendue au bras de levier qui représente la résistance à vaincre, d'après les principes formulés plus haut (*I*). 4º La cause la plus ordinaire et la plus valable du déchet dans l'action musculaire, pour l'espèce humaine surtout, c'est notre peu d'habileté à en tirer un parti profitable, notre incapacité habituelle à contracter à la fois tous les muscles congénères pour un mouvement donné et toutes les fibres d'un même muscle. Un homme exercé, un saltimbanque de force médiocre, produit, par cette combinaison dont il ne connaît pas lui-même tout l'artifice parce que le tâtonnement seul le lui a enseigné, des effets qui nous surprennent, et dont l'homme le plus vigoureux ne saurait approcher sans une longue étude. Voyez les singes dans leurs bois ou sur nos tréteaux ; rappelez-vous les tours merveilleux de Mazurier le phthisique ; considérez même seulement ce qui se passe dans nos gymnases et ce qu'y font des jeunes filles peu favorisées pourtant sous le rapport de la vigueur des muscles et de la souplesse du squelette !

Tous les mouvements dont nous allons avoir à nous occuper sont essentiellement musculaires, dus en conséquence à des raccourcissements, à des rapprochements, mais qui se transforment en impulsions, en projections même à l'aide des leviers qu'ils mettent en jeu. Leurs produits sont variés presque à l'infini dans le règne animal ; aussi n'est-ce pas en détail qu'ils doivent être étudiés, mais par groupes principaux ; nous les établirons surtout, ainsi qu'on l'a fait communément, eu égard à leur destination, aux effets qu'ils amènent, plutôt qu'à leur mécanisme même, dont les analogies nous serviront pourtant de guide dans leur classement. Tels seront la station, la natation, la reptation, la marche, le saut, le vol.

§ II. *De la station.*

A. Station sur le tronc. L'idée de station, appliquée à l'homme, rappelle une continuité d'efforts musculaires, qui en font, avec les lois de l'équilibre qui s'y rattachent, tout l'intérêt physiologique. Nous parlerons donc pour mémoire seulement de ces stations inamovibles ou à peu près, particulières à un petit nombre d'êtres animés, soit que, comme les polypes à polypiers, les éponges, les plumatelles, les huîtres même, ils tiennent au rocher par une agglutination matérielle et inorganique, un empâtement, soit que le fond des eaux serve seulement de point d'appui à leur base plus ou moins large. Dans ce dernier cas, l'animal se fixe ordinairement encore, soit directement par sa base, comme les hydres, les actinies, les polypes mous, les ascidies, soit par un byssus, comme les moules et les pinnes, soit enfin comme les anomies, par le moyen d'un muscle qui perce une des valves pour se coller aux corps sous-jacents.

Quant aux animaux libres de leurs mouvements, ils ont aussi leur temps de repos, durant lequel il n'y a point chez eux de station proprement dite. Certains restent posés sur le ventre aussitôt qu'ils s'arrêtent, bien que pourvus de membres capables de les soutenir : tels sont beaucoup d'insectes, tous les reptiles. Presque tous les animaux même s'abandonnent entièrement à la pesanteur et déposent leur corps sur le sol au moment du sommeil ou après quelque fatigue; c'est là ce qu'on nomme coucher ou *décubitus*.

Sans entrer dans de grands détails à ce sujet, nous dirons que, parmi les mammifères, l'homme est presque le seul qui puisse se coucher sur le dos, parce que seul il a la poitrine élargie et le dos plat (1); que presque tous les autres se reposent momentanément sur le ventre, soutenus encore par leurs quatre pieds fléchis de part et d'autre, et se couchent préférablement sur le côté, parce qu'ils peuvent ainsi reposer à la fois sur le sol, et dans un équilibre parfait, toutes les parties de leur corps, la tête surtout ; tandis que l'homme ne peut se coucher ainsi qu'avec un support élevé pour la tête, et s'y maintenir qu'à l'aide des membres fléchis ou portés en avant pour élargir la base de sustentation. De là vient que, selon la remarque du professeur Rech, les hémiplégiques ne se couchent que sur le côté sain, quand ils conservent encore quelque force. Nous rappellerons aussi que les mammifères carnivores se couchent pour la plupart obliquement sur l'un des côtés, fléchissant le corps et le cou en rond du côté opposé; habitude qui rappelle un peu celle de la majeure partie des serpents de grande taille, qui font de leur corps une spirale plus ou moins serrée dont la tête occupe le milieu.

B. Station sur les membres. Les animaux pourvus de pieds nombreux, comme les myriapodes, les chenilles, les ont d'ailleurs courts ou latéralement étalés,

---

(1) Parmi les autres animaux, ceux même qui ont le dos assez aplati pour porter aisément le corps, ne restent pas ainsi volontiers couchés sur le sol ; tous cherchent à changer cette attitude incommode et peu sûre. On sait que les tortues n'y parviennent pas toutes; la grecque, la franche ne se remettent sur pied que si la pente du terrain les favorise. Des pattes armées de griffes et surtout une tête portée sur un cou long et fort, permettent aux émydes de compléter promptement cette manœuvre : c'est en s'accrochant de même avec les pattes d'un côté que les insectes coléoptères se relèvent ; mais beaucoup facilitent ce mouvement en ouvrant leurs élytres qui les renversent quelquefois sur l'anus. Cette pratique est plus familière encore aux oiseaux, soit qu'on les ait placés sur le dos, soit qu'ils s'y soient mis d'eux-mêmes pour se défendre avec leurs griffes (chouettes, etc.); un coup d'aile les remet en place.

en sorte qu'ils soulèvent peu le corps au-dessus du sol, si ce n'est dans la marche où la station se combine avec la progression; c'est aussi ce qui arrive à bien des animaux à six ou huit pattes : les faucheurs, par exemple, ont ordinairement leurs longs pieds tellement fléchis, que, en même temps que leurs tarses sont appliqués au sol, le ventre y est aussi appuyé; ils peuvent cependant se soulever assez haut sur ces longues échasses, même sans marcher, et on les voit agir ainsi pour laisser passer entre leurs jambes quelque insecte étourdi ou importun. Ordinairement, quand il y a station réelle, l'animal a soin de distribuer ses membres autour de lui de manière à conserver l'équilibre à son corps communément allongé, et la nature semble avoir pourvu à ce besoin, en donnant, à un grand nombre, des pattes postérieures plus longues que les autres : en effet, c'est en arrière que l'abdomen prolonge le tronc, et en fait, chez les femelles surtout, la partie la plus pesante; c'est donc de ce côté que les insectes et les arachnides ont besoin d'agrandir surtout la base de sustentation (*fig.* 145). Quelquefois même l'extrémité du ventre est soutenue par un support spécial, la queue des hannetons, la houppe des larves de lampyre, les dernières fausses pattes des chenilles. C'est pour cette raison que les pattes postérieures servent toujours à la sustentation, tandis que les antérieures sont souvent destinées à d'autres usages, à la palpation chez beaucoup d'arachnides (acarides, phrynes, galéodes), à la préhension chez les mantes, les ploières, les nèpes; qu'elles restent même inutiles momentanément, comme dans l'immobile station des phasmes, des chenilles arpenteuses, ou en permanence comme dans un certain nombre de papillons diurnes (vanesses, etc.).

Quant aux quadrupèdes, ce n'est que passagèrement qu'ils se tiennent posés sur leurs quatre pieds (*fig.* 144), quelquefois sur trois seulement, n'ayant d'autre soin que celui de modérer la flexion de ces membres et de tenir la tête relevée ; mais c'est la seule station qui se combine avec la progression, soit que le tarse et le carpe portent, aussi bien que les doigts, sur le sol (exemple l'ours), soit que les doigts seuls et l'extrémité du métacarpe s'appuient à terre (exemple le chien), soit, enfin, que le point d'appui se prenne sur le bout de la dernière phalange et sur l'ongle seulement (exemple le cheval), circonstances qui ont valu à ces divers groupes d'animaux les épithètes de plantigrades (*fig.* 146, 147), digitigrades (*fig.* 148, 150), et onguligrades (*fig.* 149). La colonne vertébrale, uniformément voûtée depuis l'origine de la queue jusqu'à celle du cou, rend cette attitude peu fatigante pour le tronc; mais le cou est généralement redressé (*fig.* 150), il porte une tête souvent pesante : aussi plus il est long et plus la tête a de poids, plus sont forts et le ligament cervical postérieur et les muscles extenseurs, plus sont hautes les apophyses épineuses du garrot auxquelles s'attachent ce ligament et ces muscles (exemples le chameau (*fig.* 150), la girafe, le cheval et même l'éléphant vu la pesanteur de sa tête).

En ce qui concerne les membres, l'attitude quadrupédale est peu fatigante pour les animaux qui en ont les divers articles médiocrement fléchis, comme le cheval, le bœuf, l'éléphant surtout ; elle le devient davantage, pour une raison contraire, chez les carnivores : aussi beaucoup d'entre eux se soulagent-ils tantôt en s'accroupissant sur les quatre pieds à la fois, comme les chats ; tantôt en repliant les membres postérieurs et s'asseyant sur les talons ; que les antérieurs soient pliés sous la poitrine comme dans l'accroupissement du chameau qui s'agenouille d'abord sur les poignets, ou qu'ils soient allongés en avant comme dans l'attitude que les sculpteurs donnent au sphinx, ou bien, enfin, étendus en colonne presque absolument verticale, le tronc obliquement redressé comme le font si habituellement les chats et les chiens, le cochon quelquefois aussi, de même que le tapir (Roullin).

Certains se servent de leur queue robuste (1), comme d'un troisième support, les pattes de devant cessant de toucher la terre (capromys, kanguroos, gerboises (2)). L'attitude assise de beaucoup de rongeurs, de l'ours, et la position accroupie de l'homme, laissant les membres thoraciques libres, constituent un autre genre de station. La *session* de l'homme et des singes en diffère en ce que le bassin repose sur le sol et non sur les membres inférieurs fléchis ; beaucoup de ces derniers animaux ont même, à cet effet, des callosités aux fesses. Dans cette position,

(1) Cette queue à elle seule paraît quelquefois suffire à la sustentation du corps redressé en totalité chez les serpents ; mais il y a souvent eu exagération dans ce qu'on en a dit ; pour l'ordinaire, ils ne redressent au plus que le tiers ou la moitié antérieure du corps, le reste servant de base latéralement élargie par ses inflexions en zigzag ou en spirale.

(2) La queue des gerboises est bien plus faible que celle des kanguroos ; on assure cependant qu'on ne peut la couper sans leur rendre l'équilibre fort difficile et les voir souvent tomber en arrière.

les membres servent néanmoins puissamment à la conservation de l'équilibre, en agrandissant la base de sustentation en avant, quand le dos n'est pas mécaniquement soutenu ; s'il l'était, la session se changerait en une sorte de coucher oblique et presque vertical.

La station bipédale (*fig.* 139, 143) ou unipédale (*fig.* 138) est la seule station *active* des oiseaux : la flexion considérable de leur fémur qui avance le genou fort près de la poitrine, la grande étendue de l'espace intercepté par leurs doigts étalés, la légèreté de leur corps et de leur tête, la facilité avec laquelle leur long cou se replie en arrière, leur permettent de conserver au tronc une situation sinon horizontale, du moins fortement *oblique* (*fig.* 138, 139, a, b). Ce qu'on a dit de la rectitude des membres postérieurs et de leur rigidité produite par une sorte d'engrenage dans les échassiers (Duméril), ne s'applique qu'à l'articulation du tarse avec la jambe (*fig.* 138). Quant à la rectitude plus grande du corps des manchots, elle est nécessitée par la brièveté des cuisses et la position très-postérieure des genoux et des jambes qui en est la conséquence ; mais l'équilibre est, chez eux, rendu plus facile par l'élargissement du tarse composé de trois os soudés et qui appuie en totalité sur le sol.

L'attitude verticale sur deux pieds n'appartient donc, à proprement parler, qu'à l'homme (*fig.* 136, 142) : l'orang, le pongo la conservent long-temps, mais leurs pieds en forme de mains, c'est-à-dire obliques, tournés en dedans, très-allongés, médiocrement robustes, presque sans talons (*fig.* 147), et leurs genoux fléchis (*fig.* 137), la leur rendent fatigante ; à plus forte raison l'est-elle chez les autres singes, les paresseux et l'ours, malgré l'élargissement de leur bassin ; elle l'est plus chez le chat, le chien, le cheval, qui ne la prennent que momentanément. En effet, la longueur du tronc, l'incurvation du corps en avant, la longueur du cou et sa projection du côté du dos, l'étroitesse du bassin, l'inclinaison des cuisses sur le tronc, des jambes sur les cuisses, inclinaison due à la brièveté des muscles et à leur attache éloignée de l'articulation, causes auxquelles il faut joindre, pour les solipèdes et les carnassiers digitigrades, l'étroitesse de la base sur laquelle ils se soutiennent, la difficulté d'écarter les pieds d'un côté à l'autre : voilà autant de circonstances qui font contraste avec ce qu'on observe chez l'homme, et qui prouvent assez que la station debout n'est naturelle qu'à lui. Nous nous en tiendrons à cet aperçu, sans chercher à justifier plus longuement cette vérité qu'on a souvent appuyée sur des assertions fausses, en ce qui concerne surtout la force des muscles du mollet, de la fesse, et la disposition avantageuse des leviers représentée par les vertèbres. Rectitude des pièces du membre inférieur, flexion complète, largeur et force du pied, écartement facile des deux pieds, proportions avantageuses des membres inférieurs relativement au reste du corps et des membres supérieurs, inflexions alternatives du rachis, brièveté et rectitude du cou, position avancée de l'articulation occipito-vertébrale : voilà les vraies conditions organiques de la station directe chez l'homme. Que l'homme modifie cette station en se tenant sur les genoux, redressé du reste, ou assis sur ses pieds étendus en arrière, ou bien encore en se tenant sur un seul pied (1); qu'il se renverse sur la tête, sur les mains, etc.; ce sont là des particularités à notre avis fort peu intéressantes pour les physiologistes et trop faciles à interpréter, d'après les lois de l'équilibre, pour mériter plus qu'une simple mention. Avertissons seulement ceux qui se complaisent à ce genre d'études, de tenir compte de la pesanteur du corps comme d'une condition très-essentielle à la station directe; c'est elle qui *tasse* et serre nos articulations, et nous affermit sur le sol : aussi la station est-elle entièrement vacillante dans l'eau, indépendamment même des mouvements que les ondulations de ce liquide impriment au corps.

C. Suspension. On pourrait, d'après ce que nous venons de dire, considérer comme presque suspendus au milieu du liquide, les animaux aquatiques dont la pesanteur spécifique diffère peu de celle de l'eau et quelquefois même est moindre ou peut le devenir, comme nous le dirons plus loin; mais nous voulons parler ici plutôt de la suspension destinée à *fixer* l'animal, et non à le laisser vaguer au sein des eaux. Cette suspension, quand elle doit être prolongée, s'opère quelquefois par l'intermédiaire de quelque lien analogue au byssus des mollusques dont il a été question; les chrysalides de papillons diurnes

(1) Les artistes savent bien que le plus souvent, dans la station négligée, un seul pied porte le poids du corps (*fig.* 136) : la hanche est relevée et le tronc infléchi de ce côté, tandis que le membre opposé ne porte que son propre poids et reste demi-fléchi en raison de l'abaissement de la hanche qui lui correspond. (*Voy.* le frontispice du tom. *I.*) Dans la station tout-à-fait unipédale, il n'y a guère de plus que la flexion complète de ce membre pour le relever.

s'accrochent par leur extrémité caudiforme (*fig.* 167)
et munie de grappins, à un empâtement de soie;
quelques-unes même sont entourées d'une anse de
fil dans laquelle s'est insinuée la chenille qui l'a filée
avant sa métamorphose. On trouve, dans les eaux
vives, une larve de tipule qui flotte au plus fort
du courant, amarrée aux cailloux par un fil glutineux. Un pareil fil sert quelquefois de support aux
têtards naissants des grenouilles et des salamandres
(Spallanzani); mais plus communément ils s'attachent
immédiatement aux herbes par l'extrémité discoïde
et visqueuse de deux saillies charnues placées aux
côtés de la bouche, en forme de barbillons coudés
(salamandres), ou de cônes tronqués (grenouilles).
Dès la plus haute antiquité on a connu le rémora
(naucrates), poisson osseux auquel on a supposé une
puissance fabuleuse, mais qui peut se fixer bien
certainement aux corps sous-marins, par la remarquable ventouse qui occupe le dessus de sa tête
(*fig.* 154): c'est une cupule ovale, à bords épais,
contractiles, à fond plat et garni de deux rangées
de lames transverses, dures, denticulées et couchées obliquement l'une sur l'autre. Rondelet assure
qu'une galère sur laquelle il était porté fut retardée
dans sa marche par une lamproie *(petromyzon);*
elle fut du moins trouvée attachée au gouvernail,
comme on assure avoir trouvé le rémora fixé à la
quille de navires arrêtés sans autre cause connue
(Pline), et la bouche circulaire, en forme de ventouse concave du premier de ces poissons (*fig.* 159),
aidée de ces dents crochues et nombreuses qui en
pavent l'intérieur, explique bien la partie vraie du

phénomène, sans en rendre plus vraisemblable la partie merveilleuse. Il paraît que le cycloptère lump adhère également aux rochers à l'aide de la cupule ovale formée sous sa gorge par la réunion des nageoires ventrales : de même la nageoire ventrale des mollusques de la famille des firoles, carinaires (*fig.* 156), atlantes, porte un godet contractile et qui sert à les suspendre, la coquille en bas, aux fucus, ainsi que Rang l'a constaté. Une ventouse ou disque excavé et contractile sert également à fixer et suspendre les hirudinés, qui le portent à l'extrémité postérieure du corps (*fig.* 159); c'est aussi le cas des amphistomes, sorte de vers intestinaux : le cotyle des douves ou fascioles (*fig.* 171) est, au contraire, à la face ventrale et vers l'extrémité antérieure du corps; c'est sur le milieu ou sur les bords de leurs segments que les bothriocéphales, les ténias portent des ventouses dont le fond est percé pour d'autres destinations. Ces derniers se fixent d'ailleurs aussi aux intestins, comme les cysticerques aux parois de leurs kystes, par le moyen d'une couronne de crochets qui entoure leur trompe (*fig.* 169); cette trompe est même toute hérissée de crochets, et peut s'enfoncer dans les membranes pour les échinorhinques (*fig.* 168). Les cotyles des polystomes, des gyrodactyles (*fig.* 170), et autres elminthes, sont aussi garnis de crochets : on trouve également un anneau corné, dentelé, quelquefois allongé en griffe (onychoteuthie), aux ventouses pédiculées qui garnissent les bras de la majeure partie des mollusques céphalopodes (*fig.* 157, 158). Un elminthe singulier, décrit par Cuvier, porte de nombreux cotyles sans armure cornée, d'où le nom de hectocotyle, et, chose assez singulière, c'est sur les mollusques céphalopodes même qu'il vit en parasite.

Parmi les animaux vivant dans l'air, la suspension est souvent une attitude, une station de repos ; c'est ainsi que beaucoup d'araignées se suspendent verticalement à leur toile (épéires) et toujours le ventre en haut, comme pour soulager l'étroit pédicule qui supporte ce volumineux abdomen ; d'autres se suspendent au-dessous d'une toile horizontale (linyphie, ulobore); et en général toutes celles à longues pattes (pholcus), comme tous les insectes à membres grêles, aiment également à s'accrocher sous une surface horizontale ; leurs grappins une fois étalés, cette attitude n'exige plus de leur part aucun effort.

Quelques vertébrés se tiennent aussi plus ou moins long-temps suspendus, soit pour se reposer, soit pour attendre leur proie, soit pour faciliter le passage d'une branche à une autre. Chez les uns, les pattes, les griffes servent seules à cet usage, comme aux oiseaux grimpeurs qui s'aident le plus souvent aussi de leur queue à plumes roides et ébarbées (pics); aux chauves-souris qui se suspendent momentanément par les pouces de leurs membres pectoraux, et d'une manière plus solide et plus prolongée (durant le sommeil et l'hibernation), par les ongles parallèlement réunis de tous les doigts des membres abdominaux; aux paresseux qui s'accrochent, avec les grandes griffes falciformes de leurs quatre membres, aux arbres dont ils dévorent la feuille. Chez d'autres, c'est la queue qui remplit cet office en s'enroulant autour des branches, ainsi que nous le voyons pour le caméléon (*fig.* 151), le boa parmi les reptiles, les sarigues et autres marsupiaux, les sapajous parmi les mammifères. Dans ces derniers surtout, on dit que cette attitude est si naturelle qu'ils la conservent même après avoir reçu du chasseur le coup mortel, s'ils n'ont pas été pris à l'improviste.

Nous venons de le voir, un grand nombre de ces animaux qui peuvent et aiment à se suspendre sont armés, à cet effet, de crochets grands et pointus; on peut très-bien les observer chez la plupart des insectes, ordinairement au nombre de deux à chaque patte; mais nous avons vu aussi qu'il y a d'autres organes propres à produire le même effet, comme les cotyles des douves, des mollusques céphalopodes, la ventouse du rémora. Il faut considérer, comme adhérant aussi en raison de leur application intime sur les surfaces, les élargissements qu'on trouve aux doigts des geckos (*fig.* 152), et que garnissent des plis transversaux et imbriqués d'une peau souple et lisse : ils sont aidés par des griffes aiguës et recourbées qui ajoutent à leur force, et permettent à ces animaux de se suspendre et de marcher même au plafond des appartements. Nous en donnerons un autre exemple dans le disque charnu et visqueux qui élargit le bout de chaque doigt des rainettes (*fig.* 153), et leur permet de grimper et de s'attacher sur les feuilles les plus lisses, sur le verre même.

Ce sont aussi des disques pulpeux en dessous et susceptibles de s'appliquer assez étroitement aux surfaces lisses sans y adhérer beaucoup à cause de leur sécheresse, que les criquets et truxales portent entre les ongles terminaux du tarse et sous les articles élargis de ces mêmes tarses ; il en est de même, sans doute, des tarses d'un certain nombre d'autres insectes, des locustes, etc. ; c'est assurément le cas des ventouses dont le dytisque mâle (*fig.* 166) est pourvu aux tarses de ses pattes antérieures, et qui semblent servir à le fixer sur les élytres de la femelle, striées seulement en avant et de manière que les griffes terminales puissent également les saisir ; de même encore pour les corps singuliers en forme de coquille, qu'on trouve sur les hanches des galéodes : cela n'est pas douteux non plus pour les caroncules ou les membranes qui empâtent l'origine des crochets terminaux de chaque patte chez les ixodes, les acares (*fig.* 161), les gamases (*fig.* 162) ; pour les godets microscopiques qui se trouvent seuls au bout du tarse des sarcoptes (*fig.* 160), de celui de la gale humaine au moins, etc. ; de même aussi pour la houppe singulière qui sort du dernier anneau de la larve des lampyres et qui s'applique si fortement sur les objets. Les digitations qui la composent ne nous ont présenté que des parois membraneuses et lisses, susceptibles de s'allonger, de se dérouler et de se replier intérieurement en doigt de gant. Les brosses remarquables qui se voient sous les derniers articles du tarse dans beaucoup d'araignées, drasses, dysdères, saltiques, micrommates, et surtout les grandes mygales d'Amérique (*fig.* 163), ne sont pas composées de poils, mais de lanières spatulées ou en massue (*fig.* 164), et que je crois susceptibles de contraction, de succion, car elles paraissent, au microscope, être molles d'un côté au moins, et peuvent adhérer même à la surface du cristal le mieux poli.

Il n'en est plus ainsi des prétendues spongioles des mouches, ni sans doute du dessous des tarses veloutés de bien des coléoptères. Entre les griffes des mouches, nous n'avons trouvé qu'une double expansion membraneuse, toute garnie de crochets excessivement fins (*fig.* 165), véritable carde microscopique qui rappelait les fausses pattes des chenilles, mais en infiniment petit; aussi conçoit-on que les grappins, disposés très-visiblement en demi-couronne à plusieurs rangs sous l'élargissement de ces fausses pattes, glissent sur la surface polie d'un miroir, où les fins hameçons des mouches trouvent à s'arrêter contre des aspérités d'une ténuité excessive.

§ III. *De la natation.*

Quelques animaux s'abandonnant aux flots, ou exécutant tout au plus quelques obscurs mouvements d'ondulation, semblent n'être, pour ainsi dire, au sein des mers, que dans une station variable qui se rattache évidemment à la suspension dont nous venons de nous occuper : telles sont les longues chaînes des biphores, les guirlandes des stéphanomies, les pennatules et autres polypiers flottants. La comparaison est d'autant plus exacte, que certains de ces animaux sont pourvus d'une ou plusieurs vésicules remplies d'un fluide aériforme, et qui les soutiennent à la surface des eaux dans lesquelles flottent leur tige et les cirrhes, les appendices, les expansions qu'elle supporte (rhizophyses, etc.) (*fig.* 173): de là vient le nom d'acalèphes hydrostatiques qui leur a été donné par Cuvier. Chez un certain nombre, la vésicule constituant la majeure partie de l'animal apparaît hors de l'eau et y navigue en quelque façon : telles sont les physalies, comparées depuis long-temps à de petites galères; mais ce phénomène commence à rentrer dans un genre de locomotion qui mérite d'être désigné sous un nom spécial. Mentionnons encore pourtant, avant de quitter ce sujet, la janthine (*fig.* 172), mollusque gastéropode dont le pied est attaché à une grappe de vésicules sub-cartilagineuses, qui tiennent toujours l'animal suspendu à la surface de la mer.

1º *Supernatation.* On voit souvent, dans les mers équatoriales, des diodons boursoufflés par l'air abondamment contenu dans l'estomac, nager ou rouler irrégulièrement à la surface, avec une sécurité que leur garantit le redressement des épines dont ils sont hérissés pour la plupart; mais à peine peuvent-ils diriger cette course capricieuse. Il en serait tout autrement de certains mollusques, s'il fallait en croire les récits d'observateurs un peu complaisants peut-être : l'histoire du nautile, sans doute souvent confondue avec celle du poulpe de l'argonaute, est bien ancienne, et le merveilleux y touche à la fable. Par un mécanisme peu connu, ces deux animaux s'élèvent, dit-on, avec leur coquille renversée, jusqu'à la surface calme de l'Océan, la retournent, la vident d'eau et la lancent comme une nacelle dont elle offre assez bien la forme : ils voguent alors en se dirigeant à leur gré au moyen de leurs pieds épanouis à l'entour et plongeant dans l'onde comme des avirons, tandis que deux bras, plus longs et garnis de membranes, sont redressés en guise de mâts pour tendre leur voile au zéphyr. Un danger vient-il à se manifester, le prudent nocher replie ses voiles et ses rames, et change son navire en bateau plongeur. Malheureusement, tout cela est un peu trop poétique. L'argonaute a effectivement deux bras longs, repliés, et dans le sinus desquels est étendue une membrane; mais il ne paraît pas qu'il y ait rien de semblable dans le nautile, d'après la description qu'en ont donnée Owen et bien avant lui Rumphius; et pour l'argonaute même, Rang nie l'usage qu'on a attribué à ces appendices qui ne s'épanouissent que pour s'appliquer sur les flancs de la coquille quand l'animal rampe.

C'est une navigation assurément plus parfaite que nous offre la supernatation des oiseaux palmipèdes. L'air emprisonné par leurs plumes, que rend imperméables à l'eau un enduit graisseux, leur donne une légèreté qui les soutient sans efforts à la surface, et leurs formes sont en parfait rapport avec cette destination. On a depuis long-temps comparé le corps du cygne à la coque d'un navire, ses pieds à des rames et ses ailes à des voiles. Il y reçoit, en effet, volontiers le vent en les soulevant à demi; mais c'est surtout à l'aide de ses pattes largement palmées (*fig.* 176) qu'il se pousse en avant, et c'est en n'agissant que d'une seule qu'il tourne du côté opposé. Les foulques, dont les doigts sont largement bordés (*fig.* 177) sans être réunis entre eux, n'ont pas moins de facilité à s'en servir et n'en obtiennent pas de moindres avantages. Enfin, les manchots se servent même de leurs ailes courtes et presque sans plumes, comme de rames énergiques ; mais ce n'est ordinairement que dans la natation entre deux eaux, à laquelle ils se livrent aussi facilement que les mammifères amphibies.

2° *Natation proprement dite.* L'immersion n'est pas complète ordinairement pour les mammifères qui se meuvent dans les eaux, leur tête ou du moins leurs narines restent au-dehors pour entretenir la respiration ; mais ceci change peu de chose au mode de mouvement, et d'ailleurs ces animaux, et bien plus encore les reptiles, les oiseaux même, peuvent nager dans une submersion complète : c'est ce qu'on nomme plonger et nager entre deux eaux. L'homme et les reptiles batraciens et chéloniens, ayant les membres, ou plus latéraux, ou plus susceptibles d'écartement que les autres mammifères, nagent pareillement en frappant l'eau de leurs membres abdominaux simultanément débandés. Chez les grenouilles, les sonneurs, les crapauds même, ces membres longs, forts et terminés par un pied très-grand, souvent très-palmé, agissent presque seuls dans la natation (*fig.* 174, 175) ; pour les tortues marines, au contraire, c'est le membre antérieur qui constitue le plus puissant instrument de la natation. L'homme fait succéder aussi à l'effort de ses membres abdominaux celui de ses membres thoraciques, ramenés d'avant en arrière sur les côtés du corps en décrivant un grand arc de cercle (1). La

(1) Nous ne croyons pas devoir décrire ici les autres modes de natation que l'homme a imaginés, soit par jeu, soit pour quelque utilité d'un ordre secondaire.

plupart des mammifères, chevaux, bœufs, chiens, cabiais, ours blanc, etc., ayant les membres serrés contre les flancs, ne peuvent nager qu'en s'en servant comme de rames et précipitant les mouvements ordinaires de la marche, de la course, plus rarement du saut. Les palmures incomplètes de leurs doigts aident beaucoup les chiens dans cette manœuvre; celles plus parfaites du rat d'eau, du cabiai, du chironecte, du myopotame, de la loutre, du castor; celles qui dépassent même les doigts en se divisant en lanières au-delà des dernières phalanges chez certains phoques (lion et ours marins), ou sans se diviser, chez beaucoup d'autres et chez l'ornithorhynque; enfin, les cils roides qui bordent les doigts de la musaraigne aquatique, sans rien changer au mécanisme de la natation, la rendent encore plus facile.

Mais la queue aplatie de la loutre, celle surtout du castor si plate, si large et revêtue d'écailles, peuvent leur rendre le service d'un aviron et d'un gouvernail. C'est avec cette queue horizontalement élargie par une sorte de fibro-cartilage, que les cétacés frappent l'eau pour s'élever, s'abaisser et courir en avant avec une rapidité proportionnée à leur puissance musculaire. Leurs dernières vertèbres dorsales, les lombaires ont, pour l'attache de leurs muscles énormes, de longues apophyses épineuses ; elles sont, aussi bien que les caudales, sans apophyses articulaires, et réunies seulement par des amphiarthoses qui permettent des inflexions en tout sens : les nageoires antérieures (*fig.* 178) ne sont ici qu'auxiliaires comme chez les poissons. Les phoques se servent de même de l'élargissement formé à la partie postérieure de leur corps par la réunion des pieds et de la queue. Les calmars, les seiches, les sépioles ont également un élargissement membraneux, caudal, marginal, bilobé même et propre à de pareils usages.

La queue des poissons osseux (*fig.* 180) et des squales est aussi leur principal organe de natation; ses masses musculaires constituent la majeure partie du corps, car le tronc ou la partie splanchnique est entièrement rejeté vers la tête. Cette queue est terminée par des rayons susceptibles d'étaler en éventail la membrane cutanée qui les réunit; mais cet éventail est placé de champ et semble ne pas devoir suffire au mouvement d'ascension et de descente. C'est pourquoi l'on a attaché beaucoup d'importance à la vessie natatoire.

Cette vessie souvent subdivisée communique fréquemment avec l'œsophage, et peut en recevoir de l'air par déglutition, ou évacuer en sens inverse celui qu'on peut croire sécrété dans son intérieur par des glandes particulières. L'air qui s'y trouve varie, en effet, quant aux proportions d'oxygène, d'azote, d'acide carbonique et même d'hydrogène qu'il renferme, et nous verrons ailleurs quel rapport ces circonstances peuvent avoir avec la respiration. Une tunique musculaire souvent fort épaisse garnit communément cette vessie, lors même qu'elle ne communique pas avec l'œsophage, et l'on a pu la croire propre à comprimer et condenser les gaz qu'elle enferme pour augmenter la pesanteur spécifique de l'animal. Cet effet a été hypothétiquement aussi attribué aux muscles latéraux du corps; mais cette dernière action ne saurait être du moins rapportée qu'aux muscles assez faibles qui forment, avec les côtes, les parois de l'abdomen : ajoutez à cela que certains poissons ont la vessie aérienne osseuse comme la loche, ou du moins à peu près incompressible comme les silures, les coffres (Cuvier); que d'autres encore, comme les squales, n'en ont pas ou n'en ont que des traces, et cette théorie qui assimile l'élévation et l'abaissement des poissons dans le liquide à celle des figurines de verre soufflé, qu'on fait danser dans un bocal plein d'eau en pressant sur son embouchure, deviendra quelque peu douteuse. D'ailleurs, Humboldt et Provençal ont vu des tanches monter et descendre après l'ablation de la vessie aérienne, et Gerdy déclare qu'une carpe dont la vessie est crevée revient très-aisément à la surface de l'eau et retombe seulement plus promptement au fond. On peut donc penser que de sa présence résulte seulement quelque avantage pour l'équilibre du poisson avec un milieu aussi mobile à la fois et aussi dense que l'eau : de là, une grande facilité à l'exécution de toute translation dans quelque sens qu'elle doive s'opérer. La pesanteur spécifique est diminuée d'une autre manière chez d'autres animaux aquatiques; ainsi les cétacés et l'hippopotame, qui meuvent avec tant d'agilité leur lourde masse au fond des eaux, doivent en partie cet avantage à l'air contenu dans leurs poumons, comme cela a lieu pour les autres vertébrés et l'homme même, mais ils le doivent encore à la quantité considérable de graisse dont ils sont renflés, rebondis de toute part. Invariable pour eux, la pesanteur spécifique pourrait bien l'être pour les poissons, et leurs déplacements de haut en bas uniquement dus à un changement de direction dans l'axe du corps mu à la manière ordinaire. C'est la tête en haut que le poisson monte, c'est la tête en bas qu'il descend, de même que la tête est en avant dans la natation horizontale.

Le mécanisme par lequel la queue, mue par les muscles vigoureux du rachis dont elle n'est qu'un appendice, produit cette progression, en quelque sens qu'elle s'opère, est facile à comprendre ; elle s'infléchit alternativement à droite et à gauche (*fig.* 181), s'appuyant obliquement sur l'eau pour pousser le corps en avant dans son redressement subit ; et l'obliquité d'une de ces percussions, compensée par celle de la suivante en sens opposé, fait cheminer l'animal en ligne droite. Il en est ainsi de ces grands avirons qu'on agite alternativement à droite et à gauche derrière une barque ; encore cet aviron ne peut-il, comme le membre dont nous parlons ici, se courber presque perpendiculairement à l'axe du corps qu'il s'agit de lancer en avant. L'agitation latérale et oblique est, sans doute, le seul mode de natation dont soit susceptible la nageoire en palette ou en éventail vertical attachée au ventre des firoles, carinaires (*fig.* 156), atlantes qui nagent renversées ; la grande queue musculo-membraneuse des têtards de grenouilles peut de plus se fléchir onduleusement en nombreuses sinuosités ; aussi est-elle, à elle seule, évidemment suffisante pour opérer et la progression directe et la progression ascendante ou descendante.

Le mécanisme est déjà ici un peu plus complexe,

en ce que les percussions ou pressions (1) obliques sont exercées à la fois par plusieurs parties de l'instrument locomoteur, et que certaines portions d'un côté agissent en même temps que certaines du côté opposé, compensant ainsi, *dans le même moment,* leurs obliquités contraires. Tel est plus évidemment encore le cas de plusieurs naïdes et néréides, du *vibrio anguillula,* du ceste ou ceinture de vénus, dont tout le corps se meut en ondulations successives; des poissons anguilliformes (182), des salamandres, de la sirène, du protée, tous plus ou moins bordés de membranes cutanées; des serpents auxquels leur vaste poumon tient amplement lieu de vessie natatoire, et permet de se reposer même à la surface de l'eau; des pélamides, serpents à queue comprimée et élargie; des crocodiles qui sont dans le même cas et dont la queue est trop longue pour ne pas exécuter plusieurs inflexions simultanées; des lézards enfin, dont la queue arrondie, les pattes sans palmures rendent ces inflexions alternatives bien plus nécessaires encore.

Ces inflexions onduleuses servent aux mêmes effets en s'opérant aussi sur deux faces, mais supérieure et inférieure chez les pleuronectes : ceci est plus sensible pour les sangsues dont le corps s'aplatit de haut en bas par l'action de fibres musculaires courtes, et qui, passant entre les interstices des cœcums gastriques, vont du dos au ventre ; cette sorte de lanière se plie et replie flexueusement en frappant le liquide obliquement en arrière par

(1) On pourrait dire qu'un serpent qui nage appuie ses replis sur l'eau, comme il les appuie sur la terre pour pousser en avant les parties antérieures en les redressant.

les contractions partielles et successives des muscles longitudinaux. La ventouse postérieure, élargie et tenue parallèle au corps, ajoute encore aux effets de cette manœuvre. Les raies, quelques autres animaux larges et plats, la planaire trémellaire et le ptérosome de Lesson (1) par exemple, combinent, avec ces flexuosités antéro-postérieures, des flexuosités transversales, battant ainsi le fluide dans plusieurs directions, pour imprimer au corps une moyenne en sens opposé, avec une force et une vitesse proportionnelles à tous ces efforts simultanés.

Mais déjà cette oscillation des grandes ailes des raies pourrait être considérée comme un genre de locomotion, plus voisin de l'action des rames que représentent les nageoires proprement dites. Celles des mollusques ptéropodes agissent dans l'eau, disent les observateurs, comme les ailes du papillon dans l'air; ce sont donc des instruments essentiels de locomotion. Les nageoires, conformées en larges palettes, pouvaient combiner leurs efforts avec ceux du tronc et de la queue chez les icthyosaures et plésiosaures dont on ne trouve plus que les débris fossiles. Cette action auxiliaire est beaucoup plus faible chez les reptiles à longue queue qui nous sont connus : les salamandres ne se servent de leurs pieds que pour marcher au fond de l'eau ou entre les herbes; en nageant elles les appliquent contre le corps : autant en font le lézard vert, le mural qui nagent avec vélocité, et sans doute l'iguane qui, dit-on, n'en diffère pas sous ce rapport; le crocodile, enfin, ne se

(1) Animal qui du reste me paraît se rapprocher davantage des planariés que des mollusques.

sert probablement aussi qu'accessoirement de ses pieds incomplétement palmés. Les poissons ne font de leurs nageoires qu'un usage secondaire : chez eux les nageoires dorsales, anale, de même que la dorsale des dauphins et balénoptères, ne servent qu'à *caréner* le corps, à lui conserver la direction longitudinale malgré les impulsions obliques de la queue : les tétards, les salamandres, qui n'en ont pas (1), ne s'avancent qu'en balançant la tête de droite et de gauche avec une vivacité proportionnelle à l'activité de la queue. Chez les poissons, les nageoires latérales (*fig.*180, a, b), de même que celles des cétacés (*fig.*178), peuvent encore remplir le même office, celui de maintenir la rectitude du trajet suivi ; elles représentent ainsi les semelles dont sont garnies diverses embarcations hollandaises, larges et sans quille. D'ailleurs, ces nageoires servent aussi à produire de légers mouvements d'approche et de recul, d'élévation, etc., comme on peut facilement l'observer sur les cyprins dorés que la curiosité conserve dans des vases transparents. Gerdy pense même qu'elles servent à maintenir le dos en dessus : selon lui, un poisson garde son attitude ordinaire quoiqu'on lui ait crevé la vessie natatoire à laquelle on attribue ordinairement cette aptitude à maintenir le dos relevé, tandis qu'après la section des nageoires latérales le poisson roule inévitablement le ventre en haut.

De véritables rameurs, dont il faut comparer les mouvements avec ceux de la nage chez l'homme ou les

---

(1) Le mâle des salamandres aquatiques, au temps des amours seulement, s'orne d'une crête membraneuse tout le long du dos.

quadrupèdes, ce sont les dytisques, les hydrophiles dont le ventre est en bas, les notonectes dont le ventre est tourné en haut durant leurs évolutions. Leurs grandes pattes postérieures ciliées (*fig.* 179) battent l'eau simultanément comme celles des grenouilles. Les gyrins qui circulent à la surface de l'eau comme les oiseaux palmipèdes; les nèpes, les mites nommées hydracnes, l'araignée dite argyronète, qui agitent au contraire successivement leurs pieds plumeux comme les chiens agitent leurs pattes, sont encore des rameurs véritables; et il faut mettre au même rang la plupart des crabes nageurs et des isopodes aquatiques, dont les pieds, surtout les postérieurs, sont souvent élargis en palette ou fortement ciliés. Telles encore sont les larves de dytisque et d'hydrophile, qui savent de plus activer, au besoin, considérablement leur marche par des ondulations latérales de tout le corps. C'est ce que font aussi les larves d'agrions et d'éphémères, dont les dernières peuvent encore se mouvoir à l'aide de leurs lamelles branchiales.

Ces mêmes lamelles, agitées d'un perpétuel mouvement, sont les principaux instruments de la locomotion des entomostracés, des cypris, des apus et des branchipes. Ce sont aussi à la fois des organes de respiration et de locomotion qu'il faut voir dans les expansions en forme de roue que les rotifères (*fig.* 183), les brachions déploient et agitent d'une trémulation successive et circulaire, dès qu'ils se lancent à la nage au travers du liquide, dans le fond duquel ils rampent quand ces organes sont reployés, retirés en dedans. Quelque chose d'analogue a lieu certainement dans la locomotion ou natation d'un grand nombre d'animalcules dits infusoires, soit que des cils véritables se mettent en mouvement autour de leur bouche et de diverses parties de leur corps, comme l'ont cru Müller et tant d'autres, comme le pense encore Ehrenberg ; soit qu'il n'y ait là qu'une vibration moléculaire toute chimico-physique et du ressort de la respiration, comme le pense Raspail ; soit enfin qu'il y ait de l'un et de l'autre (1). C'est ainsi que les dérostomes semblent glisser dans l'eau où se roulent les volvoces, où les monades circulent dans tous les sens, où tant d'autres monadaires ou elminthes microscopiques s'agitent de toute façon, constituant, pour ainsi dire, un monde à part, un monde qui ne semble fait que pour l'œil du naturaliste. Au reste, la respiration est encore singulièrement liée à la locomotion des animaux de bien plus grande taille (mollusques céphalopodes, etc.); mais ceci a plutôt rapport au saut qu'à la natation réelle.

§ IV. *Du vol.*

N'est-ce pas une sorte de natation dans un milieu très-peu consistant, que le vol proprement dit ? Mais combien, par cela même, cet acte n'exige-t-il pas de vigueur dans les efforts; combien ne réclame-t-il pas d'étendue dans les surfaces qui doivent s'appuyer sur un fluide aussi fugitif que l'air? Aussi l'homme n'est-il encore parvenu qu'à y retarder sa chute, en

---

(1) J'ai vu de vrais cils en mouvement chez des paramécies, etc.; d'un autre côté, un bouillonnement tout respiratoire se voit aussi bien nettement autour des lambeaux déchirés des planaires et autres animaux, même des branchies de mollusque (Raspail), et leur imprime un mouvement le plus souvent circulaire.

se suspendant à des instruments très-étendus en surface et très-légers à la fois ; ou bien il a pu s'élever dans l'espace, mais seulement en s'attachant à de grands volumes d'un gaz plus léger que l'air, pour diminuer la pesanteur spécifique du tout en augmentant la superficie.

Quelques animaux jouissent, grâce à leur conformation naturelle, du premier de ces avantages ; les larges membranes qui les garnissent ralentissent leur chute et allongent leurs sauts : tels sont, parmi les mammifères, le galéopithèque, le polatouche (*fig.* 189), le phalanger volant, et parmi les reptiles, certains geckos largement bordés, et surtout le dragon. Celui-ci (*fig.* 190) est remarquable en ce que la membrane qu'il étale en parachute est soutenue par le prolongement des côtes, tandis que les autres quadrupèdes précédemment cités n'étendent leurs expansions cutanées que par l'écartement de leurs pattes et de leur queue, dont les intervalles sont remplis par une duplicature des téguments.

Des reptiles et des mammifères, les premiers appartenant à un genre qui n'existe plus qu'à l'état fossile (ptérodactyles), les seconds constituant au contraire une nombreuse famille (chauves-souris), ont joui ou jouissent encore d'une locomotion aérienne plus parfaite, d'un vol véritable. Leurs membres thoraciques constituent des ailes étendues, dont les rayons, destinés à soutenir des membranes très-minces, sont formés par tous les doigts sauf le pouce (chauves-souris, *fig.* 186), ou par le cinquième doigt à lui seul (ptérodactyles, 187), conjointement avec les membres postérieurs et souvent aussi la queue.

De rapides battements de ces vastes appendices sont nécessaires pour soutenir le corps petit, mais massif, des chauves-souris : elles ont, à cet effet, des muscles pectoraux très-puissants qui servent, comme chez les oiseaux, de lest à la partie inférieure de leur corps ; tandis que leur rachis fortement bossu, leur cou cambré de même, logent entre eux de robustes épaules et ramènent le museau dans la direction de l'axe du corps, qui est aussi celle du vol. Il faut aussi de rapides battements, pour que des nageoires pectorales, en forme de longs éventails, puissent servir à certains poissons (dactyloptères ou trigles volants, exocets ou muges volants, ptéroïs ou scorpènes volants, *fig.* 188), à s'élancer hors des flots et à traverser un trajet peu étendu dans les airs, où leurs membranes se dessèchent et perdent bientôt la souplesse nécessaire à ces agitations plus rapides encore que celles des chéiroptères. Ce n'est effectivement que chez les oiseaux et les insectes qu'on trouve réunies les conditions les plus favorables au vol.

1° *Oiseaux.* Des poumons médiocres mais communiquant avec des sacs membraneux qui en reçoivent de l'air et qui remplissent le thorax, l'abdomen, la plupart des os même, du moins ceux du tronc et les premiers os des membres antérieurs (1) ; un tronc solide, à vertèbres soudées, garni en dessous d'une large quille (2) à laquelle s'attachent des muscles

(1) Ceux de la tête reçoivent l'air du tympan où il est porté par la trompe d'Eustache. La légèreté du squelette due à cette cause avait été signalée par les anatomistes de l'ancienne académie ; celui du pélican, quoique fort grand, ne pesait que vingt-trois onces.

(2) Cette quille ou crête existe chez les chauves-souris ; elle manque au casoar, à l'autruche qui ne volent pas. La plaque sternale même est large, entière dans les oiseaux à vol soutenu (aigle, colibri, martinet, frégate, pélican), très-échancrée et étroite dans ceux qui ne volent que peu (coq, etc.).

épais et vigoureux, remplissant à la fois l'office de lest et de moteur; une tête petite, un cou dont les vertèbres sont articulées par ginglyme, courbé en S et par conséquent très-susceptible d'allongement et de rétrocession pour varier la position du centre de gravité (1); un revêtement de plumes légères qui augmentent considérablement les surfaces presque sans accroître le poids ; des plumes non moins légères, mais larges et longues, imbriquées de manière à donner aux membres antérieurs une ampleur considérable et une légèreté extrême, pour constituer une rame des plus énergiques ; d'autres pennes non moins larges et longues, étalées en éventail sur un croupion mobile, de façon à représenter un puissant aviron, un gouvernail propre à empêcher les culbutes, et surtout un parachute très-efficace : voilà les dispositions générales qui font du corps des oiseaux une machine si avantageuse à la locomotion aérienne.

L'aile (*fig.* 185) n'est autre que le membre thoracique dont la main s'est allongée, rétrécie, garnie de longues et fortes plumes nommées pennes. Une expansion de la peau munie d'un muscle particulier s'étend du poignet à l'épaule, et augmente la superficie de ce membre, que les muscles ordinaires étendent ou fléchissent, élèvent ou abaissent. Ce dernier mouvement est le plus énergique ; c'est aux muscles pectoraux qu'il est dû ; un troisième muscle pectoral pourtant sert d'élévateur, en se réfléchissant sur les

(1) Chez les oiseaux à long cou, les pattes s'allongent en arrière pendant le vol afin de contre-balancer le poids de la tête en avant ; elles se reploient contre la poitrine chez les oiseaux dont le cou est plus court, les passereaux, les rapaces, afin de compenser la pesanteur de l'abdomen en arrière.

os de l'épaule avant de s'insérer à l'humérus. Dans l'élévation, les pennes, selon Prévost, tournent sur leur axe de manière à laisser passer l'air entre elles ; elles l'interceptent en se réunissant dans l'abaissement, phénomènes qui nous paraissent plus apparents que réels, et qui sont, selon nous, uniquement dus au mode d'imbrication de ces plumes. Lorsqu'elles sont étalées, le bord le plus faible de leur lame est sous le bord le plus résistant de leur voisine ; ce dernier ne peut conséquemment soutenir le premier que contre l'effort de l'air agissant de bas en haut. C'est ainsi que s'explique l'utilité de cette différence entre les barbes d'un côté et celles de l'autre dans les grandes pennes, différence dont personne n'avait cherché à rendre raison jusqu'ici.

Avec des dispositions si favorables, on doit peu s'étonner que les oiseaux à longues pennes, à large queue, hirondelles, milans, mouettes, frégates, passent des journées entières à parcourir les airs sans prendre de repos (1) et s'abandonnent à des migrations lointaines. Des oiseaux réputés pesants, les cailles par exemple, en s'aidant d'abord d'un vent contraire pour s'élever plus aisément à la manière du cerf-volant dont les enfants s'amusent, puis en se laissant pousser, à ce que l'on suppose, par un vent favorable, traversent aussi des mers qui ne leur offrent aucun point de repos. Peut-être leur pesanteur spécifique est-elle au reste diminuée,

(1) Toutefois, il faudrait pour cela une dépense de force bien considérable encore d'après les calculs de Navier. Selon cet académicien, dans le vol tranquille, la dépense est égale à celle nécessaire pour élever le poids de l'oiseau à huit mètres par seconde. La dépense est plus de quarante-huit fois aussi grande pour une vitesse de quinze mètres par seconde.

comme le pense Chabrier, par la raréfaction de l'air qui s'échauffe dans leurs vastes sacs pulmonaires. Parmi ces oiseaux voyageurs, il en est qui facilitent leur traversée en se disposant en deux files réunies en forme de chevron, comme les grues et les oies, de manière qu'un seul individu, en rompant la résistance de l'air, facilite la progression des autres, et chacun remplit à son tour ce pénible office. La célérité de ce mode de transport rend, sans doute, ces voyages un peu moins fatigants que ne semblent le comporter les espaces parcourus ; en effet, d'après des observations authentiques et souvent répétées, et de nos jours encore, sur les pigeons messagers, la vitesse du vol, même pour franchir d'énormes distances, est beaucoup plus rapide que celle d'un cheval au galop (1). Cette vitesse pour des espaces peu étendus est telle, chez quelques petits oiseaux, les colibris par exemple, qu'ils échappent presque à la vue. Les vibrations de leurs ailes très-longues et très-étroites sont si précipi-

(1) Buffon estime que l'aigle peut parcourir un espace de vingt lieues dans une heure, et le cheval de course n'en ferait que dix dans le même temps, en supposant qu'il pût soutenir la même allure que dans les six premières minutes ; mais il n'en est pas ainsi, et selon le même auteur, les meilleurs chevaux ne peuvent pas faire quatre lieues dans une heure. D'autres portent la vitesse du cheval de course à 2,000 toises en quatre minutes, et estiment cette célérité aux trois quarts de celle de l'hirondelle. Le cerf, l'élan, le renne, le chameau, le loup, le chien des kamtchadales surtout, peuvent soutenir plus long-temps cet exercice forcé, mais non en surpasser la vitesse, tandis que l'oiseau soutient la sienne pendant des journées entières, faisant ainsi chaque jour quatre à cinq fois plus de chemin que le quadrupède le plus agile (Buffon). La natation des animaux aquatiques offre des exemples d'une vélocité presque aussi grande et aussi soutenue. On a vu, dit Milne Edwards, des saumons parcourir vingt-quatre pieds par seconde, et huit à dix lieues dans une heure. Desmoulins, d'après le dire des marins, rapporte que l'on voit des dauphins lutter de vitesse pendant plusieurs jours avec un navire filant de quatre à cinq lieues à l'heure, et quadrupler, quintupler la route par leurs nombreux circuits en zigzag autour du bâtiment.

tées, lorsqu'ils se balancent devant les fleurs dont ils sucent le miel, qu'elles produisent un bourdonnement sensible. Ceci indique en même temps que les oscillations ont très-peu d'étendue ; tandis que les pigeons, au contraire, en exécutent de si amples que leurs ailes battent l'une contre l'autre et produisent un claquement bien connu. La plupart des autres oiseaux ne font entendre qu'un sifflement perceptible à peu de distance, et provenant du frottement de l'aile contre l'air sur lequel elle cherche un point d'appui pour projeter le corps en haut et en avant, selon la judicieuse théorie de Chabrier (*fig.* 184). Ce sifflement est même à peu près nul durant le vol des oiseaux de nuit, dont les pennes sont plus molles que celles des autres oiseaux de proie et surtout de ceux qu'on nomme *rameurs*, c'est-à-dire dont l'aile est longue, étroite et tendue. Ceux-ci s'élèvent, s'avancent, se soutiennent par des battements forts et répétés : les battements sont moins rapides pour les oiseaux dits *voiliers* ou *planants*, dont l'aile plus courte, plus large, plus concave, un peu laciniée par l'écartement de ses pennes, s'aide du vent pour maintenir le corps suspendu dans l'espace en exécutant des mouvements lents et parfois même nuls.

En effet, l'action de *planer* semble n'être, dans beaucoup de cas, autre chose qu'une extension complète des ailes et de la queue opposées au vent, après toutefois que l'oiseau, par des battements multipliés, a donné une forte impulsion à toute la masse ; les ailes n'agissent alors que comme parachute, et l'oiseau n'avance que par la vitesse acquise. Mais souvent aussi les ailes tendues et en apparence immobiles éprouvent une vibration rapide, presque imperceptible. Ce n'est que de cette manière que les colibris et plusieurs insectes peuvent se tenir momentanément suspendus au même point, opération que les autres oiseaux exécutent en agitant précipitamment, mais bien plus visiblement, leurs ailes. Pour qu'un véritable planer s'exécute sans ces trépidations, il faut que l'oiseau présente aux courants d'air le plus de surface possible; c'est pour cela qu'il s'incline visiblement, tantôt d'un côté, tantôt de l'autre ; quelquefois il relève aussi obliquement ses ailes pour *pincer le vent* comme une voile de navire. Ces effets ne peuvent guère, en conséquence, avoir lieu que pour d'assez grands oiseaux et à d'assez grandes hauteurs, à moins que ce ne soit en descendant, auquel cas la résistance de l'air tient lieu de courant, et la pesanteur de force d'impulsion. C'est ainsi que beaucoup d'oiseaux rasent la terre et s'y posent quelquefois après de nombreux circuits destinés à ralentir leur chute, et que des papillons même, le machaon par exemple, planent véritablement en descendant lentement vers le sol. Au contraire, on voit constamment les oiseaux s'élever par des battements d'ailes grands et réitérés ; à tel point même que si ces membres sont proportionnellement fort longs ou les pieds très-courts, le saut exécuté par ces derniers n'est plus suffisant pour lancer l'oiseau et empêcher les ailes de frapper la terre; aussi les martinets, au vol si puissant, ne peuvent-ils quitter le sol qu'après s'être, pour ainsi dire, traînés sur quelque élévation, et l'aigle, l'oie, la grue même malgré ses longs pieds, ont-ils besoin de se donner d'abord un élan par une course précipitée.

2º *Insectes*. Non moins évidemment que chez les oiseaux, on retrouve, chez les insectes parfaits, des conditions de force et de légèreté bien favorables au vol. Presque tous renferment beaucoup d'air, non-seulement dans leurs grosses trachées, mais encore dans les innombrables vésicules avec lesquelles elles communiquent (1). D'une autre part, des muscles très-robustes, bien décrits et représentés par Chabrier et Strauss, remplissent, selon le besoin, telle ou telle partie du corselet : on peut en juger même au-dehors par le développement du mésothorax (deutodère) ou du métathorax (tritodère), segments seuls destinés à porter les ailes. En effet, les névroptères (libellules), dont les quatre ailes sont égales, ont le mésothorax et le métathorax égaux en force ; tandis que, chez les coléoptères et les orthoptères, dont les ailes antérieures sont réduites au rôle d'organes de protection pour les postérieures qui sont seules actives, c'est le troisième segment du thorax ou dère qui est le plus considérable : ceci est bien plus prononcé chez les rhipiptères, dont les ailes antérieures ou élytres sont encore plus rudimentaires (prébalanciers); c'est bien à tort que Latreille les a crues attachées au premier segment du thorax. Les lépidoptères, les hyménoptères ont, au contraire, plus de force dans les ailes antérieures, et c'est le segment du milieu qui est le plus développé au thorax : les diptères portent ce développement si loin, et leur métathorax est si restreint que Latreille l'avait méconnu ; aussi les

---

(1) Le besoin de les remplir est sans doute la cause de cette agitation, de ce travail remarquable qu'exécutent le hanneton et d'autres coléoptères avant de prendre leur vol.

ailes postérieures sont-elles réduites à deux petites tiges renflées au bout et qu'on nomme balanciers, enveloppées dans un cuilleron, expansion de l'aile antérieure, qui se voit à la base de l'élytre même de certains coléoptères, les dytisques par exemple.

Ces ailes membraneuses sont des expansions le plus souvent translucides, formées de deux lames très-minces et intimement adhérentes, entre lesquelles courent des nervures cornées remplies de vaisseaux aérifères; elles n'agissent que par des oscillations généralement très-rapides (1), et de là vient le bourdonnement que beaucoup d'insectes ailés font entendre.

Les élytres des coléoptères ne participent point à ces vibrations, à ces mouvements; elles sont le plus souvent écartées, relevées comme dans le hanneton, quelquefois légèrement soulevées pour laisser sortir latéralement les véritables ailes comme dans les cétoines. Ces ailes des coléoptères sont grandes par cela même qu'il n'y en a qu'une paire d'actives ; on sait qu'elles se plissent en long et de plus se coudent et se replient sous leurs étuis (*fig.* 191), qu'elles éprouvent même quelquefois d'assez nombreuses plicatures ; exemple : les forficules et les staphylins, dont les élytres sont si courtes, et qui sont souvent obligés d'employer leurs pattes à replier leurs grandes ailes pour les faire rentrer sous cet abri. Le mécanisme de ces mouvements et de leurs contraires, qu'on a cherché tantôt dans l'élasticité, tantôt dans des

(1) Nicholson a estimé à 600 le nombre des battements d'aile qu'exécute par seconde la mouche commune dans son vol ordinaire, qui lui fait parcourir cinq pieds dans ce laps de temps. Il faut, selon lui, sextupler ces nombres pour le vol rapide.

muscles particuliers, est pourtant des plus simples; l'abduction de l'aile suffit pour la déplisser comme un éventail, et le déplissement longitudinal entraîne forcément le redressement des parties coudées : l'adduction produit l'inverse, et l'élasticité de la nervure externe aide à la flexion. Quelques baguettes transverses font aussi levier entre les nervures longitudinales et facilitent ces mouvements, dont, au reste, on se rendra raison sans peine en faisant mouvoir l'aile d'un hanneton ou d'un hydrophile.

Celles des orthoptères, cachées sous des élytres assez molles, sont simplement plissées en long comme un éventail; mais ces animaux volent bien plus lourdement encore que les coléoptères déjà fort peu agiles. Les sauterelles ne font guère que prolonger leurs sauts par les trémulations de leurs ailes, dont le cliquetis, de même que les effets, rappellent celles des poissons volants auxquelles elles ressemblent également assez par la forme.

Les lépidoptères, surtout les diurnes, ont, au contraire, des ailes si grandes et un corps si léger, que chaque coup les fait sautiller brusquement: d'où cet air étourdi, capricieux, désordonné que présente leur vol. Les ailes postérieures ou inférieures, plus faibles et moins bien partagées en muscles, sont, chez les phalènes, liées à leur voisine par une petite anse enfilée d'un gros poil. Le vol des sphinx est plus uniforme, plus rapide; leurs ailes étroites et leur corps renflé, souvent garni de touffes de poils colorés et simulant des plumes, rappellent davantage les formes des oiseaux. Comme pour compléter la ressemblance, ces lépidoptères imitent l'oiseau-mouche en suçant les fleurs sans arrêter leur vol.

Les quatre ailes des hyménoptères, des hémiptères sont à peu près dans la même subordination que celles des papillons; et de même aussi que chez les phalènes, elles sont mécaniquement liées ensemble. Morren avait reconnu, dans les pucerons, un crochet rattachant l'aile postérieure à l'antérieure : cette disposition est bien plus générale; il est facile de s'assurer sur la cigale et les grands hyménoptères, que l'aile inférieure ou postérieure a son bord externe ou antérieur retroussé en dessus en forme d'onglet ou d'agrafe ; le bord postérieur ou interne de l'aile antérieure ou supérieure est également de consistance cornée, replié en dessous, de manière à constituer une coulisse dans laquelle peut glisser l'onglet dont il vient d'être parlé. Cet ingénieux mécanisme fait que l'aile postérieure peut aider l'antérieure et la suivre dans tous ses mouvements quand elles sont étendues, et se cacher naturellement sous elle dans le repos.

Quant aux diptères, on pourrait d'abord les croire moins bien partagés que les insectes précédents, mais la largeur de leurs deux ailes supplée au nombre : les mouches, les tipules ont le vol aussi facile, aussi soutenu que les libellules même, et on les voit exécuter, dans l'air, des sortes de danses qui ne peuvent avoir d'autre but que leur plaisir. Les syrphes sont aussi remarquables par leur goût pour un vol soutenu, et souvent stationnaire au même point de l'espace. Ce qui est bien plus étonnant, c'est la grande utilité que les diptères tirent de ce balancier rudimentaire dont nous avons parlé tout-à-l'heure, utilité si réelle que le vol devient irrégulier, tourbillonnant, impossible même, si on coupe l'un de ces appendices avec des ciseaux, ou si on les enlève tous deux à la fois sans faire souffrir à l'animal aucune autre violence.

§ V. *Du saut.*

Nous venons de voir que le saut n'est souvent qu'un acte préparatoire au vol, ou que le vol même n'en est quelquefois que l'ampliation : le saut n'aurait pas de moindres rapports avec la natation ; et sans entrer dans de longs détails, il suffira de rappeler la natation sautillante des daphnies ou puces d'eau qui s'élancent en agitant brusquement leurs pattes natatoires : c'est en y ajoutant l'effort de leur queue, sans doute, que les cyclopes traversent le liquide par un mouvement continu mais saccadé. Nul doute aussi que les nageoires des poissons volants ne leur servent à s'élancer dans l'eau même ; mais c'est presque uniquement à l'aide de la queue violemment débandée ou agitée préalablement d'oscillations précipitées, que tant d'autres poissons peuvent s'élever hors du liquide à des distances parfois assez grandes ; la baleine même peut lancer en entier, ou presque en entier, sa lourde masse hors des ondes ; le requin saute, dit-on, assez énergiquement pour saisir quelquefois dans l'air les imprudents nageurs qu'on cherche à soustraire à sa poursuite ; nous avons vu nous-même les muges franchir les barrières que leur opposaient les filets des pêcheurs ; la truite, le saumon s'élancent, dit-on, au-dessus des jetées, des cascades ; et il n'est personne qui n'ait vu les carpes et autres poissons de nos rivières prendre une sorte de bain aérien vers le soir d'une belle journée d'été. Tout le corps alternativement arqué et débandé, tantôt d'un côté, tantôt de l'autre, sert aux larves de tipules et de cousins pour l'exécution de leur singulière natation ou série de sauts aquatiques, s'il est permis de parler ainsi. C'est en arrière que sautent sous l'eau, avec une force et une vivacité étonnantes, les écrevisses, les langoustes, les salicoques, les crevettes ; leur énorme queue, ou pour mieux dire leur abdomen tout musculeux, concave en dessous, et garni encore d'un large éventail écailleux, se replie brusquement sous le corps en lui donnant une vigoureuse impulsion rétrograde : au moyen du même mécanisme, sans doute, d'autres petits crustacés isopodes sautent à l'air libre où ils aiment à se promener le long des bords de la mer. Les mollusques céphalopodes, y compris l'argonaute (F. Cuvier), exécutent aussi une sorte de saut rétrograde qui peut même, s'il est aidé de l'action de leurs nageoires, projeter jusques au-dessus de la surface des eaux les plus effilés d'entre eux, les calmars. A cet effet, ils remplissent d'eau leur sac branchial, ils la refoulent brusquement au-dehors par leur entonnoir, manœuvre qu'on leur voit infructueusement répéter dans l'air quand on les a tirés sur le sable, et qui n'aboutit alors qu'à lancer leur encre noire au visage des curieux. Cette manœuvre en même temps locomotrice et respiratoire est la même qu'exécutent les biphores, les holothuries (Oken); c'est la même encore qui lance en avant les larves d'œhsne et de libellules qui marchent en tout autre temps avec lenteur au fond des ruisseaux et nagent à peine ; mais recevant dans leur intestin rectum, garni de nombreuses trachées, une masse d'eau assez considérable, elles l'éjaculent par secousses, et peuvent ainsi arriver rapidement jusqu'à la surface du liquide ou sauter sur leur proie. On dit que certains mollusques à coquille peuvent sauter aussi, même jusque hors de l'eau, en rapprochant brusquement leurs valves.

Les animaux aériens nous présenteront également beaucoup de variété dans leurs modes de *saltation*. Ainsi, les larves de quelques diptères, le ver du fromage (Swammerdam), et les chenilles du catocala (Boisduval), sautent vivement en débandant leur corps préalablement formé en anneau, les crochets de la bouche ayant saisi la région anale (*fig.* 195). Une autre larve qui vit dans le sable, celle d'un rhagion, sautille à la surface comme la larve des tipules le fait dans l'eau, en courbant et débandant son corps, quand on l'extrait de son réduit. Mais il est bien plus singulier encore de voir certaines chrysalides sauter et même faire sauter avec elles le cocon dans lequel elles sont enfermées ; ce singulier phénomène est celui que présente une espèce d'ichneumon (Réaumur). Les serpents exécutent des sauts analogues après s'être roulés en spirale ; mais il paraîtrait, d'après Bosc, que, le plus souvent, ils ne peuvent s'élancer ainsi plus loin que la longueur de leur corps. Pour les lézards, outre ce que les pattes peuvent donner d'élan, la queue sert aussi, par son impulsion, à agrandir l'étendue de leurs sauts, toujours médiocres au reste. C'est aussi une sorte de queue, qui, en se débandant sous le corps dans un sillon duquel elle est reçue, et frappant le sol avec vivacité, jette, à de grandes distances, étendus sur le dos, les petits insectes qu'on nomme podures (*fig.* 195). Les taupins, coléoptères bien connus des enfants (*fig.* 197), frappent la terre de leur dos rendu convexe par une flexion subite : les angles souvent pointus du corselet opèrent surtout cette percussion, qui lance l'insecte presque perpendiculairement pour retomber sur ses pieds ; une languette écailleuse du prothorax, subitement et forcément enfoncée dans une fente étroite du mésothorax (*fig.* 198), donne à cette flexion la vivacité nécessaire à la production du saut ; si on la coupe le saut devient impossible, il diminue des trois quarts si on coupe les angles du corselet. Les lépismes ne sautent que par la percussion sur le sol de plusieurs appendices styliformes dont est garni leur abdomen.

Mais la majeure partie des animaux sauteurs doivent cette prérogative au grand développement de quelques-uns des instruments ordinaires de la locomotion, et c'est surtout aux membres postérieurs qu'elle appartient. On prétend toutefois que l'*hilobates leuciscus* ou *wouwou*, singe du genre des gibbons, accroché aux arbres par ses longs bras, peut s'élancer par leur seul secours jusqu'à trente ou quarante pieds de distance, et répéter plusieurs fois de suite cet exercice. A part cet exemple douteux, je ne vois guère que quelques araignées (saltiques) dont les premières pattes, beaucoup plus fortes que les autres, surtout chez les mâles, sembleraient être spécialement propres à aider le saut ; mais l'expérience prouve qu'elles ne servent qu'à la marche, à la palpation, à la préhension ; l'animal qui les a perdues n'en saute guère moins bien ; il ne saute plus ou presque plus si l'on a coupé les deux pattes postérieures. D'autres araignées (dolomède, micrommate) sautent évidemment de toutes les pattes à la fois, comme les moutons, les chats, les chevaux même peuvent aussi le faire dans quelques circonstances, comme le font toujours aussi les cicadelles et cercopes qui prolongent leur saut par un véritable vol. Les grillons et sauterelles, les altises qui sont, sous ce dernier rapport, dans le même cas, ne sautent au contraire qu'en débandant leurs pattes de derrière (*fig.* 199) longues et bien musclées, ainsi que le prouve le renflement de leurs cuisses (1). Il n'en est pas autrement de quelques acariens que j'ai nommés mégamères, des puces et des plus grands animaux sauteurs. En effet, chez les vertébrés, soit reptiles (grenouilles, rainettes, etc.), soit mammifères (lièvre, lapin, chamois, cerf, chien, chat, cheval, etc. etc.), on voit les membres postérieurs l'emporter de beaucoup sur les antérieurs en force et en dimensions. Ceci devient surtout évident chez les kanguroos et potoroos, les gerboises (2), gerbilles, mériones, hélamys, où le

(1) Ajoutez que le point d'appui, pour ces insectes, est assuré par des crochets digitiformes articulés sur les côtés du tarse à l'extrémité de la jambe. Le tarse est donc ici étranger à l'acte du saut.

(2) Les os du métatarse des gerboises sont soudés en un seul canon comme chez les oiseaux ; de même aussi leurs tendons sont ossifiés. Le métatarse des kanguroos a quatre os, mais dont un seul très-volumineux. Il y en a cinq dans les autres sauteurs.

train de devant, court et faible, est, pour ainsi dire, ridicule auprès de ces longues et fortes extrémités qui sembleraient appartenir au train de derrière d'un autre animal. Les flexions coïncidentes ou alternatives du tronc sur le bassin, du bassin sur les cuisses, des cuisses sur les jambes et de celles-ci sur de longs pieds (*fig.* 192), opèrent, par leur redressement, un allongement subit considérable (*fig.* 193), et bien propre à *projeter le corps loin du sol sur lequel le pied prend son point d'appui* (1).

L'action exclusive des membres abdominaux se marque davantage encore dans le saut des oiseaux, dans celui de l'homme. On sait à quel degré d'énergie il peut, chez celui-ci, être porté par l'exercice; et l'on doit peu s'étonner des effets qu'il produit chez des animaux dont toute l'éducation consiste dans des mouvements de ce genre. Il faut d'ailleurs tenir compte, dans ces appréciations, de la pesanteur du corps; si les puces peuvent s'élever à cent fois ou deux cents fois leur hauteur, et parcourir une parabole proportionnelle à cette perpendiculaire (cent à deux cents fois la longueur du corps), quoique les rudiments d'ailes que nous leur avons

---

(1) La force et la vitesse produites par cette extension générale et instantanée enlèvent le corps au-dessus du sol comme tout mouvement communiqué et surabondant ; le corps saute comme la pierre jaillit de la fronde. Aussi le saut est-il plus étendu si le corps a acquis préalablement une impulsion par la course ; c'est ce que le vulgaire appelle prendre un élan. Mais, pour que le saut ait lieu, il n'est pas nécessaire que plusieurs articulations se débandent, une seule suffit si elle agit avec assez de puissance et de promptitude ; c'est ce que prouve le saut de la podure, et ce jouet d'enfant figuré en grenouille. Un joujou pouvait donc juger la grande querelle de Barthez et de Dumas. Les membres à flexions simples ou multiples se débandent toujours comme un ressort qui a son point d'appui sur le sol et lance, en sens opposé, l'objet auquel il est attaché ; seulement c'est l'élasticité qui redresse le ressort, ce sont les muscles qui redressent les membres.

découverts ne leur servent de rien en pareil cas, ce n'est pas qu'elles aient plus de force proportionnelle que le kanguroo géant, dont les plus grands efforts ne produiraient pas le quart d'un pareil effet ; c'est que le poids des premières est presque nul relativement à celui du dernier. Moins favorablement construite que le kanguroo, qui paraît se servir de sa robuste queue pour augmenter la force de sa projection, la gerboise alactaga saute proportionnellement aussi loin, peut-être plus, car on donne dix pieds de longueur aux espaces qu'elle franchit, et trente seulement à ceux que mesurent les sauts du kanguroo géant. On a estimé à environ douze pieds ceux de la grenouille mugissante, espèce américaine qui devient fort grosse ; la verte qui habite nos marais et qui n'a pas le tiers de la taille de la précédente, saute presque aussi bien, par cela même qu'elle a moins de masse.

Nous terminerons cette étude par l'exposé d'un genre de saut tout particulier. Les singes à queue prenante s'élancent quelquefois d'une branche à l'autre après s'être balancés, suspendus par la queue ; on dit même que, dans certaines espèces, pour traverser des rivières, plusieurs individus s'attachent l'un à l'autre, formant ainsi une chaîne dont une extrémité oscille dans l'espace jusqu'à ce qu'elle atteigne les branches d'un arbre planté sur l'autre rive. De jeunes araignées exécutent quelques évolutions semblables, lorsque s'abandonnant au vent, suspendues à un long fil, elles vont accrocher quelque rameau plus ou moins éloigné, et y fixer l'autre bout de leur câble, manœuvre bien différente de quelques autres dont il sera question plus loin, et qu'il ne faut pas non plus confondre avec une simple chute modérée, retardée par ce câble qu'elles filent à leur gré. Ce n'est plus un véritable saut, c'est plutôt une suspension passagère, ou bien une chute volontaire, que cette descente graduée dont quelques chenilles nous donnent aussi le spectacle, dont la limace agreste même fournit quelquefois un autre exemple, en se laissant couler suspendue à un long filament constitué par la matière visqueuse qui émane de son corps, et qui rappelle ce que nous avons dit plus haut de certaines larves aquatiques. Cette chute volontaire et plus ou moins précipitée n'a rien de remarquable sous le rapport physiologique ; il nous suffit de rappeler les cas où elle est mise en œuvre : c'est tantôt par un animal de proie qui, d'une embuscade élevée, se précipite sur sa victime, habitude commune au boa, à la panthère, au jaguar ; tantôt c'est un oiseau de rapine ou bien une timide alouette qui, du haut des airs, tombent les ailes fermées et la tête en bas, jusque tout près du sol, épanouissant seulement alors leurs pennes alaires et caudales en large parachute ; tantôt c'est un insecte en danger qui se laisse rouler sur les feuilles et tombe dans l'herbe, ou s'envole à demi-trajet.

§ VI. *De la progression ascendante, ou du grimper.*

Nous venons de dire quelques mots de la locomotion descendante, dont il ne nous a pas paru nécessaire de faire un paragraphe à part : le mécanisme du *grimper* mérite quelque peu plus d'attention.

Souvent réduit à une suite de sauts dont les griffes conservent l'effet en s'accrochant aux inégalités des troncs d'arbres, des murailles, etc., il ne constitue quelquefois aussi qu'une marche, une course ordinaire. Le premier mode se voit chez des animaux qui n'y emploient qu'une seule paire de pieds, les oiseaux grimpeurs, dont les quatre doigts sont opposés deux à deux, et qui y joignent seulement l'aide de leur queue (pics), ou de leur bec crochu (perroquets); il est le même pour des quadrupèdes qui y emploient à la fois leurs quatre membres principaux, les écureuils, les rats, les chats, les lézards. Le deuxième mode n'appartient qu'aux quadrupèdes à préhension bien solide, comme les geckos, les rainettes dont les doigts s'appliquent et se collent aux surfaces, les paresseux dont les ongles falciformes s'enfoncent assez avant dans l'écorce (*fig.* 201), le caméléon dont les mains et les pieds sont en forme de pinces (*fig.* 151); mais il est commun chez les hexapodes (1) et les arachnides, dont les pieds sont munis de crochets et de spongioles, ainsi que nous l'avons dit plus haut, et à plus forte raison chez les chenilles, les cloportes, les myriapodes, les limaces, etc. Les ours peuvent embrasser le tronc des arbres entre leurs membres robustes, larges et d'ailleurs bien armés; les singes, les orangs, les tarsiers, les sarigues, grâce à leurs longs doigts, à leurs pieds en forme de main, n'ont pas même besoin d'appuyer les cuisses et les bras : l'homme, au contraire, dépourvu des ongles crochus

---

(1) La mante, qui marche ordinairement sur les quatre pieds postérieurs seulement, s'aide du tarse de ses pieds ravisseurs quand il faut grimper.

de l'ours et de la conformation quadrumane (1), ne peut grimper qu'en se soutenant à l'aide de ces pressions embrassantes, exercées alternativement par les membres supérieurs et inférieurs, ce qui donne chez lui, aux mouvements du grimper, quelque analogie avec ceux de la natation. S'agit-il de gravir un escarpement garni d'inégalités suffisantes, il y procède, au contraire, par un mode analogue à la progression à quatre pieds, et c'est de la même façon que grimpe aux murailles le crapaud calamite, façon peu commode parce qu'il faut que le corps reste suspendu à trois de ses membres pendant qu'un seul s'avance, ce qui rend l'équilibre assez difficile à garder. Il est probable que c'est par un mécanisme analogue que grimpent aux arbres certains crabes, et même quelques poissons (anabas) à nageoires épineuses, et dont les os pharyngiens sont creusés de sinuosités labyrinthiformes qui leur permettent de garder beaucoup d'eau et d'entretenir ainsi l'humidité des branchies. Les écailles des serpents les aident, sans doute, aussi beaucoup dans leurs ascensions; mais c'est surtout aux anses successivement embrassantes et successivement déployées de leur corps cylindroïde, qu'il faut attribuer cette progression souvent exécutée par eux avec beaucoup de célérité. On comprend aisément, d'après cela, pourquoi c'est en décrivant une hélice qu'ils montent aux arbres, et pourquoi ils ne peuvent franchir un plan

(1) Bory-Saint-Vincent assure que les paysans des Landes, qui s'habituent dès l'enfance à grimper aux arbres à résine, peuvent se servir des pieds comme d'organes de préhension, le gros orteil acquérant chez eux une mobilité extraordinaire ; il en était de même des sauvages charruas observés par Geoffroy-St.-Hilaire.

vertical un peu large et un peu élevé. Dans des espaces étroits au contraire, dans des fentes de rocher, des trous en terre, les serpents circulent avec une extrême facilité, prenant très-aisément des points d'appui sur les parois opposées par les flexuosités de leur corps. La larve des cicindèles se recourbe en S, et s'aide en outre de ses six pattes pour grimper dans son trou (*fig.* 200); c'est par le même procédé que la marmotte est supposée aussi grimper dans ses terriers, où l'on croit qu'elle a donné leçon aux ramoneurs qui viennent de la Savoie exercer leur industrie dans nos villes. Les lombrics terrestres, pour monter dans leurs boyaux souterrains, réunissent aux avantages de la forme du corps ceux des nombreuses soies en crochet qui le hérissent sur huit files longitudinales. Les vers intestinaux ne peuvent guère, à cet effet, se servir que de leur bouche, à moins qu'ils n'aient des cotyles ou des pores à bourrelet comme les douves et les ténias ; mais les larves d'œstre qui habitent ou sous la peau ou dans les intestins et les cavités nasales des ruminants, des solipèdes, sont armées de crochets cornés à la bouche, et parfois d'épines distribuées en zones circulaires dont elles savent bien se servir pour grimper, non sans en faire sentir douloureusement la preuve à l'animal qui les nourrit.

Enfin, une manière de grimper propre à un petit nombre d'animaux, et qui se rattache aux chutes volontaires mentionnées au paragraphe précédent, c'est celle des chenilles arpenteuses et des araignées. Après s'être suspendues à un fil qui parfois même les a conduites jusqu'à terre, elles remontent le long de cette corde en accrochant successivement à leurs pattes les anses qu'elles relèvent pour en faire un paquet ou un écheveau dont elles se débarrassent à leur arrivée au point d'attache. Rien n'est curieux comme de voir surtout la chenille se balancer brusquement de droite et de gauche dans cette manœuvre, pour saisir son fil un peu plus haut chaque fois avec ses pattes courtes et crochues. Quant aux araignées, elles offrent à l'observateur des remarques non moins curieuses; nous les avons vues lancer aux vents un faisceau de fils d'une extrême délicatesse et d'une longueur considérable, le tirer de temps à autre avec leurs pattes de devant pour s'assurer s'il s'était agglutiné à quelque corps solide; puis, en ayant acquis la certitude, s'élancer sur ce câble presque invisible en le renforçant d'un nouveau fil, et traverser ainsi les airs avec vitesse : elles semblent alors ramer dans l'espace, et c'est là ce qui a trompé quelques naturalistes quand ils ont cru les voir voler sans guides et par la seule agilité de leurs pieds. D'autres ont pensé, sans plus de fondement, qu'elles lançaient ces fils en vue de donner prise aux courants d'air et d'être transportées au loin comme à l'aide d'un aérostat : cela leur arrive quelquefois, mais accidentellement, involontairement; et les *fils de la vierge*, comme on les appelle, ne sont autre chose que de la soie perdue en vaines tentatives pour jeter le grappin à de médiocres distances ; car elles n'ont coutume de s'aventurer sur cette trame que quand il leur est bien évident qu'elle est suffisamment fixée, et qu'elle peut suffire au transport de l'animal ou servir de base à ses filets.

§ VII. *De la progression horizontale ou progression proprement dite.*

A. Reptation. Ce mot, qui n'exprime autre chose qu'une progression lente avec frottement de la partie inférieure du corps sur le sol, diffère souvent assez peu des autres modes de progression : ainsi la plupart des *reptiles*, animaux vertébrés qui doivent leur nom à ce genre de marche, ne diffèrent pourtant des mammifères à cet égard, qu'en ce que leurs membres sont latéralement plus écartés ; mais, dans la marche et surtout dans la course, ces membres soulèvent le corps ; les lézards, les crapauds, surtout le calamite, ne touchent point la terre avec leur ventre, et la course de ce dernier a même été comparée à celle du rat. Les tortues méritent mieux le nom d'animal rampant, ne soulevant à chaque pas leur corps qu'autant qu'il le faut pour empêcher des frottements trop rudes ; leur plastron en est ordinairement usé à ses points les plus saillants. Le chat qui guette sa proie, le jaguar qui s'approche lentement de la sienne, l'homme même qui se glisse à travers les hautes herbes vers quelque victime, comme le font les sauvages de l'Amérique septentrionale et les hottentots (Levaillant), n'exécutent guère qu'une reptation métaphorique. Mais c'est bien une reptation que celle de la chauve-souris qui se pousse des pieds de derrière en soulevant le devant du corps sur ses poignets, et celle du phoque, du lamantin qui se traînent en tirant leur corps à l'aide des pieds de devant, et se poussent en même temps en redressant le corps préalablement courbé et fixé sur les pieds de derrière et la queue (F. Cuvier). C'est ce que font aussi sans doute plusieurs poissons dont les nageoires sont fortes et épaisses; les chironectes, sortes de baudroies, peuvent ainsi se promener sur le rivage de la mer, la conformation de leurs organes respiratoires se prêtant à ces excursions hors de leur élément ordinaire.

Les mollusques bivalves qui font marcher leur coquille en prenant un point d'appui sur leur pied linguiforme avancé le plus possible et posé sur le sable, comme les pétoncles, les mulettes, etc., marchent par un mécanisme assez analogue à celui dont il vient d'être question. Les larves des diptères se comportent d'après des principes semblables; de même que le morse (*fig.* 203), accrochées par leurs dents cornées (204), elles attirent vers la tête tout le corps raccourci; puis, appuyées sur l'extrémité postérieure de ce corps, elles allongent le plus possible leur tête pour s'accrocher de nouveau et faire un second pas. Les sangsues procèdent à peu près ainsi (205); fixées par la ventouse orale, elles raccourcissent leur corps, ramenant en avant la ventouse caudale, qui leur sert de point d'appui lorsqu'elles s'allongent ensuite et portent leur extrémité céphalique en avant. Des faisceaux longitudinaux très-distincts, ici comme dans toutes les annélides, servent à raccourcir le corps : il s'allonge en se rétrécissant. Les lombrics ont, à cet effet, des fibres circulaires non équivoques; les sangsues ont, dans l'épaisseur de la peau, des fibrilles croisées en sautoir (Moquin). Il est des hirudinés qui marchent d'une manière plus dégagée dans le fond des eaux ; les clepsines, les piscicoles se raccourcissent beaucoup moins que les sangsues ordinaires, mais elles rapportent leur ventouse postérieure tout contre l'antérieure (*fig.* 206), ployant leur corps en anneau de manière à faire ensuite un grand pas quand elles le déploient et le jettent en avant; elles *arpentent* ainsi le terrain. Les hydres ou polypes d'eau douce se déplacent quelquefois ainsi ; plus souvent encore on voit exécuter cette manœuvre par les rotifères, dont les organes respiratoires et natatoires sont retirés en dedans; c'est encore ce que font les chenilles *arpenteuses*, pourvues seulement de pattes aux deux extrémités de leur corps. Au contraire, les lombrics terrestres ne peuvent que s'allonger et se raccourcir, fixant, autant que possible, sur la terre leurs premiers anneaux au moyen des soies crochues qui les hérissent en dessous, pour tirer en avant les derniers. Les chenilles ordinaires, dont les fausses pattes sont si courtes (202), et certaines autres larves qui n'ont même que des mamelons sous le ventre, rampent par un procédé qui tient de l'*arpentage* dont il vient d'être question, mais en quelque sorte décomposé ; chaque paire de pieds se rapproche de la précédente par un mouvement successif, d'où résulte une ondulation postéro-antérieure, exécutée dans un sens vertical.

Les serpents, au contraire, font leurs ondulations dans le sens horizontal, et ce qu'on a dit de l'utilité de leurs écailles ventrales considérées comme des fausses pattes, est tout-à-fait imaginaire; leur reptation reproduit exactement leur natation (*fig.* 182); leurs anses latérales alternatives s'appuient contre les inégalités du sol; les unes se forment en *tirant* en avant les parties postérieures, tandis que d'autres se déploient, *poussant* en avant les antérieures : c'est là ce qu'on nomme *serpenter*. Aussi les couleuvres, les orvets marchent-ils avec beaucoup de peine sur une surface plane, et ne glissent-ils nulle part avec autant de prestesse que dans les herbes, les buissons, qui leur fournissent des points d'appui efficaces et sans nombre. Les anguilles voyagent la nuit de la même manière, à travers les roseaux, les herbes des fossés et des prairies voisines de leurs viviers. Dans ces circonstances favorables, les chalcides, les seps ne se servent point du tout de leurs quatre petits pieds, et les lézards même, surtout les plus allongés *(L. viridis)*, marchent alors plus à la manière des serpents que des quadrupèdes.

Le *glissement* des mollusques est encore un genre de reptation bien remarquable. Les limaces et limaçons, les limnées, planorbes, ambrettes, les aplysies, thethys, tritons, murex, et enfin tous les gastéropodes et encore peut-être selon de Blainville quelques bivalves (psammobie, nucule), l'argonaute même au dire de Rang, glissent tantôt avec vitesse, tantôt avec lenteur (oscabrions, ancyles, patelles, cabochon), soit à l'air libre et sur les surfaces les mieux polies, soit au fond des eaux, soit même à leur superficie; mais, chose singulière! c'est renversés qu'ils marchent dans ce dernier cas, comme s'ils prenaient leur point d'appui sur la lame d'air en contact avec la surface de l'eau. Les planaires et les planariés, en général, rampent de la même manière et dans les mêmes circonstances, car il y en a une espèce au moins qui est terrestre. La large surface ventrale de celles-ci, le pied charnu de ceux-là, pied toujours élargi et plat (1), épanoui pour ainsi dire dans la marche, sont, dans les uns et les autres de ces animaux, humectés d'une mucosité visqueuse qui les fait adhérer à toutes les surfaces solides, et laisse souvent derrière eux, en se desséchant, une trace nacrée. Cette disposition rend assez difficile à concevoir leur mode de progression, car il n'y a ici ni allongement ou raccourcissement visible, ni formation de plis réels dans un sens ou dans l'autre; mais si l'on examine en dessous le pied d'un mollusque marchant sur une lame de verre, on reconnaît bientôt qu'il y a, non des ondulations véritables comme dans la progression des chenilles, mais des ondulations apparentes dues à des raccourcissements et allongements partiels et successifs de la masse charnue du pied (207).

La succession de ces mouvements oscillatoires ayant lieu d'arrière en avant, c'est au profit de la progression dans ce sens que tous ces allongements successifs s'opèrent : mais il faut bien pour cela que l'adhésion soit plus forte dans les points momentanément fixes et servant d'appui, que dans ceux qui se meuvent; c'est très-probablement là l'office des fibrilles obliques et verticales qui, conjointement avec des transversales et longitudinales, forment cette masse dont la texture est inextricable. Y a-t-il alors formation du vide dans les points soulevés, comme le

---

(1) Il faut faire exception pour les scyllées dont le pied étroit n'est destiné qu'à embrasser les tiges des fucus, et pour les firoles, etc., qui n'ont qu'une ventouse servant à la suspension. Il faut noter aussi que quelques mollusques gastéropodes (quelques hélicines et cyclostomes d'après Rang) sont arpenteurs.

pense de Férussac? Il y a, sans doute, tendance au soulèvement et diminution d'adhésion dans les points où les fibres verticales agissent avec plus de force; mais ce qui prouve que c'est un effort bien faible, c'est que des bulles d'air enfermées entre la surface du pied et celle du verre ne changent pas sensiblement de forme ou de volume, malgré les mouvements qui se font visiblement sur elles.

B. Progression multipédale. Celle qui mérite plus spécialement ce nom, ressemble beaucoup encore à la reptation, et n'en est, si l'on veut, qu'un mode qui peut servir seulement de transition à la marche proprement dite.

Si l'on en croit les assertions d'un observateur moderne, il existe un ordre d'animaux singuliers dont on n'a long-temps connu que les coquilles presque microscopiques, que l'on a rapportés ensuite aux mollusques céphalopodes (d'Orbigny), mais qui, beaucoup plus simples dans leur organisation, ne possèdent point de membres à forme déterminée et peuvent s'en façonner à leur gré. Les *rhizopodes* (*fig.* 114), comme les nomme Dujardin, sont composés d'une substance glutineuse, qu'ils étendent et ramifient en filaments tentaculaires susceptibles d'adhésion, capables de raccourcissement porté jusqu'à l'annihilation ; c'est ainsi qu'ils marchent ou se traînent par une sorte de glissement opéré par des pieds en nombre indéterminé. Des pieds non moins nombreux, mais de figure, de dimension, de situation déterminées, vésiculeux, en forme de massue (209), sont également projetés, collés sur les surfaces adjacentes, puis raccourcis pour attirer l'animal vers leur point d'adhérence, par les oursins, les astéries (1) (*fig.* 208) : on les nomme pédicelles, et les rangées de trous par lesquels ils s'échappent du têt s'appellent ambulacres. Ces pédicelles sont flexibles, contractiles, capables d'une sorte de succion ou d'application par le mécanisme des ventouses de la sangsue ; ce ne sont donc point, comme on l'a dit, des vésicules simplement renflées par l'impulsion d'un liquide, bien qu'ils soient susceptibles de se cacher tout entiers sous la peau calcaire ou coriace de l'animal. C'est quelque chose de pareil que la marche des mollusques céphalopodes tirés hors de l'eau, et qui se traînent sur le rivage au moyen de leurs tentacules contractiles ; mais au fond de la mer, ils s'en servent d'une manière, à ce qu'il paraît, beaucoup plus active, tournant sur leur axe avec beaucoup de vélocité, la tête en bas et les tentacules à peine contigus à la terre (Desmarets).

Lorsqu'il existe deux rangées latérales de vrais pieds, comme aux myriapodes (*fig.* 210), aux cloportes, le mécanisme de la progression se rapproche davantage de ce que nous voyons dans les animaux supérieurs : tout ce qu'on peut en dire d'important, c'est que l'ordre le plus parfait règne dans la mise en jeu de cet appareil complexe ; chaque pied qui se porte en avant est toujours entre deux pieds qui reposent sur le sol, et à son tour il soutient le corps pendant que ses deux voisins se détachent et s'avancent ; de plus, jamais les deux pattes d'une

---

(1) Les oursins se meuvent aussi à l'aide de leurs piquants, et Agassiz nie qu'ils se servent, à cet effet, de leurs pédicelles ; nous avons, au contraire, bien constaté la réalité de ce fait pour de petites astéries.

même paire, c'est-à-dire attachées à un même anneau, ne s'avancent à la fois, mais bien alternativement : ainsi se conserve un parfait équilibre et s'opère une progression égale et régulière. Le même ordre se remarque quand le nombre des pieds est un peu moindre, chez les crustacés décapodes, chez les arachnides à huit pieds (211), chez les insectes qui n'en ont que six (212). Cet ordre est, sans doute, interverti dans la marche incertaine, et il ne saurait être analysé dans la marche rapide ou la course; mais on peut le constater dans la marche lente et régulière : on le voit s'opérer alors assez communément en deux temps, soit chez l'araignée, soit chez l'insecte, le blaps géant par exemple. Deux pattes de chaque côté pour la première, deux d'un côté et une de l'autre chez le deuxième, et toujours alternes, s'avancent simultanément pendant que les quatre ou trois autres soutiennent le corps, selon l'observation qu'en a faite Borelli pour les hexapodes. Chez ceux-ci, la marche se fait parfois en six temps, les pattes de chaque trio ne posant à terre que l'une après l'autre, mais à la vérité presque en même temps. A ces mouvements les chenilles ajoutent la reptation exécutée à l'aide des fausses pattes ; et la larve du lampyre arpente en même temps le terrain avec son abdomen terminé par une houppe contractile.

C. Progression quadrupédale. Le problème semble devoir se simplifier ici beaucoup ; aussi est-il plus facile à étudier dans ses diverses nuances, dont nous dirons successivement quelques mots. Les quadrupèdes, et notamment le cheval, n'agissent pas d'une manière uniforme dans leurs différentes *allures,* et ces différences, comme nous l'allons voir, ne sont pas seulement relatives à la vitesse.

1° Le *pas* est un mode de progression dans lequel le corps est porté par trois des quatre membres, tandis qu'un seul se jette en avant et que le corps s'incline dans ce sens par la poussée des trois membres appuyés à terre (1). Quant à la succession des mouvements, voici comment elle a lieu (*fig.* 213). Je suppose que, le corps étant incliné, poussé en avant par ses quatre membres à la fois, le postérieur gauche commence la marche en se détachant par la flexion et venant ensuite par l'extension se poser derrière et tout contre l'antérieur de son côté; voilà le premier temps. Le pied antérieur gauche part aussitôt; deuxième temps : à peine est-il posé que le postérieur droit s'avance à son tour et semble chasser en avant l'antérieur droit, ce qui constitue le troisième et le quatrième temps. Les quatre jambes du cheval peuvent donc être représentées à l'esprit par deux paires latérales agissant l'une après l'autre, et dans chacune desquelles le mouvement du membre antérieur est toujours immédiatement précédé de celui du postérieur. Cette manière de concevoir et de décrire le pas est simple, lucide, et n'embrouille pas la question, comme quand on veut, ainsi que Barthez, prendre dans le membre antérieur le point de départ : il faut alors le faire suivre par le pied postérieur du côté opposé, d'où une décussation de mouvements qu'on a eu peine à expliquer et qui n'est autre que l'alternance des deux appareils latéraux.

2° Dans le *pas allongé* ou *amblé*, qui est naturel

(1) Et non, comme le croit Borelli, par la poussée du membre qui quitte le sol.

à la girafe, à quelques chevaux, et à tous quand on les presse, l'empreinte du pied de derrière dépasse celle de devant, ou la couvre au lieu de se trouver immédiatement après, comme dans le pas ordinaire ; il faut donc que le pied antérieur soit parti avant que le postérieur ne fût posé.

3º Dans l'*amble* (215) les choses se passent de même avec un peu plus de vitesse, et cette différence que le pied antérieur et le postérieur de chaque paire latérale se détachent à la fois et se posent à la fois sur le sol ; le pas frappe quatre temps, l'amble n'en frappe que deux.

4º Le *trot* (214) ne frappe aussi que deux temps ; mais ce ne sont pas les pieds du même côté qui posent à la fois, ce sont ceux de la diagonale, l'antérieur droit et le postérieur gauche, l'antérieur gauche et le postérieur droit.

5º Dans le *galop* (216) on compte trois temps ; un pour le pied gauche porté seul en avant, après quoi les trois autres s'enlèvent ; un second pour le pied antérieur gauche et le postérieur droit qui se posent ensemble ; un troisième enfin pour l'antérieur droit qui se pose le dernier.

6º Dans le *galop forcé* (217) il n'y a que deux temps comme dans l'amble et le trot, mais ce sont les deux pieds postérieurs et les deux antérieurs qui frappent simultanément.

Tous ces mouvements peuvent être exécutés avec plus ou moins de vitesse et d'énergie : les empreintes des pieds peuvent, en conséquence, se couvrir, ou s'anticiper plus ou moins, ou pas du tout ; et l'on voit souvent aussi des chevaux faibles ou usés prendre des allures intermédiaires, par exemple entre le pas et le trot, le trot et le galop, comme nous avons vu déjà qu'il y a un intermédiaire assez commun entre le pas et l'amble. Le trot, l'amble et le galop constituent la *course,* toujours plus ou moins composée de *sauts* successifs, c'est-à-dire d'intervalles où le corps entier est *en l'air.* Le pas du lièvre et du lapin, qui prennent alternativement leur point d'appui sur les deux pattes de devant, puis sur celles de derrière, ne diffère donc du galop forcé qu'en ce que les unes n'abandonnent pas le sol avant que les autres y soient posées. La grande longueur des membres postérieurs comparativement aux antérieurs est cause de cette singularité; elle fait aussi que, dans la course, les pattes abdominales viennent s'étendre en avant et en dehors des antérieures; il en est de même pour la girafe dans son galop, en raison de la longueur des unes et des autres et de la brièveté du tronc.

D. Progression bipédale (fig. 218). Privés de l'usage et même quelquefois de la présence des membres abdominaux, les culs-de-jatte, selon la dénomination vulgaire, portent sur les deux mains le poids du corps, le soulèvent et en jettent en avant l'extrémité mutilée, pour reporter ensuite leurs mains plus en avant encore : telle est, dit-on, la manière dont cheminent certains grands singes naturellement peu alertes quand ils sont à terre, et dont les bras sont si longs qu'ils peuvent leur servir de béquilles, les jambes étant légèrement fléchies; ce sont les gibbons. S'ils marchent sur leurs pieds de derrière, c'est en se soutenant fréquemment sur les mains, à peu près comme un oiseau malade ou blessé soutient son équilibre avec ses ailes abaissées vers la terre. D'autres singes (orang, pongo) peuvent marcher debout comme l'homme, mais ni vite ni longtemps, pour les raisons données plus haut au sujet de la station, et surtout parce que leur talon ne porte point à terre et rend leur marche aussi fatigante, aussi peu sûre que celle que nous exécutons sur l'extrémité du métatarse et les orteils, exercice désigné par des termes inexacts quand on dit marcher sur la pointe du pied ; aussi ces mammifères quadrumanes se servent-ils souvent d'un bâton, comme nous d'une canne. Beaucoup d'autres singes, les ours, les castors, animaux plantigrades, peuvent marcher debout, portant même des fardeaux sur leurs épaules (castor); mais toujours prêts à se lancer à quatre si quelque danger réclame une prompte fuite.

La marche à deux pieds, non moins que la station bipédale, n'est donc véritablement naturelle qu'aux oiseaux et à l'homme. On pourrait y joindre les gerboises, les kanguroos, s'il n'était démontré qu'ils marchent à quatre malgré la disproportion de leurs membres, et ne négligent l'usage des pattes antérieures que lors du saut ou dans la station. Beaucoup de petits oiseaux ne peuvent aussi que sautiller à pieds joints; mais presque tous ceux d'une certaine taille marchent en inclinant le corps alternativement sur chaque patte pendant que l'autre se meut. Il en est qui jettent brusquement la tête en avant à chaque pas, pour porter le centre de gravité sur le membre avancé d'abord ; les poules sont dans ce cas. Certains même, dont les membres abdominaux sont courts et écartés, avancent, en même temps que la patte, le côté du corps qui lui correspond ; de là cette oscillation si connue et cette marche lente et gênée des oies et des canards en particulier. Il n'en est pas ainsi des oiseaux dont les membres abdominaux sont grands et robustes, l'autruche par exemple, dont la course est aussi rapide que celle du plus léger quadrupède.

Nous ne décrirons pas minutieusement la marche, la course de l'homme, muscle par muscle, détails qui ne conviennent que dans une monographie ; nous devons ici surtout le comparer aux autres animaux et faire ressortir les ressemblances et les différences des modes de progression qui sont propres aux uns et aux autres. Le pas de l'homme représente exactement le pas amblé, sa course représente l'amble des quadrupèdes ; seulement l'équilibre est moindre chez lui dans le sens antéro-postérieur que chez eux, parce qu'ils portent sur deux membres à la fois, et lui sur un seul ; l'équilibre dans le sens latéral est moindre chez lui aussi que dans le pas ordinaire des quadrupèdes, puisque ceux-ci ont toujours alors trois pieds à terre ; moindre également dans la course, puisque le trot des quadrupèdes fait poser à terre deux pieds en diagonale, tandis que l'homme est obligé de porter son centre de gravité sur un seul membre. Aussi les chutes sont-elles pour lui plus fréquentes, plus graves en raison de sa hauteur, et les enfants marchent-ils bien plus tard et plus difficilement que les petits quadrupèdes. Il est vrai que les oiseaux, qui sont bipèdes, marchent pourtant de très-bonne heure ; mais l'obliquité de leur corps, sa légèreté, la grandeur de l'espace compris en avant, en arrière et sur les côtés par leurs doigts étalés presque en étoile, leur donnent, sous ce rapport, de grandes facilités.

L'homme appuyé sur le talon, le bord externe du tarse, l'extrémité antérieure du métatarse et les orteils, ne peut varier autant ses attitudes qu'en changeant la position de ses pieds, et c'est ce qui fait que, malgré les circonstances défavorables dont nous avons parlé, l'équilibre lui est plus facile à garder durant la locomotion que dans la station. Dans la marche et surtout dans le pas accéléré, le corps se penche d'abord en avant, en se fléchissant sur le membre qui pose sur le sol ; il tomberait si l'autre membre préalablement fléchi, puis étendu aussi en avant, ne venait en recevoir le poids, pendant que le pied resté en arrière donne à toute la masse une impulsion propre à lui faire parcourir l'espace d'un pas. Veut-on s'arrêter, on redresse le tronc, et l'équilibre de la station redevient possible. Je n'ai pas besoin de dire que, dans la course, il y a en outre détachement complet du sol, qu'il y a une suite de sauts comme chez les quadrupèdes. J'ajouterai seulement que, chez les sujets à jambes courtes, à bassin large, les femmes par exemple, il y a une légère impulsion en avant du côté même du corps qui répond au membre qu'on projette dans ce sens ; on agrandit ainsi l'étendue du pas, et les oscillations alternatives qui en résultent ne sont pas sans grâce quand elles sont modérées et exécutées avec aisance et souplesse, en dépit de l'impertinente comparaison que se sont quelquefois permise des savants qui ne se piquaient point de galanterie, et rappelaient à ce sujet la démarche de certains oiseaux de basse-cour.

§ VIII. *De quelques actes spéciaux.*

Nous dirons, sous ce titre, quelques mots de certains mouvements moins communs et surtout moins complétement locomoteurs que les précédents, ne servant pas comme eux à la translation du corps, mais agissant plutôt sur les objets qui l'avoisinent ou qui le touchent.

C'est ainsi que les animaux *poussent* ou *frappent* les objets qui les gênent ou les ennemis qui les menacent, et chacun à sa manière. L'homme pousse, selon l'occasion, des mains, des épaules, du dos, de la tête ou du pied, mais plus souvent des mains, étendant ou faisant effort pour étendre les membres supérieurs, inclinant le corps en avant et prenant son point d'appui par les pieds affermis sur la terre. S'il frappe, c'est également tantôt du pied, de la tête même à la manière des paysans bretons, plus souvent du poing fermé, ou de la main diversement armée. Les grands singes l'imitent dans l'usage du bâton, de la main ouverte ou du poing fermé; les petits se servent aussi de la main, soit pour frapper du plat et des ongles, soit pour lancer des corps durs ou des saletés. Le chat frappe de même, mais plutôt dans l'intention d'égratigner que de contondre, tandis que le lion et même les chiens de grande taille renversent souvent d'un coup de patte, et sans usage de la griffe, des animaux plus faibles qu'eux. C'est encore du pied de devant que le renne et plus rarement le cheval se servent pour frapper; mais ce sont plutôt ceux de derrière que les solipèdes emploient pour se défendre : c'est aussi sur eux qu'ils prennent leur point d'appui principal pour pousser avec le poitrail dans les usages domestiques.

On sait que le bœuf pousse de la tête, et c'est là aussi qu'il trouve sa défense. Il en est de même de tous les ruminants cornus ; mais le mouton avec ou sans cornes, le taureau dont les cornes sont tournées en avant ou en arrière, n'en frappent pas moins du front, et c'est en raison de cette habitude que les anciens avaient donné le nom de bélier à certains instruments de guerre. La tête est employée aussi au poussement, à la pression par quelques insectes fouisseurs, pour opérer ou consolider le remblais ; c'est ce que nous avons vu faire à des sphex. Plusieurs couleuvres frappent du museau sans mordre, plus pour effrayer que pour repousser l'ennemi. Mais c'est bien dans le but de causer de la douleur et des blessures que la plupart des oiseaux frappent du bec.

Tous ne se contentent pas de cette arme ; le coq sait très-bien se servir de ses éperons ou ergots, et ne se montre jamais aussi hardi que quand on les lui a garnis d'acier pour les combats auxquels on le dresse ; l'épervier étourdit sa proie par des coups de *talon*, c'est-à-dire de ses serres armées d'ongles crochus. Le cygne peut, dit-on, d'un coup d'aile casser la jambe d'un homme ; le pigeon en donne de beaucoup moins redoutables. On pourrait croire que ces coups d'ailes sont plus souvent encore mis en œuvre et plus dangereux, chez les oiseaux dont les poignets sont armés d'un éperon corné et quelquefois aigu, le kamichi, le jacana, le secrétaire; mais on assure que les deux premiers sont des oiseaux très-pacifiques, et que le dernier se sert moins de ses ailes que de ses pieds pour terrasser, écraser les serpents dont il se nourrit (Drapiez). C'est aussi du pied que le casoar frappe les chiens qui le poursuivent, quoiqu'il porte, au lieu de pennes, cinq à six tuyaux pointus à l'extrémité de chaque aile. L'autruche repousse également les agresseurs par de vigoureux coups de pied, et peut même, dit-on, lancer ainsi des pierres tout en fuyant devant le chasseur. Le kanguroo géant, appuyé sur sa queue, le corps redressé, donne par-devant, aux chiens qui le harcèlent, de terribles ruades avec ses vigoureux pieds de derrière. Des animaux bien plus faibles se servent aussi de leurs pieds pour se défendre: des araignées, des insectes repoussent ainsi les attaques; l'abeille malade ou blessée roidit ses pattes contre le doigt qui l'approche; les criquets à jambe épineuse s'en servent très-bien pour frapper, et les coléoptères un peu forts se débarrassent souvent, avec leurs pattes dures et anguleuses, des doigts qui les tiennent.

Enfin, la queue même des grands animaux peut produire des percussions très-énergiques; celle du lion peut blesser un homme, sans doute si elle frappe de l'éperon corné qui se cache entre les poils de la touffe terminale; celle du crocodile, du requin, de la baleine surtout, produit des effets proportionnés à la force de ces animaux.

Extension, abduction des membres et du tronc préalablement fléchis, débandement plus ou moins subit des ressorts qu'ils représentent ainsi, ou bien libration rapide du membre préalablement étendu, tels sont les mécanismes par lesquels s'opèrent en général ces diverses sortes de répulsions, de percussions.

Des mouvements en sens inverse, flexion, adduction, servent à produire des actes tout opposés, ceux de *préhension, d'attraction*.

La trompe de l'éléphant qui peut frapper, pousser en s'étendant, saisit, ramène en se raccourcissant, se roulant; et l'appendice en forme de doigt qui la termine (*fig.* 219), augmente la solidité de la prise. De nombreux trousseaux de fibres longitudinales courtes et constituant ainsi des faisceaux fréquemment interrompus, suffisent au raccourcissement et à toutes les inflexions de cet instrument singulier; tandis que d'autres trousseaux radiés, perpendiculaires à sa longueur, le resserrent, l'allongent par conséquent sans comprimer les tuyaux fibro-cartilagineux qui courent dans toute son étendue et servent à la respiration (Camper, Cuvier).

Un mécanisme semblable, aidé par les nombreuses ventouses qui les couvrent, rend aptes à la préhension les bras des mollusques céphalopodes, bras tout charnus comme la trompe de l'éléphant. La queue prenante des sapajous, du coaïta principalement, celle des sarigues, tout le corps des serpents, composés de pièces osseuses petites et multipliées, articulées par énarthrose chez les derniers, par amphiarthrose chez les premiers, agissent d'une manière analogue. Quant aux bras tout neuromyaires des hydres et des actinies, il se recourbent pour embrasser la proie, se raccourcissent et s'infléchissent pour la porter vers la bouche; de plus, ils jouissent d'une action adhésive toute spéciale qui se fait sentir à la main sur laquelle ils s'appliquent, comme s'ils étaient hérissés de hameçons microscopiques. Le microscope n'y fait pourtant rien observer de tel, et il est probable que l'adhésion n'est due qu'à une sorte de succion fibrillaire, et pour ainsi dire moléculaire.

Nous avons suffisamment expliqué plus haut comment cette succion, ou l'application intime des ventouses, celle des griffes et crochets, pouvait servir à fixer les membres ou le corps d'un animal sur les objets, et l'on conçoit qu'il peut les saisir, les attirer par le même mécanisme. Beaucoup de ces actes se représenteront d'ailleurs au sujet de la préhension des aliments exécutée par une langue visqueuse, des lèvres mobiles (1), des mâchoires opposées de haut en bas ou latéralement, quelquefois articulées, comme les mandibules et les palpes terminés en griffe ou en pince des arachnides. Les pattes des insectes, des crustacés offrent assez souvent une conformation analogue, et qui peut servir à la défense autant qu'à l'alimentation : ainsi, les *pieds ravisseurs*, ceux de la mante (*fig.* 93), de la ploière par exemple, ont la jambe terminée en crochet et susceptible de se replier sur une cuisse ordinairement épineuse; le tarse se met de côté quand cette pince vigoureuse est mise en jeu. Les grosses pattes de la langouste sont ainsi faites; les pinces du

(1) La supérieure du rhinocéros peut saisir un bâton en s'enroulant à l'entour; il en est presque de même chez la girafe.

homard, de l'écrevisse et des crabes (*fig.* 220, 221), sont formées par l'avant-dernier article du tarse très-renflé, terminé en un mordant crochu, sur la base duquel s'articule un autre mordant mobile, qui n'est en réalité que le dernier article du tarse.

Parmi les animaux vertébrés, nous trouvons des pieds et des mains très-propres à saisir, empoigner; mais servant surtout à grimper, chez le caméléon, les phalangers, les paresseux, dont plusieurs doigts, réunis sous une même peau, ne laissent que les ongles distincts et séparés. Les doigts des oiseaux et surtout des grimpeurs, sans être enfermés sous un même étui cutané, sont néanmoins aussi distribués en pince, deux ou trois devant, un ou deux derrière. Ces pieds, chez les perroquets, les oiseaux de proie, servent souvent à saisir même les objets transportables, les aliments, et à les soutenir pendant que le bec les dépèce. Chez les mammifères, nous ne voyons guère, outre ceux désignés plus haut, que les singes qui exécutent avec leurs pieds une véritable préhension, d'où leur nom générique de quadrumanes; mais ce n'est guère aussi que pour monter aux arbres. Bien plus souvent les membres thoraciques servent à prendre, attirer; l'homme, les singes en font journellement usage ainsi, d'autant mieux que tous, à part les atèles, ont le pouce opposable comme lui. Toutefois il le devient moins dans les sapajous, moins encore dans les ouistitis; il est rudimentaire chez les écureuils qui, comme tous les rongeurs à clavicule, les chats, les chiens même quelquefois, se servent de leurs mains d'une manière à la vérité moins sûre et moins adroite : ils peuvent seulement rapprocher d'un coup de patte, quelquefois accrocher de leurs griffes ou même saisir entre les deux mains un objet désiré, ou quelque jouet fantastique. L'homme, les singes, les ours sont presque les seuls qui puissent *embrasser*, c'est-à-dire serrer fortement entre leurs bras un corps volumineux; ces derniers même, exercés à embrasser les troncs d'arbres, ont tant de force dans ce mouvement, qu'ils étouffent ainsi, à ce qu'on assure, les chasseurs mal habiles.

Ces mêmes membres antérieurs pour les animaux onguiculés, les postérieurs pour les ongulés et les oiseaux, servent souvent à nettoyer le corps, à faire tomber les parasites qui l'infectent. Les dents, le bec sont aussi fréquemment employés à gratter; et la queue sert du moins à chasser les mouches importunes. Les insectes n'emploient pas avec moins d'industrie les brosses dont leurs pattes sont hérissées, pour frotter leurs antennes, leurs yeux, leurs ailes, et en enlever la poussière; ces brosses sont ensuite nettoyées par les mâchoires. Les araignées exécutent les mêmes actes, et semblent humecter de salive les membres destinés à opérer le nettoiement des autres, les tarses particulièrement. Cet emploi de la salive est bien évident chez les mammifères, soit qu'ils se *débarbouillent* comme les chats avec la patte préalablement mouillée, soit qu'ils se lèchent directement avec la langue. Beaucoup d'oiseaux sembleraient vouloir en agir de même quand ils lissent leurs plumes en les passant entre les deux parties de leur bec, mais peut-être alors se proposent-ils plutôt de les enduire de la matière huileuse qu'ils expriment, dit-on, de leur croupion, précaution utile surtout aux oiseaux aquatiques pour rendre leurs plumes imperméables.

Un acte assez complexe, et qui est commun à un très-grand nombre d'animaux, quoiqu'ils diffèrent beaucoup quant à la manière d'y procéder, c'est le *fouissement*. Quand on étudie la nature en elle-même, on est surpris du nombre immense de ces habitants du monde souterrain, qui se recrute surtout parmi les petites espèces et celles qui redoutent le plus la sécheresse et la chaleur. Il en est qui creusent, même sous l'eau, le sable ou les rochers, soit pour se garantir contre l'attaque des poissons voraces, des crabes et des mollusques céphalopodes, soit pour se conserver une retraite humide au moment du reflux.

C'est ainsi que les siponcles et les arénicoles se cachent dans le sable des bords de l'Océan ; que les dentales, les solènes, quelques dails ou pholades s'enfoncent aussi dans la vase des mers, les premiers à l'aide de leur tête seulement, les seconds en se servant surtout de leur pied épais et conique. Au fond des eaux douces on voit les naïs, les sangsues, les gordius perforer les terres vaseuses ; l'amphiume, la sirène, les cécilies, reptiles batraciens d'assez grande taille, s'enfoncer aussi dans l'argile des terrains marécageux.

Il faut un peu plus d'efforts pour perforer la terre de nos champs, de nos jardins, et cependant des animaux assez faibles y parviennent avec du temps, de la patience, en la choisissant meuble et humide quand ils ne sont pas favorablement armés pour cela. Ainsi, la limace la plus molle pousse peu à peu les petites mottes de terre avec sa tête et son pied, et finit par se faire une loge suffisante pour recevoir elle et ses œufs; le limaçon en fait autant. Tous les lombrics terrestres n'ont pour fouir que leur tête terminée par une lèvre conoïde, susceptible d'un roidissement musculaire; ils l'enfoncent comme une tarière, et achèvent leur conduit en *tassant* la terre autour d'eux : l'amphisbène et d'autres serpents ne peuvent agir que de cette manière pour se creuser des terriers; mais la plupart des animaux fouisseurs sont mieux pourvus par la nature.

Ainsi, le crapaud commun se sert principalement de ses pattes postérieures vigoureuses et armées d'ergots cornés, pour agrandir le trou commencé avec son museau et ses pattes antérieures; on le voit, en effet, s'enfoncer à reculons, écartant et poussant devant lui, avec la plante des pieds, le terrain qu'il déblaie de droite et de gauche. Le calamite agit de même, et on peut croire que c'est par une manœuvre de ce genre que quelques oiseaux se creusent aussi des terriers, ou agrandissent du moins ceux qu'ils ont empruntés aux quadrupèdes fouisseurs : telles sont les hirondelles de rivage et deux chouettes étrangères à nos climats *(strix suinda,* Vieill., et *s. cunicularia,* Gm.*).* Les lézards grattent avec leurs quatre pieds et tassent avec leur museau. La taupe, la musaraigne, le hérisson et les tenrecs se servent d'abord de leur grouin (*fig.* 223, 224) comme le lombric : un petit osselet rend souvent cette partie plus résistante, et l'action musculaire surtout lui donne la rigidité convenable; mais leurs pieds onguiculés, ceux surtout de la taupe si bien posés sur les côtés du cou, si courts, si robustes, si larges (*fig.* 225), déchirent le terrain avec une rapidité miraculeuse. C'est aussi avec les pieds de devant que les tortues près d'hiverner, le blaireau, le lapin, le mulot, le castor, la marmotte, le renard, le chien, mais surtout les fourmiliers, les tatous, l'oryctérope, l'échidné, fouissent d'une manière plus ou moins agile, soit pour se loger, soit pour ouvrir les retraites de la proie qu'ils poursuivent.

Certains insectes ne sont pas moins favorablement conformés pour creuser la terre ; ainsi, les larves de cigale (*fig.* 230) ont deux grosses pattes antérieures crochues, ravisseuses, en forme de pioche : la courtillière a aussi cette première paire de pieds (*fig.* 226) courte, épaisse, élargie, dentelée, rappelant les pattes en forme de pelle et de houe que possède la taupe ; et un énorme prothorax (protodère) contient les muscles vigoureux destinés à la mouvoir. Des pattes robustes aussi et également élargies, dentelées, coexistent avec une tête large, crénelée, forte, apte à soulever la terre comme celle de la taupe, chez les bousiers (*fig.* 227), les escarbots ; elle est même cornue chez les géotrupes et autres scarabées (*fig.* 228), dont le corselet est armé aussi de pointes propres à tenailler, piocher dans la terre, le bois pourri, le fumier. Une tête écailleuse, aidée de pattes assez faibles, est le seul moyen de creusement que possèdent les chenilles qui vivent sous terre ou s'y enfoncent pour leur métamorphose, les larves de hanneton, etc. C'est aussi avec la tête que la larve du fourmilion soulève le sable et le lance au loin, quand elle creuse son piége en forme d'entonnoir. Au contraire, ce sont les pattes seules qui servent à creuser le sable, lorsque les philanthes font les trous où ils déposent, avec leurs œufs, le cadavre d'une abeille décapitée; leurs pattes antérieures sont, il est vrai, armées de pointes mobiles formant une sorte de rateau bien propre à faciliter cette opération.

Il n'y a pas de rateau semblable dans les sphex, mais leurs mandibules assez grandes servent à enlever les petites pierres, ou à briser les mottes trop grosses pour être aisément arrachées par les ongles des pattes. Les mandibules sont, au reste, les seuls instruments véritablement fouisseurs de l'araignée maçonne (*mygale cœmentaria*), où elles sont armées chacune d'un grand crochet, et en outre d'une série de pointes en forme de rateau, découvertes par Léon Dufour (*fig.* 229); celles des fourmis, des abeilles mineuses (phyllotomes), sont seulement grandes et dentelées: aussi tous ces animaux déposent-ils en petites glèbes, sur les bords de leur terrier, les déblais enlevés du sein de la terre, tandis que les lombrics n'y laissent que leurs excréments vermiculés.

Au moyen des mêmes armes, mais plus robustes encore, quelques insectes creusent des substances plus dures; l'abeille percebois (xylocope), les termès, les vrillettes, les larves de cossus, de cérambyx, etc. etc., rongent le bois qui leur sert à la fois d'aliment et d'abri. Sous l'eau de la mer certains mollusques ne font pas moins de dégâts; les tarets, armés de deux petites valves calcaires, dures et denticulées, percent en tous sens et détruisent les pilotis, les quilles des navires : il y a plus, les pholades ou dails, les lithodomes et les pétricoles usent les rochers calcaires et s'y logent en entier, soit que le frottement de leur coquille suffise mécaniquement à cet effet, ce qui est difficile à comprendre, soit qu'il y ait ramollissement, dissolution préalable de la surface de la pierre par l'effusion de quelque liqueur acide (1); opinion qui devient plus vraisemblable encore, quand on voit quelques espèces du genre pholade ne s'enfoncer que dans le sable, la vase ou l'argile, et qui, d'ailleurs, trouverait sa justification dans les moyens employés par divers insectes pour sortir de la prison qu'ils se sont bâtie à eux-mêmes avant leur métamorphose, ou que leur ont bâtie leurs parents (abeille maçonne) ; ils ramollissent, avec une humeur abondante, le mortier durci dont elle est construite.

§ IX. *Des mouvements partiels ou élémentaires du tronc et des membres.*

Nous ne devons pas nous occuper ici des mouvements élémentaires et qu'on pourrait réduire tous à des raccourcissements et allongements chez les animaux neuromyaires, ou même dans les membres des animaux plus élevés dans l'échelle et qui sont

---

(1) Fleurian de Bellevue, se fondant sur la phosphorescence du dail, pensait que cet acide pourrait être le phosphoreux. De Blainville n'y voit qu'un ramollissement par suite de la macération continuelle de la surface de la pierre en contact avec la mucosité sécrétée par l'animal. Cette opinion nous paraît moins vraisemblable que l'autre, et nous douterons, jusqu'à plus ample informé, de la présence des pholades dans la lave et dans le bois, à moins qu'elles n'y aient trouvé des cavités toutes préparées à l'avance, ce qui est très-facile à admettre, car certaines laves offrent, comme les scories de nos forges, des cellules ou cavités intérieures qu'une fracture peut avoir ouvertes au-dehors.

entièrement charnus, comme les pieds des seiches, les barbillons des poissons, la trompe de l'éléphant, etc.; c'est surtout comme leviers simples ou complexes que les membres ou les pièces du tronc doivent être ici considérés; nous ne saurions donc avoir à les étudier que chez les animaux articulés (astacaires) et les vertébrés (hominiaires).

A. Mouvements du tronc chez les vertébrés. Composé de particules osseuses jointes bout à bout, de *vertèbres* dont la tête n'est qu'une représentation avec plus de masse, le tronc des vertébrés semblerait devoir jouir d'une excessive mobilité; elle a cependant des bornes assez étroites. En effet, chez les serpents mêmes, qui devraient être les mieux partagés sous ce rapport, il y a beaucoup de mobilité latérale, mais fort peu ou point de mobilité de haut en bas, et c'est la même chose pour les reptiles allongés et les poissons anguilliformes, si l'on en excepte quelques-uns peut-être, la lamproie par exemple, dont le rachis est cartilagineux. Les côtes nombreuses qui s'articulent latéralement sur cette tige à innombrables brisures, ne sont pas les seuls obstacles qui s'opposent à ses mouvements supéro-inférieurs; une tête ou condyle emboîté dans une cavité rend pour chaque vertèbre l'articulation plus solide, mais aussi plus susceptible d'être bornée, et c'est ce que font surtout les apophyses obliques ou articulaires qui s'étendent, en dessus, de l'une à l'autre vertèbre, et sont solidement quoique mobilement attachées ensemble.

La tête se meut principalement au moyen du cou, soit quand elle s'appuie sur le sol pour relever l'animal accidentellement couché sur le dos (tortues, etc.), soit quand elle soulève les terres (taupe) ou d'autres fardeaux, ou enlève un obstacle, un ennemi (rhinocéros, taureau, etc.), soit quand elle frappe, au contraire, de son extrémité inférieure (oiseaux), qu'elle attire à elle un objet saisi par les mâchoires, le secoue latéralement, comme le font les chiens pour étourdir une proie vivante, soit enfin, quand par ses rotations, inclinaisons, agitations variées, elle sert à explorer l'espace environnant ou bien à exprimer des sentiments intérieurs, comme nous le verrons bientôt dans un autre article. Ces mouvements ne se passent qu'en très-petite partie entre l'occipital et l'atlas; pourtant nous noterons comme plus faciles en ce point les mouvements de rotation chez les oiseaux et la plupart des reptiles, qui n'ont qu'un seul condyle occipital, tandis qu'il est double chez les batraciens, les mammifères.

Mais, en général, toutes les vertèbres du cou prennent part aux mouvements céphaliques, et leur étendue dépend de la mobilité, du nombre, de la grandeur de ces vertèbres. La plupart des oiseaux ont beaucoup de vertèbres cervicales, et leur nombre varie depuis le moineau qui n'en a que neuf jusqu'au cygne qui en compte vingt-trois ; leurs articulations sont ginglymoïdales, et leurs mouvements se font surtout dans un sens vertical : les plus voisines de la tête se fléchissent en dessous, les plus voisines du tronc en dessus. C'est à peu près la même chose chez les tortues, à l'exception de la matamata qui plie son cou sur le côté pour le faire rentrer sous sa carapace : huit vertèbres seulement suffisent à cette mobilité pourtant assez grande. Mais nul animal n'est comparable, sous ce rapport, au plesiosaure qui n'existe plus qu'à l'état fossile, et dont le cou est à lui seul, en quelque sorte, un serpent tout entier. Chez les mammifères il n'y a généralement que sept vertèbres (neuf sur l'unau, six sur le lamantin), mais très-variables en longueur, comme on peut le penser en comparant le cou de la girafe, du chameau, du cheval, à celui de l'homme. Très-court et très-peu mobile dans les cétacés, il offre une soudure de deux (dauphin) et jusqu'à six de ses vertèbres (cachalot), très-aplaties et rudimentaires d'ailleurs ; il a de même fort peu de longueur chez les salamandres ; il porte des côtes latérales qui en gênent les mouvements chez les sauriens, et semble manquer totalement aux poissons osseux.

Les régions dorsale et lombaire sont surtout latéralement mobiles chez les poissons (notamment les anguilliformes), dont les vertèbres représentent un double cône creux ; c'est par le bord de ces cônes seulement qu'elles se touchent, et leur cavité est remplie d'un tissu ligamenteux excessivement mou et élastique, infiltré de synovie. Les mêmes avantages et plus peut-être se retrouvent chez les reptiles qui ont leurs vertèbres jointes par des articulations énarthrodiales ; mais la mobilité, presque nulle dans les batraciens, surtout le pipa, disparaît complétement dans les tortues et les oiseaux dont les vertèbres dorsales, lombaires et sacrées sont soudées, pour la plupart, entre elles et avec le bassin. La mobilité est, au contraire, notable chez les mammifères, surtout ceux qu'on a nommés vermiformes (putois, furet, loutre, etc.); chez les autres, et les chats en particulier, elle ajoute beaucoup à la puissance du saut par le débandement qui s'y opère après une courbure prononcée (1); on sait comment ces carnassiers peuvent soulever, voûter leur dos, et personne n'ignore que c'est par ce mécanisme que, dans leurs chutes, ils parviennent le plus souvent à retomber sur leurs quatre pattes, portant ainsi vers les deux extrémités du tronc le poids principal. Loin d'être gênés par leurs téguments crustacés, mais disposés en bandes mobiles, les tatous, les chlamyphores ont dans le rachis une flexibilité extrême en dessous; aussi leur permet-elle de se rouler en boule et de s'abriter sous leur têt dorsal, comme le porc-épic et le hérisson s'enferment dans la bourse musculaire qui double leur peau hérissée de longues épines. Chez l'homme, c'est surtout aux attitudes et à la conservation de l'équilibre que servent les inflexions du rachis à peu près égales en étendue, soit en avant, soit latéralement, mais qui, dans le dernier sens, sont toujours plus prononcées aux lombes qu'au thorax, à cause de la gêne qu'y apportent là les côtes et le sternum; en arrière, il ne peut guère y avoir que redressement, les apophyses épineuses se touchant bientôt et s'opposant à un renversement considérable à moins qu'elles n'aient été redressées, atrophiées peut-être,

---

(1) Si les batraciens, qui sautent si énergiquement, paraissent moins bien favorisés sous ce rapport, il est facile de se convaincre que ce n'est là qu'une fausse apparence; leurs vertèbres sont peu nombreuses et peu mobiles; mais le bassin se fléchit très-anguleusement sur le rachis, et se redressant avec prestesse, produit les mêmes effets que le débandement de l'arc rachidien des chats.

et surtout que les substances intervertébrales ne soient devenues très-extensibles par un exercice répété dès le premier âge, ainsi que nous le démontre l'exemple des bateleurs. Nulle part, cet effet des apophyses épineuses n'est plus marqué que dans le squelette des poissons osseux qui en ont en dessus et en dessous du corps des vertèbres et qui les ont très-longues ; aussi leur est-il impossible d'exécuter aucune inflexion dans le sens vertical.

Les animaux même dont les côtes et les vertèbres (tortues), ou seulement le rachis (oiseaux), sont soudés et incapables d'aucune inflexion, peuvent avoir, aussi bien que tout autre, conservé la flexibilité du coccyx, c'est-à-dire de la queue. Nulle chez l'homme ou du moins rudimentaire et cachée dans les chairs, la queue ne manque de même qu'à un bien petit nombre de mammifères (orang, lori, aï, magot, cobaie) et de reptiles (batraciens anoures): un seul genre de poissons n'a qu'une nageoire membraneuse à sa place (môle), aussi dit-on qu'il nage en tournant. La queue est, en effet, non-seulement un puissant moteur, comme nous l'avons vu précédemment, mais encore un moyen de direction, d'équilibre (*voy.* station, natation, saut, vol), et quelquefois de percussion, de préhension. C'est surtout par ses mouvements latéraux qu'elle rend des services comme organe de natation ; mais elle en exécute aussi de haut en bas surtout chez les cétacés. Il est à remarquer que ces mouvements sont ici d'autant plus énergiques qu'il n'y a point de sacrum, c'est-à-dire de vertèbres soudées ensemble à la région pelvienne, comme dans presque tous les autres vertébrés (à part les serpents et les poissons), et que les inflexions du tronc peuvent, en conséquence, se propager aisément à ce long et robuste prolongement caudal. Les mouvements de haut en bas sont encore remarquables dans la queue de l'écureuil qui s'en recouvre comme d'un parasol : le paon, le dindon, la redressent étalée en roue ; et c'est aussi dans ce sens qu'elle agit comme parachute durant le vol. Quant à l'épanouissement dont il vient d'être question, il est dû au mouvement particulier des pennes caudales qui, de même que les rayons de la nageoire terminale des poissons, reçoivent l'insertion de muscles particuliers. Quand la queue est longue, le grand nombre des pièces osseuses ou fausses vertèbres qui la composent, le grand nombre de muscles et de tendons qui la parcourent et la renforcent, en prouvent assez l'importance et l'utilité comme organe locomoteur.

B. Mouvements du tronc chez les invertébrés. Comme les vertébrés à corps cylindroïde et long, les annélides et myriapodes composés de segments mobiles les uns sur les autres, peuvent exécuter des mouvements très-variés, parfois en tous sens si la peau est molle (lombrics), restreints en grande partie, dans le cas contraire, soit à des inflexions latérales (scolopendre), soit verticales (cloportes, glomérides, iules).

Chez certains crustacés, les squilles, les phyllosomes, la tête est mobile ; les yeux seuls le sont chez les décapodes, ils ne le sont même pas chez les apus, limules, daphnies, cyclopes, etc., qu'on appelle entomostracés.

Les insectes ont ordinairement la tête très-mobile et mobile en tout sens, mais surtout de haut en bas; chez les coléoptères elle est généralement articulée en genou dans une cavité du corselet, où elle peut même parfois disparaître en entier (lampyres). Ainsi disposée, cette partie peut agir avec beaucoup de force pour soulever et fouir. Les diptères, les hyménoptères l'ont suspendue à un filet très-peu robuste ; aussi est-elle peu susceptible de grands efforts et de grands mouvements; elle est un peu plus solidement attachée dans les névroptères, beaucoup plus dans les orthoptères, qui l'ont peu mobile, à l'exception des mantes dont les mouvements, sous ce rapport, ressemblent à ceux des animaux vertébrés.

Le corselet ou prothorax (protodère) est généralement mobile chez les coléoptères ; il l'est beaucoup aussi, sous le nom de collier, dans les diptères, hyménoptères, etc. L'usage principal de cette mobilité paraît être d'augmenter celle des pattes antérieures qui servent d'avant-train à l'appareil locomoteur et quelquefois d'organe de préhension; ce corselet est très-long, très-mobile chez les mantes à pattes ravisseuses, et il ne contribue pas peu, avec les membres qu'il soutient, à leur donner ce port singulier qui les fait remarquer du vulgaire *(prega-diou)*.

Quant aux autres anneaux du thorax ou dère, ils sont d'autant moins mobiles que les ailes ont plus de force et d'énergie; leur soudure et l'enchevêtrement de leurs pièces, entre elles ou avec celles du premier arceau de l'abdomen, en rendent souvent même la détermination difficile. Ce n'est guère que chez les larves ou les aptères, les puces par exemple, que les trois pièces du thorax se ressemblent et ressemblent aussi aux segments abdominaux.

Quant à la mobilité de ceux-ci, elle n'est souvent que partielle et destinée à faciliter la respiration. Beaucoup de coléoptères ont le ventre dur, immobile, et le dos, caché par les élytres, mou, pelliculaire. Les hyménoptères ont, au contraire, leurs segments divisés en deux arceaux, dorsal et ventral, très-mobiles les uns sur les autres ; les staphylins même parmi les coléoptères, les forficules parmi les orthoptères, ont aussi des anneaux cornés assez complets, mais mobiles au point que leur abdomen leur sert pour ainsi dire d'arme défensive. Dans tous les cas, les arceaux cornés s'imbriquent et s'emboîtent à divers degrés selon la plénitude ou la vacuité du ventre ; il y a d'ailleurs des variations considérables d'espèce à espèce. Les enfants savent très-bien que les guêpes ont l'abdomen assez flexible pour atteindre de leur aiguillon les doigts de l'imprudent qui les saisit par les ailes, tandis que l'abeille commune, le bourdon des pierres ainsi tenus en sont tout-à-fait incapables.

Nous avons assez fait entendre ailleurs que les crustacés n'exécutaient avec l'abdomen que des mouvements de haut en bas ; il en est de même des scorpions dont l'abdomen allongé en forme de queue semblerait, au premier aspect, susceptible de mouvements plus variés; cette queue ne peut que s'allonger directement en arrière, ou se recourber en avant et en dessus; l'article terminal ou l'aiguillon seul paraît susceptible de mouvements en tous sens. Les autres arachnides ont peut-être moins de mobilité encore au tronc; les araignées meuvent difficilement leur lourd abdomen, et ne l'emploient qu'à porter leurs filières au lieu convenable: celles-ci jouissent, au contraire, d'une mobilité merveilleuse; aussi sont-elles, pour la plupart, composées de plusieurs articles (de un à quatre) et bien garnies de muscles. Les mouvements du tronc sont enfin tout-à-fait nuls chez les acariens qui n'ont plus aucune division extérieure, et chez les faucheurs dont les plis segmentaires ne servent qu'à faciliter l'ampliation de l'abdomen ou sa rétraction, selon l'état de plénitude ou de vacuité des viscères qu'il renferme.

C. Mouvements des membres chez les vertébrés.
1° Le membre thoracique est sous-divisé en un assez grand nombre d'articles (*fig.* 231) dont l'étude, sous le rapport des formes et des dispositions particulières, rentre dans l'anatomie et la zoologie: jetons seulement un coup-d'œil sur les généralités physiologiques qui s'y rattachent.

L'*épaule* (a) n'est point ici un article distinct, mais une sorte d'empâtement qui fixe le membre au tronc; la plupart du temps un seul os la compose chez les mammifères; c'est le scapulum qui, dans la station et la marche, s'appuie sur l'humérus par son angle antérieur, et supporte le poids du thorax par sa base, à laquelle cette partie est comme suspendue au moyen du muscle grand-dentelé. L'épaule devient susceptible de mouvements en tous sens chez l'homme et chez les animaux pourvus d'une clavicule, sorte de pivot sur lequel l'omoplate peut osciller, entraînant avec elle le membre thoracique; ceci n'a lieu que chez les animaux où ces membres s'appuient peu ou point sur le sol et servent à des mouvements moins uniformes, l'homme, les singes, plusieurs rongeurs. Ceci a lieu encore chez les cheiroptères dont le membre thoracique s'est transformé en aile. Ici la clavicule est moins destinée à donner à l'épaule une grande mobilité qu'une plus grande solidarité avec le tronc. Aussi les oiseaux ont-ils l'épaule plus forte et mieux fixée au corps ; une double clavicule (fourchette et os coracoïdien) l'attache au sternum, et ne lui laisse guère d'autre mobilité que celle d'un ressort propre à adoucir les secousses du coup d'aile. Les reptiles ont pour épaule une ceinture osseuse, encore plus solide pour ceux qui manquent de côtes ou n'en ont que des rudiments, les batraciens anoures par exemple ; c'est une sorte de bassin semblable à celui qui porte les membres abdominaux ; une troisième avance osseuse, ou fausse clavicule, se joint d'ailleurs aux deux autres chez les sauriens, les batraciens, de même que déjà chez l'ornithorinque et l'échidné ; c'est l'acromial de Geoffroy-St-Hilaire (1). Enfin, la ceinture osseuse est encore plus complète chez les poissons, où elle supporte non-seulement le membre thoracique sous forme de nageoire pectorale, mais souvent aussi le membre abdominal sous forme de nageoire ventrale.

L'*humérus* (b) ou os du bras se meut en tout sens dans l'homme et les mammifères; la taupe seule peut-être ne lui fait guère exécuter que des mou-

---

(1) Cuvier même l'a reconnu pour tel dans les tortues, où il est continu, soudé au scapulum, et a été souvent pris pour une clavicule. La vraie clavicule des chéloniens est cartilagineuse comme celle des crapauds.

vements de flexion et d'extension de haut en bas sur une sorte de gond formé par l'articulation d'une double tête avec les deux os de l'épaule. L'humérus des oiseaux, des tortues, à tête aplatie, exécute plus aisément et plus amplement les mouvements antéro-postérieurs; mais cet os est, dans les chéloniens, dirigé en avant pour mettre l'avant-bras hors de la carapace sous laquelle leur épaule est rentrée, tandis que, dans les oiseaux, il est dirigé en arrière pour se reployer vers les flancs, de même que chez l'homme. L'humérus des poissons osseux est immobile avec les os de l'épaule dans la ceinture osseuse sur laquelle battent les ouïes.

L'*avant-bras* (c, d, e), composé de deux os, est partout, excepté chez les mêmes poissons, articulé par ginglyme sur l'humérus, et n'exécute que des mouvements d'extension et de flexion; mais la position respective de ces deux os est sujette à des variations très-importantes. Parallèles dans les tortues, les lézards, les salamandres où ils sont distincts, dans les batraciens anoures où ils sont soudés, les os de l'avant-bras sont néanmoins dirigés comme en pronation (1) par rapport à ceux de l'homme; mais avec cette différence que le radius aurait passé au-devant du cubitus, à son extrémité humérale comme à la carpienne: aussi se trouve-t-il du côté opposé à l'olécrane; et il en résulte que, bien que l'humérus soit écarté du tronc presque à angle droit, les doigts n'en sont pas moins dirigés en avant et même plus ou moins en dedans, et la paume de la main en bas.

(1) Pronation, mouvement qui porte en bas ou en arrière la paume de la main; supination, mouvement inverse.

C'est pour obtenir cette direction et faire reposer la face palmaire sur le sol, que les os de l'avant-bras ont une tendance à la pronation chez les animaux qui utilisent pourtant leur membre thoracique pour la préhension, et qu'ils sont en pronation constante chez les mammifères où ils sont soudés, les solipèdes, les ruminants. Les cétacés, les oiseaux, l'homme même sont habituellement en demi-pronation; mais chez les oiseaux et l'homme la pronation devient à volonté complète; elle ne saurait jamais être convertie en supination pour les premiers, parce que la petite tête du radius, au lieu d'être comme dans l'homme à côté de l'extrémité humérale du cubitus, est au-devant comme dans les reptiles.

L'avant-bras des poissons osseux est aussi immobile dans la ceinture osseuse déjà mentionnée; il n'y a de mobile à leur membre thoracique que le métacarpe (osselets engagés dans la chair) et les doigts (rayons de la nageoire).

Le *poignet* de l'homme, indépendamment des mouvements de supination et de pronation dont nous venons de parler, exécute encore des mouvements en tous sens comme une véritable énarthrose; seulement ils sont plus grands dans le sens de la flexion et de l'extension : celle-ci même, pouvant aller jusqu'à faire faire aussi à la main un angle presque droit avec l'avant-bras, pourrait être appelée une flexion sus-palmaire. Et en effet, pour les mammifères plantigrades et beaucoup de reptiles, cette flexion sus-palmaire est habituelle, et la flexion palmaire, ou flexion propre en lui donnant le nom consacré pour l'homme, ne va guère au-delà de la rectitude, c'est-à-dire de la mise en ligne directe avec les os de l'avant-bras. Au contraire, cette ligne directe est la position ordinaire de la plupart des animaux à station quadrupède, des ruminants, des carnassiers (*fig.* 231, f, g), et la flexion palmaire peut être portée assez loin; mais les mouvements latéraux, ceux de circumduction, etc., sont devenus à peu près impossibles.

Dans les oiseaux c'est au contraire le mouvement d'adduction et d'abduction, flexion ou extension latérales, qui est seul conservé, et c'est dans ce même sens que se meuvent les *doigts* rudimentaires formant le fouet de l'aile; tandis que chez les quadrupèdes mammifères ou reptiles les doigts (h) ne sont aptes qu'à se fléchir et à s'étendre du dos à la paume de la main. On sait que les chats sont les seuls dont la dernière phalange puisse éprouver la flexion sus-palmaire, c'est-à-dire ce renversement en haut et en arrière qui cache leurs ongles en les couchant entre les doigts, la pointe en dessus (*fig.* 222). En outre, tous les quadrupèdes dont les doigts sont libres et non enfermés en tout ou en partie dans un fourreau commun (paresseux, cétacés, phalanger, caméléon), peuvent les rapprocher ou les écarter en éventail, agissant surtout alors par le moyen du métacarpe; c'est ce qui est surtout très-marqué dans la natation chez les animaux à pieds palmés.

Le *pouce* n'est opposable aussi qu'au moyen du mouvement du premier os métacarpien, mouvement particulier à l'homme, aux singes (à part les atèles qui n'ont pas de pouce), au caméléon qui a même deux doigts opposables et qui ne peuvent se mettre en rang avec les trois autres.

2º Une bonne partie des considérations précédentes s'applique aux diverses parties du *membre abdominal (fig.* 232*)*, et nous serons en conséquence dispensé de nous y arrêter aussi longuement.

Le *bassin* qui tient lieu d'épaule est généralement fixe, il est même soudé au sacrum chez les oiseaux. Chez les salamandres, le caméléon, il jouit d'une mobilité pareille à celle de l'épaule ; il est aussi très-susceptible de flexion et d'extension chez les grenouilles.

Le *fémur*, ou la cuisse, articulée par énarthrose profonde avec le bassin, exécute des mouvements en tous sens, mais plus bornés que ceux de l'humérus, et déjà sa tête aplatie dans les reptiles annonce qu'il est principalement destiné aux mouvements antéro-postérieurs.

Pour la *jambe*, à part bien peu d'exceptions, elle se meut toujours par ginglyme sur le fémur, et il en est de même du *pied*.

C'est en sens inverse l'un de l'autre qu'ont lieu les flexions principales de ces portions de membre *(comparez les fig.* 231 *et* 232 *)*; la cuisse toujours tend à se replier en avant sur le corps, soit en dessous (mammifères, oiseaux), soit latéralement (reptiles); la jambe se fléchit, au contraire, en arrière, et le pied en avant. On sait même que, pour les quadrupèdes, l'extension complète n'est pas un état habituel comme pour l'homme, et qu'au contraire, dans la station immobile, toujours les trois inflexions sont assez fortes pour compenser l'excès de longueur (1) du membre abdominal sur le thoracique et tenir le corps horizontal. Les phoques offrent seuls une disposition différente ; leurs membres abdominaux, allongés en arrière et tout-à-fait étendus *(tom. 1, fig. 1)*, ne contribuent pas peu à donner à ces animaux leur aspect pisciforme. Mais en général, nulle rotation analogue à celle de l'avant-bras, même quand le péroné n'est pas soudé au tibia : l'homme peut pourtant tourner la pointe du pied en dehors quand son genou est fléchi, mais le mouvement est très-borné. Si chez les chauves-souris la plante du pied regarde en avant, le péroné en dedans, c'est l'effet d'une sorte de torsion de tout le membre inférieur y compris le fémur : de même aussi l'inclinaison de la plante du pied en dedans chez l'aï n'est que le résultat d'une inclinaison naturelle et permanente du tarse sur les os de la jambe, une sorte de pied-bot naturel.

Quant aux *doigts*, ils peuvent s'écarter comme ceux des mains, et s'écartent surtout beaucoup chez les oiseaux, les ornithorinques, les crocodiles et autres animaux à pieds palmés. Les singes, les makis, le tarsier, l'aye-aye, les phalangers, les sarigues ont un *pouce* opposable à volonté : celui de la majeure partie des oiseaux est fixement opposé aux autres ; les martinets peuvent pourtant le ramener en avant : les chouettes peuvent à volonté tourner

---

(1) Si chez les plantigrades la jambe est peu fléchie sur la cuisse et la cuisse sur le bassin, il y a compensation dans la flexion considérable du pied sur la jambe et la supériorité de longueur reste encore assez notable ; aussi l'ours même, dont la marche habituelle est si lente, paraît-il capable de sauter assez vivement en débandant toutes ces articulations, puisqu'on dit qu'il se rend maître des bœufs et autres grands quadrupèdes en leur sautant sur le dos.

en arrière un doigt outre le pouce ; il y en a deux fixement opposés chez les oiseaux grimpeurs et le caméléon, dont la main offre déjà une disposition analogue.

Nous n'entrerons pas plus que pour les doigts dans de longs détails sur le nombre des orteils ou de leurs phalanges; ils appartiennent à la zoologie et à l'anatomie; disons seulement que les doigts apparents varient de un à cinq et même à six : la main de la taupe avec son os falciforme, le pied des grenouilles et crapauds avec son ergot, sont bien certainement dans ce dernier cas. Et quant aux phalanges, deux pour le pouce, trois pour les autres doigts, voilà le nombre le plus ordinaire ; mais les plus grands doigts des grenouilles, des crocodiles, des tortues, des lézards en ont quatre et même cinq : les baleines (*fig.* 178) et les plésiosaures, de sept à neuf au plus grand doigt de leurs nageoires ; les icthyosaures bien davantage ; et enfin, ces phalanges ou articles sont innombrables dans les rayons des nageoires pour les poissons osseux : il est vrai qu'ici l'analogie laisse quelques doutes, car on en voit autant aux nageoires caudales, dorsales et anales.

Une dernière considération physiologique que nous ne saurions passer sous silence eu égard aux membres des vertébrés, c'est l'analogie que nous venons de faire déjà ressortir entre la conformation des thoraciques et des abdominaux (*fig.* 231, 232, 233 et 234), analogie signalée pour la première fois par Vicq-d'Azyr. Analogie dans les os, analogie dans les muscles dont il serait facile de donner sinon un parallèle complet dans tous les détails, du moins des aperçus qui sont même consacrés par des dénominations communes. Contentons-nous de rappeler que ces membres sont tournés en sens inverse l'un de l'autre, de sorte que l'ischion semble représenter la clavicule, le pubis répondant au coracoïdien, le marsupial au sternum, l'ilium à l'omoplate ; le coude est opposé au genou, l'olécrane à la rotule, et sans la pronation de l'avant-bras, les doigts et les orteils se regarderaient par leur sommet dans la station quadrupédale. Il n'est donc pas étonnant que ces membres subissent souvent des variations semblables ; le métacarpe et le métatarse des solipèdes et des ruminants sont réduits à un seul os (canon) primitivement double chez les premiers, et flanqué chez tous des rudiments de deux autres (Geoffroy St-Hilaire). Les doigts sont également réduits à un pour les solipèdes, à deux pour les ruminants, à trois pour certains pachydermes (rhinocéros), à quatre pour d'autres (hippopotame) ; ils sont au nombre de cinq pour d'autres encore (éléphant) tant aux pieds de devant qu'aux pieds de derrière. Les grandes différences entre ces membres sont réellement exceptionnelles ; elles ne sont bien notables que pour les oiseaux, les chauves-souris, les ptérodactyles, les tortues de mer, en raison de la grande différence de leur destination. La même allégation convient aux gerboises qui n'ont, comme les oiseaux, qu'un seul os au métatarse avec trois à cinq orteils (1), tandis qu'ils ont à la main cinq doigts et autant de métacarpiens.

(1) La différence est grande chez d'autres sauteurs, comme il a été dit plus haut. Le long tarse du tarsier, du galago, ne change rien à la constitution

D. Mouvements des membres chez les animaux articulés. Nous ne donnerons ici que le type le plus général des divisions et des dispositions des articles dans les membres, et surtout dans les pattes : les ailes, sans doute, pourraient être aussi étudiées comme organes locomoteurs, mais leurs mouvements partiels se réduisent à des plissements en éventail ou à des flexions en travers. Celles-ci ne présentent rien de bien remarquable dans leur articulation ginglymoïdale, si ce n'est l'élasticité de la nervure marginale qui maintient le deuxième article roide et droit après l'extension, sans empêcher la flexion d'être tout aussi complète dans le reploiement. Nous noterons encore que l'articulation de l'aile ou de sa principale nervure avec le tronc se fait par l'intermédiaire de plusieurs pièces mobiles, anguleuses, et qui, sans nuire à la solidité, permettent des mouvements dans plusieurs sens ; mais, quant aux analogies que des noms semblables paraîtraient devoir établir entre les nervures principales et les os du membre thoracique des vertébrés, elles sont toutes de convention et pour ainsi dire de caprice : nous allons voir qu'il n'en est pas ainsi des articles composant chaque patte.

du pied ; c'est leur calcanéum qui s'est allongé (Cuvier, Geoffroy-St-Hilaire). On trouve des variations bien moins considérables encore dans le nombre des doigts aux mains et aux pieds chez les chiens, les crocodiles, les grenouilles, les salamandres, etc .Mais la différence devient bien saillante chez les animaux privés seulement des membres antérieurs (bipèdes, boas et pythons) ou des postérieurs (cétacés, bimane, sirène, poissons apodes). Ceux même qui subsistent se trouvent réduits considérablement dans leurs dimensions ; deux doigts, un seul doigt, un crochet un peu saillant (boas), c'est presque tout ce qui en reste ; et quand on voit les rudiments des uns et des autres se cacher sous la peau, se réduire à des vestiges d'épaule et de bassin (orvet, ophisaure, scheltopuzik) ou disparaître même tout-à-fait (serpents, aptérichthe, etc.), ces diversités n'offrent plus rien de contradictoire aux analogies présentées d'abord.

Les insectes (*fig.* 237), les crustacés (*fig.* 235), les arachnides (*fig.* 236) ont un premier article toujours assez court, et attaché au tronc par une base souvent fort large, et qui dans certains cas représente même un des côtés d'un prisme à trois pans, ou la base d'une pyramide : c'est la *hanche*. Cet article (a) n'est jamais que mobile dans un sens antéropostérieur : il est soudé au tronc dans un certain nombre d'acariens, quelques insectes. Après lui, en vient un second plus court encore et ordinairement assez petit dans toutes ses dimensions; c'est dans le sens transversal qu'il se meut sur le précédent; on le nomme *trokanter* (b'); il représente en quelque sorte l'épiphyse supérieure du fémur ou de l'humérus, comme la hanche représente la hanche ou l'épaule du vertébré. Ici la ressemblance est d'autant plus réelle, que chez beaucoup de coléoptères et d'orthoptères le trokanter est soudé avec la *cuisse* (b). Ce troisième article, toujours grand et gros, parfois même très-renflé et très-long (insectes sauteurs), très-musculeux à l'intérieur, ne se meut jamais (à l'exception des arachnides) que par un mouvement antéro-postérieur sur le trokanter. Au contraire, c'est dans le sens transversal que se fléchit sur la cuisse le quatrième article ou la *jambe* (d). Cette jambe est souvent longue, mais généralement de médiocre grosseur, et communément assez grêle chez les insectes : assez grande chez les scorpions, elle est fort courte chez les crustacés et les araignées; aussi, dans ces derniers animaux, a-t-on voulu lui annexer comme dépendance l'article suivant que nous regardons comme le premier du *tarse*. Le tarse ou *pied* proprement dit (f, g, h) n'a que deux articles dans les crustacés, trois dans les araignées, de trois à six chez la majeure partie des insectes. Ils représentent les rangées du tarse et du carpe, le métatarse ou le métacarpe et les phalanges des vertébrés. Ces articles, chez les insectes, sont généralement d'autant plus petits qu'ils sont plus nombreux, s'emboîtent l'un dans l'autre et se meuvent en plusieurs sens, mais le premier se meut préférablement d'avant en arrière : c'est le seul mouvement qu'il puisse exercer chez les crustacés et les arachnides, le suivant exécutant au contraire transversalement les siens.

On a pu remarquer que le sens des mouvements est alternativement inverse dans tous ces ginglymes successifs; de là, la possibilité de porter, dans toutes les directions possibles, le dernier article du tarse ou la *phalange onguéale* garnie souvent de deux (insectes) ou de trois (araignées) ongles crochus et mobiles, ou seulement emboîtée par une griffe cornée (crustacés). Cette aptitude est obtenue, chez les vertébrés, par l'articulation énarthrodiale du fémur ou de l'humérus avec la hanche ou l'épaule.

ARTICLE II. De l'expression.

§ I.er *Considérations générales.*

Tous les actes dont il a été question dans les articles et les chapitres précédents, ont trait sans doute à des manifestations de l'activité centrale, puisqu'ils en sont les effets, les dépendances; mais ceux dont il va être question ici sont plus positivement destinés encore à les retracer : au dehors ce n'est plus un *résultat*, mais un *signe* des opérations intellectuelles, dont nous allons étudier les principaux modes. Nous les rangeons sous trois chefs : les gestes, l'expression faciale et le son, ou autrement la mutéose, la prosopose, la psophose. Ces trois modes d'expression, la plupart du temps liés ensemble dans l'exécution, nous offriraient à résoudre des problèmes bien singuliers à la fois et bien difficiles si nous voulions établir en eux quelque relation positive entre la cause et l'effet, et déterminer le mécanisme intermédiaire à l'un et à l'autre. Nous le ferons pour quelques-uns de leurs actes, ou nous en abandonnerons la facile explication à la sagacité des lecteurs; nous ne l'aborderons pas pour certains autres, de crainte de nous égarer dans des divagations inutiles. Quoi de commun, en effet, entre les balancements de la queue et la joie qu'ils expriment chez le chien, ou la colère qu'ils annoncent chez le lion? Quelle liaison établir, chez l'homme, entre l'affliction et les symptômes nombreux et variés par lesquels elle se traduit au dehors? A quelles parties de l'encéphale ayant des fonctions communes et bien déterminées, à quels troncs nerveux les rapporterons-nous? Si la surabondance des larmes se rattache à l'excitation de la cinquième paire, la constriction de la face n'accuse-t-elle pas l'influence de la portion dure de la septième? Le resserrement du gosier n'appartient-il pas à la huitième paire, aussi bien que les soupirs et les gémissements? Les sanglots n'ont-ils pas leur source dans le nerf diaphragmatique? Et enfin, ces gestes, ces attitudes que les enfants nous offrent surtout au naturel quand ils portent les mains dans leur chevelure, projettent la tête en avant; ces gestes que la mutéose civilisée exagère en se tordant les bras et s'arrachant les cheveux, en se jetant la face contre terre, comment les expliquer? On y viendra peut-être par une analyse convenable; et si nous avons un instant insisté sur ces difficultés, c'est moins pour désespérer de la science, à l'imitation de quelques savants trop enclins à se décourager eux-mêmes et les autres, que pour indiquer un sujet d'études à nos laborieux jeunes gens.

§ II. *De la mutéose, ou des gestes et attitudes.*

Chez l'homme c'est un art tout entier que celui de la mutéose, et si les pièces de théâtre nommées pantomimes ne prouvent point que les gestes, les attitudes, joints aux mouvements du visage, peuvent exprimer tout ce qui se passe dans l'esprit, du moins on y trouve la preuve que ce moyen d'expression convient à un grand nombre d'idées. Les gestes peuvent devenir plus expressifs encore s'ils représentent des mots ou des lettres; mais c'est alors une sorte d'écriture plutôt qu'un véritable *langage d'action*, comme l'appelle Condillac. Nous sortirions de notre plan, si nous voulions entrer ici dans des détails *artistiques* sur les différentes sortes d'attitudes et de gestes et sur leur signification; parler successivement de la pose, de la direction du corps, de la démarche, du mouvement des bras, des mains, des épaules, de la tête; lors des passions, des sentiments variés qui nous animent : ce serait, d'ailleurs, répéter des choses connues de tout le monde, et nous nous contenterons d'ajouter quelques mots sur la mutéose des animaux.

Mettant de côté les attitudes instinctives ou involontaires, comme le pelotonnement du froid, l'accablement de la maladie, le décubitus du sommeil, etc., nous trouvons les poses et mouvements d'expression d'autant moins significatifs que l'animal est moins parfait et moins intelligent. Quoi de plus varié, en effet, que les attitudes et les gestes des singes, même sans que l'éducation ou que l'imitation volontaire, à laquelle on les sait fort enclins, aient perfectionné ou exagéré en eux cette pantomime naturelle! Qu'on lise à cet effet les relations données par divers écrivains et rassemblées par Bory de St-Vincent à l'article *orang* du Dictionnaire classique d'histoire naturelle, et l'on verra combien sont expressifs les mouvements de ces animaux.

Le chien ne nous en fournit-il pas aussi tous les jours mille exemples, soit qu'il exprime la joie par l'agitation de ses oreilles ou le balancement de sa queue, par des sauts, des gambades, des courses circulaires, des jeux, des combats simulés; soit que, les yeux fixés sur son maître, il attende le signal du départ ou suive du regard l'objet qu'on jette en l'air; soit qu'il guette une proie, qu'il en suive la piste, ou bien que, se défiant d'un objet nouveau pour lui, d'un homme inconnu, il le flaire avec précaution, étendant le cou et tout prêt à se retirer précipitamment en arrière; soit qu'il secoue la tête quand on lui présente un objet de dégoût, ou qu'il la baisse avec langueur s'il voit son maître dans la tristesse; soit, enfin, qu'il rampe à ses pieds pour demander grâce, qu'il fuie, la queue basse, après un châtiment mérité, ou qu'au contraire il se redresse fièrement devant un adversaire de sa force, ou se révolte contre l'injustice ou contre le châtiment infligé par un individu auquel il n'en reconnaît pas le droit?

Des animaux moins intelligents et moins éducables nous font pourtant aussi juger par des signes extérieurs ce qui se passe en eux; les caresses du chat ne sont guère moins expressives que celles du chien; et lorsqu'il se couche à terre, fermant les yeux devant la main qui le menace, il démontre assez la frayeur qui le domine; de même que sa colère se manifeste clairement au dehors dans son attitude menaçante, son dos relevé, son poil hérissé, etc. L'un et l'autre de ces animaux domestiques emploient souvent les mêmes gestes pour obtenir quelque friandise; tous deux savent faire des caresses intéressées, et réveiller de leur patte l'attention de la main qui les oublie; le chat n'exprime pas moins nettement la curiosité, le soupçon, l'incertitude et le désir : de même que le chien et l'orang, il secoue la tête pour exprimer la répugnance ou le désappointement causé par l'approche ou la dégustation d'un aliment trop chaud ou de mauvais goût. Ce geste, au reste, les oiseaux, les serpents, les lézards l'exécutent aussi, mais seulement quand la matière déplaisante est restée dans la bouche ou sur le museau.

La colère et la peur sont deux sentiments qu'expriment par des gestes et des attitudes presque tous les animaux. Le lion bat ses flancs de sa queue quand la colère le domine, et se tient prêt à s'élancer, à terrasser l'audacieux qui le provoque; le cheval se cabre ou lance des ruades s'il est irrité ; il souffle, relève la tête, dresse les oreilles et se jette de côté dans la frayeur, tremble, reste immobile et baisse la tête quand la terreur est profonde, telle que la lui inspirent le bruit du tonnerre, des armes à feu (s'il n'est point aguerri), et, d'après le témoignage des voyageurs, le rugissement du lion. Le porc-épic hérisse et agite ses piquants, frappe la terre de la plante du pied dans la colère. Pour le lapin, ce dernier geste est un signe de frayeur ou peut-être un son d'alarme. Les oiseaux, le bec ouvert et le cou tendu, les ailes entr'ouvertes, le corps penché en avant, le plumage hérissé; les serpents redressés sur leur queue; le crapaud relevé sur ses quatre pieds et le corps enflé de vent ; le caméléon, divers geckos gonflant la gorge; les grosses araignées dressées sur leurs pattes et ouvrant les mandibules; les staphylins, les forficules redressant leur queue ; la mante étalant et agitant ses ailes avec bruit, redressant son corselet, retirant à elle ses pattes crochues prête à les débander; la fourmi même relevant la tête et les pattes, expriment une colère ordinairement, il est vrai, de peu de durée.

Ajoutez à cela les battements d'ailes par lesquels un serin apprivoisé salue l'arrivée de sa maîtresse, le rengorgement du paon et du coq, les manéges tantôt despotiques et tantôt galants de celui-ci, les gestes, les contacts des pattes et des antennes par lesquels les fourmis semblent correspondre entre elles, les attitudes bizarres, les gesticulations singulières, mais sans rapport appréciable avec la nature des sentiments intérieurs, que nous offrent la chouette, le torcol, la demoiselle de numidie, les poissons chironectes sortis de l'eau, les afféteries plus significatives des perroquets, du roi des vautours ; joignez-y enfin les danses terrestres de quelques mammifères, de quelques insectes ou acarides (érythrées), les danses aquatiques des gyrins, les danses aériennes des tipules et des mouches, les poursuites et les manœuvres variées du mâle autour de la femelle, ou les agacements de la femelle auprès du mâle, dans les mammifères (chiens, chats, etc.) dans les oiseaux (pigeons), dans les arachnides (saltiques), les insectes (papillons), et vous aurez une idée suffisante de cette vérité applicable aussi bien à la mutéose qu'aux deux autres modes d'expression, savoir : que l'expression va diminuant, de même que l'intelligence, à mesure que l'organisation devient aussi moins parfaite.

§ III. *De la prosopose, ou des signes physionomiques.*
(Fig. 238-249.)

Nous serons plus brefs encore ici, par cela même que la prosopose est presque exclusive à l'homme, et que l'expression des passions, des sentiments, de quelques idées abstraites même, tracée sur son visage, appartient, quant aux détails, aux beaux-arts plus qu'à la physiologie et même qu'à la morale.

La face de l'homme est recouverte d'une peau nue en grande partie du moins, fine d'ailleurs et très-vasculaire, de façon à subir très-aisément les influences de tout changement notable dans la circulation du sang, de pâlir, de rougir chez le blanc, de se rembrunir ou de se ternir en prenant un fond jaunâtre chez le nègre. Il n'en est point de même chez d'autres animaux, car on ne saurait tenir compte ici de la couleur rouge et bleue du visage du mandrill qui ne varie pas sensiblement, ni de celle des excroissances du canard musqué ou du roi des vautours : la comparaison serait moins inexacte s'il était question de la crête du coq qui rougit dans la colère et pâlit dans la langueur, ou des caroncules du dindon qui se gonflent et rougissent ou bleuissent sous l'influence de ses sentiments intérieurs.

En outre, la face humaine est pourvue de muscles plus nombreux que toute autre, et de nerfs plus abondants, plus disséminés; de là cette variété si grande d'expression, dont les signes se manifestent isolément ou simultanément dans le front, les sourcils, les yeux, les ailes du nez, les joues, la bouche et le menton. Ces mouvements sont moins prononcés, beaucoup sont nuls chez les animaux, et même il est bien clair qu'après les mammifères, c'est-à-dire à partir des monotrèmes, on ne peut plus rien y observer, puisqu'un bec osseux et corné, ou une face osseuse et écailleuse, compose toute la physionomie des oiseaux, des reptiles et des poissons. Ce bec ou les mâchoires entr'ouvertes, bâillantes, peuvent bien indiquer la faim, la soif, la colère, peut-être l'ennui ; mais c'est là tout ce qu'on en peut tirer : à la vérité, quelques oiseaux ont la faculté de redresser les plumes de la tête, et ils le font quelquefois quand un vif sentiment les agite : tels la huppe, le cacatoës, la mésange, le geai, etc.; mais cette aigrette est parfois immobile ou se meut sans motif valable.

Quant aux yeux qui conservent leur mobilité, ce n'est que par leur degré d'ouverture et leur direction qu'ils peuvent annoncer un sentiment plus ou moins vif. Au reste, ce n'est guère aussi que de cette façon qu'ils ajoutent à la physionomie des mammifères et même de l'homme, et le poète seul est excusable de ces exagérations qui donneraient à penser que dans les yeux seuls gît toute l'expression faciale; il suffit de couvrir le reste de la face, pour reconnaître, au contraire, combien est facile leur signification isolée. Les larmes que les yeux laissent couler, ce signe de tristesse ou d'attendrissement si parlant chez l'homme, ne se retrouve que dans quelques mammifères. Le cerf aux abois verse des larmes, à ce que racontent les chasseurs; le chien en laisse parfois tomber quelques-unes quand il partage la tristesse d'un maître chéri; mais ces larmes sont toujours rares et bien différentes sous ce rapport de celles de l'homme.

Le front se ride en travers chez le singe, plus souvent en long chez le chien, le chat, le lion par exemple, et c'est alors souvent un signe de colère ou d'ennui auquel les sourcils prennent part en se rapprochant.

Le nez a bien plus de mobilité dans un certain nombre de mammifères, mais il sert plus à l'odoration qu'à l'expression, à moins que ses mouvements ne se lient à ceux des lèvres, comme quand le chien fronce naturellement l'un et l'autre, soit par dégoût, soit par forme de menace, mettant d'un ou des deux côtés ses redoutables dents à découvert. C'est ce que font aussi les animaux du genre chat et la plupart des carnassiers, mais le plus souvent en ouvrant plus ou moins largement la gueule. L'âne, le cheval relèvent parfois fortement, vers le devant de la tête, la lèvre supérieure et le nez, sans motif bien connu : une odeur forte, celle de leurs excréments produit souvent cet effet; chez plusieurs cette grimace est tournée en habitude.

Du reste, la bouche produit peu de signes prosopiques chez tout autre animal que l'homme. Les grimaces des quadrumanes sont bien peu variées, et leurs muscles effectivement beaucoup moins distincts, moins isolés que les nôtres. Ce n'est pas toujours d'ailleurs faute de mobilité dans les lèvres, car l'*ursus labiatus*, le cheval, la girafe en ont plus que l'homme.

Beaucoup aussi ont, de plus que lui, un moyen d'expression dans le jeu des oreilles : on sait que, couchées, elles indiquent dans le chat ou la peur ou la menace; que le chien les agite dans la joie; que le cheval les dirige en avant dans l'attention, dans la peur, en arrière quand il s'emporte ou quand il veut mordre, irrégulièrement dans l'inquiétude, etc.

Mais il est des expressions dont aucun quadrupède ne peut reproduire même l'apparence; le vrai sourire ne se peint sur aucune face de mammifères, même sur celle des singes les plus voisins de l'homme ; mais ici on peut se demander si c'est faute de moyens d'expression, ou faute du sentiment même qui excite chez nous le rire, cet acte singulier sur lequel nous reviendrons plus loin. On peut croire qu'il y a de l'un et de l'autre, et voici ce que dit à ce sujet Cuvier : « A mesure que les animaux s'éloignent de l'homme et que leur museau s'allongeant davantage rend des mouvements de lèvres semblables aux nôtres impossibles, la nature semble leur rendre des muscles qu'elle avait retranchés aux animaux plus parfaits. » La forme du museau dont il est ici question, aussi bien que les autres proportions des traits de la face, donnent donc à chaque animal une physionomie presque invariable, tandis que celle de l'homme semble changer avec les passions qui l'agitent ; mais il lui reste toujours un fond qui parfois reste pur de toute modification considérable, et qui dans toute autre circonstance se mêle aux expressions particulières, et leur imprime un cachet qu'un œil observateur ne laisse point échapper. Ce fond de physionomie est ordinairement un assez sûr indice du caractère et des aptitudes individuelles ; il tient en partie à la fréquente répétition de certains signes en rapport avec les passions dominantes, et qui à la longue impriment littéralement leurs traces sur la peau du visage et dans ses graisses ; en partie aussi il tient à la constitution osseuse, à la conformation de la charpente faciale. Dans ce cas, les indices qu'on en voudrait tirer sont beaucoup moins sûrs que les précédents, quoique conservant encore de la valeur en ce qui concerne la capacité. En effet, ici se rattachent l'inclinaison de l'angle facial par suite de la saillie des mâchoires, le grand développement des lèvres, de la bouche et du nez, organes de nutrition, aux dépens des yeux, organes d'observation. Aussi ces figures grotesques que

Porta a dessinées en visages humains gratifiées d'une physionomie bestiale, ces têtes d'animaux que les caricaturistes modernes placent sur un corps d'homme dans des circonstances en rapport avec les habitudes connues de l'animal figuré, ne manquent-elles point d'une certaine justesse d'expression, bien qu'il faille se garder toutefois d'attacher une valeur sérieuse aux dessins de Porta malgré leur apparence de prétention scientifique, pas plus qu'aux spirituelles esquisses des dessinateurs de nos jours?

§ IV. *De la psophose, ou production des sons.*

A. Définition et division. Il n'est donné qu'à un certain nombre d'animaux d'exprimer par des sons, c'est-à-dire par des vibrations imprimées à l'air environnant, les sentiments qui les agitent; il n'est donné qu'à l'homme d'exprimer ainsi toutes ses pensées. S'il y a des différences dans la valeur de ces signes antérieurs, il y en a aussi dans leur mode de production; et ce n'est pas d'aujourd'hui qu'on s'en est aperçu. Une division indiquée par Aristote n'a été oubliée que parce que la physiologie avait concentré sur l'homme toute son étude; elle doit être rétablie dans un traité de physiologie comparée. Le son, la voix et la parole sont trois choses différentes, avait-il dit; ces trois choses doivent pourtant être réunies sous un titre collectif : de là celui de *psophose*, que nous avons cru devoir créer. Le nom de *voix* doit être réservé pour les sons produits dans un larynx au moyen de l'air expiré, et l'on appellera *phonation* ou *vocification* l'opération qui leur donne naissance ; mais il faudra distinguer la voix simple ou brute, de celle qui modifiée par la *prononciation* prend le nom de *parole*. La *strideur* et la *stridulation* seront les mots consacrés aux sons que des lames solides émettent par leurs frottements ; c'est ce qu'Aristote appelait *son* proprement dit (1).

Nous verrons plus loin que des rapprochements analogiques plus rationnels qu'on ne l'aurait imaginé peut-être, peuvent être établis entre ces actes d'expression si hétérogènes dans leur mécanisme ; mais ne nous suffisait-il pas d'ailleurs pour la généralisation que nous présentons ici de leur destination commune ? Nous l'avons dit déjà à l'occasion de l'ouïe, des bruits spéciaux, et à la production desquels les insectes mêmes se livrent avec tant d'activité, sont faits pour être entendus quel que soit l'organe et le siége de l'audition ; ils sont donc destinés à l'appel, à l'avertissement des individus dans une même espèce, et le plus souvent pour impressionner, attirer la femelle vers le mâle qui est toujours à cet égard mieux partagé, celle-ci possédant d'ailleurs d'autres moyens d'attraction, les effluves odorants, les émanations lumineuses. Toutefois, nous conviendrons que certains sons n'ont peut-être pas d'utilité réelle, et qu'ils accompagnent uniquement d'autres actes comme effet inévitable : tels le bourdonnement durant le vol des hyménoptères, le petit cri du cerambyx, etc., qui seront pourtant mentionnés parmi les strideurs.

Parmi celles-ci, il est probable que nous ne pouvons ranger qu'un assez petit nombre de celles qui

---

(1) *Vocem non habere nisi quæ spirent, Aristoteles putat ; idcircò et insectis sonum esse non vocem.* (Pline.)

existent réellement, mais imperceptibles à notre ouïe. Ce qui nous le donne à croire, c'est que des mouvements fort analogues à d'autres mouvements évidemment sonores sont exécutés par certaines espèces ou certains individus : la femelle des criquets agite ses ailes comme le mâle par un trémoussement muet pour nous, et le cercope sanguinolent fait éprouver fréquemment à ses élytres une pareille agitation sans bruit perceptible.

B. La *stridulation* diffère essentiellement de la phonation, en ce que cette dernière a pour organe un instrument à vent, c'est-à-dire dans lequel les vibrations sont directement et *primitivement* imprimées à l'air, tandis que dans la première ce n'est que consécutivement aux vibrations de quelque partie sèche et dure.

La strideur est le propre des invertébrés ; on n'y peut assimiler, pour les vertébrés, que le bourdonnement du crotale, dû à l'agitation des grelots cornés qui, emboîtés l'un dans l'autre, constituent une sorte de chaîne à la queue de ce reptile. La percussion du lapin sur le sol avec ses pieds de derrière, celle de la queue plate du castor sur la surface des eaux, celle encore du pic frappant du bec l'écorce des arbres, ne sont guère des moyens d'expression ; il nous suffit, au reste, de les avoir mentionnés.

1° Des *percussions* plus significatives, ce semble, à en juger par leur force et leur régularité, sont celles que les vrillettes (ptinus) exécutent à l'état parfait, et non, comme on l'a cru, à l'état de larves. En oscillant vivement sur leurs six pattes, ces petits coléoptères frappent de leurs mandibules fermées le bois des vieux meubles, et produisent ainsi ces pulsations qu'on entend surtout dans la nuit et qu'on a parfois aussi attribuées mal à propos aux psoques ou poux de bois. On dit que ce bruit sert d'appel aux deux sexes.

On connait le petit claquement du taupin tenu entre les doigts, et qui est dû au mécanisme précédemment développé à l'occasion du saut. La chenille de l'atropos fait claquer de même et plus vivement ses mandibules en les serrant l'une contre l'autre quand on la saisit; le tranchant de l'une d'elles glissant sur son congénère frappe sur un ressaut voisin. Mais on s'est trompé quand on lui a attribué un cri nocturne qui n'appartient qu'à son papillon.

2° Le *frottement* d'un pinceau de poils roides contre les corps solides, sert, dit-on, aux blaps pour émettre des sons (Duméril), et les brosses seraient placées sous les premiers anneaux de l'abdomen. Nous ne les trouvons pas au blaps géant.

Les parties solides et cornées qui revêtent le corps des insectes peuvent quelquefois produire des sons par leur frottement; mais ici ce n'est pas, comme dans nos instruments de musique, une matière résineuse qui rend les frottements plus rudes, c'est la conformation même des surfaces dépolies et striées mais de stries microscopiques, ce qui les rend chatoyantes. Tel est l'écusson du mésothorax sur lequel flotte, en le recouvrant, le bord postérieur tranchant du prothorax chez les cérambyx ou capricornes; telle est la surface du dernier arceau supérieur de l'abdomen, qui frotte contre le bord tranchant des élytres chez la triocère des lys. Il en résulte, chez tous deux, un petit cri aigre, semblable à celui du cuir neuf ou de l'osier. Suivant Burmeister, ce dernier mécanisme produirait aussi un léger grincement chez le *geotrupes stercorarius* et le *vernalis*, le *copris lunaris*, le *trox sabulosus*, le *necrophorus vespillo*, l'*hygrobia Hermanni*; les pimelies en feraient autant par le frottement de leurs pattes contre le corps, et les réduves, les mutiles par celui de la tête contre le bord du corselet. Lacordaire ajoute à cette liste quelques grands scarabées exotiques quant au frottement de l'abdomen sur les élytres, et plusieurs autres genres de coléoptères (*megacephala, cacicus, euprosopus, oxycheila*) pour ce qui concerne le frottement des cuisses contre le bord des élytres, mode de stridulation fort analogue à celui des criquets.

3° Des *raclements* opérés par des surfaces à dentelures ou cannelures beaucoup plus saillantes, produisent des strideurs bien plus fortes et parfois d'une surprenante intensité.

Les *criquets* de petite taille ont, pour la plupart, mais surtout le bimaculé, une côte saillante le long de la face interne de la cuisse (*fig.* 250), et nous y avons découvert une série de dents (*fig.* 251), qui, frottant contre les nervures des élytres, quand ces dernières s'élèvent par secousses ou quand les cuisses elles-mêmes se redressent plus lentement, donne un son presque métallique dans le premier cas, une sorte de croassement dans le deuxième. Le mâle seul a ces dentelures, aussi la femelle est-elle muette aussi bien que les deux sexes dans d'autres espèces (linéole, bordelais, etc.); chez toutes on trouve, de chaque côté de la base de l'abdomen, un grand enfoncement dans lequel est tendue une membrane circulaire (*fig.* 252) ; c'est un tambour décrit par Degéer, par Olivier, par Latreille, et selon ce dernier surtout, destiné au renforcement du son; il est regardé comme un organe d'audition par d'autres naturalistes. Le stigmate en est tout voisin, et la cavité en question est du moins assurément respiratoire, et peut concourir à diminuer de beaucoup, durant le vol, la pesanteur spécifique de l'insecte. Sans rejeter les opinions sus-mentionnées, nous observerons du moins que cette disposition existe chez les femelles comme chez les mâles, chez les espèces muettes comme chez les autres, et n'existe pas chez les locustes et les grillons, qui n'ont là qu'un stigmate ordinaire.

Les *locustes* ou sauterelles propres et les *grillons* (*fig.* 253, 254, 255) ont, il est vrai, un appareil sonore d'un autre genre, mais beaucoup plus efficace. Chez tous il est constitué par les élytres, mais celles des locustes se partagent le travail d'une manière invariable, c'est toujours la gauche qui recouvre la droite; chez les grillons l'une ou l'autre se trouve indifféremment en dessus ou en dessous, toutes deux offrant une armure pareille. Chez la locuste porte-selle, les élytres sont réduites à deux bassinets mobiles, mais superposés et armés comme dans les autres espèces. Dans tous les cas, l'organe essentiellement producteur du son est un *archet* transversal formé par une côte saillante et cornée, fortement dentelée et située à la face inférieure d'une élytre (locustes) ou de toutes deux (grillons). Quand les élytres s'élèvent simultanément, le bord interne de l'inférieure, tranchant et dur, souvent saillant en forme d'*onglet*, frotte contre l'archet, et il en résulte ce grincement qui fait le principal élément de la strideur.

Mais au voisinage de l'onglet se trouve, chez les locustes, une membrane sèche, élastique, scarieuse, comme on dit en botanique, transparente (miroir), encadrée dans un rebord de corne, instrument de renforcement et non de production. Les grillons ont toute l'élytre formée de pareilles membranes soutenues par des nervures robustes, ce qui en fait un instrument fort convenable au renforcement, à la pureté du son, qui faiblit et se détériore en même temps quand on donne à travers ces nervures un coup de ciseaux qui respecte pourtant et l'onglet et l'archet. Au lieu de ce chant net et pur dont ils font résonner nos campagnes et nos foyers domestiques, ce n'est plus qu'un bruit de scie très-sourd, comme le croassement des criquets.

Dans quelques cas le grillon produit un petit cri sourd et sec, c'est en rapprochant et abaissant les élytres par petites secousses, mais dans aucun cas le reste du corps ne participe à l'émission du bruit ; et rien ne justifie l'opinion de Burmeister qui fait jouer un grand rôle au courant d'air chassé contre les miroirs par le stigmate du premier anneau abdominal. Casserius en connaissait mieux le mécanisme ; il a figuré l'archet dont il a seulement méconnu la dentelure, faute de verres grossissants (1).

(1) Des notions plus exactes encore sur ces objets viennent d'être publiées par un observateur moderne (Goureau). Nos observations datent de la même époque ou sont peut-être même antérieures, et nous les croyons plus complètes.

Mais personne n'a connu la véritable cause du cri que pousse le *sphinx atropos* et qui appartient aux deux sexes. Ce cri, plus fort mais analogue au petit grognement du cérambyx, est fréquemment répété quand on tient l'animal entre les doigts, et la plupart des observateurs ont reconnu qu'il partait de la tête. Toutefois, Johet cité par Valmont de Bomare l'attribuait à l'air renfermé sous les épaulettes (paraptères d'Audouin, ptérygodes de Latreille), et Lorey cité par Duponchel le rapportait, ainsi que Goureau, à deux stigmates abdominaux. Devillers, entomologiste de Montpellier, a donné la même explication à un petit bruit que fait entendre durant son vol un autre lépidoptère, l'écaille pudique; mais ce n'est évidemment là qu'un véritable bourdonnement, comme ceux qui nous occuperont plus loin. Passerini a enlevé l'abdomen de l'atropos sans nuire à la stridulation, et j'ai vu les ptérygodes rester en repos durant le cri. Moi-même j'avais découvert à chaque jambe antérieure une cavité couverte d'une feuille écailleuse; j'ai pu d'abord avoir à ce sujet quelques soupçons bientôt démentis par l'expérience.

La tête s'incline ordinairement à chaque cri; et Passerini, en enlevant le sinciput, a vu chaque fois que des mouvements musculaires s'y opéraient intérieurement; il ne faut donc tenir aucun compte de l'assertion de Lorey, qui dit avoir entendu la strideur après la décapitation; cette expérience ne m'a point donné les mêmes résultats, et Carus déclare s'être bien assuré que le son ne venait point d'ailleurs que de la tête. Passerini, au rapport de Duponchel, pense que l'air chassé à travers la trompe hors d'une cavité de la tête est la cause de cette sorte de voix ; Waguer pense que cet air est chassé de la cavité abdominale pour suivre la même voie. Il est de fait que quand on coupe la trompe, il en sort de l'air qui soulève en bulles écumeuses la sanie qui s'écoule de la plaie; mais je me suis bien assuré que cette émission n'est point en rapport constant avec la stridulation, et que le gaz sortait non du canal médian de la trompe, mais des deux grosses trachées qui en parcourent les deux moitiés latérales, et qui, dans l'état normal, ne communiquent au-dehors par aucune ouverture. Enfin Réaumur, ensuite Rossi ont pensé que la trompe dure et striée en travers frottait contre les palpes ; mais ceux-ci n'ont rien de dur et de sonore, et on peut les écarter de la trompe sans rendre l'insecte muet. J'ai un moment pensé que les contours de la spire formée par la trompe frottaient les uns contre les autres, mais on peut étendre celle-ci sans que la voix cesse de se faire entendre (Carus), quoi qu'en ait dit Réaumur. Ce qui est plus vrai, c'est que tout cesse quand on sépare les deux moitiés dont la trompe se compose, et que le cri faiblit à mesure qu'on coupe une plus grande quantité de cet appendice, qu'il cesserait même totalement si on l'extirpait dès sa racine.

Ces observations nous ayant mis sur la voie, c'est sur le point de contact et d'union des deux moitiés de la trompe que nous avons trouvé l'organe sonore. Le canal central est formé par la réunion des gouttières appartenant à chacune des moitiés latérales représentant les mâchoires (Savigny), et ces deux moitiés peuvent glisser l'une sur l'autre sans se disjoindre, c'est que leurs bords et surtout le postérieur sont emboîtés, l'un offrant une rainure pour recevoir l'autre : or, le fond de cette rainure et le bord qui s'y loge sont très-finement crénelés en travers (*fig.* 256, a), et leurs frottements réciproques sont la vraie cause de ce son dont la théorie a été tant controversée.

Le son peut, du reste, être un peu renforcé, non par la membrane molle observée par Duponchel à la région prébasilaire, mais par la cavité dont cette membrane tapisse le fond et que constituent ensemble la spirale de la trompe et les deux palpes qui l'emboîtent : on s'explique ainsi comment Réaumur affaiblissait la voix en écartant un des deux palpes de la trompe. La tête même est d'ailleurs en grande partie remplie d'air, qui donne au crâne dépouillé de ses poils une demi-transparence remarquable.

4° La *détente de lames scarieuses* est particulière aux cigales; c'est moins à la nature de l'instrument producteur qu'à ceux de renforcement qu'il faut attribuer l'intensité du son musical qui en résulte, et qui a fait donner aux grandes espèces d'Amérique le nom de mouches vielleuses. Casserius connaissait parfaitement les principaux de ces organes, Réaumur les a fait mieux connaître encore, Carus y a ajouté quelques menus détails, et nous en avons aussi découvert quelques-uns; nous serons obligé d'en reproduire aussi succinctement que possible la description, sans quoi les phénomènes deviendraient inintelligibles. Ils appartiennent exclusivement au sexe masculin *(voy. les fig. 257, 258, 259 et leur explication)*.

L'instrument sonore ou *timbale*, comme l'appelle Réaumur, est une membrane sèche, grisâtre, élastique, convexe en dehors, mais anfractueuse, sillonnée et soutenue par des arcs cornés plus ou moins régulièrement parallèles et plus ou moins nombreux suivant les espèces, encadrée par une pièce cornée immobile appartenant au premier anneau de l'abdomen.

Deux muscles s'y attachent : l'un très-petit, caché sous le bord inférieur de son cadre qui l'a dérobé aux anatomistes, a pour usage peut-être d'augmenter la tension de la timbale; l'autre très-gros et très-fort, formant un angle droit avec son congénère en s'attachant à l'entogastre ou première vertèbre abdominale, que Réaumur a nommée triangle corné. Ce gros muscle se termine sur une petite platine ovale et cornée, du centre de laquelle part le tendon qui s'attache à la face concave de la timbale à sa partie la plus convexe, c'est-à-dire près de son extrémité interne; sa contraction doit donc déprimer la timbale, et son relâchement lui permettre de ressauter en vertu de l'élasticité de ses arcs et de son tissu, pour reprendre sa convexité première.

C'est de ces alternatives rapidement répétées, par une sorte de trépidation du muscle, que résultent les vibrations sonores. On peut s'en assurer en tiraillant le muscle après la mort, car on obtient alors quelque petit cri; on peut, durant la vie, voir projeté au loin le sable fin dont on couvre la timbale mise à nu ; on peut affaiblir le son en déchirant la membrane dans les intervalles des arcs cornés, le détruire en coupant ceux-ci en travers. On peut d'ailleurs imiter ces effets, en faisant crépiter entre les doigts par des froissements réguliers un parchemin sec, un papier même. Les détentes successives qu'on obtient dans ce cas, et le craquement qui en résulte, nous indiquent que les arcs de la timbale doivent se détendre successivement, et produire successivement aussi autant de chocs sonores ; aussi les espèces qui les ont nombreux (*C. orni*, etc.), ont-elles un chant continu ou à saccades lentes et prolongées. Mais d'ailleurs la rapidité des trémulations peut être fort bien attribuée à celle des contractions musculaires, et le vol bruyant des insectes nous en fournit la démonstration.

Sans un appareil de *renforcement* énergique, la crépitation dont nous venons de parler serait fort peu de chose, ainsi que le prouve l'expérience sur le cadavre, et ne s'entendrait pas au loin comme dans l'état de vie. Presque tout le corps de la cigale sert à cet objet, et ses parois écailleuses, dures et sèches représentent assez bien la caisse d'un instrument de musique. Une grande cavité aérienne occupe le thorax, une autre occupe l'abdomen, si bien que le canal intestinal s'y dessèche, dit-on, totalement (Carus) : toutes deux communiquent par un espace triangulaire entre les deux gros muscles des timbales. Ces timbales elles-mêmes font partie des parois de la cavité aérienne abdominale ; deux lames membraneuses, très-minces, transparentes, irisées, tendues, les miroirs de Réaumur entrent aussi dans la constitution de ces parois ; une membrane plissée, opaque, ferme en bas celle du thorax : ces cavités seraient donc closes de toutes parts, si un stigmate, situé immédiatement au-devant de la timbale et découvert par Carus, ne permettait à l'air d'y entrer et d'en sortir directement. Nous l'avons trouvé garni d'une valvule qui oscille durant le chant, mais qui n'entre pour rien dans sa production, car on l'altère peu ou point en plaçant une soie de cochon dans le stigmate. Si l'on perfore les miroirs, la voix faiblit notablement sans changer de timbre; si l'on déchire les membranes plissées, la voix devient plus aigre.

Outre ces cavités intérieures, il en est qui communiquent plus librement au-dehors. La première partie des organes de psophose qu'on aperçoit sous le ventre du mâle, c'est un double prolongement corné du métathorax en forme de large cuilleron, ce sont les volets de Réaumur. Si l'on en écarte le ventre qui est seul mobile, on voit au-dessous une grande cavité dans laquelle sont cachés les miroirs en arrière de l'entogastre, les membranes plissées en avant de cette pièce triangulaire, et en dehors les timbales; celles-ci même sont séparées du reste par la cloison qui leur sert de cadre; la caverne qui la recèle est complète dans la cigale plébéienne et la sanguine; sa voûte, dépendance du premier arceau dorsal de l'abdomen, est réduite à un cuilleron qui laisse la timbale en grande partie découverte dans la plupart des autres espèces. Cette différence en amène une dans le chant; il est plus saccadé pour les premières; et, en observant l'animal en repos, on voit que ces saccades tiennent aux oscillations du ventre qui se rapproche et s'éloigne alternativement des volets, fermant et ouvrant alternativement aussi les cavités dont il est ici question.

Avant d'abandonner ce sujet nous devons rappeler l'analogie, déjà notée par Latreille, de ces excavations avec celles du tambour dans les criquets (*fig.* 252); nous y voyons également un stigmate ouvert dans une caverne considérable, et derrière lui une membrane soutenue par un cadre corné; et pourtant, chez ces derniers orthoptères, il ne semble exister là qu'un appareil respiratoire. D'un autre côté, selon nous, ce qu'on nomme le thorax dans les insectes répond au cou des vertébrés (dère), et c'est là que se trouvent, chez ceux-ci, des organes de respiration et de psophose; c'est aussi à cette région cervicale dérique qu'appartiennent les organes de stridulation des criquets, des locustes, des grillons; les premiers arceaux de l'abdomen des insectes doivent donc répondre au thorax des vertébrés : or, à l'origine du thorax des oiseaux se trouve un organe respiratoire et vocal, comme l'est aussi celui de la cigale, semblablement placé d'après cette détermination. Ainsi, l'anatomie concorde avec la physiologie pour justifier le rapprochement des matières contenues dans le présent paragraphe.

5° Le *bourdonnement*, ce bruit si connu et qu'il est si naturel de rapporter à la vibration des ailes puisqu'il accompagne toujours le vol, ce bruit dont on peut reproduire l'analogue dans un jeu d'enfant, en faisant tourner rapidement une lame de bois à l'extrémité d'une ficelle, a cependant exercé la sagacité de plusieurs savants qui lui ont recherché un mécanisme plus compliqué ; c'est que, outre le bourdonnement propre et qu'on observe déjà durant le vol des oiseaux-mouches, certains insectes font entendre un son plus aigu, quoique de même nature, mais dans l'état de repos. On peut s'en assurer aisément en tenant entre les doigts l'hélophile abeilliforme, et l'on assure que les abeilles s'avertissent réciproquement par des sons du même genre. Mais il ne faut pas y regarder de bien près pour s'assurer qu'en pareil cas il y a toujours rapide vibration des ailes, et que si le ton est plus aigu, cela tient à la brièveté de ces mêmes oscillations devenues plus courtes et plus rapides que durant le vol. D'ailleurs, si l'animal est libre on voit communément, à chacun de ces chants plaintifs de l'hélophile, l'abdomen creux de l'insecte se relever et recevoir le choc des ailes; on voit aussi que le cuilleron est frappé de même par les rapides oscillations du balancier qu'il recouvre. Aussi l'excision de quelqu'une de ces parties affaiblit-elle le son, et leur excision simultanée le détruit-elle chez la mouche vomisseuse. Pour l'hélophile abeilliforme, cette petite plainte musicale ne cesse pas totalement encore, et l'on reconnaît qu'elle ne subsiste qu'en vertu des rapides vibrations du corps entier et de la tête. Nul doute que ce trémoussement ne soit dû à la trépidation des muscles destinés ordinairement à mouvoir les ailes, et agités ici de mouvements plus rapides encore que ceux dont nous avons parlé pour le chant de la cigale. Les frottements ou plutôt les contacts oscillatoires de la tête suspendue à son cou filiforme contre le tronc, et des autres parties, des membres même, l'une contre l'autre, rendent sonores ces trémulations, comme une cloche de verre, mise en vibration par la pulpe du doigt, donne un son seulement quand on la met en léger contact avec un corps dur. De cette complexité dans la production du son, et de la force, de la rapidité variable des vibrations qui le produisent, doivent résulter quelques variations dans le ton, comme on l'observe effectivement dans le chant plaintif de l'hélophile.

C'est à des raisons semblables qu'il faut attribuer la différence du ton dans le bourdonnement de divers insectes ; il est sourd et ronflant pour le hanneton, le bousier au vol pesant, plus élevé pour la cétoine au vol rapide, grave pour le bourdon aux ailes larges, aigu dans le vol du cousin aux ailes étroites, sourd et grave pour l'abeille dont le vol est assez lent, plus aigu et plus intense pour l'hélophile dont le vol est très-vif.

Tout concourt donc à prouver qu'il ne faut pas chercher ailleurs la théorie du bourdonnement. Duméril, qui avait parfaitement observé que tout le corps participe, en pareil cas, à la vibration, avait donc eu tort d'y ajouter, même dubitativement, la sortie d'une plus grande quantité d'air par les stigmates; et Burmeister était bien moins fondé encore à rapporter tout au courant d'air qui s'échappe, dit-il, du stigmate postérieur du thorax, et met en mouvement les lamelles membraneuses dont son pourtour est garni intérieurement. Ce savant n'a pas réfléchi, sans doute, à l'impossibilité de soutenir ainsi, pendant des heures entières, un son *continu*, qui exigerait un réservoir d'air mille fois plus considérable au moins que le corps des insectes, et une force d'expulsion dont ils ne sont pas capables. D'ailleurs, ces stigmates (trémaëres de Marcel de Serres) se retrouvent soit au métathorax, soit au mésothorax, avec les mêmes dimensions, les mêmes conditions chez les insectes silencieux et chez les bourdonnants ; ils s'ouvrent, se ferment, chez ces derniers, sans relation constante avec la psophose ; et si Burmeister a fait cesser le bourdonnement en bouchant avec de la gomme ces ouvertures aérifères, c'est qu'il a ainsi asphyxié les muscles des ailes que ces stigmates servent évidemment à vivifier. Donc la théorie de Burmeister qui diffère peu, au reste, de celle de Hunter pour l'abeille, de Lorey pour l'atropos, est dénuée de fondement.

C. La *phonation*, que Peyrilhe appelait vocification, est une opération dans laquelle, par son frottement contre les bords d'une ouverture qu'il traverse, un courant d'air éprouve des vibrations moléculaires qui le rendent sonore, après quoi il subit encore des modifications diverses de la part des autres capacités qu'il doit parcourir avant de se répandre dans l'espace. La *voix*, c'est le nom qu'il prend alors, se distingue de tout autre son par un *timbre* spécifique et même individuel. Ce timbre est indubitablement un résultat de la conformation particulière des instruments qui l'ont produit ; mais c'est une modification très-complexe et dont il n'est pas facile de déterminer la nature (1), comme on peut le faire pour les modifications toniques.

(1) On peut croire pourtant que le timbre est le produit d'une foule de petites vibrations secondaires, plus ou moins harmoniques, aux vibrations prin-

On ne peut donc donner le nom de *voix* au soufflement menaçant du chat, des serpents, des gros lézards; encore moins à celui des tortues, des escargots qui, rentrant sous leur carapace ou leur coquille, chassent tout ou partie de l'air enfermé dans leur poumon. Le clapotement des crabes respirant dans l'air ne mérite pas davantage un pareil nom; et c'est à peine si l'on peut assimiler à la voix proprement dite, le petit bruit explosif de la larve d'hydrophile mise à sec et inquiétée. Dans ses contorsions, elle exprime vivement l'air contenu dans ses deux grosses trachées longitudinales; il sort par l'ouverture respiratoire et contractile qui avoisine l'anus, en donnant lieu à un son comparable au *crepitus* de divers mammifères, et que la loche des étangs paraît également opérer par l'anus même, rendant ainsi chargé d'acide carbonique l'air qu'elle a aspiré par la bouche à l'état de pureté (Ehemann).

Ce serait, au reste, à peu près le seul exemple d'un son vocal chez les animaux invertébrés, et les vertébrés sont même, sous ce rapport, fort inégalement partagés, comme nous l'allons voir en détail.

1° *Poissons*. Les noms de truie, de porc, de grogneurs et leurs dérivés, ceux de corbeau, de coucou, de tambour donnés à divers poissons marins, indiquent assez qu'on a depuis long-temps observé les sons que rendent plusieurs de ces vertébrés quand on les tire de l'eau, ou sous les eaux même. Aristote en connaissait plusieurs; Rondelet, notre

---

cipales; on connaît la cause du timbre particulier d'un instrument fêlé, c'est la percussion réciproque des bords de la fente qui mêle son produit au son principal.

ancien compatriote, en a parfaitement décrit un certain nombre, et a donné à leur sujet des explications assez plausibles pour séduire Lacépède ; Cuvier et Valenciennes en ont dit bien davantage en ce qui concerne surtout les sciénoïdes.

Les balistes et notamment la vieille, la mole ou poisson-lune, les diodons et tétrodons émettent un sifflement sonore en chassant l'air contenu dans leur jabot quand on les saisit ou qu'ils veulent se plonger sous l'eau.

La dorée *(zeus faber)*, les chaboisseaux *(cottus)*, les batrachoïdes *(B. grunniens)*, plusieurs trigles nommés grondins, gurnard, corax, etc., rendent une sorte de grognement. Le son vocal du perlon ou cabote *(Tr. hirundo)* pourrait, selon nos pêcheurs, se rendre par la syllabe *rou* soufflée pour ainsi dire ; la morrude *(Tr. lucerna)* prononcerait à peu près *kou*, selon Rondelet. Mais il est difficile d'obtenir des pêcheurs une explication satisfaisante sur ce fait : le son est-il produit avant que l'animal soit sorti de l'eau ? Il est sûr seulement qu'il se prononce quand il est à l'air. Pour les sciénoïdes on affirme plus positivement le premier fait. L'otolithe royal, le maigre *(sciæna aquila)*, d'après Cuvier, ont été entendus à des profondeurs variables. Le drun ou tambour *(pogonias fasciatus)* ferait, au témoignage de divers voyageurs, entendre autour de la quille des navires des sons retentissants et qui auraient plus d'une fois alarmé l'équipage ; mais ces faits, contredits par Mitchill, laissent encore des doutes. L'eau même pourrait-elle être mise en vibration jusqu'à devenir sonore ? La sirène de Cagnard-Latour répondrait pour l'affirmative, mais on n'a rien découvert de pareil dans les poissons dont il s'agit (1). Tout ce qu'on y a trouvé de remarquable, c'est une vessie natatoire fort grande et divisée en nombreux sinus qui vont se disséminant même dans les chairs; une couche de fibres musculaires revêt l'une des parois : servirait-elle à comprimer la vessie, à faire circuler l'air dans ses appendices? Mais c'est là une théorie fort douteuse, et voici des faits contradictoires. Ce n'est qu'en comprimant fortement, étranglant entre les doigts la vessie trilobée du perlon, que j'ai pu obtenir une sorte de croassement perceptible sous l'eau, et j'ai fini par la crever dans ces tentatives; il serait plus facile, ce semble, d'obtenir le même effet de la vessie bilobée de la carpe, qui offre un étranglement considérable entre les deux lobes, et qui pourtant ne produit aucun grognement. Il y a plus, la vessie est simple dans le poisson St-Pierre ou dorée, dans le gronau *(Tr. lyra)*, le *corvina dentex*, les *pristipoma coro*, *gubelini* et *guoraca* (Cuvier); elle n'est qu'échancrée dans le corb grognant *(corvina ronchus)*, le rouget *(trigla pini)*, et le grondin *(Tr. gurnardus)*, fourchue dans les batrachoïdes et l'otolithe royal. Enfin, elle manque totalement aux chaboisseaux, à la mole *(orthagoriscus mola)*, que Rondelet dit avoir entendue lui-même.

Rondelet attribue bien ces sons vocaux à quelque mouvement d'air intérieur, mais il est porté à croire

(1) Le docteur Grant a observé que des tritonies (mollusques gastéropodes), conservées vivantes dans l'eau de mer, faisaient entendre un petit bruit tel que celui d'un fil de métal frappant sur les bords du vase de verre où elles étaient enfermées ; chaque fois la bouche de l'animal s'ouvrait. Sans doute alors elle raclait le verre de sa dent cornée, comme le font en marchant d'autres gastéropodes aquatiques

aussi qu'ils dépendent en partie du frottement des branchies et même (pour le dactyloptère volant) de l'air qui traverse les ouïes, et Lacépède a conjecturalement adopté toutes ces idées. La première de ces théories est facilement infirmée par l'expérience; quant à la dernière, elle se rapproche de celle que nous croyons pouvoir présenter avec plus de probabilités et de précision. Il est assez commun de voir, chez les poissons osseux, que la fente branchiale (*fig.* 260 a, a, a) est horizontale à la partie supérieure, et c'est surtout par-là que sort l'eau qui a servi à la respiration quand les ouïes se resserrent. La portion supérieure de l'opercule qui correspond à ce point est échancrée profondément dans le perlon et les autres trigles, les chaboisseaux, et, si j'en juge par des figures, il en est de même de la dorée, de divers sciénoïdes, des diodons; et cette échancrure est remplie par une valvule cutanée demi-circulaire (b). Lorsque sur le perlon je dilatais d'abord ces larges ouïes qui lui ont fait donner le nom de cabote et que je les resserrais ensuite subitement, l'air soulevait et faisait vibrer cette valvule, en s'échappant tantôt avec une sorte de souffle exprimant à peu près *vou;* tantôt, si plusieurs bulles se succédaient avec rapidité, la syllabe *crau* eut pu donner l'idée du son faible qui se produisait alors, mais qui, dans l'état de vie et par le jeu simultané et naturel des pièces, doit acquérir une intensité très-notable.

2º *Reptiles.* Nous avons déjà fait entendre que les serpents, les lézards n'ont pas de véritable voix, et que leurs prétendus sifflements ne méritent pas ce nom; nous ignorons s'il en est autrement de celui des iguanes qu'on dit plus sonore. C'est, sans doute, un son laryngien que le cri ou croassement sourd attribué aux geckos, et que Duméril et Bibron rapportent, à tort sans doute, à un clapement de langue. C'est là aussi tout ce qu'on peut dire du petit gémissement poussé quelquefois par les salamandres terrestres et le lézard ou algire (Edwards, nob.). Le chant de la sirène comparé par Garden au sifflement d'un jeune canard est nié par Barton; mais les crocodiles et caïmans paraissent bien positivement doués d'une voix comparée au miaulement du chat dans le jeune âge (de Humboldt), et tantôt à des sanglots entrecoupés, tantôt à des mugissements dans l'âge adulte. Leur glotte, à en juger par la figure donnée par de Humboldt, ressemblerait beaucoup à celle des batraciens; mais Cuvier la dit purement membraneuse, sans rubans vocaux, ni ventricules, quoiqu'il y ait au larynx cinq pièces cartilagineuses et deux muscles, un dilatateur et un constricteur.

L'appareil vocal est peut-être plus rudimentaire encore chez les femelles des batraciens anoures; aussi leur voix se réduit-elle à un petit cri ou grognement pour les grenouilles, à une sorte de clapement sourd chez certains crapauds. Mais les mâles sont tous doués d'une voix souvent éclatante : c'est un son flûté ou comparable à un petit aboiement pour les sonneurs, accoucheurs et crapauds, un coassement rauque pour les grenouilles, large et retentissant pour les rainettes, qui, réunies en bandes nombreuses à la surface des étangs, remplissent si souvent l'air de leurs fatigantes clameurs.

Un larynx presque osseux et composé de trois pièces (Martin Saint-Ange) en est l'instrument principal, et Camper a donné une bien fausse théorie quand il a attribué ce cri aux vibrations de la langue agitées par l'air que reçoivent et chassent deux sacs sous-cutanés voisins des oreilles chez la grenouille verte, et un sac sous-maxillaire unique chez la rainette : autant vaudrait en revenir à l'opinion de Pline, qui attribue le coassement à l'agitation d'un peu d'eau dans la gorge ouverte dans le fond de la bouche. Ces sacs servent au renforcement du son ; ils servent surtout à recevoir l'air chassé avec bruit du larynx, et à l'y faire rentrer aussitôt par la contraction de la couche musculaire dont ils sont revêtus. J'ai constaté bien positivement, chez la rainette, les gonflements alternatifs de l'énorme sac placé sous la gorge *(fig. 262)* et des poumons qui soulèvent les flancs ; et j'ai acquis la certitude, contre l'assertion de Schneider, que c'est la bouche fermée que ces reptiles poussent leurs coassements, auxquels les narines seules donnent une issue directe ; mais peu d'air s'échappe par cette voie : et on s'explique ainsi comment des animaux dont la respiration est si peu active peuvent soutenir si long-temps et presser coup sur coup leurs exercices vocaux. Ceci même peut aider à comprendre comment la grenouille rousse fait entendre sous l'eau un léger grognement (Rœsel).

Quant à l'organe producteur du son ou larynx, nous en donnerons rapidement une idée d'après la rainette *(hyla arborea)*. Un cricoïde, pourvu en dessous de deux longs appendices qui s'étendent vers les poumons, est attaché aux cornes thyroïdiennes de l'hyoïde par un ligament ; il supporte deux aryténoïdes (1) mobiles de dedans en dehors, et pouvant ainsi ouvrir ou fermer la glotte. Ces aryténoïdes sont en forme de conque *(fig. 265)*, sur chacune desquelles serait tendu un ruban aponévrotique libre de toutes parts, si ce n'est en bas, où il est bridé par un petit frein et rattaché au bord inférieur de la conque. Le courant d'air qui passe entre ces deux cordes vocales, les fait vibrer comme un ruban de soie dans l'instrument vocal du joueur de marionnettes ; c'est là tout le mystère de cette voix renforcée par les conques aryténoïdes et le sac sous-maxillaire. Des muscles bien connus de Martin Saint-Ange dans la grenouille, et que nous avions aussi figurés dans un autre ouvrage d'après le même reptile, offrent quelques différences, mais peu importantes, dans la rainette. Attachés pour la plupart aux cornes thyroïdiennes, ils servent à écarter ou à rapprocher les conques demi-osseuses et les cordes qu'elles supportent, mais il en résulte peu ou point de variation dans l'intonation ; ils ne peuvent ni tendre ni relâcher ces rubans *(fig. 264)*.

3° *Oiseaux*. Il ne s'agit plus ici d'un cri uniforme et plus ou moins rauque, mais de modulations variées, de notes et de phrases musicales susceptibles même de se régler sur les méthodes humaines, et d'un timbre souvent plus harmonieux que celui de nos instruments les plus parfaits ; il s'agit d'une voix qui, plus avantagée que celle de la plupart des mammifères, peut non-seulement exprimer par des

(1) Le thyroïde paraît être représenté par la plaque cartilagineuse de l'hyoïde *(fig. 264)*.

cris instinctifs les sentiments divers qui agitent l'animal, mais encore articuler notre langage et répéter nos mélodies. Et pourtant il y a de singulières différences entre les organes vocaux des oiseaux et les nôtres, et il en existe même chez eux de très-notables d'espèce à espèce (1). Aussi, sous ce dernier point de vue, sommes-nous loin de nous étonner avec Cuvier, de voir la corneille et le rossignol, par exemple, émettre des sons si dissemblables.

Chez les oiseaux le son vocal est produit au bas de la trachée-artère, à la division des bronches ; c'est là qu'est leur larynx *inférieur* ou *thoracique*, leur glotte véritable (2) avancée par Ferraut, prouvée par Hérissant et mieux encore par Cuvier, puis par Savart et autres. Cette opinion est basée non-seulement sur l'anatomie, mais encore sur des expériences incontestables : sans parler des sons faibles et informes qu'on obtient en comprimant le thorax d'un oiseau récemment mort, en soufflant dans les bronches sans déplacer la trachée-artère, ou bien encore dans la trachée qu'on a enlevée avec les bronches, on peut couper, sur l'animal vivant, la trachée en travers, en écarter les bouts, sans que la voix soit perdue, soit même très-notablement affaiblie ou altérée dans son timbre ; c'est ce que nous avons nous-même observé sur un coq. Mais ce larynx thoracique offre ceci de commun chez tous les

---

(1) Nous ne parlons pas de celles qui distinguent un sexe de l'autre ; tout le monde sait que le chant musical est presque absolument réservé aux mâles, aussi leurs organes ont-ils une perfection qui manque le plus souvent aux femelles ; mais ils sont du moins, chez l'un et l'autre sexe, construits sur le même type.

(2) Ce thoraco-larynx manquerait, selon Cuvier, Rudolphi et Merkel, au roi des vautours, au condor, aux autruches et casoars.

oiseaux, que les bronches très-élastiques et partant toujours tendues, quel que soit le degré d'écartement ou de rapprochement des arceaux cartilagineux qui en forment la paroi externe, sont toujours membraneuses au côté interne, du moins au voisinage de la trachée (membrane tympaniforme de Cuvier). Une vésicule aérienne, communiquant avec les poumons, occupe constamment, si j'en juge par mes dissections, l'angle de réunion, l'espace intermédiaire aux deux membranes tympaniformes qui sont aussi bien favorablement disposées pour opérer des vibrations sonores. Ceci expliquerait comment l'animal pourrait devenir muet, comme l'assure Hérissant, si l'on ouvrait la grande vésicule aérienne qui occupe la partie la plus avancée de la poitrine et s'avance jusqu'entre les branches de la fourchette ou clavicule.

Quant au reste, la structure du larynx inférieur diffère assez pour nous permettre d'y établir quatre types principaux, auxquels se rattacheront des variations secondaires.

a. Le perroquet *(psittacus œstivus)* : une virole osseuse *(fig.* 271, c), évasée et coupée obliquement des deux côtés de son évasement, termine la trachée; dans les deux échancrures qui en résultent, sont logés deux croissants osseux (d), inclinés l'un vers l'autre par leur bord droit qui fait biseau dans le conduit aérien. Au-dessous commencent les bronches dont les premiers arceaux sont soudés pour former un croissant cartilagineux (e) qui regarde par son bord droit ou concave celui des biseaux. La membrane tympaniforme d'un côté se continue avec celle du côté opposé ; elle peut, en s'étendant par la divarication des bronches, s'élever vers les biseaux, rétrécir les passages et contribuer à la phonation. Un muscle attaché d'une part à la trachée, de l'autre à chacune des bronches (divaricateur des bronches) (*fig.* 270, e), produit cet effet; en même temps il incline le croissant cartilagineux sur l'osseux, fait saillir en dedans la membrane intermédiaire à ces deux croissants, et la glotte se trouve alors formée par le pli de cette membrane à droite et à gauche, et par la tympaniforme qui se rapproche de tous deux ; c'est une glotte qui ne peut produire alors que des sons d'anche par vibration simultanée de l'air qui la traverse, et des lèvres molles qu'il écarte en passant (1). Les sons de flûte sont produits par le brisement de cet air sur les biseaux osseux, mis pour ainsi dire à nu par un autre muscle plus court (divaricateur des biseaux) (d), qui les fixe et qui en même temps tire en dehors la membrane intermédiaire aux croissants osseux et cartilagineux. Le muscle sterno-thyroïdien aide au premier de ces deux mouvements, en abaissant la trachée et facilitant ainsi la divarication des bronches.

b. Chez le rossignol la glotte peut être aussi toute solide, toute osseuse, par un mécanisme tout autre. La virole qui termine la trachée (a) est, à sa partie inférieure, partagée en deux par une traverse osseuse antéro-postérieure, à laquelle sont attachées les deux membranes tympaniformes (c); un petit repli mem-

---

(1) La différence entre les sons d'anche et les sons de flûte tient évidemment à ce que dans la production des premiers l'instrument vibre avec l'air, que l'air seul vibre dans celle des seconds.

braneux la surmonte, et Savart y attache une importance qui nous paraît peu fondée. En dehors (*fig.* 268) les deux premiers arceaux des bronches (d, e) sont osseux et très-courbés; le troisième (f) est droit, large, plat, séparé du précédent par un grand espace membraneux qui lui donne beaucoup de jeu; aussi est-ce son bord supérieur qui forme la corde vocale, ou un biseau qui en tient lieu, lorsqu'il s'incline en dedans, faisant la bascule par le moyen des muscles attachés à son apophyse inférieure et postérieure. Ce bord peut se rapprocher plus ou moins de la traverse osseuse, et rendre ainsi le son vocal tout aussi flûté que dans nos instruments à vent les plus rigides. La membrane tympaniforme, de même que le reste de la bronche dont les arceaux sont cartilagineux, très-minces et très-écartés (b), servent seulement au renforcement du son. Les muscles de ce larynx inférieur sont forts et assez nombreux, ce qui indique qu'il est susceptible de produire des modulations assez multipliées; cet effet doit dépendre du degré d'étroitesse de chacune des glottes que sépare la traverse osseuse, du degré d'élévation du troisième arceau, et de son inclinaison sur la traverse plus grande en avant ou en arrière. En effet, plusieurs de ces muscles se fixent sur l'une ou l'autre des extrémités des arceaux osseux dont il a été question ci-dessus. De ces muscles (*fig.* 266), les plus longs et les plus forts (e, f) sont les releveurs et les rotateurs postérieurs et antérieurs du troisième arceau; la paire la plus courte et le plus profondément cachée est celle qui soulève et écarte le premier et le deuxième. Cuvier subdivise en trois chacun de ces derniers muscles qui ont effectivement plusieurs trousseaux ; il en compte donc dix en tout, et il faut y joindre encore les deux stern. o-thyroïdiens qui s'attachent au bas de la trachée, avant de continuer à la côtoyer jusqu'au larynx supérieur.

On retrouve exactement les mêmes dispositions chez le merle, le serin et autres oiseaux chanteurs, dont le larynx thoracique garni de ses muscles forme une sorte de bulbe au bas de la trachée, bulbe seulement un peu moindre chez les femelles que chez les mâles.

Selon Cuvier, la corneille serait absolument dans le même cas ; mais, outre des dispositions un peu autres dans les muscles, Savart a noté cette particularité importante, que le troisième arceau n'est point susceptible de rotation étant dépourvu d'apophyses, et qu'il est garni en dedans d'un bourrelet mollasse qui convertit la glotte en ouverture à lèvres molles et d'où ne peuvent que sortir des sons anchés ou rauques.

c. La cane *(anas boschas, fœm.)*, de même au reste qu'un grand nombre d'oiseaux, ne possède pour tout muscle que les sterno-thyroïdiens attachés à la trachée qu'ils tirent vers le thorax, déprimant ainsi le larynx inférieur et augmentant la divarication des bronches, la tension de la membrane tympaniforme ; aussi son cri n'est-il guère susceptible de variations. Ce cri est essentiellement anché, il est produit par une double glotte membraneuse. A cet effet, la virole du bas de la trachée (1) est séparée

---

(1) Elle montre ici les éléments dont elle est composée, par la soudure incomplète des anneaux ; elle a une traverse osseuse, c'est à la virole qu'ap-

des deux premiers arceaux des bronches qui sont osseux et très-forts, par un grand espace membraneux qui, lors de leur rapprochement, forme un pli saillant et fort rapproché de la traverse ou de la membrane tympaniforme. Dans l'effraie le pli se forme entre le premier et le deuxième arceau.

d. Le coq (*fig.* 274) n'est pas mieux partagé quant aux muscles, et le larynx thoracique de la poule diffère fort peu de celui de son mâle; mais aussi, quoique les cris instinctifs soient assez variés chez cet oiseau, les intonations et modulations le sont fort peu comparativement aux oiseaux chanteurs. Il y a aussi une traverse osseuse et par conséquent deux glottes inférieures chez le coq; mais les deux n'en font pour ainsi dire qu'une à cause de la compression considérable de la trachée-artère, immédiatement au-dessus de l'arête supérieure de cette traverse ; celle-ci est comme suspendue aux derniers anneaux minces et mous qui remplacent la virole osseuse des thoracolarynx précédents. L'origine de chaque bronche est aussi fort comprimée, et en dehors se trouve une membrane demi-circulaire encadrée par le premier arceau bronchique, et qui peut se mettre presque en contact avec la membraniforme quand le larynx thoracique s'abaisse et que les bronches s'écartent. De-là, une voix anchée, et qu'on peut imiter en faisant vibrer par le souffle un ruban de papier, une feuille de graminée tendue entre deux doigts parallèles, ou tout autre jouet semblable.

partient le renflement osseux du mâle qu'on a pris quelquefois pour un cœur ossifié *(fig.* 275*).* On sait que cette conformation ne produit d'autre effet que d'assourdir la voix et de la réduire à une sorte de croassement très-faible.

D'après ce qui vient d'être exposé, la *trachée-artère* des oiseaux n'est point un porte-vent comme chez les mammifères ; les bronches seules en jouent le rôle, et la trachée devient un porte-voix ou tuyau vocal. Sa longueur doit concourir au renforcement du son qui se répercute d'ailleurs dans les cavités aériennes du thorax, et il faut bien qu'il en soit ainsi pour qu'un aussi petit instrument se fasse entendre de si loin et avec tant d'éclat. La forme de la trachée a donc nécessairement de l'influence sur la force du son, elle en a aussi sur son timbre ; car c'est avec raison que Cuvier fait remarquer qu'elle est cylindrique et régulière, ajoutons et toute osseuse comme dans nos sifflets (1), chez les oiseaux à voix flûtée, élargie en trompette chez ceux à voix retentissante, etc. Mais c'est surtout relativement à l'intonation, c'est-à-dire l'élévation ou l'abaissement du ton, que son utilité est manifeste. Nul doute que les rétrécissements et tensions variées du thoraco-larynx ne puissent faire varier le ton ; mais cela est plus douteux pour le larynx cervical, malgré les assertions de Cuvier qui d'ailleurs s'est trop exagéré l'étendue diatonique de la voix des oiseaux (2) ; reste donc pour moyen principal les changements de longueur du tuyau vocal, c'est-à-dire de la trachée-

---

(1) Toutefois, ce tuyau n'a point une rigidité complète ; il partage indubitablement et modifie les vibrations du courant d'air : il est même probable qu'il contribue ainsi beaucoup à baisser le ton, sans quoi on ne concevrait pas comment un instrument d'un si petit calibre pourrait produire autre chose que des sons excessivement aigus.

(2) Le rossignol même, d'après Buffon, n'a pas plus d'une octave dans la portée de la voix : chaque individu de l'espèce du coq n'a guère dans son chant qu'une seule note plus ou moins haute ; le cini, l'hirondelle de cheminée en ont peut-être deux ou trois dans leur gazouillement.

artère (1). Or, cet allongement et le raccourcissement qu'il suppose peuvent être hardiment supposés, chez les oiseaux chanteurs, dans la proportion du simple au double et même davantage. Les cercles osseux de la trachée peuvent s'écarter un peu l'un de l'autre dans l'allongement ; dans le raccourcissement ils s'emboîtent et s'entuilent, de sorte que la moitié de l'un couvre une partie de ses deux voisins et que l'autre moitié est couverte par eux, et deux rubans musculaires, un de chaque côté; les sterno-thyroïdiens qui la côtoient et s'y accolent servent à produire cette imbrication ; la portion inférieure de ces muscles, souvent séparée du reste, sert seule à abaisser le thoraco-larynx et pourrait allonger un peu la trachée. L'allongement est en réalité produit par celui du cou. Voyez, en effet, comme l'oiseau qui chante redresse le cou préalablement ployé en S, et dont la trachée coupait les flexuosités en ligne droite.

Le *larynx supérieur, cervical* ou *dérique* (fig. 272), est un élargissement de la trachée, ouvert par une fente longitudinale susceptible d'ouverture et de clôture volontaire, à l'aide de muscles intrinsèques et extrinsèques, dont les premiers sont les analogues au crico-thyroïdien tenseur, au thyro-aryténoïdien (e) dilatateur, et au glosso-glottique constricteur : ils meuvent surtout deux cartilages ou plutôt

---

(1) Euler compare à une corde vibrante le courant d'air vibrant dans un instrument à vent ; la longueur de la cavité contenante représente la longueur de la corde, la rapidité du courant en représente la tension. Il faut donc ajouter aux causes qui font hausser et baisser la note, la force d'impulsion qui chasse l'air à travers la glotte jusque dans la trachée : on sait que dans un sifflet on peut monter d'une octave en forçant le souffle.

deux os aryténoïdes qui bordent la glotte, côtoyés eux-mêmes par les cornes d'un thyroïde assez étroit, et séparés en arrière par un cricoïde rudimentaire. Ces cartilages ou osselets, connus mais mal déterminés par Casserius et Perrault, l'ont été très-exactement par Geoffroy-Saint-Hilaire. A l'intérieur, le larynx cervical est souvent cloisonné complétement (canard) ou incomplétement (coq), par une crête du thyroïde et par la saillie du bord interne des aryténoïdes. Cuvier attribue une grande valeur, pour l'intonation de la voix, aux degrés d'ouverture dont cette glotte supérieure est susceptible; mais la comparaison qu'il en fait à nos instruments de musique est inexacte. Un sifflet fermé ou bien ouvert à son extrémité n'en a pas moins une autre issue pour l'air mis en vibration dans sa cavité, c'est celle de la coche en bouche voisine du biseau; c'est même ainsi qu'on explique la gravité du son qui descend d'une octave quand on bouche l'extrémité du sifflet, le courant d'air sonore devant en parcourir deux fois la longueur avant de s'échapper au-dehors (Bernouilli). Pour peu qu'on y réfléchisse, on sentira qu'il n'en peut être ainsi de l'appareil vocal dont il est ici question, et nous en avons la preuve chez les batraciens qui ne changent point de note malgré la mobilité de leur larynx en ce qui concerne ses degrés d'ouverture. Il nous paraît que le larynx dérique des oiseaux a surtout pour fonction de couper les phrases musicales du chant, de détacher les arpèges, d'augmenter ou diminuer la force de la voix; on peut se rappeler, en effet, comment se gonfle et s'agite le gosier d'un oiseau qui chante.

Il nous paraît aussi bien positif que le larynx est le véritable organe de la prononciation dans les oiseaux parleurs : privés de lèvres contractiles, d'une langue flexible et de voile du palais, ils ne sauraient autrement articuler les consonnes, que jamais, il est vrai, ils ne prononcent bien purement ; mais pour les voyelles même il faut encore en attribuer la formation au larynx supérieur, et en même temps, sans doute, à la *cavité du bec* qui peut s'agrandir ou diminuer, et changer sa forme et ses dimensions, selon que les deux mâchoires s'écartent plus ou moins, et que le larynx avec l'hyoïde auquel il est suspendu s'avance ou se recule davantage par l'action des muscles attachés à cet os.

La cavité rostrale, ou plutôt celle de l'arrière-bouche, peut aussi produire quelque effet sur le ton ; mais la forme du bec même influe peu là-dessus, comme le prouvera la comparaison de divers oiseaux chanteurs, l'alouette, le serin, le bouvreuil. Pourtant un bec très-long et très-gros ne se rencontre guère avec un chant harmonieux.

Au reste ici, comme ailleurs, il ne faut pas seulement tenir compte de l'instrument, mais aussi du moteur qui le met en jeu, de l'instinct, de l'intelligence et de l'éducabilité de l'oiseau qui lui fait tirer meilleur parti d'une organisation commune ; c'est ainsi que le bouvreuil, dont le cri naturel imite le bruit de la scie, apprend à chanter, à parler.

En résumé, la voix des oiseaux est produite par une glotte simple ou double, située à la bifurcation de la trachée-artère : osseuse, elle donne des sons de flûte ; membraneuse, elle donne des sons d'anche. La tension et la constriction de ces glottes contribuent à l'acuité du son, et la force d'impulsion de l'air y entre aussi pour quelque chose ; mais l'allongement de la trachée paraît avoir sur ce point plus d'efficacité encore. Enfin, les mouvements du larynx cervical et de la cavité gutturale, peu puissants quant à l'intonation, le sont quant à la force, au timbre de la voix ; ils coupent les sons filés, et de ces deux manières opèrent seuls la prononciation des consonnes et surtout des voyelles dans l'imitation de la voix humaine.

4° *Mammifères.* Ici la trachée-artère et les bronches n'ont plus qu'une fonction commune, celle de tuyau porte-vent servant tout au plus encore au retentissement, au renforcement du son vocal qui bourdonne jusque dans le soufflet représenté par les poumons et la poitrine. Le toucher seul suffit pour nous en convaincre, par le frémissement que les tons graves impriment à la main posée sur le thorax, et l'auscultation nous l'apprend même pour les tons aigus. La trachée ne peut plus, comme chez les oiseaux, influer sur l'intonation, quoi qu'en ait dit Fabrice d'Aquapendente, et Dodart remarque avec raison qu'elle s'allonge, au contraire, dans les notes élevées, par suite de l'élévation du larynx. C'est dans le larynx cervical, le seul qui reste aux mammifères, que la voix se forme, et c'est là qu'elle commence à prendre en partie et le ton et le timbre qu'elle manifeste dans sa complète exhibition. On en a la preuve dans les maladies de cet organe accompagnées de raucité ou d'extinction de voix, dans la suppression totale de celle-ci quand une ouverture accidentelle est pratiquée à la trachée-artère, et enfin dans une certaine imitation de la voix, produite par le souffle poussé à travers ce larynx dont on serre convenablement les côtés.

Le cartilage thyroïde ou scutiforme est le plus grand du larynx dont il occupe la région antérieure ; il est suspendu à l'hyoïde, et tient de même suspendu au-dessous de lui par une double articulation mobile le cricoïde ou annulaire, auquel fait suite la trachée-artère. Sur le bord du cricoïde, en arrière, là où il a plus de largeur, sont articulés les deux aryténoïdes. *(Voyez les fig. 275, 280, et leur explication.)*

Outre ces cartilages constants et quelquefois partiellement ossifiés, on trouve quelquefois, entre les aryténoïdes, l'épicricéal découvert par Rousseau et Brandt, sur leur bord antérieur les cunéiformes de Wrisberg, sur leur sommet les corniculés de Santorini ; souvent ils sont soudés aux aryténoïdes, ou bien ils sont nuls (*fig. 278 et 284*).

A l'intérieur de la boîte constituée par ces cartilages (276, i, j), on voit assez généralement deux plis horizontalement dirigés de chaque côté ; l'inférieur est le plus saillant, le plus solide, le plus tendu : on le nomme *corde vocale inférieure* ou *glottique,* et l'intervalle en forme de fente qui le sépare de son opposé se nomme *glotte* (279). Elle est étroite en avant et s'élargit en arrière, souvent même au point de rendre là le contact réciproque plus difficile et de laisser habituellement un libre passage à l'air. Ce sont les cartilages aryténoïdes qui forment cette partie *respiratoire* de la glotte ; la partie antérieure seule est vraiment vocale et bordée par la corde de ce nom, que composent, avec la membrane muqueuse, des fibres aponévrotiques et musculaires, attachées d'une part au milieu du cartilage thyroïde, de l'autre au bord antérieur et interne de l'aryténoïde, dont les mouvements peuvent la tendre, la relâcher, la rapprocher ou l'écarter de sa congénère. Malgaigne seul a distingué convenablement ces deux parties de la glotte. Quant aux cordes vocales supérieures, souvent nulles, ou simples replis membraneux, ils ont souvent ceci de curieux qu'ils circonscrivent l'ouverture d'une cavité située de chaque côté entre eux et les cordes glottiques, et appelée *ventricule* du larynx *(fig. 275)*.

Le muscle aryténoïdien, vrai sphincter comparable au glosso-glottique des oiseaux, fronce l'intervalle des cartilages aryténoïdes, les rapproche et obture la portion respiratoire de la glotte (*voy. les fig.* 277, 280). Les thyro-aryténoïdiens affaissent le ventricule, roidissent la corde glottique dans laquelle ils pénètrent (Dutrochet), et tirant sur le côté externe des aryténoïdes, tendent à les faire tourner sur leur axe (Dutrochet, Geoffroy-St-Hilaire, Despiney), à porter plus en dedans leur bord interne et antérieur, et par conséquent à rétrécir la glotte tout en la rendant plus vibrante (1). Les muscles crico-aryténoïdiens latéraux aident puissam-

(1) Je ne mets pas en ligne de compte pour ce rétrécissement le rapprochement des ailes des thyroïdes par l'action des muscles constricteurs du pharynx, bien que cette opinion de Galien ait été adoptée par Fabrice d'Aquapendente, et de nos jours par Dutrochet, Geoffroy-Saint-Hilaire, Gerdy et Despiney. On en fait plus que ne peuvent faire ces muscles, en pressant avec la main d'avant en arrière ou en le serrant entre les doigts ; et cependant tout ce qu'on obtient ainsi se réduit à une augmentation à peine sensible, de gravité dans le premier cas, d'acuité dans le second.

ment à la rotation susdite par leur action sur l'angle externe de la base des mêmes cartilages, rotation qui, du reste, tient plus à l'obliquité des surfaces articulaires qui unissent ce cartilage au cricoïde qu'à la laxité de ses ligaments. A ces mouvements de constriction favorables à la production de la voix, s'ajoute la tension produite par les crico-thyroïdiens, qui, relevant fortement la partie antérieure du cricoïde (Magendie), font basculer en arrière sa partie postérieure et les aryténoïdes qu'elle supporte, tendant ainsi à les éloigner du thyroïde. Pour antagonistes de tous ces muscles, il ne reste que les crico-aryténoïdiens postérieurs, vrais diducteurs de la glotte; mais ils n'ont pas, il est vrai, grand besoin d'efforts, ils se bornent à agir quand les précédents suspendent leur action; ils rétablissent la liberté des passages, et même, d'après Magendie, ils opèrent à chaque inspiration de l'animal une petite dilatation qui la rend plus efficace.

Il y a bien long-temps qu'on sait que la voix dépend de la collision de l'air entre les lèvres ou cordes glottiques; on n'a varié que sur la théorie : Galien, Casserius, etc., comparaient la glotte à la bouche d'un instrument à vent, et sans doute à une anche ou languette *(glottis lingula);* mais cette dernière comparaison a surtout été mise en avant et développée par Dodart, et la plupart des modernes l'ont acceptée. Dans cette théorie, c'est uniquement à l'étendue de la fente glottique qu'on rapporte l'influence du larynx sur les tons : Dutrochet, Magendie, Malgaigne ont vu qu'elle s'ouvrait dans toute son étendue et que les cordes vocales pouvaient vibrer dans toute leur longueur pour les sons graves, qu'elle ne s'ouvrait qu'en partie pour les tons aigus; seulement Magendie pense que c'est en avant que les cordes glottiques se mettent premièrement en contact pour raccourcir la fente intermédiaire ; Malgaigne dit que c'est en arrière ; et d'après la disposition un peu curviligne des deux bords de la glotte, nous sommes porté à croire que c'est aux deux extrémités à la fois, et que le milieu reste plutôt libre que le reste. Ferrein attribuait à la tension des cordes vocales l'acuité des sons; Magendie repousse à tort, ce semble, cette opinion qui n'est nullement contradictoire avec la précédente, et dont Ferrein abusait en la présentant d'une manière exclusive. Il faut même convenir qu'une troisième cause doit concourir encore à cet effet : c'est la rapidité du courant d'air, trop exclusivement aussi présentée par Aristote et récemment par Savart. Ce savant académicien compare le larynx des mammifères à un sifflet d'oiseleur; mais les ventricules sont loin d'avoir la rigidité nécessaire pour représenter un pareil instrument, soit quant à sa forme, soit quant à sa consistance. En ce qui concerne cette dernière qualité, il est, en effet, impossible qu'un courant d'air, poussé avec force comme l'est celui qui sert à la voix, n'ébranle pas, ne mette pas en vibration et les cordes glottiques et les parois même du larynx ; dès-lors le son est celui d'une anche et non d'un sifflet. Bichat, Magendie, Malgaigne ont vu les vibrations de la glotte, et on les sent assez en portant les doigts sur la région du larynx quand on parle. C'est par des lanières de parchemin que

Malgaigne a cherché à représenter la glotte, c'est en caoutchouc que Cagnard-Latour en a fait une artificielle. Pour nous, adoptant la comparaison de Cuvier qui l'assimile aux lèvres du donneur de cor, c'est avec les lèvres que nous avons répété les expériences propres à éclaircir la théorie de la voix des mammifères. En variant ces expériences, il nous a été facile de constater d'abord que c'est à la vibration des lèvres (quelquefois avec chatouillement), sous l'impulsion du courant d'air (1), qu'est dû le son anché qu'on obtient, soit en aspirant, soit en expirant la bouche presque close; et ensuite, que plus le passage qu'on donne à l'air est étroit, plus les lèvres sont roidies par la contraction musculaire ou par une tension étrangère, plus enfin le souffle est poussé avec force, plus le son est aigu, ce qui prouve que l'intonation est sous l'influence de ces quatre conditions différentes. J'ai, en partie, obtenu les mêmes résultats, en soufflant dans la trachée détachée du corps avec le larynx, chez le lapin, le chat, etc., et raccourcissant par moments l'ouverture de la glotte, ou bien augmentant la vivacité de l'insufflation; mais on sent tout ce que de pareilles expériences laisseront toujours à désirer. J'ai dit tout-à-l'heure que l'air était poussé avec force dans l'exercice de la voix; le fait était déjà connu de Galien, de Fabrice, et l'on peut s'en assurer aisément sur soi-même : j'ai eu occasion de m'en convaincre aussi par les soufflements précipités d'une petite fille à qui l'on avait pratiqué la bronchotomie,

---

(1) Dans l'action de siffler, les lèvres ne vibrent point; elles sont trop largement ouvertes pour qu'il y ait effort contre elles.

et qui faisait pour parler des efforts inutiles. Cagnard-Latour a même cherché, dans des cas pareils, à estimer la pression exercée par ces efforts ; il l'estime égale, dans la voix moyenne, à celle d'une colonne d'eau de treize à seize centimètres.

Nous venons de voir comment se produit la voix brute, ou seulement avec quelques modifications très-restreintes dans la force et le ton ; c'est au-dessus de la glotte que s'opèrent les modifications principales, et l'espace que le courant d'air doit parcourir après l'avoir franchie et avant d'arriver au-dehors, est un véritable *tuyau vocal* ou *porte-voix*. Voyons d'abord quel est le jeu particulier des parties dont il se compose ; nous apprécierons ensuite les effets de son ensemble si différent de ce que nous avons trouvé chez les oiseaux.

Il faut d'abord tenir compte de l'*espace susglottique* du larynx, dont l'étendue est variable en hauteur dans différents mammifères, et qui varie surtout en largeur par le plus ou moins grand développement des *ventricules* latéraux et par le surajoutement de quelque poche particulière, comme nous le verrons dans la revue des spécialités. Ces ampliations produisent un effet de retentissement souvent considérable, toujours elles rendent le son plus grave (1) ; mais quand elles s'effacent par la contraction de leurs parois auxquelles le thyro-aryténoïdien donne une couche musculeuse, elles permettent la production des sons aigus ; c'est ce dont le cochon nous fournit un exemple bien marqué. Nous pensons

---

(1) C'est au renflement guttural de la rainette qu'il faut attribuer la gravité de sa voix.

même que, chez l'homme, la voix de *fausset* tient en majeure partie à l'oblitération totale des ventricules par la contraction des muscles susdits ; qu'il s'y joigne élévation du larynx et du voile du palais, cela est évident, mais la preuve que le fausset ne tient pas à cette dernière cause comme le pense Malgaigne, c'est que l'on peut en faire entendre les sons en fermant la bouche et en ne laissant d'autre issue que celle des narines ; et l'on sent fort bien sur soi-même l'effort de constriction qui s'exerce alors dans l'intérieur du larynx. Indépendamment de ces renflements, la cavité susglottique du larynx est coiffée de l'épiglotte, et bordée par les replis muqueux aryténo-épiglottiques qui contiennent quelquefois des fibres musculaires, expansion de celles du muscle thyro-aryténoïdien (dans le chien et le bœuf d'après Malgaigne, chez le nègre d'après Dutrochet); elle peut donc assourdir, ou modifier d'une autre façon *(voy. Parole)* le son vocal.

Le *pharynx* est généralement une cavité assez grande pour faire une bonne partie du tuyau vocal et modifier le son selon ses variations de longueur, d'ampleur, et la tension ou le relâchement de ses parois. Il peut, par sa conformation élémentaire, influer sur la nature du cri propre à chaque animal ; c'est ainsi que, dans le cheval, je trouve derrière le pharynx, au niveau des arrière-narines, deux grands sacs où l'air doit pénétrer dans tout effort vocal. Le *voile du palais* intervient dans les changements susdits de la manière la plus marquée. Il se soulève habituellement dans la phonation, car c'est par la bouche que la voix sort communément ; tout mammifère ouvre la bouche pour crier : mais il n'empêche pas pourtant une partie du courant d'air de passer par les fosses nasales, d'y résonner, de renforcer la voix, de lui donner un timbre spécial. En effet, si la voix devient nasonnée quand elle passe en trop grande proportion par les narines par suite d'une perforation du voile du palais, ou quand elle y résonne trop fortement parce qu'elle n'a point d'issue en avant, les narines étant obstruées, elle perd aussi de son timbre naturel et devient non pas nasonnée, comme le dit Malgaigne, mais gutturale quand elle ne peut pénétrer dans ces fosses, si un polype en obstrue l'ouverture postérieure, etc.

La *bouche* a surtout chez l'homme une capacité bien propre à augmenter l'étendue du tuyau vocal et à modifier les sons par les variations considérables dont elle est susceptible, tant en ce qui concerne sa cavité que son ouverture ; sous ce rapport les autres mammifères sont bien moins partagés puisque leurs lèvres sont bien plus largement fendues, et l'allongement de la face ne compense qu'en partie cette imperfection ; toutefois, elle n'est pas sans effet même sur le timbre de la voix, car celle-ci est fort altérée, au témoignage de Malgaigne, quand on sépare les deux moitiés de la mâchoire inférieure sur un chien pour mettre la glotte à découvert.

Considéré dans son ensemble, le tuyau vocal agit principalement sur le ton dans les cris, la déclamation, le chant, actes qui appartiennent plus à l'homme qu'aux animaux, et qui nous occuperont plus loin, de même que la prononciation et la parole qui lui sont exclusivement propres. Nous observerons seulement que les variations de longueur du tuyau vocal sont sensibles même chez les animaux domestiques. Le chien, le chat ouvrent plus ou moins la gueule, rétractent plus ou moins la commissure des lèvres, selon qu'ils profèrent un cri plus ou moins aigu.

Passons maintenant en revue les particularités les plus intéressantes, les types les plus saillants dans la phonation. Cette revue suivra la classification zoologique, et il est effectivement difficile d'en établir ici une physiologique en cherchant à grouper les conformations les plus ressemblantes. Tout ce qu'on peut dire à cet égard se réduit à bien peu de chose : nous noterons d'abord que la gravité moyenne de la voix est assez bien proportionnelle au volume du larynx et non à sa figure. Ainsi cet organe a des formes très-pareilles chez le chat et chez le lion, et pourtant quelle énorme différence entre le miaulement faible et doucereux de l'un et le formidable rugissement de l'autre, mais aussi quelle différence de volume ! Le larynx du lion mâle surpasse même celui du bœuf; il a 4 pouces $^1/_4$ de hauteur (Wolff), et ses cordes vocales ont jusqu'à trois pouces $^3/_4$ de longueur (Malgaigne). Tous les petits animaux ont la voix aigüe, exemple le lapin, les cobaies, les rats, souris et chauves-souris; elle est ronflante et sourde au dernier point chez l'éléphant. Les mâles, qui ont généralement la voix plus grave que les femelles et les jeunes sujets, ont aussi le larynx plus gros, plus saillant, témoin l'homme adulte qui a les cordes vocales du double plus longues que la femme (*fig.* 279, 280). Pour ce qui est de la forme, j'observe que le larynx est à peu près cylindroïde, conoïde même et allongé chez les ruminants et autres herbivores (à part les solipèdes), large et court au contraire chez les carnivores. Chez les premiers le cartilage thyroïde est peu échancré sur la ligne médiane ; il l'est profondément chez les seconds, notamment l'ours et le phoque (Wolff).

Les cétacés privés de voix réelle et qui ne peuvent émettre sans doute qu'un ronflement que les voyageurs ont transformé à plaisir en cris terribles, en longs mugissements, n'ont point de cordes vocales ; elles sont peu saillantes chez le bœuf et le mouton dont le cri est uniforme, invariable. Ce cri subit un renforcement dans l'*antilops gutturosa* dont le thyroïde est bombé en caverne (Pallas), et dans le renne qui porte au-devant du cou un sac membraneux ouvert au-dessous de l'épiglotte (Camper).

L'âne (*fig.* 285) et le cheval ont un larynx fort grand, à thyroïde oblique, ce qui donne aux cordes glottiques également obliques et ascendantes une étendue considérable (elles ont dix-huit lignes chez le cheval) ; il en résulte même que ces cordes sont presque tout-à-fait au-devant de l'aire de la trachée qui ne répond guère qu'à l'intervalle des aryténoïdes, ces cordes glottiques sont fort saillantes, leur bord tranchant est dirigé vers l'épiglotte. Il n'y a point de cordes vocales supérieures ; cependant les ventricules du larynx sont très-amples sans sortir toutefois des ailes du thyroïde, leurs parois sont mollasses, habituellement affaissées ; ceux de l'âne s'ouvrent au-dessus de la corde vocale inférieure par un orifice fort étroit, de sorte qu'il n'y a pas de cordes vocales supérieures ; elle est assez ample dans le cheval et maintenue ouverte par le cartilage cunéiforme, c'est là sans doute que résonne le ronflement grave qui termine le hennissement dont les tons aigus sont dus aux cordes vocales roidies. Une caverne épanouie dans le thyroïde sous la base de l'épiglotte s'ouvre assez largement chez l'âne, immédiatement au-devant de l'attache des cordes vocales ; nul doute que ce ne soit là la cause première de ce braire qui retentit ensuite dans les fosses nasales ; quant au sifflement de ses reprises, Hérissant les attribue avec raison à l'inspiration qui brise le courant d'air sur le tranchant des cordes glottiques, qui est effectivement plus vif que chez le cheval. La caverne antérieure n'est qu'un creux peu profond chez ce dernier, et il n'y a point là non plus de valvule ou repli falciforme tel que celui aux oscillations duquel Hérissant attribuait les secousses du hennissement dans ses tons aigus. Les cartilages corniculés sont grands, mais soudés aux aryténoïdes ; l'épicricéal est fibro-cartilagineux.

Le larynx du cochon est remarquable par ses cordes glottiques et assez courtes descendantes, obliques en sens inverse de celles de l'âne, par l'étendue considérable de l'espace susglottique que coiffe une large épiglotte, par celle de ses cartilages corniculés soudés ensemble et allongés ensemble en gouttière recourbée. Son épicricéal est aussi soudé aux aryténoïdes. Les ventricules sont profonds de plus d'un pouce, ouverts en boutonnière à large ouverture, bordés par des cordes vocales supérieures bien distinctes. Ils servent évidemment au grognement, et non, comme l'a cru Hérissant, au retentissement des cris aigus qu'on ne peut attribuer qu'à la vibration des cordes glottiques avec oblitération de la fente ventriculaire.

Le lapin dont le cri est si aigu n'a pas de ventricules, bien qu'il y ait des cordes vocales supérieures outre les glottiques, une simple dépression les sépare ; Cuvier a nié à tort l'existence des cordes inférieures. Il est vrai que la glotte du lapin est largement ouverte et ne se ferme qu'à l'aide d'un effort très-notable ; telle est la cause peut-être pour laquelle il ne crie que dans de rares et graves occasions.

Le chat manque également de ventricules. Quant à ses cordes vocales, on trouve à leur occasion beaucoup de contradictions dans les écrits où il en est question ; voici ce qui en est : la partie respiratoire de la glotte en occupe, comme dans le lapin, la moitié postérieure ; le reste est formé par les cordes vocales supérieures et inférieures qui sont également larges et séparées seulement par une sorte de fente. Au-dessus des supérieures est un enfoncement de chaque côté appartenant à l'espace sous-épiglottique et qui représente une sorte de ventricule. Des expériences sur le cadavre nous ont appris que la voix propre parait être formée entre les cordes vocales inférieures ou glottiques qui sont fermes, fibreuses et ne vibrent guère qu'au contact réciproque ; que les supérieures mollasses, membraneuses, vibrent au contraire même écartées, et reproduisent alors, selon le degré de constriction et la force du souffle, ou le *rouet* du chat, ou son grondement de colère. Chez le lion où Cuvier n'a cru voir que des cordes supérieures, nul doute que ce ne soit à elles que le rugissement est dû, et que la gravité ne dépende du retentissement de la voix dans les ventricules surnuméraires dont il a été question tout-à-l'heure, et qui remplacent les ventricules ordinaires qui lui manquent.

Le chien (*fig.* 284) m'a offert un épicricéal mobile, et contribuant à fermer la partie respiratoire de la glotte. Outre la corde glottique, on lui en trouve une supérieure très-ferme et qui contient en effet un ample cartilage cunéiforme, aussi l'ouverture du ventricule est-elle béante. Cette cavité fort profonde est éminemment propre à produire la résonnance de l'aboiement si l'impulsion de l'air est soudaine, celle du hurlement si elle est continue.

Les singes diffèrent notablement les uns des autres quant à la voix. Les petits singes siffleurs (ouistiti, etc.) ne nous paraissent devoir cette particularité de leur voix qu'à la brièveté et à la rigidité des cordes glottiques, à leur tension, à leur forme tranchante, à la petitesse de tout le larynx : et quant à l'explication que Cuvier en a voulu donner par l'existence de certains reliefs qui rétrécissent et prolongent l'espace susglottique, elle nous paraît ou inintelligible ou insuffisante ; les cartilages cunéiformes, que sans doute il désigne dans ces coussinets, sont aussi fort saillants chez la plupart des autres quadrumanes. La voix saccadée et glapissante des autres singes de moyenne taille tient en partie aussi à la forme anguleuse, prismatique, des cordes vocales tant inférieures que supérieures, à leur facile contact et à l'occlusion habituelle de leurs ventricules qui sont pourtant profonds. Le petit sac sous-épiglottique qui se trouve chez plusieurs, et qui s'enfonce dans le corps un peu concave de l'hyoïde, est trop petit pour servir à un retentissement considérable (exemple le singe vert); je n'en trouve même nulle trace dans un macaque femelle. Il n'en est pas de même du mandrill, dont le vaste sac sous-épiglottique est développé sous la peau du cou (Vicq-d'Azyr) et tout membraneux; aussi, bien qu'il puisse pousser des cris aigus dans la colère, sa voix a-t-elle pu être comparée à une sorte de rugissement (Pennaut), sans doute selon que son sac s'enfle ou s'affaisse durant la phonation (1).

Ces alternatives n'existent point pour l'alouate ou sapajou hurleur (*fig.* 281), qui a le corps de l'hyoïde développé en une énorme ampoule osseuse qui lui fait une sorte de goitre sous la mâchoire et entre ses bronches très-larges elles-mêmes. Cette poche est en communication avec les ventricules du larynx prolongés en un canal qui passe dans l'échancrure d'un large thyroïde (Camper, Vicq-d'Azyr, Cuvier, Carus). Les cordes vocales très-longues (Vicq-d'Azyr, Cuvier) ne peuvent donner que des tons graves, et l'on comprend d'ailleurs ici, comme chez le mandrill et autres animaux à poches laryngiennes, que pour remplir une pareille poche, il faut un courant d'air large et qui ne peut coïncider qu'avec une grande ouverture de la glotte. Ceci

---

(1) Le sac que Cuvier représente à la partie postérieure et supérieure de la trachée-artère du coaïta ne paraît pas produire de pareils effets; aussi ne fait-il pas partie du tuyau porte-voix, mais du porte-vent. C'est la même chose pour le marikina, qui, d'après Cuvier, porte son sac ouvert entre la thyroïde et le cricoïde; il paraît néanmoins se ranger parmi les singes siffleurs avec les ouistitis et tamarins qui sont privés de ce sac, et dont la voix est très-aiguë, en général, à part une sorte de croassement qu'ils profèrent quelquefois (Audouin).

s'applique parfaitement à l'orang (*fig.* 282 , 283), dont les deux sacs membraneux étalés sous la peau du cou ne sont qu'une expansion des ventricules mêmes (Camper). Aussi le cou se gonflait-il dans les hurlements discordants, poussés dans certains moments de désespoir par celui que possédait l'impératrice Joséphine; tandis que, sans doute, l'air n'y pénétrait point dans le cri aigu qui manifestait le désir, et qui, nécessitant la contraction forte des muscles thyro-aryténoïdiens, tout en rétrécissant la glotte, serrait l'une contre l'autre les cordes vocales supérieures et inférieures, entre lesquelles est située la boutonnière qui sert d'embouchure aux poches susdites, et comprimait leur canal en goulot qui sort entre le thyroïde et l'hyoïde.

L'homme, enfin, n'a pas dans la structure de son larynx des particularités telles, sans doute, qu'elles expliquent toutes ses prérogatives en fait de voix, de chant et de langage ; mais il possède néanmoins de quoi rendre raison de la partie physique de ces actes. La glotte a bien manifestement une rigole respiratoire en arrière, elle en fait le tiers environ; ses cordes glottiques sont du double plus grandes chez l'homme que chez la femme, bien fibreuses et formées par un épaississement et non-seulement un repli de la tunique scléreuse qui revêt tout l'intérieur du larynx (Dutrochet); elles sont arrondies ou un peu prismatiques. Les supérieures sont bien marquées, mais molles, quoique contenant des fibres ligamenteuses et même musculaires, expansion du muscle thyro-aryténoïdien qui enveloppe le ventricule. Cette cavité a plus de profondeur que bien des anatomistes ne se le figurent (*fig.* 275); elle remonte vers le haut et se termine par un petit renflement (Morgagni). Les cartilages corniculés sont très-petits, les cunéiformes rudimentaires, cachés dans l'épaisseur de la glande aryténoïde.

C'est chez l'homme exclusivement, parmi les mammifères, que le tuyau vocal jouit de toute son efficacité en ce qui concerne l'intonation. Le chant lui appartient en propre aussi bien que la prononciation, qui semble s'y lier assez intimement comme nous le prouvent les oiseaux. Occupons-nous d'abord du premier de ces phénomènes. Il n'y a pas, selon Malgaigne, d'instrument à vent qui ait un tube porte-voix aussi court que l'est celui de la voix humaine (1); cela est vrai, puisque sa longueur pourrait être estimée au plus à six ou sept pouces; mais il n'y en a guère non plus qui l'aient susceptible d'un élargissement pareil, particularité à laquelle on n'a pas fait attention et qui pourtant est de la plus haute importance, car l'influence du calibre sur le ton n'est pas moins considérable que celle de la longueur, et il en est encore ici du courant d'air sonore comme des cordes vibrantes. Qu'on ne s'étonne donc pas que l'ascension du larynx et la rétraction de la commissure des lèvres, l'ample ouverture de la bouche influent si puissamment dans la production des notes de dessus, ou dans l'émission des cris perçants d'une souffrance excessive ; que l'abaissement du

---

(1) Dutrochet et Gerdy vont jusqu'à dire que le ton ne change pas, si l'on prolonge, à l'aide d'un tube, le tuyau vocal. Il est pourtant facile de s'assurer que la main seule posée en cylindre creux sur les lèvres suffit pour faire baisser très-sensiblement la note. La trombone, la flûte, etc., font éprouver à la colonne d'air vibrant, des changements de longueur plus considérables, mais non de calibre.

larynx et de la mâchoire inférieure, l'allongement des lèvres en forme de moue abaissent si notablement le ton. Que la différence de longueur du porte-voix n'aille qu'à deux pouces, un pour le mouvement du larynx, un pour ceux des lèvres, si l'on y joint l'ampliation ou la diminution de capacité due aux mouvements de la mâchoire et de la langue, on aura certes de quoi suffire à presque toutes les explications requises, et nulle difficulté ne pourra plus surgir si l'on se rappelle que la glotte à elle seule peut déjà par son jeu donner dans l'échelle diatonique qu'une voix humaine peut parcourir, des degrés assez nombreux, une octave (Geoffroy-St-Hilaire), surtout en tenant compte des variations de vitesse du courant d'air qui la traverse.

Nous n'imaginerons pas, sans doute, que dans ce dernier point seulement se forment les notes basses ou de poitrine, comme semblait le croire Bennati, tandis que les notes de tête ou sus-laryngiennes du même savant se formeraient dans l'arrière-bouche ; nous ne croyons pas, avec Cuvier, qu'une de ces parties donne les notes fondamentales, une autre leurs harmoniques, mais bien que toutes ces parties concourent ensemble au même but, s'aident, se suppléent même réciproquement ; aussi tel chanteur remue-t-il la mâchoire que tel autre laisse immobile, tel allonge le cou, tel grimace de la bouche, etc. etc. La langue, chez d'autres, opère un jeu plus notable, et Bennati arguait beaucoup de sa longueur et de sa largeur, comme aussi de l'ampleur du pharynx, chez des artistes renommés : peut-être par ses contractions en des points divers, coupe-t-elle, par des *nœuds*, la colonne sonore qui parcourt le tuyau vocal. Bref, l'instrument de la voix humaine est d'une étude difficile, sans doute, si l'on voulait en préciser les résultats pièce à pièce, et sa complexité même rend parfaitement raison de la richesse de ses produits. Mais il faut tenir grand compte aussi de l'habileté de l'homme à mettre en jeu ses instruments, habileté en partie due à l'éducation, en partie aussi naturelle ; en effet, la musique s'est retrouvée presque partout dans l'espèce humaine, mais à des degrés de perfection fort variés, de même que la parole, et cette réflexion nous conduit à notre troisième division des phénomènes de la psophose, ceux de la prononciation.

D. La *parole* est la voix articulée, et son mécanisme se nomme prononciation. De même que le chant, la parole appartient à l'homme ; de même, sans doute, elle tient en partie à la conformation de ses organes vocaux, mais en majeure partie à ses facultés instinctives et intellectuelles. En effet, nous avons vu que les mammifères ne sont pas organisés si différemment de l'homme qu'ils ne pussent l'imiter jusqu'à un certain point, s'ils en avaient l'aptitude morale. Les modulations du hurlement, les variations du cri dans la joie, la douleur, la colère ou la crainte chez le chien, prouvent assez qu'il pourrait suivre, comme les oiseaux, quelques-uns de nos airs les plus simples si son ouïe n'était toute anti-musicale, comme le prouve assez l'impression douloureuse que font sur lui nos accents les plus mélodieux. Le même exemple nous prouve que le chien exprime à peu près tout ce qu'il a le désir et l'intention d'exprimer ; s'il n'en dit pas davantage, c'est moins la faute de ses moyens physiques que moraux. Ne voyons-nous pas même, sous ce rapport, une différence marquée entre les animaux sauvages et les animaux domestiques. Les premiers sont généralement silencieux même dans les tourments, ou bien n'ont qu'un cri presque uniforme ; au contraire, « il semble, dit Buffon, que le chien soit devenu criard avec l'homme qui, de tous les êtres qui ont une voix, est celui qui en use et en abuse le plus. » Un renard d'Alger, presque muet d'abord, est devenu criard en s'apprivoisant (Bodichon). Il est vrai que la face, les lèvres des mammifères se prêtent peu à la prononciation des consonnes ; on peut objecter encore que leur voile du palais est beaucoup plus prolongé, beaucoup moins mobile que le nôtre, que les cornes de l'hyoïde enchaînent les mouvements du larynx : mais il n'y a point parité à cet égard entre tous les mammifères ; les singes même ont les lèvres susceptibles d'avancement et l'hyoïde suspendu par un ligament sans en avoir la voix plus expressive ; leurs sacs laryngiens les gêneraient sans doute, pour la production de certains sons, mais non assurément pour tous. Il ne nous serait même pas difficile de montrer que le cri de divers animaux peut s'exprimer par des syllabes de notre langage, mais c'est sur l'homme seulement que ces modifications de la voix méritent d'être étudiées.

Que la prononciation soit exclusivement du ressort du tuyau vocal, c'est ce dont on peut s'assurer en prononçant les lettres à voix basse ou plutôt sans voix réelle, et par conséquent sans action de la glotte. C'est la voix brute, le son vocal indistinct qui est produit dans cette partie du larynx ; c'est dans l'arrière-bouche, la bouche et leurs dépendances qu'il se modifie en voyelles et en consonnes (1). Ce qui nous paraît surtout distinguer les unes des autres, c'est que la modification se fond avec le son vocal dans les voyelles, s'y surajoute sans cesser d'en être distincte dans les consonnes ; aussi peuvent-elles s'en séparer et s'éteindre seules, par exemple, dans la voix entendue de loin ; aussi les premières ont-elles pu être considérées comme des timbres particuliers imprimés à la voix brute par des élargissements de divers points du porte-voix. L'*a*, l'*e*, l'*i* sont gutturales et résonnent dans le gosier seulement ; l'*o*, l'*eu*, l'*u*, l'*ou* sont gutturo-buccales et résonnent en même temps dans la bouche rendue plus caverneuse, et les premiers de chacune de ces deux séries de sons se forment dans les régions les plus profondes, les derniers dans les régions les plus élevées des parties susdites ; aussi les premières se prêtent-elles bien mieux, dans le chant, à l'expression des notes basses, et les dernières à celles de dessus. Quant aux consonnes, bien que la plupart puissent se montrer indépendantes du larynx, il en est quelques-unes pour lesquelles le concours de cet organe est indispensable : *b, d, v, z, j,* ne peuvent se prononcer à voix basse, et le murmure sourd

(1) Un forçat dont le larynx était oblitéré et qui ne respirait que par une fistule trachéale, pouvait s'exprimer intelligiblement par le moyen de l'air que l'élévation de l'hyoïde poussait hors de la bouche (Dubrueil, Regnault). De même, en soufflant de l'air dans l'arrière-bouche à l'aide d'une canule passée dans les narines, Deleau se donne le moyen de parler à voix basse sans le secours de la respiration, ou semble, dit-on, parler double si l'expiration a lieu en même temps : expérience que nous n'avons toutefois ni répétée, ni vu faire.

et tout laryngien qui les accompagne, les distingue seul de *p, t, f, s, ch*. De même, il faut un certain degré de résonnance nasale pour *m* et *n*, mais il faut surtout que le courant soit libre de sortir par les narines antérieures, sans quoi elles se convertissent en *b* et *d*. Cette résonnance, en s'ajoutant aux voyelles, produit les diphthongues dites nasales. Les autres modifications qui constituent les consonnes dépendent du lieu où l'on oppose au courant d'air expiré des obstacles, et de la nature de ces obstacles tantôt momentanés et complets (explosives (1)), tantôt incomplets et plus soutenus (sifflantes (2)), tantôt enfin intermittents (*r* (3)); mais il nous suffit de poser les principes sans entrer dans des détails plus curieux qu'instructifs, et qu'il sera facile à chacun d'obtenir par une facile observation sur lui-même.

E. Rapports de la psophose avec d'autres fonctions. C'est toujours évidemment avec les sensations centrales que la production des sons est en rapport immédiat, et c'est pour cela, en effet, que nous l'avons placée dans les fonctions de manifestation; mais elle a aussi des connexions indirectes avec d'autres opérations physiologiques. Nous renverrons aux articles de l'ouïe et de l'intelligence comparative, aussi bien qu'à quelques-uns des passages qu'on vient de lire, pour ce qui concerne les rapports de

---

(1) *b, p, d, t, g, k, l.*

(2) *j, ch, v, f, z, s, ch* allemand, *jota* espagnol, *th* anglais.

(3) L'*r* se prononce tantôt à l'aide des oscillations de la pointe de la langue contre la voûte du palais, tantôt par les librations de la luette entre la langue et le voile du palais disposés en tube quadrangulaire ; ceci arrive aux personnes qui grasseyent.

la psophose avec l'audition et l'intelligence. On y verra, en particulier, que le chant et la parole tiennent plutôt à l'état auditif et intellectuel qu'à l'état des organes vocaux; toutefois il ne faut rien exagérer : si le sourd-muet ne chante ni ne parle, bien que ses organes de phonation n'aient rien perdu de leurs aptitudes naturelles, puisqu'il peut même apprendre à parler à l'aide de démonstrations sensibles seulement à la vue, et si l'idiot de naissance est également muet, il est certain aussi que tel larynx, bien que peu différent de tel autre, ne se prête pas aux mêmes mouvements; un peu de disparate entre ses deux moitiés y peut suffire, et je l'éprouve par moi-même; car cette inégalité est visible chez moi et je n'ai jamais pu chanter juste, quoique j'apprécie parfaitement les intonations fausses qui m'échappent : et quant à la parole, ce n'est pas sans quelque commentaire qu'on peut soutenir cette assertion, que « l'homme parle parce qu'il est éminemment intelligent » (Michalowski, *Thèse de Montpellier*); mais il y a des imbéciles, des hommes en démence complète, qui parlent uniquement parce qu'ils ont des organes vocaux aptes à cela, et un encéphale capable seulement de retenir des mots et de les reproduire, tandis qu'on voit des malades et même des individus sains qui ont des idées très-nettes sans pouvoir les exprimer par le langage.

Nous avons vu déjà que beaucoup d'animaux expriment, à l'aide de la voix, des pensées ou plutôt des sentiments plus ou moins raisonnés; mais il faut convenir que la plupart de ces expressions sont sous la dépendance des instincts. Nous avons eu la preuve même que les manifestations de ce genre qui pourraient sembler les plus rationnelles, sont, la plupart du temps, non pas acquises par le raisonnement ou même par l'éducation, mais transmises par hérédité, rentrant ainsi dans le domaine de l'instinct cérébral : ainsi un chat sourd de naissance miaule devant une porte pour se la faire ouvrir.

A plus forte raison, doit-on croire instinctifs les cris qui servent à exprimer quelque sentiment relatif aux fonctions splanchniques. Les cris de douleur et d'amour du même chat ressemblent à ceux des autres individus de son espèce, il fait le rouet comme un autre dans le repos. Au reste, ces cris de douleur, de frayeur, de colère, qui se montrent si uniformes dans chaque espèce, chez les oiseaux et les quadrupèdes, n'ont-ils pas leurs représentants dans les exclamations que les mêmes sentiments nous arrachent, et que le sourd-muet laisse échapper comme un autre?

L'instinct splanchnique se montre dans toute sa pureté pour l'homme, comme pour les mammifères et les oiseaux, dans les vagissements, les cris d'appel causés par la faim, et là se montre une relation indirecte entre la voix et la digestion. Plusieurs phénomènes établissent une liaison plus directe encore (indépendamment de ce qui concerne le courant d'air nécessaire à la voix) entre la phonation et la respiration, ou plutôt ils n'empruntent à la première que quelques ressemblances, tels les éclats de rire, les gémissements et les sanglots, le bâillement, le hoquet, l'éternuement, la toux ; phénomènes dont les uns servent à l'expression involontaire des sentiments moraux, et les autres sont des actes relatifs à l'exercice de la respiration même.

Mais, il a été facile de s'en apercevoir, dans notre étude de la strideur en particulier, c'est avec l'instinct de la propagation que la psophose a les connexions les plus évidentes. Bien souvent les mâles seuls sont pourvus d'instruments sonores, et ce n'est qu'après la puberté qu'ils se développent. Les oiseaux, les mammifères, l'homme présentent aussi, de sexe à sexe, d'âge à âge, des différences bien connues dans la voix, lesquelles tiennent à un développement du larynx qui, chez l'homme par exemple, a des dimensions doubles en tout sens de celui de la femme (*fig.* 279, 280). Il est aussi beaucoup plus anguleux en avant, et de là cette saillie de la région antérieure du cou qui est un des attributs de la virilité. L'eunuque conserve à peu près le larynx et la voix de l'enfant, le chapon celle du poulet. Est-ce un moyen d'assurer la suprématie du sexe d'ailleurs le plus fort? Est-ce simplement un effet de cette exubérance d'énergie, sans cause finale appréciable? Ce qu'il y a de certain, c'est que ce n'est pas du moins un moyen d'appel comme on l'a dit; car c'est la voix de la femelle qui communément attire le mâle, et les chasseurs ne l'ignorent pas. Celle du mâle peut subjuguer la femelle par sa force ou la charmer par son harmonie; mais ce qui serait vrai du rossignol ou du lion, le sera-t-il de la cigale ou de la grenouille?

CINQUIÈME PARTIE.
FONCTIONS DE NUTRITION.

Je comprends sous ce titre les fonctions dites de la vie organique par Bichat, fonctions vitales de Cuvier, celles qui servent essentiellement à entretenir le *matériel* de l'organisation et à l'accroître ou à le diminuer sans transformations ni créations d'individus nouveaux ; ces dernières appartenant uniquement aux fonctions de propagation qui, au reste, se lient fort naturellement à celles-ci par plusieurs points, de même que celles-ci se lient aux précédentes par de nombreuses connexions; mais aucune sans doute n'a avec la locomotion, les sensations, les instincts et industries, plus de rapport que la digestion, quand on y réunit tout ce qui concerne la recherche et le choix des aliments, leur dégustation, leur mastication, etc. C'est en partie ce qui nous détermine à la mettre en tête des autres fonctions nutritives, indépendamment des considérations qui ont généralement engagé les physiologistes à en agir de même, et, qui plus est, à la placer pour l'étude avant toute autre partie de cette science, parce qu'elle est comme la source des autres fonctions et leur fournit les matériaux de leur travail. L'agriculture est dans les mêmes conditions par rapport aux sciences usuelles et aux arts ; mais il ne s'ensuit pas qu'il fût bien rationnel d'enseigner l'agriculture avant la mécanique et l'histoire naturelle.

Les fonctions dont l'étude va nous occuper dans cette cinquième partie, sont nombreuses et complexes; voici les titres de chacun des chefs principaux sous lesquels elles se rangent : 1º digestion; 2º absorption; 3º circulation; 4º respiration; 5º sécrétions; 6º nutrition.

CHAPITRE Ier.

DE LA DIGESTION.

ARTICLE Ier. — Coup-d'oeil général.

L'intus-susception des aliments en masse, leur élaboration dans une cavité particulière, l'évacuation aussi en masse de leur résidu; voilà ce qui caractérise cette fonction. Elle n'existe donc pas chez les végétaux qui n'absorbent les substances nutritives que molécule à molécule, et manque nécessairement aussi chez les monadaires sans bouche apparente ni réelle à notre avis (volvoces, etc.), et par conséquent sans estomac proprement dit et sans ouverture de défécation. Il n'est donc pas exact de donner cette fonction comme la plus caractéristique de l'animalité, à l'exemple de quelques écrivains; c'est dans la sensibilité et la locomobilité qu'il faut plutôt chercher la séparation entre les animaux et les végétaux, comme l'avait si bien senti l'immortel Linné.

Il est bien vrai seulement que l'immense majorité des animaux avale, digère et rejette le superflu : les exceptions que nous pourrons signaler encore à cette règle ne sont du moins relatives qu'à des dispositions temporaires; ainsi, chez les chrysalides de la plupart des insectes, tous les actes de la digestion sont nuls et impossibles; les nymphes des névroptères, des hémiptères et des orthoptères continuent seules à manger comme à se mouvoir. Quelques insectes à l'état parfait sont privés d'organes de manducation ; totalement destinés à la reproduction de l'espèce, ils ne peuvent entretenir leur vie individuelle par aucune alimentation, d'où son peu de durée; tel est le cas des éphémères, de certains bombyx et cossus, des œstres même, dit-on. Mais tous ces animaux, à leur état de larve, avaient des habitudes bien différentes et montraient au contraire une grande voracité.

Parcourons rapidement l'échelle des êtres animés pour prendre superficiellement connaissance des particularités les plus essentielles qui se remarquent, de classe en classe, dans les organes digestifs et par conséquent dans leurs fonctions.

Nous avons dit un mot de quelques *monadaires* sans bouche; le plus grand nombre, d'après les belles recherches d'Ehrenberg que quelques adversaires nous paraissent avoir bien faiblement combattues, serait pourvu d'une ouverture propre à l'ingestion des aliments, et de cavités le plus souvent multiples pour les digérer; beaucoup même posséderaient aussi pour la défécation un orifice spécial, un anus. Il n'en est pas ainsi des hydres constitués presque entièrement par une poche gastrique à une seule ouverture, servant alternativement d'entrée et de sortie.

Parmi les diphyaires, il n'y a guère que les physalies dont on connaisse les organes digestifs. Les longs et nombreux suçoirs qu'on leur connaît communiquent, selon Olfers, avec un canal intestinal terminé par un anus.

On admet, chez les rhizostomes, de pareils suçoirs pendants et rameux (1), remplacés, chez les autres méduses, par une bouche plus ou moins étroite et saillante, et conduisant dans une cavité gastrique qui se ramifie ensuite par tout le corps. Si elle paraît manquer quelquefois, dit avec raison Meckel, c'est sans doute qu'on n'a pu l'apercevoir encore et non qu'elle est réellement absente. On trouve à peu près la même forme d'organes digestifs chez les actinies; et les polypes à polypier n'en diffèrent que par le petit nombre de ramifications intestiniformes (Cuvier) qui partent d'une cavité gastrique cloisonnée (M. Edwards), et qui sont au reste en rapport aussi avec le petit nombre de leurs tentacules. Quant aux oursins, aux holothuries, un intestin bien distinct et parfois très-long, un anus opposé à la bouche, des dents et des mâchoires souvent très-fortes et d'une disposition fort curieuse (lanterne de Diogène), les placeraient, sous ce rapport, très-haut

---

(1) Les ouvertures de ces suçoirs sont fort problématiques. Toutefois, de l'eau colorée pénètre promptement dans l'épaisseur des tentacules (Milne Edwards); mais il existe d'ailleurs sous l'ombrelle quatre grandes ouvertures conduisant directement dans autant de cavités que Milne Edwards paraît disposé à prendre aujourd'hui pour de véritables estomacs : nous y avons trouvé, une fois, un petit poisson à demi-digéré.

dans l'échelle animale. Les astéries ont l'estomac étoilé comme leur corps, et la bouche sert d'anus. Voilà pour les *radiaires* ou *actiniaires*.

De grandes diversités dans la disposition des organes digestifs se remarquent dans les différents groupes du sous-règne des *elminthes* ou *téniaires*. Les uns sont armés de dents et de crochets aigus, les autres de tubercules subcartilagineux; d'autres n'ont que des pores contractiles, rarement des trompes musculaires. Il en est chez lesquels aucune cavité gastrique ou intestinale n'a pu être signalée jusqu'à présent (ligule), ou qui n'ont que de longs tubes au nombre de deux ou de quatre et qu'on a crus tantôt digestifs et tantôt circulatoires, mais qui partent évidemment des quatre suçoirs en forme de disque, disposés régulièrement autour du museau central de la tête (ténia). Chez d'autres il n'y a pas d'anus, mais la bouche est une ventouse bien distincte d'où part un court œsophage suivi d'un jabot arrondi (douve); ou bien c'est une trompe exsertile (planaire), et, dans l'un comme dans l'autre cas, une cavité rarement simple (dérostome), plus souvent au moins bifurquée et généralement même ramifiée en nombreuses arborescences terminées en cul-de-sac, constitue le reste de l'appareil (*fig.* 251). Cuvier indique avec doute, et nous regardons comme certaine l'existence d'un petit appareil de ce genre dans les échinorhinques (252). Leurs lemnisques sont deux cœcums, bien courts il est vrai, mais réellement abouchés avec le canal dont est creusée la trompe et par lequel ils peuvent être quelquefois même renversés (Duverney). Enfin, beaucoup de vers ronds ont un canal intestinal suivi d'un anus et précédé d'un estomac simple ou multiple (vibrion, ascaride); il y a de plus un court œsophage et une bouche simple ou armée de tubercules, d'ailerons membraneux, d'un capuchon, etc.

Les *mollusques* ou *hélicaires* ont tous un tube digestif à deux ouvertures souvent voisines à cause des inflexions de ce canal : la première ou la bouche est parfois exsertile, en forme de trompe, plus souvent en museau, en bec même chez les céphalopodes, garnie au moins d'une dent tranchante et parfois aussi d'une langue couverte d'épines chez les gastéropodes, nue et molle chez les bivalves. Cette bouche conduit dans un estomac assez souvent multiple et dans certains cas même armé de pièces triturantes : un foie, des glandes salivaires s'ajoutent au canal alimentaire.

Parmi les animaux *articulés* ou *astacaires* on observe de grandes différences, bien que partout l'appareil digestif soit pourvu d'une entrée et d'une sortie distinctes et toujours distantes, qu'il y ait généralement un foie plus ou moins élémentaire et le plus souvent aussi des organes sécréteurs d'une salive plus ou moins digne de ce nom. Ils ont, la plupart du temps, des organes de manducation fort complexes, soit qu'ils aient pour objet le broiement d'aliments solides, soit qu'ils doivent pomper des liquides. Beaucoup de crustacés ont des organes de broiement plus intérieurs, et par suite, un tube digestif court et simple : il est plus diversifié dans les différents points de sa longueur chez les insectes (*fig.* 355), et plus ou moins rameux chez les arachnides, assez uniforme chez les myriapodes, variable selon les habitudes chez diverses annélides.

Enfin, les *vertébrés* ou *hominiaires* (*fig.* 326) ont surtout les annexes des organes digestifs portés à un haut point de perfection organique ; le foie est charnu, secondé par une rate parenchymateuse ; les glandes salivaires sont grenues, de consistance serrée ; le pancréas apparaît en forme de nombreux cœcums chez beaucoup de poissons, puis de glandes conglomérées chez tous les autres vertébrés ; la préhension des aliments se perfectionne, la mastication s'opère par le moyen d'osselets distincts, de dents séparées pour l'ordinaire, si l'on met à part les oiseaux ; les mâchoires se meuvent de haut en bas, et non d'un côté à l'autre comme chez les astacaires ; l'œsophage, l'estomac simple ou complexe, un intestin grêle et un gros intestin terminé par l'anus se retrouvent à peu près chez tous les animaux de ce sous-règne.

Contentons-nous de cet aperçu rapide ; c'est dans un ouvrage d'anatomie comparée qu'il faudrait chercher des détails plus circonstanciés ; et quant à ceux qui ont un véritable intérêt physiologique, ils se retrouveront dans les chapitres suivants.

ARTICLE II. – Des actes et des phénomènes préliminaires de la digestion.

§ 1er. *Du besoin et du désir des aliments.*

La faim qui a pour objet les aliments solides, la soif qui est l'appétence des liquides et de l'eau surtout, sont des sensations internes dues à l'épuisement, c'est-à-dire à la diminution des molécules, soit solides, soit liquides, de l'organisme, et principalement sans doute des humeurs circulantes.

C'est dans la gorge et la bouche que *la soif* a particulièrement son siége ; et c'est la sécheresse, l'échauffement de ces cavités, la viscosité de la salive qui la caractérisent. Portée trop loin, l'abstinence des liquides donne lieu à la chaleur, à la sécheresse universelle de la peau, à la fièvre, à des accidents inflammatoires (1) et nerveux (rage), graves et même mortels chez les animaux supérieurs, l'homme, les mammifères, les oiseaux; au dépérissement, à l'amaigrissement, au desséchement graduel, à la langueur et à la mort pour les reptiles et divers invertébrés. Je ne parle pas des poissons dans lesquels le besoin d'humidité se lie encore à d'autres conditions, celle en particulier de l'exercice de la respiration qui cesse dès que les branchies viennent à se dessécher. Ailleurs nous insisterons davantage sur ce point, et sur la manière dont les absorptions cutanées et pulmonaires peuvent suppléer à la nullité des boissons et apaiser la soif, preuve suffisante que cette sensation, toute locale en apparence, n'est que la manifestation d'un besoin général.

De même, *la faim* ne réside pas toute dans la région de l'estomac, bien que ce soit là qu'elle se manifeste surtout. Il est peu probable que la sensation qu'on y éprouve dépende de l'action trop forte des vaisseaux ou des bouches absorbantes ; c'est leur supposer une structure et une activité bien douteuses.

---

(1) C'est alors seulement, et comme anti-phlogistiques, peut-être aussi en rendant le sang plus séreux, que de petites saignées tempèrent la soif, si l'on s'en rapporte aux expériences de Dumas.

On ne peut guère s'appuyer que sur un fait, sur les perforations spontanées de l'estomac après la mort, pour attribuer le sentiment de la faim à l'action du suc gastrique sur les parois des viscères; mais des acides portés dans l'estomac à jeun ne donnent pas lieu au sentiment de la faim, ce serait plutôt le contraire. On ne peut nier qu'il n'y ait dans l'estomac affamé une constriction musculaire qui peut aller jusqu'à la crampe; mais elle va même jusqu'à la nausée, toujours accompagnée de dégoût. Un vomitif qui force l'estomac à se contracter cause un sentiment tout opposé à celui de la faim. On sait qu'en serrant la région épigastrique, on suspend, jusqu'à un certain point, cette sensation; et ceci prouve de plus, que ce n'est point au contact, aux frottements mutuels des parois des viscères qu'il faut l'attribuer, puisque ce contact l'apaise au contraire.

Nous en concluons, quant à nous, que la sensation *locale* de la faim reconnaît pour cause principale un *état nerveux* particulier, une sorte de *torpeur* dépendante de l'absence d'un excitant normal, et constituant le *besoin*. Cela est si vrai, que le sucre en bien petite quantité, comparativement à celle des aliments qui composent un repas ordinaire, peut faire disparaître la faim et causer même le dégoût; que la même chose arrive si l'estomac renferme des matières saburrales, des matières vénéneuses ou indigestes, c'est-à-dire insolubles, même en petite quantité; que l'opium à petites doses produira le même effet (Dumas).

L'inappétence, qui se montre si communément

dans les maladies générales, prouve clairement que la faim n'a dans l'estomac qu'un siége local et partiel, que là seulement est la manifestation, non le besoin tout entier; la sollicitation est générale, mais elle semble se concentrer en un point pour faciliter l'accomplissement des actes qu'elle réclame. En effet, quant aux actes raisonnés ou du moins encéphaliques, ils s'expliquent assez bien, pour ce qui est de leur cause déterminante, par les relations établies entre l'estomac et l'encéphale au moyen de la huitième paire chez les vertébrés, du nerf récurrent chez les invertébrés ; et quant aux actes aveugles ou non raisonnés, d'une part, on constate assez aisément les liens sympathiques qui unissent l'estomac avec les organes du goût et de l'odorat, par les nausées qui suivent une saveur déplaisante, une odeur antipathique, et voilà qui expliquera comment ces sens peuvent aider au choix prescrit par la faim ; d'autre part, en ce qui concerne les actes de préhension, de déglutition, ne voyons-nous pas aussi le gosier, la langue, la lèvre inférieure et la mâchoire se convulser dans le vomissement, ce mouvement être provoqué par la titillation de la luette? Quoi d'étonnant, en conséquence, que des organes ainsi associés se déterminent si facilement à agir quand un d'entre eux leur fait appel ! N'est-ce pas là l'utilité réelle de la localisation de ce besoin général ?

L'inquiétude, l'agitation constituent les premiers effets de la faim portée au-delà des bornes de l'appétit, et bientôt s'y joignent des phénomènes locaux et généraux qui vont croissant et se diversifiant jusqu'à la mort : tels sont des tiraillements, des douleurs à l'estomac, une grande soif, une langueur universelle, l'amaigrissement, et par moments une sorte de fureur, ou bien définitivement la rage proprement dite ou hydrophobie. C'est surtout parmi les carnivores qu'on observe ce dernier effet : les chiens, les loups, les chats paraissent presque seuls susceptibles de son développement spontané ; et c'est, à ce qu'il semble, plutôt à la soif chez les premiers, à la faim chez les autres, qu'on doit l'attribuer ; la rage attaque, en effet, rarement les loups en été et les chiens en hiver. Nous dirons ailleurs comment les liquides circulatoires sont modifiés par une abstinence forcée; tenons-nous-en ici à quelques considérations sur l'aptitude différente qu'ont à la supporter diverses espèces d'animaux.

L'homme offre, à cet égard, bien des variations relatives surtout aux mœurs, aux habitudes, aux climats : la faim se supporte mieux dans les pays chauds que dans les contrées froides, dans l'âge adulte et la vieillesse que dans l'enfance; les femmes y résistent mieux que les hommes, et l'oisiveté, le repos permettent de prolonger l'abstinence : aussi les exemples d'abstinences qui ont duré plusieurs mois, outre qu'ils étaient sous la dépendance d'un état morbide particulier, ont été généralement observés chez des femmes qui passaient ce temps au lit, et le plus souvent plongées dans un assoupissement presque continuel. Dans l'état ordinaire, la faim a pu être supportée quelquefois jusqu'à trois semaines sans causer la mort ; mais quelques boissons avaient certainement contribué à reculer le terme fatal.

Dans des expériences faites à ce sujet par Collard de Martigny, il a vu des chiens vivre, sans manger et sans boire, trois semaines et même plus d'un mois : le marasme et la décoloration des tissus étaient universels, le sang peu coagulable et en petite quantité, l'estomac et les intestins resserrés mais sans inflammation à l'intérieur. Des lapins n'ont vécu au plus que douze jours; ce qui prouve, comme on le pense généralement, que les herbivores succombent plutôt à l'inanition que les carnivores : ceci se comprend très-bien quand on réfléchit que les premiers sont accoutumés à manger bien davantage que les seconds. On pense aussi que les animaux sauvages supportent mieux la diète que les animaux domestiques, sans doute à cause des privations fréquentes auxquelles ils ont dû s'habituer. Il est toutefois des exceptions; car le chameau, animal herbivore et domestique, se montre fort sobre comme chacun sait ; tandis que la taupe, sauvage et carnivore, montre une extrême voracité, comme l'a observé Flourens et comme nous l'avons constaté nous-même, et qu'elle meurt de faim si on la laisse un jour sans nourriture, ou même si on ne lui fait faire qu'un seul repas dans la journée.

Ces exceptions ne détruisent pas la règle, et l'observation la confirme pour les oiseaux. Les granivores ne supportent pas en général deux jours d'abstinence, tandis que les oiseaux de proie destinés à la chasse, et qu'on cherchait à affaiblir de toutes les manières pour les rendre dociles, ne commençaient souvent qu'après trois jours à recevoir la nourriture qui leur était offerte. Un duc dont Spallanzani voulait se servir pour ses expériences sur la digestion, mourut de faim au bout de six jours et demi : un balbuzard avait soutenu une abstinence de sept jours (Aldrovande); le vautour à aigrettes peut la supporter quatorze jours; les effraies enfermées en cage meurent volontairement de faim au bout de dix à onze jours (Buffon); enfin, un petit aigle *(falco maculatus)* vivait encore après un jeûne complet de cinq semaines (Buffon).

Nous ne parlons pas ici de l'abstinence hibernale des animaux dormeurs, parmi lesquels il faut comprendre presque tous les reptiles; mais, indépendamment de cette circonstance, on sait que ces derniers animaux supportent long-temps la faim; et l'on a, bien à tort, attribué cette aptitude à la lenteur de leur digestion. Si cette fonction s'opère très-lentement quand la température de l'air est froide, il n'en est plus ainsi dans les chaleurs de l'été; les couleuvres, les lézards achèvent alors leur digestion en un, deux, trois jours au plus, comme le prouvent leurs déjections. Si, dans nos climats, les boas qu'on montre au public mettent entre leurs repas de plus longs intervalles, c'est que la température est toujours inférieure à celle de leur patrie, et c'est aussi à cela qu'est due, en grande partie sans doute, leur apparente douceur. Quant aux reptiles de nos pays, malgré la rapidité de leurs digestions durant l'été, ils vivent des semaines, des mois, sans aucune alimentation : ils finissent cependant par maigrir excessivement, mais ils ne donnent aucun signe de grande agitation, de grand malaise; c'est plutôt, chez eux, une langueur graduellement accrue qui caractérise les effets du manque de nourriture. Le terme de cette abstinence semble presque illimité, pourvu que l'humidité ne manque pas, chez les reptiles batraciens, surtout si l'on ne révoque pas en doute les histoires de crapauds enfermés dans des murailles, dans des troncs d'arbres. Les chéloniens supportent aussi facilement de très-longs jeûnes : on garde des tortues grecques des années entières sans nourriture, et une grande tortue marine séjourna, sans manger, pendant cinq à six mois, entre les cordages d'un navire d'après ce qui m'a été raconté.

Tout le monde sait que les poissons vivent aussi de longues années dans les vases où la curiosité les conserve, pourvu qu'on renouvelle l'eau qui les entoure assez souvent pour empêcher qu'elle ne se corrompe. Il n'en a pas été ainsi des crustacés ; des écrevisses que nous avons voulu garder en vie de la même manière ont péri au bout de très-peu de jours. Au contraire, la plupart des insectes, des arachnides, des annélides, des mollusques étonnent les observateurs par la ténacité de leur vie, quand on les conserve dans un milieu convenable, c'est-à-dire avec un certain degré d'humidité dans l'air ou la terre qui environne les espèces terrestres, un renouvellement suffisant de l'eau où nagent les espèces aquatiques. On garde ainsi des années entières les sangsues officinales; seulement à la longue elles diminuent de grandeur, et cette diminution est bien plus rapide encore et plus considérable chez les planaires, qui peuvent perdre de cette façon plus de la moitié de leur taille, ainsi que l'a d'abord observé

Moquin-Tandon. Il est bien vrai que, pour les animaux aquatiques, on peut croire que l'eau leur fournit quelques principes nutritifs ; aussi sont-ils les seuls qui vivent véritablement, sans manger, un temps considérable et presque une durée de vie ordinaire. Les insectes et les arachnides ne peuvent subsister au plus que quelques mois (1), à part leur temps d'hibernation ou leur état de nymphe, et n'ont, sous ce rapport, aucun avantage de plus que les reptiles.

§ II. *Du choix des aliments.*

Si l'on peut, en ce qui concerne l'homme seul, épiloguer avec plus ou moins de vraisemblance sur cette phrase embrouillée d'Hippocrate, que l'aliment est un quant au genre, multiple quant aux espèces, il n'en est pas ainsi quand on parle d'animaux différents. La spécialité des aliments qui conviennent à chaque espèce est tellement prononcée, qu'il n'en saurait être tiré des produits identiques : chaque plante a ses insectes (2), chaque animal ses parasites, et telle substance réputée vénéneuse pour tel animal est salutaire à tel autre ; beaucoup d'oiseaux insectivores avalent les cantharides; la chenille de

---

(1) Des géotrupes, des blaps, des akis ont vécu de six à sept mois sans nourriture et le corps traversé par une épingle (Latreille, Lacordaire, Silbermann).

(2) Il ne faut pas prendre cette assertion trop rigoureusement à la lettre ; s'il en est qui ne peuvent vivre que sur une seule espèce de plante, comme l'attelabe sur la vigne, la cochenille sur le nopal, l'aleyrode sur la grande chélidoine, un grand nombre peuvent varier davantage leur alimentation : le ver-à-soie peut, au besoin, se nourrir de laitue, de scorsonère ; la chenille atropos mange la feuille de pomme de terre et de diverses espèces de jasmin ; je vois, en ce moment même, celle de l'euphorbe manger du pain à la suite d'un long jeûne. Plusieurs chenilles épineuses se nourrissent presque indifféremment d'orties ou de chardons, etc. etc.

l'euphorbe boit avidement le lait âcre et purgatif de ce genre de plantes; Auguste de St-Hilaire a fait involontairement, sur lui-même et sur ses compagnons de voyage, l'expérience des qualités vénéneuses du miel récolté sur certaines fleurs, quoique les hyménoptères qui l'ont préparé (Lecheguana) n'y trouvent qu'un aliment salubre. Mais, sans courir après des exceptions extraordinaires, la division des faits dans l'exposition desquels nous allons entrer suffirait, à elle seule, pour prouver ce que nous avons avancé plus haut : certes, les aliments tirés du règne minéral, du règne végétal et du règne animal ne sauraient être considérés comme pareils et réductibles à un seul et même principe.

A. Aliments minéraux. A ne considérer que les substances solides que fournit le règne minéral, il est certain que les animaux lui empruntent peu de matières nutritives, et que les plantes semblent chargées d'élaborer pour eux, et de leur rendre assimilables ces immenses matériaux dont ils ne sauraient tirer un profit direct. Il y a plus, un assez grand nombre de substances métalliques ou salines peuvent être considérées comme universellement vénéneuses, telles l'arsenic, le mercure; tandis que les poisons végétaux ont des effets très-variables sur des espèces différentes.

Les sels servent, en général, d'assaisonnement plutôt que d'aliment, et pourtant la soude, la chaux qui entrent dans la structure des organes ou la composition des humeurs, peuvent aussi provenir directement des substances ingérées : ce sont donc alors des aliments réels et non de simples condiments propres à flatter le goût, à augmenter l'appétit. Sans doute, c'est cette utilité positive qui devient instinctivement la cause de l'appétence que beaucoup d'animaux, aussi bien que l'homme, montrent pour le sel marin (chlorure de sodium) et le salpêtre (azotate de potasse et de chaux). Les herbivores sont ceux qui s'en montrent les plus friands, parce que leurs aliments en contiennent généralement beaucoup moins ; de là vient qu'ils lèchent et rongent les murailles, les pierres salées, etc.

Les oxides et sels mélangés sous forme de sable, de terre, ne sont ordinairement avalés que par suite d'appétits dépravés par la maladie ou l'habitude, ou bien, chez certaines peuplades (otomaques), par la disette de tout autre aliment plus nutritif. Toutefois, il est certaines argiles qui renferment d'assez fortes proportions de matières végétales et animales incomplétement désorganisées : on s'est aussi beaucoup occupé, dans ces derniers temps, des *farines fossiles*, dans lesquelles on a aperçu une infinité de têts microscopiques provenant d'entomostracés fossilisés qui peuvent bien n'avoir pas perdu toute leur matière animale, comme ils s'en sont, au contraire, évidemment dépouillés dans les silex, etc., où Ehrenberg, Turpin en ont également observé. Mais le terreau, l'humus des jardins et des champs renferment bien plus évidemment des débris non entièrement décomposés de plantes et autres matières organiques qui sont encore assimilables. On assure que la salamandre terrestre en avale ; mais ce qu'on a trouvé dans son estomac n'était probablement que la matière auparavant contenue dans l'intestin des lombrics qu'elle avait digérés. Pour ceux-ci, pour les naïdes la chose ne saurait être douteuse ; l'humus est avalé en substance, pétri dans un gésier, délayé, raffiné et dépouillé sans doute de toute substance soluble durant son cours à travers le tube intestinal, qui le rejette en cordons pulpeux. Les siponcles, les arénicoles se remplissent également d'un sable marin réfractaire en lui-même à l'action de leurs organes, mais imprégné des molécules jadis organisées qui se déposent au fond des eaux.

Enfin, les pierres calcaires pourraient aussi passer pour fournir une nourriture suffisante à certains mollusques, si l'on s'en rapportait à la dénomination de lithophages qui leur a été donnée en commun ; mais, quoique les pholades, les modioles et les lithodomes se creusent des cavités dans le roc, rien ne prouve que ce soit pour s'en nourrir. Il est bien probable qu'il n'y a dans cette opération qu'une dissolution chimique toute extérieure, et qui n'a rien de commun avec la digestion ; c'est donc à l'article des sécrétions que la question devra être plus amplement examinée.

Mais, parmi les matières minérales, s'en trouve particulièrement une qui constitue un des aliments les plus universellement nécessaires, l'*eau*, sans laquelle nulle organisation ne saurait exister. Qu'il y ait des animaux qui ne boivent pas l'eau, à proprement parler, ce ne peut être qu'autant qu'ils l'absorbent par tous les pores, comme les animaux aquatiques en général, ou ceux qui ne vivent que dans la terre humide, les lombrics, les crapauds, les salamandres terrestres, les tritons même hors la saison des amours, et tous les insectes souterrains, ou bien encore dans le cas où leurs aliments en contiennent des proportions considérables, comme pour les animaux suceurs, pour ceux qui mangent des végétaux frais, des racines, les lapins, les cobayes. Beaucoup d'animaux souterrains boivent même très-volontiers dans l'occasion, comme les serpents, les lézards, les tortues, la taupe, quoique peut-être à la rigueur ils puissent s'en passer. L'eau, d'ailleurs, devient le seul véhicule des substances alimentaires qui peuvent parvenir à beaucoup d'animaux fixes, aux mollusques bivalves, aux ascidies, aux cirrhipèdes, aux polypes, auxquels, il est vrai, elle apporte quelquefois une proie plus solide que les molécules dissociées qu'elle tient ordinairement en suspension. D'ailleurs, rien ne prouve qu'elle ne soit pas elle-même susceptible de décomposition, et que les poissons qui vivent si bien, sans accroissement à la vérité, d'eau pure et d'air, n'en emploient pas les matériaux à la réparation de leurs pertes; car ils en font d'évidentes, soit en excréments proprement dits, soit en matières de sécrétions excrémentitielles.

B. Aliments végétaux. On désigne sous le nom commun d'*herbivores*, les animaux qui se nourrissent de substances tirées du règne végétal. Sans former dans la classification des animaux une coupe unique et homogène, ils offrent cependant des caractères ou des qualités communes qui méritent quelque attention. Munis assez souvent d'armes défensives, de cornes, de défenses, ils ne trouvent guère dans leurs membres que des moyens de locomotion ou de sustentation ; les dents, les mandibules sont tranchantes et triturantes (*fig.* 315, 321), mais non pointues ; le bec, si c'est un oiseau, n'est point crochu pour l'ordinaire ; aussi ces animaux sont-ils le plus souvent timides, fugitifs, doux et sociables ; leur estomac est vaste, parfois multiple, musculeux ; leurs intestins très-longs et très-amples, garnis de larges diverticules ou cœcums.

Sûrs de trouver leur pâture à poste fixe, ils n'avaient, en général, besoin ni de cette vue nocturne si commune chez les carnassiers, ni d'un odorat aussi parfait ; toutefois la vue et l'odorat leur servent merveilleusement encore, au moins de près, pour distinguer les aliments salubres de ceux qui leur seraient nuisibles. Le goût n'y intervient que secondairement, surtout pour ceux qui se nourrissent de substances sèches, de graines par exemple. Quant à l'instinct qui les porte au choix de telle ou telle plante préférablement à d'autres, c'est toujours par le moyen des sens qu'il est mis en jeu, mais au fond c'est une impulsion des centres nerveux, qui tient à l'harmonie des organes entre eux et avec les objets extérieurs en rapport avec leur structure, et par conséquent propres à leur procurer des sensations agréables.

Il n'est peut-être aucune espèce de plantes, aucune partie des végétaux qui ne servent à la nourriture de quelque animal. Les conferves sont, pour les hydrophiles et autres insectes aquatiques, ce que sont à nos bestiaux, à nos bêtes de somme, à tous les ruminants, à l'éléphant, au rhinocéros, les tiges entières des graminées. Les algues marines nourrissent les tortues, les cétacés herbivores, quelques poissons, quelques mollusques gastéropodes aussi, sans doute. Les lichens les plus arides sont recherchés de certains insectes, comme la chenille du manteau (Geoffroy), et constituent l'aliment d'hiver des rennes sous la zone glaciale. Les champignons sont rongés par des larves de diptères, par des coléoptères qui en ont emprunté leurs noms (bolitophiles, mycétobies, mycétophiles, mycétophages, mycétochares). Et parmi les dicotylédones, nous l'avons déjà dit, celles qui paraîtraient les plus réfractaires, ou par leurs qualités résineuses comme le pin, ou par leur âcreté comme les euphorbes, la chélidoine, ou par leur dureté comme les arbres en général, sont néanmoins peuplées de nombreux hôtes qui y trouvent souvent à la fois nourriture et abri.

Les feuilles, comme parties plus tendres, plus succulentes et plus exposées d'ailleurs aux atteintes extérieures, suffisent au plus grand nombre des herbivores : l'aï et l'unau se repaissent exclusivement de celles des grands végétaux sur lesquels ils grimpent : certains ruminants, et entre autres la girafe, la chèvre, les cueillent aux arbres, aux buissons : d'autres les broutent à terre, et ainsi font les rongeurs du genre lapin : une immense multitude de chenilles, de coléoptères, d'orthoptères, tous les mollusques gastéropodes pulmonés en font leur seul aliment ; ordinairement ils les dévorent en totalité, aussi bien que les jeunes pousses qui les supportent ; mais il en est qui n'attaquent que le parenchyme, laissant l'épiderme à de moins délicats (chenilles mineuses).

Les écorces sont, à l'état frais, rongées par les chevaux à défaut d'autre nourriture; à l'état sec, elles sont, aussi bien que le bois, rongées, perforées par les bostriches, les vrillettes, les cérambyx, les lucanes et nasicornes ou leurs larves; à l'état frais, les larves des cossus s'y creusent des galeries en en dévorant la substance, et les tarets en font autant des bois plongés sous les eaux marines. Le bois fait aussi, avec les écorces, la nourriture principale du castor.

Quant aux racines, leur position souterraine ne les met pas à l'abri des recherches des larves de hanneton, de plusieurs chenilles rases; elles sont recherchées par plusieurs mammifères à grouin, les cochons, les sangliers, etc.

Enfin, les fruits sont attaqués par une foule d'animaux, soit qu'ils s'en nourrissent exclusivement, soit qu'ils ne fassent que jouir accidentellement de leur saveur et de leurs sucs: les fruits pulpeux et sucrés en maturité sont, en conséquence, exposés à toutes sortes d'attaques, ainsi que ne l'ignorent pas les horticulteurs; verts, ils servent encore fréquemment de séjour et d'aliment à des chenilles vermiformes.

Les fruits secs, les graines sont plus exclusivement le partage d'espèces déterminées; de là le nom de *frugivores,* et même avec de plus étroites restrictions encore, le nom de *granivores* qui leur a été donné. Les fourmis, dont les magasins étagés ne sont rien moins qu'imaginaires, les charansons, la teigne du blé et quelques autres insectes ou leurs larves, méritent de participer à cette dénomination collective; un certain nombre de mammifères, surtout dans les rongeurs, la plupart des singes et tous nos herbivores domestiques sont dans le même cas; plusieurs, l'écureuil, le loir, le hamster surtout, font d'abondantes provisions d'hiver. Mais c'est parmi les oiseaux qu'on trouve le plus de granivores, et nous verrons plus loin que ce n'est pas seulement en raison de leur bec dur, propre à fendre, à écraser, qui leur donne la facilité de dépouiller les graines de leurs enveloppes, mais encore de leur estomac musculeux qui les broie, comme font les machines à l'aide desquelles nous donnons à ces substances leurs premières préparations. Les gallinacés, les passereaux et les grimpeurs à bec crochu nous en fourniraient aisément des exemples nombreux et remarquables; nous nous contenterons de citer le bec court, pointu et fortement courbé des perroquets, celui du gros-bec épais et conique, celui du bec-croisé, dont les deux mâchoires recourbées se croisent comme des lames de ciseaux, et coupent ou arrachent aisément les écailles ligneuses des cônes du pin, et celui du bruant dont le palais porte une saillie osseuse propre à écraser les graines.

Il est, au contraire, un grand nombre d'herbivores qui ne recherchent, dans les végétaux, que leurs parties les moins consistantes, puisqu'ils ne leur demandent que des aliments liquides. La plupart sont nommés à juste titre insectes suceurs: il est bien, en effet, quelques broyeurs qui vont lécher la sève qui coule des ulcères des arbres, comme les lucanes, les cétoines, ou qui, comme ces dernières, entament même les fruits pour en boire le jus, ou bien encore s'enfoncent entre les pétales des fleurs pour en chercher le miel, ainsi que le font surtout les trichies ; mais les vrais suceurs sont pourvus de diverses sortes d'instruments piquants ou non, dont nous donnerons plus loin une idée : les uns vivent de la sève (cigales, pucerons, psylles, gallinsectes, larves d'hyménoptères gallicoles); d'autres sucent le produit sirupeux du nectaire des fleurs (papillons, abeilles, colibris). Cette particularité nous paraît bien certaine pour ces petits oiseaux, d'après la conformation de leur langue, bien que Radier cité par Bomard et Cuvier lui-même aient trouvé des insectes dans leur estomac, observation que nous avons également répétée.

C. Substances animales. Au contraire des précédents, les animaux carnivores sont pourvus d'armes offensives, de griffes aiguës, de dents ou de mandibules armées de pointes (*fig.* 311, 313, 316-320), de becs crochus(1) et propres à déchirer. Ils ont généralement les mâchoires mues par des muscles puissants, et par conséquent la tête forte, les tempes et les joues élargies, les arcades zygomatiques très-courtes, les crêtes occipitales et temporales très-prononcées. L'estomac est membraneux, simple et médiocre, les intestins courts et grêles la plupart du temps : de là leur ventre resserré, comparativement à celui des herbivores, si vaste et si renflé. Les carnivores ont, en général, de la souplesse, de l'agilité et beaucoup

(1) Il faut faire exception pour certains animaux qui avalent leur proie tout entière, les crapauds, les pipas, les chélydes, les hirondelles, les engoulevents, etc.

de force eu égard à leur taille ; leur vue est bonne et bien souvent assez sensible pour percer les ténèbres nocturnes ; leur ouïe est fine, et leur odorat, leur goût très-développés, de même que les organes accessoires de ces sens, comme les palpes chez les insectes ; à tel point même que les coléoptères les plus carnassiers en ont six au lieu de quatre. Cette constitution, qui augmente leur courage et leur énergie, leur donne aussi plus de férocité ; aussi, à part quelques exceptions, le chien par exemple, se montrent-ils moins sociables et moins dociles que les herbivores.

Quelques-uns pourtant se réunissent en troupe pour chasser (chiens sauvages, gloutons, etc.), mais la plupart poursuivent isolément leur proie, soit à terre en la suivant à la vue ou à la piste comme le chien-courant, les carabes, les cicindèles, les saltiques ; soit dans les airs comme la plupart des oiseaux de proie et des insectivores, la chauve-souris, les libellules, les guêpes ; soit dans les eaux comme le requin, le brochet et tant d'autres poissons, les dytisques, les notonectes, l'argyronète, etc.

Un grand nombre aussi attendent leurs victimes à l'affût, soit simplement cachés à portée de leur passage fortuit, comme le lion, la panthère, l'ours blanc, le martin-pêcheur, le pygargue, le caméléon, le boa, le crocodile, la mante religieuse, les larves de libellules ; soit aidés d'un piége propre à arrêter les imprudents, comme la toile de tant d'aranéides, la fosse du fourmilion, ou bien à les allécher seulement comme la baudroie.

Enfin, beaucoup aussi vont surprendre leur proie

au gîte comme le furet, la fouine, le renard, les couleuvres qui recherchent les œufs ou les oiseaux même, ou poursuivent les lapins dans leurs terriers; tels sont encore les fourmiliers, l'échidné, l'oryctérope, les pics, la taupe, la courtilière qui dénichent les fourmis ou les insectes cachés sous l'écorce, ou les lombrics enfouis dans la terre.

Dans cette innombrable catégorie on pourrait établir des divisions très-multiples, quant au choix des substances animales destinées à l'alimentation. Généralement, ce sont les herbivores qui servent de pâture aux carnivores, mais cette règle n'est pas à beaucoup près sans exception, et les individus d'une même espèce ne s'épargnent pas toujours l'un l'autre, malgré les déclamations des poètes. On peut donc poser comme beaucoup plus générale cette règle, que le plus fort et le plus agile dévorent le plus faible et le moins alerte ; mais beaucoup de carnivores aussi, par conformation ou par goût, sont limités dans leur choix : le tigre et le lion ne vivent que de mammifères ; l'aigle de mammifères et d'oiseaux; le pygargue, le cormoran de poissons; le crabier, le fourmilier ont tiré leur nom des objets de leur préférence. Un grand nombre se réduit aux insectes, aux vers de terre; de là le nom d'*insectivores* lié avec l'existence de dents armées de pointes nombreuses et très-aiguës (*fig.* 319, 320), de becs allongés et pointus, comme chez la taupe, les chauves-souris, les lézards, le rossignol, etc. La plupart de ces animaux et surtout les insectivores (1)

(1) Cette particularité tient peut-être à la trop grande ressemblance d'un insecte desséché avec un insecte vivant mais en repos.

ne saisissent aucune proie immobile; la grenouille, le crapaud, le caméléon ne touchent point à un insecte sans mouvement : au contraire, la plupart des mammifères et des oiseaux carnassiers mangent la viande dépecée qu'on leur donne; plusieurs même ne la rebutent pas quoique déjà putride (chien, loup, chacal, hyène, corbeau, vautour); les crocodiles l'enfouissent même, dit-on, pour lui laisser subir un commencement de putréfaction. Les charognes attirent des myriades d'insectes (nécrophores, boucliers, staphylins, mouches à viande, bleue, césar, etc.); et il n'y a pas jusqu'aux restes secs des cadavres qui n'aient aussi leurs destructeurs : les ricins rongent déjà les plumes des oiseaux durant la vie; des teignes les attaquent aussi bien que les poils, le crin, la corne et l'écaille même à l'état sec; les dermestes, diverses mites rongent et pulvérisent les peaux et les chairs desséchées, de sorte qu'il n'est pas étonnant de voir que les cadavres des animaux sauvages laissent si peu de traces de leur existence.

Mais les animaux vivants fournissent des éléments nutritifs d'une autre sorte encore à une nombreuse catégorie de parasites, ce sont leurs humeurs. Ici, de même que pour les végétaux, il en est qui absorbent seulement des liquides exhalés aux surfaces sur lesquelles ils sont appliqués : les vers intestinaux, les larves d'œstres vivent du mucus intestinal, gastrique, nasal; les douves, de la bile qui les entoure dans le foie; divers elminthes (filaire, distome) habitent les humeurs de l'œil et s'en nourrissent; plusieurs œstres à l'état de larve, le dragonneau, la sarcopte, excitent dans le tissu cellulaire ou sous l'épiderme une suppuration qui les alimente ; les hydatides se contentent de l'humidité des parenchymes dont elles sont entourées. D'autres, et c'est le plus grand nombre, sucent le sang qu'ils vont trouver au moyen de leurs trompes, ou qu'ils font couler par leurs morsures ; tantôt ne faisant qu'en emprunter à leur victime des quantités insensibles (puces, ixodes, cousins), et tantôt l'épuisant jusqu'à la mort (furet, etc.), ou la réduisant même par la compression, la malaxation de son corps à une siccité presque complète (araignées, scorpions, fourmilion).

D. Substances diverses. Les physiologistes appellent *omnivores*, les animaux qui peuvent presqu'indifféremment adopter tel ou tel genre de nourriture : le chien, les ours, le cochon, les rats sont dans ce cas, bien que leur denture se rapporte entièrement à celle des carnivores dans les premiers, des herbivores dans les autres. Celle des chiens et des ours surtout est, il est vrai, moins essentiellement carnassière, plus triturante que celle des chats ; et les molaires des rats ressemblent assez à celles des insectivores. Au reste, certains singes sont aussi frugivores et insectivores ; il en est de même de beaucoup de passereaux, de gallinacés et de palmipèdes, de la carpe qui mange des vers et du pain, et des tortues terrestres qu'on peut également nourrir ainsi. Si cette question a été si fort controversée pour l'homme, on voit que cela n'a rien d'étonnant, puisque les limites sont si peu tranchées. Bien que sa denture soit évidemment plus éloignée de celle des carnivores décidés que de celle des frugivores, ce n'est pas une raison pour croire qu'il soit naturellement de ce dernier groupe ; en effet, son estomac simple et membraneux le reporterait plutôt dans le premier ; et d'ailleurs, là même où les habitudes et la conformation sembleraient devoir imposer des conditions d'exclusivité dans la nourriture, l'expérience a prouvé que l'éducation pouvait assez aisément aller à l'encontre. Ainsi, Spallanzani a accoutumé, sans grand'peine, un pigeon à manger de la viande, et un aigle à digérer du pain ; le premier même en était venu à refuser les graines qu'on lui offrait : les chats domestiques mangent souvent fort bien le pain et même la salade ; les chiens, les renards se délectent des raisins, et l'on assure que les vaches d'Islande sont nourries, partiellement du moins, de poisson sec : on raconte, enfin, diverses histoires de chevaux, vaches et moutons devenus carnivores (Haller).

Nous remarquerons encore une fois, en terminant ce sujet, que les distinctions fondées sur le genre d'alimentation sont loin d'être en parfaite harmonie avec la division naturelle des animaux, puisque le galéopithèque et les roussettes sont frugivores, malgré leur affinité avec les chauves-souris toutes insectivores ; que parmi les ours il en est qui mangent des racines et des fruits, tandis que les autres ne vivent que de chair ; que la même opposition se voit de genre à genre parmi les rongeurs ; que les corbeaux et les freux, les tortues et les chélydres, les mantes et les phasmes, les grillons et les courtillères, les dytisques et les hydrophiles, les mollusques gastéropodes terrestres (hélix) et les marins (tritons), si voisins incontestablement, sont pourtant de mœurs tout opposées. Certaines fourmis sont carnivores, d'autres exclusivement phytophages; et, parmi les limaces si bien connues pour herbivores, on assure qu'il s'en trouve une espèce, la limace cendrée, qui ne mange que des substances animales (Laurent).

En ce qui concerne l'homme, son aptitude omnivore est surtout singulièrement aidée par les préparations qu'il donne aux matières alimentaires et qui les dénaturent si complétement : la coction, les différentes espèces de fermentation, le battage, les assaisonnements et les mélanges lui rendent peut-être supportable et salubre telle nourriture qui, sans ces conditions, serait contraire à sa nature. Peut-être aussi naturellement la variété lui est-elle essentielle et nécessaire, comme le pense Magendie; bien qu'on puisse croire qu'elle n'est, chez lui, qu'un effet de l'habitude et un résultat de la vie sociale et de l'industrie. Que de gens ne vivent, à bien peu de chose près, que de pain ! On ne peut raisonner ici d'après les effets observés chez des chiens nourris de sucre ou de gélatine, aliments si peu conformes à leurs goûts, aux aptitudes que l'analogie doit leur faire supposer. Ce qui semblerait, au reste, prouver que l'homme est primitivement plutôt frugivore, c'est que les animaux qui s'en rapprochent le plus sont dans cette catégorie; c'est que lui-même, soit à l'état sauvage, soit à l'état civilisé, mange beaucoup de végétaux crus et très-peu ou point du tout de viande sans cuisson ou préparation quelconque, et il est à peu près le seul animal qui fasse ainsi subir à ses aliments des modifications préalables ; car on ne saurait mettre au même rang la légère macération qu'ils éprouvent dans les abajoues des singes, du hamster, dans le sac du pélican, ni l'action des venins qui tuent la proie des vipères et des crotales, ni la malaxation d'un animal volumineux par la constriction qu'exerce sur lui le boa qui en brise ainsi les os et l'allonge de manière à l'avaler plus aisément ensuite; rien ne prouve, en effet, que ces opérations augmentent la digestibilité des substances avalées, et il est bien facile de leur reconnaître un tout autre but. Quant au crocodile qui laisse, dit-on, fermenter sa proie, il n'est guère possible de voir là autre chose qu'une habitude semblable à celle des renards, loups, chiens, etc., qui cachent le superflu de leurs aliments et les oublient quelquefois dans le trou où ils les ont enterrés. A peine voit-on quelque chose de comparable à nos habitudes dans celle qu'a le raton de tremper dans l'eau tous ses aliments, ce que font aussi quelques chevaux: il serait bien plus difficile de dire dans quelle vue un certain nombre de quadrupèdes battent et troublent, avec leurs pieds, l'eau dont ils vont s'abreuver.

ARTICLE III. — Des actes préparatoires.

Je rassemble, sous ce titre, plusieurs opérations fort importantes mais toutes mécaniques, et qui ne font que préparer l'acte essentiel, celui de l'altération chimique des matières alimentaires. Ce sont la préhension, la mastication, l'insalivation et la déglutition. La préhension comprend aussi la porrection, c'est-à-dire l'action de porter les aliments à la bouche quand ils ne sont pas saisis directement par elle. Cet acte est suivi de celui de la *dégustation*, que néanmoins nous n'avons pas compris dans la liste précédente et dont nous ne traiterons pas ici, parce que tout ce qui lui appartient a été étudié avec les sensations externes à l'article du *goût*, dont la dégustation n'est que l'exercice.

§ I.er *Préhension des aliments.*

C'est ici surtout que nous entrerons dans quelques détails sur les formes et organisations de la bouche, propres à mieux s'appliquer à la nature des substances nutritives ; mais, comme c'est surtout leur consistance qui exige les plus remarquables modifications, c'est sous ce point de vue que nous établirons ici nos deux divisions principales.

A. Préhension des aliments solides. L'homme et le singe se servent de leurs mains pour saisir et porter leurs aliments à la bouche, ou du moins pour les tenir à portée de leurs dents : beaucoup de rongeurs peuvent en faire autant, soit d'une seule main (capromys), soit en les réunissant toutes deux (écureuil); tandis que le chien, le chat ne peuvent que fixer ainsi contre le sol les chairs qu'ils veulent déchirer, les os qu'ils veulent ronger plus aisément. Cette prérogative n'est nullement intellectuelle ; elle est toute de conformation, toute d'instinct animal, et l'on en a la preuve complète quand on la voit exécutée par les crabes au moyen de leurs pinces, par les mantes, les ploières à l'aide de leurs pattes ravisseuses, par les perroquets, les chouettes avec un des pieds postérieurs ou pieds proprement dits ; tandis que ce sont, chez d'autres animaux, des membres aussi, mais des membres voisins de la bouche ou en dépendant directement, qui remplissent cet office, comme la trompe de l'éléphant, peut-être celle du tapir, les pieds des mollusques céphalopodes, les tentacules des hydres et des polypes, les palpes des arachnides et notamment du scorpion, dont les mandibules même sont d'ailleurs en forme de pince, aussi bien que dans la plupart des autres arachnides ; quelquefois même celles-ci sont très-protractiles et aptes à saisir, comme dans les gamases. Les lèvres sont les vrais organes de préhension chez les solipèdes, les ruminants ; la girafe se sert surtout de la lèvre supérieure qu'elle allonge et recourbe considérablement pour saisir les rameaux et les feuilles, et le rhinocéros paraît être dans le même cas. Quand les lèvres sont courtes ou nulles, ce sont les dents qui pincent et saisissent, grattent, ramassent les matières alimentaires ; ou bien c'est le bord des mâchoires qui en tient lieu comme le bec des oiseaux. Remarquons, en passant, que le bec ne s'ouvre pas seulement, comme la gueule des mammifères, par l'abaissement de la mâchoire inférieure, mais qu'il y a aussi élévation de la supérieure qui est ordinairement mobile sur le crâne, en raison, 1° de l'élasticité des os frontaux antérieurs ou d'une articulation mobile de ces os sur le frontal principal (perroquets) ; 2° du glissement des ptérygoïdiens sur le sphénoïde : l'os carré, poussant en avant ces os lorsqu'il s'abaisse avec la mâchoire inférieure, est la cause du soulèvement de la supérieure (*fig.* 322). Ce mouvement volontaire et indépendant de ceux de la tête en totalité, est très-visible chez les perroquets et les oiseaux de proie, surtout dans le jeune âge.

La substance saisie est ordinairement rejetée en arrière jusque dans la bouche, et même quelquefois le gosier, par des mouvements brusques de la tête dans le sens antéro-postérieur. Certains oiseaux-pêcheurs jettent en l'air le poisson qu'ils ont transversalement saisi, pour pouvoir le reprendre plus commodément et l'avaler la tête la première. Un bec long et mince, tel que celui du courlis, de l'avocette, de la bécasse, de la huppe, sert souvent à fouiller la vase : le bec élargi de la spatule du canard, celui du flamant en forme de cuiller, servent à ramasser cette vase qui se tamise ensuite entre les crénelures du bec, et y laisse seulement les vermisseaux qu'elle renferme. Les crénelures dont il est ici question et qui appartiennent à un assez grand nombre d'oiseaux, surtout des palmipèdes, ont pour effet principal de retenir une proie humide et glissante : les dents recourbées en arrière, fixes et aiguës des reptiles n'ont souvent aussi pas d'autre usage, étant, comme celles des serpents (abstraction faite des crochets venimeux), des salamandres et d'un grand nombre de poissons, trop faibles pour déchirer ou écraser : ceci est évident, en particulier, pour les grenouilles qui n'en ont qu'à la mâchoire supérieure et point à l'inférieure.

Pour mieux saisir les objets de leur convoitise, et suppléer à l'absence des membres ou des appendices dont il a été question plus haut, pour suppléer quelquefois à un défaut d'agilité, ou bien pour atteindre leurs victimes dans d'étroites et profondes retraites, certains animaux sont pourvus d'organes susceptibles d'un allongement variable. Quelques poissons ont, comme l'esturgeon, les lèvres susceptibles de se déployer subitement, mais à une médiocre distance : les larves de libellules ont la bouche couverte par un masque protractile, composé de la lèvre inférieure dont les deux articles reployés sous la tête lui servent de manche, et des palpes transformés en tenailles; ce masque, porté brusquement en avant par l'extension de son manche, ouvre ses tenailles et saisit à distance les insectes aquatiques qui viennent imprudemment se poser devant la larve immobile.

Chez un bien plus grand nombre d'animaux c'est la langue qui joue le même rôle, mais par différents mécanismes. L'hyoïde long et mobile des serpents et des lézards leur permet de faire fréquemment sortir et darder leur langue; nous avons dit ailleurs qu'on avait cru à tort que c'était pour engluer ou accrocher des insectes, car cette langue est assez sèche, elle est molle, et les barbelures qu'on a cru y voir ne sont que des papilles : c'est plutôt comme organe du toucher que les serpents, en particulier, la vibrent à une distance assez remarquable pour effrayer le vulgaire. Un même mécanisme, la propulsion d'un long hyoïde, sert aussi à projeter une langue plus réellement visqueuse et barbelée chez les pics. Dans la rétraction de cet hyoïde, les branches thyroïdiennes qui sont longues et grêles se recourbent en arrière de la base de la tête et de l'occiput, passent même sur le vertex, et ont leur extrémité libre logée dans une gouttière, de chaque côté du front, à la racine du bec. Une langue vermiforme et enduite également d'une salive visqueuse, mais sans barbelures, est aussi dardée dans des sinuosités profondes, dans des trous de fourmis, par le tamanoir, l'oryctérope, le pangolin, l'échidné; elle paraît pouvoir s'adapter plus aisément à ces sinuosités, car elle est moins rigide, presque toute charnue, composée de fibres circulaires qui la rétrécissent et l'allongent, et de fibres longitudinales qui la raccourcissent et l'infléchissent en tous sens au gré de l'animal (Cuvier et Duvernoy). Le caméléon offre une conformation analogue; la langue, presque aussi longue que tout l'animal, est un tuyau musculeux, dont une bonne partie rentre dans l'autre en la retournant, raccourcissant, plissant le tout qui s'enfile sur une avance de l'hyoïde, dans l'état de repos : au contraire, dès que l'animal voit un insecte à sa portée, il ouvre lentement la gueule, et la langue, au moyen de la contraction de ses fibres musculaires, se dégaîne, se déboîte pour ainsi dire, se déplisse et s'allonge avec rapidité; de sorte que son bout épaissi (*fig.* 14), charnu, bilabié, humecté d'une humeur gluante, vient frapper comme l'éclair et engluer la mouche la plus alerte, avant qu'elle ait pu songer à la fuite. Nous avons maintes fois observé, comme Duvernoy, cette projection, et nous avons reconnu que l'animal n'en obtenait des effets si complets qu'à la faveur de cette instantanéité du mouvement; car, quand il est affaibli, qu'il fait lentement agir ses muscles, à peine arrive-t-il à faire saillir la langue au-delà des mâchoires; il lui manque ce coup sec qui peut seul lancer au loin son bout plus pesant; et l'on s'aperçoit même parfois que cette impulsion brusquée, il cherche en vain à la produire par des secousses insuffisantes de son hyoïde fortement porté en avant. Il n'y a là rien de pareil à l'insufflation que Duméril a cru pouvoir seule rendre raison des phénomènes, ni à l'expiration supposée par Perrault. On a supposé que c'était dans un but semblable que les stènes, sous-genre des staphylins, pouvaient darder leur languette à une distance égale à la longueur de leur corps (Carcel): on peut croire aussi que quelque usage de ce genre est attaché à la structure singulière de la langue des patelles, si longue qu'elle dépasse cinq à six fois la longueur du corps dans lequel elle est roulée en spirale, grêle, cylindroïde et armée de petites dents crochues; mais on ne sait rien de positif à cet égard.

Les reptiles de l'ancien genre *rana* de Linné offrent, presque tous, une disposition non moins remarquable de la langue : comme celle du caméléon, elle est rendue prenante par une sécrétion de cryptes qui en garnissent la surface, mais elle est aplatie; sa racine est attachée dans la partie la plus avancée de la bouche, derrière la symphyse du menton; sa pointe est tournée en arrière, et la face, qui chez les autres animaux touche le palais, est ici inférieure au contraire. A portée d'un insecte, d'un ver, la grenouille ou le crapaud ouvrent subitement la gueule, contractent instantanément leurs génio-hyoïdiens, jettent comme un fouet leur langue hors de la bouche (*fig.* 309), à la distance de plus d'un pouce et demi dans les grands individus, et la retirent non moins rapidement à l'aide des muscles thyro-hyoïdiens. De même que celle du caméléon, sans cette brusque impulsion, la langue des batraciens anoures n'atteindrait point à son but ; et c'est peut-être parce qu'elles en sont moins capables, que les rainettes joignent au mouvement de la langue celui de tout le corps, quand elles fondent d'un saut sur la mouche qu'elles ont visée de loin.

Enfin, les perroquets à trompe paraissent pouvoir saisir avec leur langue, terminée en cupule, quelques débris d'aliments solides.

B. Préhension des liquides ou haustion. Nous avons parlé plus haut des boissons, et reconnu que s'il est beaucoup d'animaux qui ne vivent que de liquides, il n'en est presque pas qui ne soient forcés de joindre l'eau aux solides dont ils se nourrissent. Un mot sur la manière dont les boissons sont prises par ces derniers, doit précéder ce qui concerne la préhension exclusive des aliments liquides.

L'homme et peut-être l'orang sont les seuls animaux qui portent les boissons à leur bouche avec la main ; l'éléphant, comme on sait, les y porte avec sa trompe préalablement remplie par aspiration. La langue sert bien souvent à lécher l'humidité ou l'eau en gouttelettes, la rosée ; presque tous les mammifères et beaucoup de reptiles, lézards, serpents, caméléon même, s'en servent ainsi : chez les animaux carnivores, certains rongeurs, etc., elle sert à laper, c'est-à-dire à jeter l'eau dans la bouche en se courbant brusquement en arrière. Les ruminants, les solipèdes hument l'eau en y trempant leurs lèvres, et c'est ainsi que boivent, dans l'occasion, c'est-à-dire quand ils trouvent beaucoup d'eau et ont une grande soif, les couleuvres, les tortues, le caméléon. Ainsi boivent aussi quelques oiseaux, tels que les pigeons, les oiseaux de proie ; tandis que la plupart puisent l'eau dans leur bec inférieur comme dans une cuiller, et la font tomber dans le gosier en renversant la tête en arrière. Quelques-uns des premiers ont la singulière habitude de ne boire qu'en l'absence de tout témoin, craignant, sans doute, quelque surprise durant cette opération, qui nécessite une inclinaison prolongée de la tête et une immersion totale du bec et la clôture des paupières, tels le jean-leblanc (*falco gallicus* L.), le grand-duc (Buffon).

L'action de pomper des sucs alimentaires peut s'opérer par divers modes et à l'aide d'instruments variés. 1º Une *bouche ordinaire* dont les lèvres s'appliquent sur la surface d'où doit sortir le liquide, et dans laquelle la langue joue le rôle de piston en se retirant en arrière, peut opérer la succion qu'il ne faut pas confondre avec l'aspiration, l'action de humer par la bouche ou par le nez (reniflement), au moyen du vide opéré dans le thorax. C'est par le premier de ces mécanismes que le furet suce le sang des lapins blessés par ses canines aiguës, que le vampire suce le sang des animaux domestiques et des hommes endormis, après avoir ouvert, sans doute à l'aide de ses dents, les vaisseaux capillaires de la peau (1). C'est aussi la manière dont tous les mammifères nouveau-nés *tètent* le lait de leur mère, et l'on conçoit aisément que ce jeu de pompe peut

---

(1) D'Azzara fut quatre fois blessé par les phyllostomes durant son sommeil. Il y avait plaie, et l'effusion du sang continuait après la retraite de l'animal.

s'opérer aussi bien sous l'eau qu'à l'air libre, que les jeunes cétacés ne diffèrent point par conséquent des autres mammifères sous ce rapport, quoiqu'un célèbre et savant zoologiste ait mis un moment la chose en doute : la respiration n'a rien à faire dans ce mécanisme, et le plus simple essai prouvera à chacun qu'on peut sucer sans respirer et même durant l'expiration.

2° La *langue* des colibris (*fig.* 286, 287, 288) nous a offert, sur un individu conservé dans l'alcool, une disposition qui à elle seule suffirait pour prouver que s'ils mangent des insectes, comme nous l'avons dit précédemment, ils sucent aussi le miel des fleurs que Sloane a trouvé d'ailleurs dans leur estomac. Cette langue, très-protractile et portée sur un hyoïde recourbé tout semblable à celui des pics, se termine par deux lamelles allongées et aiguës. Ces deux moitiés réunies représentent une gouttière ouverte en dessus, à parois très-minces et à bords armés de dentelures ou barbules très-fines, assez molles et dirigées en arrière. Ces parois sont transparentes, membraneuses et de consistance demi-cornée : quand on presse sur la gorge, l'alcool se meut dans ce demi-canal qui doit conduire aisément vers le gosier tout liquide recueilli par son extrémité.

3° On peut indifféremment donner le nom de trompe (promuscide) ou de langue au suçoir des abeilles et autres hyménoptères (*fig.* 292, 293, 294). La languette (c'est-à-dire la partie libre et la plus avancée de la lèvre inférieure, dont l'ensemble nous paraît l'analogue de l'appareil lingual des animaux supérieurs) est très-allongée, contractile et extensible, flexible en tous sens, formée d'une innombrable quantité de très-courts articles cornés dont les bords laciniés lui donnent une apparence villeuse. Est-elle percée à l'extrémité, creuse et se continuant avec l'œsophage (Swammerdam, Cuvier)? Telle n'est pas l'opinion de Réaumur ni de Savigny, qui croient la bouche placée à sa base, c'est-à-dire au lieu ordinaire. Ramdhor, Tréviranus semblent croire à l'existence de l'une et de l'autre voie; opinion sans vraisemblance, car cette superposition de deux ouverture orales serait sans analogue dans le règne animal; les deux œsophages et les deux bouches accordés par Otto au syphostome paraissent être effectivement le résultat d'une illusion anatomique. Voici ce que j'ai observé : il est certain que, dans les mellifères, l'extrémité libre de la langue fusiforme ou cylindroïde porte une feuille ou une houppe pédiculée, à la naissance de laquelle paraît siéger un petit trou; du moins, quoique Réaumur et Savigny l'aient crue sans cavité, je suis certain qu'un canal étroit règne dans toute sa longueur; on peut l'en détacher par l'écrasement entre deux verres; mais arrivé sur la pièce cornée nommée menton, il m'a paru s'ouvrir largement en étalant ses parois, de sorte qu'il n'y aurait véritablement qu'une seule ouverture pharyngienne. On peut penser que le miel le plus fluide est aspiré par le tube capillaire et contractile de la langue, tandis que la nourriture solide ou pâteuse est directement poussée dans le pharynx par les mandibules. Cette trompe villeuse de la langue doit être conduite au pharynx, dans le tuyau que forment autour d'elle les palpes labiaux, et que renforcent les maxilles disposées aussi en gaine ; la langue peut faire, dans cette gaine, l'office d'un piston. Les guêpes ont la langue plate, foliacée, villeuse, propre à lécher mais non à pomper; cependant, de chacun des quatre lobes qu'on lui voit, part un canal qui se réunit aux autres en s'élargissant et s'épanouissant, pour ainsi dire, au-dessus du menton. Leur point de départ est un petit disque brunâtre et charnu, qui m'a paru susceptible de s'ouvrir comme les suçoirs des ténias.

4° C'est encore une trompe mais non une langue que le suçoir des lépidoptères (*fig.* 289, 290, 291). Savigny a démontré péremptoirement qu'il est formé par les maxilles, et qu'il porte souvent un palpe sur chacune de ses moitiés. Il est effectivement bien connu, surtout depuis Réaumur, que la trompe des papillons, ce long filet roulé en spirale, est due à l'adossement des deux moitiés parallèles et retenues en rapport par l'enchevêtrement des soies écailleuses qui bordent l'une et l'autre. Chacune de ces moitiés contient un tube qui ne sert point au passage des substances alimentaires, bien que telle ait été l'opinion de plusieurs anatomistes, de Meckel même; ce tube n'est autre chose qu'une grosse trachée, bien reconnaissable à son filet en hélice. Il n'existe qu'un œsophage et il n'y a qu'un tuyau médian à la trompe, constitué par la réunion des deux gouttières, dont chaque moitié est creusée sur sa face interne. On peut voir aisément sur l'atropos, que ce tube médian s'ouvre en bec de plume à son sommet et à sa base qui répond au pharynx. On peut observer, sur le même lépidoptère, que les deux gouttières susdites sont garnies de fibres musculaires transversales très-serrées ; c'en est assez pour expliquer la succion par des mouvements péristaltiques, et sans avoir recours à l'action d'un jabot latéral (Tréviranus, Carus), qui n'a aucune force expansive, comme on pourrait la supposer à une bouteille de caoutchouc, et qui ne peut, en conséquence, chez les papillons (*fig.* 353), les diptères et les hyménoptères qui le possèdent, servir qu'à recevoir et non à aspirer. Cette vésicule à goulot annexée à l'œsophage manque aux puces, aux hémiptères et même à l'abeille (*fig.* 354). La trompe des papillons est d'ailleurs étendue et enroulée par des muscles longitudinaux plus extérieurs, et ces mouvements sont favorisés par les innombrables articulations d'anneaux imbriqués qui la revêtent et lui donnent l'aspect d'un cylindre finement cannelé en travers.

5º Le nom de trompe ou promuscide conviendrait mieux encore à certains prolongements buccaux, tubuleux aussi, mais d'une seule pièce et tout-à-fait charnus, mous et très-contractiles, susceptibles d'une rétraction considérable et même d'une réduction totale à l'intérieur du corps, non-seulement par le raccourcissement de leurs fibres musculaires, mais encore par l'invagination d'une de leurs parties dans l'autre. Souvent elles ne paraissent être qu'une portion d'œsophage susceptible de se renverser en dehors. Il en est qui sont mutiques comme celles des murex, du cabochon, de l'haliotide, des clepsines ou glossobdelles, des planaires. Ces derniers animaux (*fig.* 297) sont surtout remarquables en ce que leur bouche est ordinairement placée vers le milieu du corps à sa face inférieure, que la trompe agit en suçant par un mouvement de constriction successive, ou, comme on dit, péristaltique bien prononcé, après même qu'elle a été détachée du corps de l'animal, sur la substance duquel elle exerce son action quand on le comprime sous le microscope ; quelquefois aussi elle se développe en forme de large entonnoir, qui s'applique sur les corps à sucer ou les enveloppe de toutes parts. Certaines trompes sont armées de dents ou de crochets dentelés, comme celles des néréides qui ont jusqu'à quatre paires de mâchoires, et celles de quelques autres annélides, les phyllodoces, les glycères ; d'autres sont pourvues de pointes moins nombreuses, comme celles du prostome armé, des smaridies (*fig.* 298, 299) ; d'autres sont, au contraire, garnies de dents nombreuses, petites et disposées en forme de carde, comme celles des buccins (*fig.* 295), de la janthine, de la carinaire.

6° La *ventouse* diffère de la trompe par sa brièveté, sa forme cotyloïde : ainsi, la bouche des dérostomes, susceptible d'un énorme élargissement et d'un demi-renversement, n'est évidemment qu'un rudiment de la trompe des planaires ; et il en paraît être ainsi de la bouche des paramécies et autres infusoires, que Ehrenberg a cru voir armée d'une couronne de dents. Peut-être toutefois y a-t-il l'un et l'autre ; en effet, la ventouse est garnie de dents nombreuses et crochues dans les lamproies et la myxine glutineuse, de trois demi-disques dentelés en forme de scie dans les sangsues (*fig.* 300, 301, 302) ; elle est mutique dans les fascioles, les ténias qui en ont quatre autour de leur museau armé ou inerme, les bothryocéphales qui n'en ont que deux en forme de fentes, etc. Elle exécute la succion par un vide opéré sous le disque ou cupule qu'elle représente, le milieu étant soulevé seul, tandis que la circonférence s'applique davantage sur la surface où la maintient la pression atmosphérique.

7° Nous réservons le nom de *siphon* pour des tubes peu ou point contractiles au moins à l'extérieur; les lernées, le dichélestion de l'esturgeon paraissent munis d'un ou de deux siphons, qui leur servent à sucer le sang des poissons sur lesquels ils sont fixés. Le pou a une sorte de siphon très-court, muni d'une lancette centrale, et qui se rapproche ainsi du rostre, dont nous parlerons tout-à-l'heure.

On a attribué la succion siphonaire à un certain nombre d'animaux articulés qui n'en jouissent réellement pas. Les araignées, les scolopendres ont deux crochets percés d'un trou *(fig. 307, 308)* au voisinage de la bouche; on a cru que c'était là l'origine d'un double siphon donnant dans un double œsophage : c'est une erreur qu'une anatomie plus exacte n'a pas tardé à dévoiler; il n'y a là qu'un appareil venimeux, et la bouche est située au lieu ordinaire : dans les araignées en particulier, c'est une fente transversale, située entre la lèvre *(fig. 306)* et une autre pièce cornée qu'on prendrait au premier abord pour une langue étant placée entre les maxilles, mais qui doit être regardée plutôt comme un labre (camérostome de Latreille). Ces animaux sucent donc, avec une bouche ordinaire, les humeurs de la proie déchirée, écrasée par leurs mandibules et leurs mâchoires.

Il en est à peu près de même des larves aquatiques de dytisque et d'hydrophile, qu'on appelle vers assassins : leur tête est munie de deux grandes mandibules crochues qui ne sont point des siphons, mais qui, cannelées à leur côté interne, facilitent ainsi l'arrivée des sucs émanés des blessures profondes qu'ils ont faites : la bouche est une large fente transversale, située, comme de coutume, entre le labre et la lèvre. La transparence des parties dans les larves jeunes des dytisques m'a permis de reconnaître que la succion s'opère dans la bouche même, et que rien ne traverse les mandibules : s'il y a vers leur extrémité, comme il m'a paru et comme l'avait déjà dit Cuvier, une fente microscopique, elle est sans doute vénénifère, car la dissection m'a prouvé que l'œsophage se terminait par un pharynx unique situé au lieu ordinaire. Ce pharynx est un tuyau corné, entouré d'une épaisse couche musculaire; il avance et recule dans les mouvements de succion.

La dissection de la bouche du fourmillion m'a aussi prouvé que son œsophage est simple, et qu'il fait suite à une bouche unique, petite, membraneuse, entourée de ses palpes, et située entre les deux grandes cornes qu'on a prises pour des siphons. Ces cornes sont formées par les mandibules cannelées en dedans pour loger les maxilles : celles-ci peuvent avancer et reculer dans leur coulisse; peut-être en résulte-t-il un mouvement de pompe, mais c'est pour faire couler les liquides vers une bouche qui n'a rien d'insolite.

8° Enfin, le *rostre* appartient à un grand nombre d'insectes hémiptères, diptères, siphonaptères, tels que les punaises et réduves, les pucerons, les cigales, les hippobosques, les mouches, les bombiles, les puces. On doit y joindre celui de plusieurs crustacés, tels que les caliges, l'argule, et plusieurs acariens. Le rostre consiste dans un assemblage rigide des organes de la mastication, allongés et amincis en lames, en aiguillons ou en gaînes. Il en est où toutes les parties de la bouche la plus composée se retrouvent, comme chez le cousin et le taon, reconnaissables tant au lieu de leur insertion qu'aux palpes que portent certaines d'entre elles.

Un mot sur le rostre de ce dernier diptère suffira pour donner une idée de cette forme d'organe suceur. La lèvre inférieure forme une gaîne coudée, susceptible d'avancer ou reculer le rostre dont elle enveloppe toutes les autres parties, et qui se termine par un élargissement à deux lèvres qui représentent probablement les palpes labiaux; les lamelles aiguës et tranchantes en forme de poignard, de couteau, d'épée, sont au nombre de six, le labre et la languette impaire, les mandibules et les maxilles paires; celles-ci portent sur leur base un palpe bien reconnaissable (1). Mais le nombre de ces parties se réduit souvent de beaucoup, il n'existe plus qu'une seule lamelle aiguë dans la gaîne labiale, chez les mouches, les syrphes, etc. : alors le rostre ne sert guère qu'à lécher et pomper des liquides libres, du miel, etc.; les deux lèvres de son empâtement terminal, susceptible d'une sorte d'érection par l'intro-

---

(1) Voyez les figures de Savigny, copiées par Latreille, Lacordaire et autres. Nous donnons dans nos planches les détails du rostre de la puce humaine, avec la détermination de chacune des pièces qui le composent (fig. 303).

mission de l'air dans leur tissu (Réaumur), agissent vivement pour la préhension de ces liquides. Dans des suçoirs plus compliqués, le mouvement alternatif des lancettes paraît opérer une sorte de succion, c'est ce qui a lieu pour le cousin par exemple ; il les enfonce toutes à la fois dans la peau, ne laissant au-dehors que la gaîne labiale qui se coude en arrière. La lèvre elle-même s'enfonce quelquefois dans les chairs ; la punaise, les ixodes ou tiques la font ainsi pénétrer, et produisent alors des piqûres bien plus grandes que les cousins, les puces : exceptons-en toutefois la puce d'Amérique, qui, avec ses mandibules dentées en scie, fend l'épiderme et s'insinue tout entière au-dessous.

Les ixodes ont aussi leur lèvre denticulée (*fig.* 304), et leurs mandibules sont garnies d'une lame mobile en forme de scie (*fig.* 305) ; les gamases, les bdelles, les ataces, les trombidions ont des mandibules en pinces tranchantes et piquantes ; les rhyncholophes, les tétrarinques, les hydrachnes, les dermanisses n'ont que des lancettes aiguës, d'après des observations qui nous sont propres.

Quant aux crustacés siphonostomes, à en juger par le pandore anatomisé par Milne Edwards, leurs lancettes ne différeraient point, pour la forme et la détermination, de celles des insectes diptères ou hémiptères.

§ II. *De la mastication orale.*

J'ajoute cette épithète à la trituration première des aliments, parce que, dans quelques animaux, une autre mastication peut s'opérer ailleurs, dans l'estomac en particulier.

Même en mettant de côté les animaux suceurs, la mastication n'est pas une opération générale à beaucoup près : un aliment solide est effectivement avalé souvent en masse, comme le montrent communément les oiseaux, dont les aliments sont en général tout découpés en pièces de peu de volume (insectes, graines). Les hydres, les méduses, les lombrics, les hirudinées dites nephelis et aulostomes par Savigny et Moquin ; l'esturgeon, le crapaud, les fourmilliers, animaux privés de dents ou d'autres armes offensives du côté de la bouche, avalent immédiatement la proie qu'ils ont pu saisir. Beaucoup de ceux même qui ont de telles armes ne s'en servent point pour mâcher, mais pour tuer leur prise, la retenir et quelquefois l'écraser simplement : les fanons de la baleine, les dents des grenouilles, des salamandres, des serpents, de la plupart des poissons, le bec des mollusques céphalopodes, celui des oiseaux, les mâchoires du rotifère (Ehrenberg), celles de beaucoup d'insectes carnassiers n'ont guère d'autres usages ; et si le caméléon semble mâcher les insectes qu'il a saisis, de même que d'autres lézards le font seulement pour une proie un peu volumineuse, ce n'est pas là une vraie trituration, pas même une division des matières alimentaires : leurs dents palatines peuvent encore moins produire cet effet, puisqu'elles n'ont point d'opposant à la paroi inférieure de la bouche. Il y a bien, chez les aranéides, une sorte de mastication ou plutôt de malaxation des animaux dont elles font exprimer les sucs ; mais ce n'est point encore là une division des aliments solides, telle que la suppose le mot qui sert de titre à ce paragraphe.

Trois actes distincts constituent la vraie mastication, et sont représentés, chez la plupart des mammifères, par trois sortes de dents. Nous n'en donnerons ici qu'une idée générale, renvoyant pour les détails de forme aux traités de zoologie, et pour ceux de formation à notre chapitre des *sécrétions*. 1° Les *incisives*, antérieures, cunéiformes *(fig.* 314, 315, 316), opèrent, en se croisant comme des lames de ciseaux, la section des matières alimentaires ; 2° les *canines*, conoïdes ou falciformes *(fig.* 317), situées vers les angles latéro-antérieurs des mâchoires, percent, déchirent et parfois incisent comme une lame de couteau; 3° les *molaires* ou mâchelières *(fig.* 318, 321), toujours latérales et postérieures, grosses, épaisses, plus ou moins plates ou à pointes nombreuses, sont destinées à écraser, broyer, triturer les aliments.

Cette dernière opération est évidemment la plus essentielle; les deux autres ne sont que préparatoires, parfois nulles, mais parfois aussi seules existantes. Dans ce dernier cas la mastication est très-imparfaite : ainsi, le bec des tortues, de quelques oiseaux, la dent unique de certains mollusques gastéropodes, les mandibules des chenilles, des teignes, des cossus et autres larves lignivores, des termès, etc. etc., ne font que couper les aliments en parcelles, tantôt en rapprochant l'un de l'autre deux biseaux durs et qui se croisent, soit de haut en bas (vertébrés et mollusques), soit horizontalement (insectes, crustacés), tantôt en appuyant un seul biseau contre une surface dure et oblique. Le requin et autres squales dont les dents sont tranchantes (*fig.* 313) et parfois crénelées sur les bords, mais disséminées sur une large surface, les crocodiles, les dauphins qui ont une seule rangée de dents pointues à chaque mâchoire, le cachalot qui n'en a qu'en bas, peuvent déchirer leur victime, en arracher les lambeaux par de brusques et puissants mouvements, plutôt que la couper et la triturer.

Au contraire, il n'y a que trituration dans l'hæmopis, sangsue à mâchoires crénelées mais mousses, et qui écrase au passage les vers qu'elle avale (Moquin); dans les raies dont la bouche est toute garnie de dents en pavés, et qui n'ont guère à écraser que des crustacés; dans l'éléphant, dont la vaste bouche peut aisément recevoir des masses volumineuses de feuilles et de graminées arrachées par la trompe, sans qu'il soit nécessaire d'une division préalable pour que leurs larges molaires puissent les broyer plus aisément. Les tatous, l'oryctérope, de bien plus petite taille, n'admettent dans leur bouche que des corps peu volumineux, des insectes de petites dimensions; ils peuvent donc aisément se passer et d'incisives et de canines. Il en est de même de divers autres animaux, de la carpe et des autres cyprins, dont les molaires occupent le pharynx, fixées au palais et aux os dits pharyngiens; des oursins, dont les cinq dents ne sont, au contraire, précédées d'aucune véritable cavité buccale. L'appareil très-curieux qui met en action ces dernières (lanterne de Diogène) a été minutieusement décrit par les anatomistes, et surtout par Cuvier; leur arrangement en cercle, leur mobilité qui permet des mouvements isolés et des mouvements d'ensemble, doivent leur donner de grands avantages.

Nous trouvons les trois modes ou au moins deux dans les animaux suivants.

1° Marcel de Serres a fort bien analysé, parmi les dentelures et les tubercules des mandibules des insectes, celles qui servent à couper, percer, déchirer l'aliment, et celles, toujours situées plus en arrière et en forme de talon, qui servent à le broyer; exemples, les sauterelles, les libellules, les mantes; avec cette particularité que les tubercules des espèces carnassières, comme les libellules, sont encore hérissés de pointes, de même que chez les carnassiers quadrupèdes. Le homard offre cette disposition de la manière la plus marquée; le bord inférieur de la mandibule est tranchant, et revêtu d'un biseau corné évidemment surajouté au têt comme une véritable dent : au-dessus est un enfoncement dans lequel se meut l'extrémité du palpe mandibulaire pour pousser les aliments où le besoin le requiert; et plus haut encore est un gros tubercule plat, uniquement propre à la trituration.

2° Il y a également, chez les diodons, un bord tranchant et une surface triturante à leurs grosses dents lamellées (Cuvier); les chimères, à plaques dentaires de structure fibreuse, sont dans le même cas ; les sargues ont par-devant de larges incisives pareilles à celles de l'homme, et des dents hémisphériques, ou en cabochon, sur le reste des mâchoires : avec de semblables molaires, les pagres et les daurades n'ont que des dents pointues sur le devant. Mais arrivons aux mammifères.

3º La division des chairs exige plutôt des dilacérations fibrillaires que des sections nettes ou des écrasements ; de là vient que toutes les dents, chez les carnivores, sont plus ou moins hérissées de pointes, qui sont surtout très-aiguës et très-multipliées sur les molaires des insectivores (*fig.* 319, 320). Le chat, le chien ont les incisives (*fig.* 316) festonnées et petites ; les canines sont longues, recourbées, plus ou moins tranchantes en arrière pour opérer de grandes plaies (*fig.* 317), de grandes divisions, plutôt que pour mâcher ; les molaires (318) sont garnies de saillies conoïdes un peu tranchantes, anguleuses et comprimées du moins, et se croisant comme des cisailles, au lieu de s'appliquer l'une sur l'autre quand la bouche se ferme. Les pointes sont aiguës et les dents peu nombreuses et d'une force médiocre dans le genre *felis;* aussi le tigre mange-t-il avec une sorte de délicatesse, par petites bouchées, et abandonne-t-il le squelette de sa victime. Les chiens, les hyènes, au contraire, broient les os spongieux, ayant, à cet effet, les mâchoires garnies de dents très-épaisses et la grande carnassière munie d'un talon ; elle est suivie d'une tuberculeuse fort grande chez l'hyène, tandis qu'elle est petite chez les chats : il y en a deux à chaque côté de mâchoire chez les chiens, c'est ce qui leur permet de mâcher de l'herbe en l'enfonçant vers l'arrière de leur gueule (Cuvier).

Les rongeurs sont ceux dont les incisives (*fig.* 314) sont surtout coupantes par excellence ; leur biseau, produit par une usure oblique de la dent, se termine par un tranchant dur et affilé, de manière à opérer sans peine la section ou la corrosion de matières très-résistantes, des bois en particulier ; aussi, quand ils s'en servent pour mordre, font-ils des blessures aussi nettes que nos couteaux métalliques. D'après l'égale usure des supérieures et des inférieures du côté opposé à l'émail, c'est-à-dire en arrière, il est évident que ces doubles ciseaux se croisent alternativement devant et derrière l'une l'autre, et non toujours dans le même sens. Les molaires frottent les unes sur les autres, transversalement dans les lapins, d'avant en arrière dans les écureuils, parce que les deux arcades dentaires ont la même largeur dans ceux-ci, l'inférieure étant dans ceux-là plus étroite que la supérieure. Le lapin a, pour la même raison, la face articulaire du condyle de la mâchoire arrondie en avant ; elle est étroite et très-allongée dans l'écureuil.

Les ruminants broient de même les aliments par des mouvements latéraux ; aussi leur condyle a-t-il une surface large, presque circulaire et presque plate ; tandis que, chez les carnassiers, ce condyle est fort comprimé d'avant en arrière, allongé transversalement et engagé dans la cavité glénoïde, de manière à ne permettre à la mâchoire que des mouvements d'élévation et d'abaissement, du moins chez les chats, le blaireau et surtout le putois, dont la mâchoire s'emboîte tellement avec le crâne qu'elle ne l'abandonne même pas sur le squelette dépouillé de tous ses ligaments. Les muscles correspondants à ces divers mouvements doivent nécessairement avoir une force proportionnée à leur utilité, à la fréquence de leur mise en exercice : en conséquence, les élévateurs, c'est-à-dire les temporaux et les masséters, sont les plus puissants chez les carnassiers ; et de là vient la saillie de leurs crêtes crâniennes, la largeur de leur bosse temporale, l'ampleur, la courbure en dehors et en haut de leur arcade zygomatique. Pour les herbivores il faut plus de force et d'espace aux ptérygoïdiens; de là, la hauteur de l'apophyse ptérygoïde, la profondeur de la fosse de ce nom, la courbure considérable de la branche de la mâchoire inférieure qui est presque horizontale chez les carnivores (1). Les herbivores ruminants ont aussi des incisives tranchantes (*fig.* 315) pour faucher les herbes, mais ils n'en ont qu'à la mâchoire inférieure; un coussinet fibreux leur sert de point d'appui à la supérieure : les solipèdes ont, au contraire, des incisives en haut et en bas; mais elles s'usent carrément et deviennent plutôt prenantes que tranchantes; aussi est-il de remarque vulgaire que les chevaux arrachent les herbes, tandis que les bœufs et les moutons les coupent et font ainsi moins de tort aux prairies. Chez l'homme il y a section, déchirement et broiement, et ce dernier mouvement s'opère surtout par pression, par écrasement, avec quelques légers glissements latéraux et même antéropostérieurs.

A ces mouvements des mâchoires s'adjoignent,

(1) Cette différence est une des plus constantes qu'on puisse assigner entre les animaux carnivores et les herbivores ou les granivores, l'homme, les singes, les ruminants, les solipèdes et les pachydermes. Les rongeurs ont toujours une portion de l'os maxillaire inférieur soudée à angle droit pour remonter son articulation beaucoup au-dessus de l'arcade dentaire ; le condyle est, au contraire, tout au plus au niveau de cette arcade chez les carnassiers, même les insectivores décidés : cette règle me paraît sans exception notable. Il n'en serait pas ainsi de la grandeur des canines, de la saillie des crêtes crâniennes ; car, si les singes se rapprochent de l'homme sous ces deux rapports dans le jeune âge, ils se rapprochent étonnamment des carnassiers les plus féroces dans leur état adulte : témoin le pongo de Batavia.

chez les mammifères, ceux des joues et de la langue qui poussent la matière à moudre entre les arcades dentaires, des lèvres qui l'empêchent de tomber au-dehors et la soutiennent quand elle a besoin d'être coupée par les incisives. A cet effet, toutes ces parties sont assez souvent munies de saillies coniques et pointues, de papilles consistantes, sortes de dents accessoires et rudimentaires dont l'office est toutefois principalement relatif à la déglutition qui va nous occuper tout-à-l'heure, et qui d'ailleurs n'existent ni chez l'homme, ni chez bien d'autres quadrupèdes. Dans la bouche des insectes et des crustacés, les maxilles, le labre, la lèvre et les palpes, les pieds-mâchoires jouent évidemment le même rôle que les joues et les lèvres chez les mammifères.

§ III. *De la salivation.*

A. Organes sécréteurs de la salive. Ce n'est pas seulement, comme on serait tenté de le croire, dans les animaux broyeurs que l'on trouve des organes salivaires ; les suceurs en sont fréquemment pourvus, et même avec une sorte de luxe. L'appareil sécréteur est composé de plusieurs ordres de vésicules simples ou en grappe dans les hémiptères (*fig.* 356), les diptères, d'après Léon Dufour : un très-grand nombre d'autres insectes en ont aussi de plus ou moins variées, comme on peut le voir dans les dessins de ce patient et habile observateur. Ce sont, en général, des canaux aveugles ou cœcums, tantôt simples, tantôt ramifiés, ouverts seulement dans la bouche ou le pharynx ; et il est à remarquer qu'une analyse subtile des glandes salivaires même des animaux supérieurs les a résolues en cœcums rameux sous les yeux exercés de Weber et de J. Müller. Ces glandes élémentaires sont rares ou assez simples chez les coléoptères (355) et les névroptères ; elles ressemblent, au contraire, à celles de l'homme par leur apparence grenue chez les forficules et chez certains myriapodes, les scutigères et les lithobies. Il en est de même de celles des mollusques, qui sont souvent considérables et parfois au nombre de deux paires, même chez les espèces aquatiques (Cuvier); on n'en trouve pas aux crustacés, et pourtant Cuvier croit en avoir reconnu chez les holothuries. Quant aux vertébrés, on trouve des glandes salivaires chez le plus grand nombre : les chéloniens sont souvent réduits à une agrégation de cryptes salivaires constituant en grande partie la masse de la langue : les sauriens portent de pareils cryptes à la langue, et de plus ils ont, comme les ophidiens, la bouche entourée d'une glande labiale ouverte par des conduits nombreux le long des arcades dentaires. Les oiseaux ont quelquefois aussi une glande linguale (autruche), plus souvent des parotides rudimentaires et des sublinguales, des sous-maxillaires variables en volume : c'est cette dernière qui est la plus volumineuse chez les pics, et qui fournit la viscosité dont la langue est enduite (1). Quant aux mammifères, on leur connaît universellement ces trois sortes de glandes dont Cuvier a cherché à établir la destination spéciale, en déclarant qu'il existe non-seulement des rapports de po-

(1) Voyez, pour plus de détails, la nouvelle édition des *Leçons d'anatomie comparée* de Cuvier, publiée par Duvernoy ; voyez aussi Meckel, *Traité général d'anatomie comparée* : ouvrages excellents tous deux, et qui se complètent l'un par l'autre, tant pour la forme que pour le fond.

sition, mais encore des proportions constantes de volume et d'activité, entre les parotides et les dents molaires d'une part, les sous-maxillaires et les canines d'autre part, et en troisième lieu enfin, les incisives et les sublinguales. Les preuves que lui fournissent les rongeurs, les carnassiers et les ruminants, sont assez plausibles; mais l'homme serait dans un cas peu favorable à cette vue physiologique, peut-être un peu trop complaisamment accueillie par son auteur. Il existe en outre, dans l'homme et ailleurs, des follicules disséminés sur toutes les parois de la bouche, remarquables surtout à la base de la langue, dans l'épaisseur du palais, et rassemblés même dans les joues en masses glanduleuses nommées glandes molaires.

B. Usages généraux de la salive. Nul doute que, comme liquide en grande partie formé d'eau, cette humeur n'ait pour principal effet de dissoudre les matières solubles, de délayer, de réduire en bouillie les matières solides triturées, d'en faciliter ainsi la mixtion, de favoriser la gustation et la déglutition. Quand on voit une mouche dégorger un liquide brunâtre sur le fragment de sucre qu'elle presse vainement entre les lèvres de l'empâtement qui termine son rostre, on ne peut dénier ce genre d'utilité au liquide salivaire; ce qui prouve encore cette utilité pour ainsi dire mécanique, c'est de voir que la salive est nulle chez les animaux aquatiques, comme tous les crustacés, les poissons, le crocodile, les oiseaux palmipèdes, les cétacés, et qu'elle est fort peu abondante chez les granivores.

Mais il y a très-probablement quelque chose de

plus dans l'action de la salive sur les aliments. Une matière spéciale, peu abondante il est vrai, s'y retrouve généralement, matière azotée et par conséquent éminemment fermentescible : c'est le *ptyalin* de Berzelius. Cette matière, que Schultz a comparée, pour l'aspect, à de la pâte de pain, nous paraît être un *ferment* propre à favoriser les mouvements chimiques dont la pâte alimentaire doit plus tard devenir le siége. Effectivement, la salive mêlée au suc du poivre tava détermine promptement la fermentation qui en fait une boisson enivrante, en grand usage chez les insulaires de la mer du nord; on a d'ailleurs observé (Spallanzani et autres) que la salive semble, à une température modérée, hâter la putréfaction des substances organiques qu'on y plonge, tandis que le suc gastrique la retarde ou l'empêche. Si les singes, le hamster conservent des aliments dans leurs abajoues, et le pélican dans sa large poche sous-maxillaire, ce n'est jamais que pour un temps peu considérable; ils s'y altéreraient comme le font les parcelles qui restent dans le creux des dents cariées, et qui donnent à l'haleine de quelques personnes peu soigneuses une odeur désagréable qu'il ne faut pas confondre avec celle de la transpiration pulmonaire. La salive diffère donc chimiquement beaucoup du suc gastrique; si elle devient acide, ce n'est qu'en cas de maladie, dans la gastrite par exemple (Donné), tandis qu'elle est ou neutre mais facilement alcalescente (Schultz), ou alcaline (Donné) à l'état sain (1). Remarquons que si cette alcalinité

---

(1) La salive obtenue par une fistule du canal de Stenon chez l'homme était acide dans l'état de repos, alcaline durant la mastication (Mitscherlich).

est ammoniacale et susceptible de se reproduire après saturation comme l'assure Schultz, c'est une preuve bien positive de cette aptitude à la fermentation dont nous venons de parler. Cette considération nous explique pourquoi, dans la classe des mammifères, on trouve des glandes plus volumineuses et une plus abondante production de liquide chez ceux qui vivent de substances plus réfractaires à la décomposition, les herbivores (Cuvier, Meckel, Tiedemann), les ruminants et les solipèdes en particulier. *Une seule parotide* en a fourni sur un cheval cinquante-cinq onces sept gros en 24 heures (Schultz); elle était un peu acide, sans doute à cause de l'irritation produite par la blessure destinée à la recueillir; et cette circonstance en avait aussi peut-être activé un peu la sécrétion. Haller, d'après des faits du même genre que celui de Mitscherlich (fistule), estime à douze onces *la totalité* de la salive que sécrètent les glandes d'un homme sain dans le même espace de temps.

C. *Usages spéciaux.* Nous avons vu précédemment une salive très-visqueuse enduire une langue protractile et servir à la préhension des aliments; nous avons dit, plus récemment encore, que certaines salives, indubitablement pourvues d'un certain degré d'âcreté, agissaient sur la sensibilité des tissus dans les blessures desquels elles étaient introduites, et y produisaient une fluxion utile aux vues du parasite qui l'injecte avant de sucer : c'est ce que prouvent, 1° la douleur ou la cuisson, le prurit du moins qui accompagnent les piqûres des réduves, des punaises, des nèpes, des notonectes, des puces même, auxquelles Ramdhor a pu reconnaître des glandes salivaires; 2° la rougeur, le gonflement, la démangeaison qui subsistent souvent encore pendant plusieurs jours après la piqûre; 3° le recoquillement, le gonflement, la soudure des feuilles et des bourgeons piqués par les pucerons.

Si l'animal piqué est petit, cette inoculation peut devenir mortelle pour lui : les nèpes, notonectes, pentastomes, etc., tuent ainsi les insectes dont ils font leur proie, et trop promptement pour que l'on puisse supposer que la mort a été produite par la succion des humeurs vitales ; c'est ainsi que le pentastome bleu vient à bout des attelabes aussi gros que lui qui ravagent nos vignes (Dunal).

Il n'y a sans doute de différence que dans le degré d'intensité, entre ce que nous venons de voir et ce que nous offrent les araignées, les larves de dytisques et les myriapodes, dont les crochets sont percés d'une ouverture à laquelle aboutit certainement, du moins pour les araignées, le canal d'une glande ou vésicule à parois musculaires (b, 307) et qui sécrète une matière venimeuse : l'homme n'en peut éprouver qu'un peu d'inflammation, de cuisson, comme nous l'avons expérimenté sur nous-même avec la ségestrie perfide, mais de petits animaux succombent à l'injection de cette salive empoisonnée.

Il est difficile de voir dans cet organe sécréteur autre chose qu'une glande salivaire, et l'identité est plus manifeste encore peut-être chez les serpents venimeux. Les dissections de Tyson, de Méad, de Meckel sur les crotales ou les vipères, et celles surtout de Duvernoy sur un grand nombre de serpents venimeux, dont nous avons constaté les résultats sur le naia à lunettes, prouvent que la glande à venin, qu'entoure le muscle crotaphite, n'est qu'une expansion de la glande labiale supérieure dont nous avons parlé ci-dessus; son canal excréteur *(fig.* 324*)* vient s'ouvrir entre deux plis ou feuillets de la membrane muqueuse de la bouche, lesquels servent de gaîne à la dent simple ou double qui doit à la fois faire la blessure et y insinuer le poison. Cette dent est longue, courbe, conique et pointue, ouverte au-devant de sa base par un trou qui doit recevoir l'humeur vénéneuse, se continue avec un canal qui s'ouvre de nouveau pour donner issue à cette humeur par une fente voisine de sa pointe et située sur son côté convexe. On sait que cette dent, nommée, avec un peu d'exagération peut-être quant à sa courbure, *crochet venimeux,* est soudée à l'os maxillaire, mais que cet os court et subglobuleux est mobile, qu'il bascule en avant et en arrière, poussé par les os ptérygoïdiens *(fig.* 324*)* qui meuvent des muscles puissants; qu'il redresse l'arme redoutable en s'inclinant dans le premier sens, qu'il la couche le long du palais en se retirant dans le second, de sorte que l'animal ne peut se blesser lui-même en fermant la bouche, malgré la longueur de ces crochets dont il frappe sa victime plutôt qu'il ne la mord; ce qui justifie, mieux encore que leur propriété mortifère, le nom de *telum* par lequel on la désigne en latin.

Nous ne rappellerons point ici le résultat des expériences de Rédi, de Fontana et de beaucoup d'autres, pour prouver l'activité de ce poison, surtout de celui des crotales et des trigonocéphales dont les crochets

sont plus volumineux encore ; nous ne dirons rien
de la différence des effets produits par les uns ou les
autres, ni des diverses théories par lesquelles on a
voulu les expliquer, objets qui rentrent plutôt dans
l'étude de l'histoire naturelle ou de la pathologie,
ou dont les principaux points peuvent être rattachés
aux sécrétions dont nous traiterons plus loin. Nous
nous contenterons aussi de mentionner l'importance
que Duvernoy a judicieusement accordée aux dents
postérieures de quelques serpents qu'on aurait pu
croire innocents, mais qui ne diffèrent de ceux dont
il vient d'être parlé que par la longueur considérable de leur os maxillaire et le grand nombre de
dents qu'il porte. Nous finirons en examinant, en
deux mots, cette question, si les venins ne sont
destinés qu'à tuer ou engourdir la proie, ou bien
s'ils ont aussi des usages relatifs à la digestion, s'ils
facilitent la dissolution des chairs comme l'ont cru
quelques naturalistes, se fondant en grande partie,
sans doute, sur ce que le venin ne produit point
de mauvais effets sur l'estomac puisqu'il peut être
avalé sans danger à doses assez fortes. Mais cette
opinion tombe devant les faits; la digestion des
vipères et des couleuvres n'offre aucune différence
notable, et les animaux à venin s'en servent plus
encore pour la défense que pour l'attaque. Le
scorpion ne pique que les gros insectes dont il
redoute la vigueur, et nous voyons qu'en général
ce puissant secours semble suppléer à l'agilité ou à
la force : les vipères n'ont ni la rapidité dans la course,
ni la puissance musculaire du plus grand nombre
des couleuvres non venimeuses; les crotales sont

aussi peu agiles (Bosc), et il y a loin de leur force à celle des pythons et des boas également privés de venin ; enfin, sans attacher une grande importance à tous ces raisonnements, nous observerons encore que les grandes mygales d'Amérique n'ont que très-peu de venin, proportion gardée à leur grande taille, si on les compare à nos araignées ordinaires ; la glande venimeuse de la mygale aviculaire n'est guère plus du double de celle d'une clubione, dont le poids total fait seulement la trente-sixième partie du sien.

A ces usages spéciaux d'une salive modifiée, nous en joindrons encore quelques autres d'une moindre importance physiologique : 1° la soie que filent les chenilles, le bombyce du mûrier par exemple, quoique de même nature que celle des filières anales de l'araignée, n'en est pas moins une salive modifiée en matière glutineuse et susceptible de solidification par le desséchement ; les longs boyaux qui la sécrètent s'ouvrent à la région linguale immédiatement au-dessous de la bouche. 2° C'est encore sans doute une salive, bien que ce puisse être une matière venue de l'estomac, que certains insectes dégorgent, pour gâcher et pétrir le sable, les petites pierres et la terre (pélopée, triponglon, mégachyle, oxée), ou bien les débris de bois et d'écorce (guêpes) dont ils bâtissent des cellules, des nids pour leur progéniture ; et c'est aussi avec leur salive que les jeunes insectes sortis de leur chrysalide, dans ces prisons dont les murs sont quelquefois durs comme le caillou, savent les ramollir, les détremper pour les rendre plus attaquables à leurs mandibules, qui sans cela travailleraient vainement à leur ouvrir un passage.

§ IV. *De la déglutition.*

L'acte par lequel les aliments sont conduits du dehors à l'estomac, avalés en un mot, commence à proprement parler aussitôt après la préhension; et pour tous les animaux où la mastication n'a point lieu, ces deux actes même se confondent. Nous n'aurons donc pas besoin de revenir sur la succion et ses différents modes, ni sur toute autre manière de faire parvenir les boissons dans l'arrière-bouche, où elles subissent à peu près les mêmes impulsions que la pâte ou bouillie qui résulte de la mastication et de l'insalivation des matières solides. La déglutition est d'autant plus simple et plus uniforme dans son mécanisme que la bouche l'est davantage, chez les lombrics par exemple; et en général on peut en formuler les actes par ces mots : dilatation pour recevoir, contraction pour pousser plus avant, s'opérant d'une manière successive dans la bouche, le pharynx et l'œsophage. Mais il faut, pour en bien connaître les particularités, l'étudier en détail dans chacun de ces points différents, et apprécier les différences qu'apportent à leurs fonctions des conformations diverses.

A. Les mâchoires, qui pour les oiseaux, les mammifères et beaucoup de reptiles n'ont, dans la déglutition, d'autre jeu que celui de leur rapprochement pour diminuer la cavité de la bouche, ont un rôle bien plus compliqué.

1º Chez les invertébrés où, soit par elles-mêmes, soit par les palpes qu'elles portent, elles peuvent agir alternativement ou simultanément pour pousser les aliments vers l'intérieur : les insectes (1) obtiennent cet avantage de la flexibilité de leurs maxilles (*fig.* 311, 312), généralement composées de six pièces indépendamment de leur palpe, et les crustacés le doivent surtout au nombre considérable des appendices qui environnent la bouche, puisque les mandibules même portent un palpe, et que, outre leurs maxilles et leurs appendices labiaux (deuxième mâchoire), ils ont encore les six pieds dériques ou cervicaux (pieds-mâchoires) employés au service de la manducation.

2º L'action des mâchoires n'est pas moins marquée dans la déglutition des serpents hétérodermes (*fig.* 323). Chez les couleuvres, les vipères, les crotales, les boas, etc., les os ptérygoïdiens tout-à-fait séparés du sphénoïde sont suspendus à un tympanique très-mobile, et servent de support principal au palatin et au maxillaire supérieur, tous deux garnis de dents et qui ne sont eux-mêmes que suspendus aux os antérieurs de la face : au même tympanique s'attache la mâchoire inférieure, dont chaque moitié n'est liée à l'autre que par des ligaments fort lâches et fort extensibles. Il résulte de là que toutes les parties osseuses de la bouche peuvent s'écarter à une grande distance ; de sorte que le serpent pourra avaler, non sans efforts il est vrai, une proie quatre à cinq fois plus volumineuse que ne l'est sa propre tête au repos. De cette mobilité, utilisée par des muscles forts et nombreux qu'il serait trop long d'énumérer ici, résulte encore cet effet, que les diffé-

(1) Pour la composition de la bouche des insectes, voyez la figure 510 et son explication ; voyez aussi le tableau des régions homologues dans le tome premier.

rentes parties de l'appareil maxillaire peuvent se mouvoir séparément, et non-seulement pour s'écarter ou se rapprocher, soit de haut en bas soit en travers, mais encore pour s'avancer ou se reculer au gré de l'animal. Cela posé, voyons ce qui se passe quand, ouvrant largement la gueule fendue jusque vers l'occiput, une couleuvre saisit par la tête la souris qu'elle a préalablement étouffée dans les replis de son corps flexible, et qu'elle a ensuite humectée d'une salive abondante et visqueuse. Poussés en avant par l'impulsion donnée à l'os tympanique et aux ptérygoïdiens, le maxillaire supérieur et le palatin du côté droit et le maxillaire inférieur du même côté s'avancent sur la proie, s'y appliquent, y enfoncent leurs petites dents crochues et dirigées en arrière, la tirent dans ce sens en la poussant vers le gosier, et la maintiennent ensuite fixe, tandis que les mêmes parties du côté gauche s'avancent à leur tour pour opérer un nouveau progrès. Ainsi tirent alternativement les appareils de l'un et de l'autre côté ; ainsi peu à peu font-ils pénétrer violemment entre eux et dans un gosier singulièrement dilatable, des corps qui jamais n'auraient semblé pouvoir y passer. Le cou est alors tellement distendu, que les écailles, loin de s'imbriquer comme de coutume, sont toutes séparées, éloignées les unes des autres, et la tête se montre horriblement déformée : mais une fois que l'objet est entré plus avant, les mâchoires se rapprochent dans tous les sens, se raffermissent, la peau se resserre, et, après cette déglutition laborieuse, la tête revient presque instantanément à ses dimensions ordinaires ; l'animal reprend sa physionomie, et ne manifeste qu'un peu de fatigue. C'est à l'aide de cette énorme distension, et non en raison de leur grandeur réelle, que des boas et des pythons, réputés monstrueux quand ils dépassent trente pieds de longueur, peuvent avaler des individus de l'espèce humaine, des cerfs, des tigres, et même, dit-on, de jeunes buffles, préalablement malaxés contre un tronc d'arbre dans les replis de leur corps vigoureux.

B. Les lèvres, les joues, qui appartiennent à peu près exclusivement aux mammifères, favorisent la déglutition comme la mastication, en resserrant la bouche, en poussant sur la langue les matières broyées et les empêchant de s'échapper au dehors : aussi la déglutition ne commence-t-elle guère que dans le gosier chez les autres animaux qui, comme nous l'avons dit déjà, y jettent brusquement l'aliment sans mastication préalable. Les poissons ont quelquefois derrière les dents antérieures un repli valvulaire qui supplée à l'absence des lèvres et à l'imperforation de la langue, dont les fonctions sont aussi en partie relatives à la déglutition comme nous l'allons voir.

C. La *langue*, chez l'homme, ramasse la pulpe alimentaire dans les diverses anfractuosités de la bouche, la soulève sur sa face supérieure, et s'appliquant au palais de la pointe à la base, la pousse dans le pharynx et l'y enfonce encore en portant en arrière cette même base (1). Dans un grand nombre de mammifères, et surtout chez les herbivores, le mouton, le lapin, la moitié postérieure de

---

(1) Voyez l'excellente figure de P. J. Sandifort, dans sa dissertation intitulée *Deglutitionis mecanismus*, etc. Nous en donnons ici une imitation (*fig* 525).

la langue offre un renflement considérable qui remplit la cavité du voile du palais et force ainsi la pâte nutritive à glisser en arrière ; chez beaucoup aussi cette portion est hérissée de papilles cornées, souvent en forme de griffes, toujours dirigées en arrière et favorisant ainsi la progression des aliments vers le gosier. Ces papilles sont aiguës dans les carnassiers, grosses, coniques dans les ruminants, laciniées chez beaucoup d'oiseaux : ces derniers ont en outre la langue généralement en fer de flèche, c'est-à-dire armée en arrière de deux angles saillants et aigus bien propres à empêcher l'aliment de repasser du gosier dans le bec, et qui en gênent effectivement beaucoup l'expulsion quand elle est devenue par hasard nécessaire. Les papilles rigides des joues chez les ruminants, celles du palais et du pourtour des narines postérieures chez les oiseaux, les dents palatines des batraciens et des sauriens facilitent également la déglutition, et la langue possède quelquefois des saillies bien plus efficaces que celles dont nous venons de parler : ainsi, le *myxine glutinosa* a sur la langue quatre séries de dents en crochets ; celles des mollusques céphalopodes, de la *calyptræa sinensis* (Deshaies), du sigaret, de la phasianelle et surtout des patelles (Cuvier), sont couvertes de dents qui doivent aider beaucoup à la déglutition, mais qui ont aussi d'autres usages. On en a acquis la certitude pour celle de l'argonaute, qui, selon delle Chiaje, s'en sert pour triturer ses aliments, et nous avons déjà fait entendre que ces langues, si longues qu'elles doivent se replier en spirale pour pouvoir se loger dans le corps des patelles, ont sans doute quelque usage extérieur qui n'a pas été encore apprécié.

D. Pharynx. Si l'on compare les organes de la manducation et de la déglutition chez les invertébrés avec ceux des vertébrés, on sera forcé de conclure que, à part ce qui concerne les insectes suceurs et les acariens, la bouche chez les premiers n'existe pas comme cavité, mais comme ensemble d'organes plus ou moins serrés en faisceau; car les mâchoires et les mandibules sont de véritables membres libres et que rien n'enveloppe. Cette cavité n'est même réelle, chez les reptiles et les oiseaux, que quand elle est close par le rapprochement des mâchoires : toute cavité qui est en arrière de cet assemblage plus ou moins librement ouvert, peut être considérée comme appartenant au pharynx; encore faut-il pour cela qu'elle soit distinguée, par ses dimensions, du canal qui vient ensuite et qu'on appelle œsophage, car bien souvent, la limite étant nulle, on pourrait dire que le pharynx n'existe pas : aussi, de même que pour la bouche, n'est-ce qu'à l'état le plus complexe que nous allons en étudier ici l'action.

Le pharynx existe réellement chez quelques insectes; le tubercule charnu ou langue des orthoptères l'obstrue en partie dans le repos, et en chasse efficacement les aliments pour les pousser en arrière dans l'œsophage : celui des hyménoptères, qui nous a paru former un petit sac suivi d'un œsophage fort étroit, est précédé, indépendamment de la langue qui est en avant et en dessous, par un appendice médian caché sous le labre et même sous le chaperon, comparable au voile du palais et à la luette de l'homme, mais dont la pointe s'incline en avant ; c'est l'épipharynx de Savigny, et il n'y a pas de doute que, comme le pense ce savant, il ne serve puissamment à favoriser la déglutition en s'abaissant et se portant en arrière.

Chez les poissons, le pharynx est large et en partie circonscrit par le bord interne des arcs bronchiaux ; il a donc des usages respiratoires étrangers à notre sujet actuel : quant à la déglutition, il la favorise par les nombreuses denticules dont sont ordinairement couverts ces arcs mêmes, par celles qui hérissent souvent une langue rudimentaire et par des dents plus véritables encore, qui sont incrustées sur les os pharyngiens à l'entrée de l'œsophage. Tantôt c'est une sorte de carde à pointes fines ; tantôt, comme aux cyprins, ce sont des plaques consistantes et propres à opérer un broiement, une sorte de mastication pharyngienne.

Les oiseaux ont souvent, autour de la glotte, des denticules ou papilles demi-cornées, dirigées en arrière et propres à faciliter la descente des aliments. La glotte se ferme alors hermétiquement de même que dans les reptiles, et quelquefois elle offre un rudiment d'épiglotte (geai, flammant, crocodile, iguane, scinque, d'après Cuvier) ; sur la base de la langue des crocodiles s'élève de plus une valve formée par une production de l'hyoïde qui ferme le devant du pharynx, et permet à l'animal de saisir sa proie sous l'eau sans être suffoqué (Humboldt).

Chez les mammifères, le pharynx a des muscles ou plans charnus à différentes directions, ce qui indique une nécessité de mouvements variés, mais tous destinés pourtant à chasser dans l'œsophage le bol alimentaire déjà poussé par la langue hors de la bouche proprement dite; le voile du palais, qui a servi de point d'appui à la base de la langue dans ce premier mouvement, sert encore de voûte au pharynx dans le deuxième (Sandifort, *l. c.*), et empêche les aliments d'entrer dans les arrière-narines, où ils ne passent que par surprise : d'un autre côté, la glotte se resserre, l'épiglotte s'abaisse sur elle et la couvre pressée par la pâte alimentaire, de façon à empêcher toute pénétration dans le larynx.

Toutefois, il est des cas où la glotte peut rester ouverte et la respiration continuer pendant la déglutition, par exemple chez l'éléphant, dont le voile du palais environne une épiglotte très-allongée, laissant au milieu le passage libre, pour l'air, du larynx aux fosses nasales, et sur les côtés, deux rigoles où peuvent couler les liquides pour descendre dans l'œsophage, lorsqu'il souffle et injecte dans le gosier l'eau dont sa trompe s'était précédemment chargée. Au reste, le cheval, le bœuf, le chameau, le cochon (1) pourraient peut-être en faire autant; car leur voile palatin descend aussi fort bas et jusqu'à l'épiglotte (Duvernoy). Plus facilement encore les cétacés peuvent respirer tout en avalant leur nourriture, la bouche cachée sous l'eau, parce que leur larynx conoïde s'enfonce dans un voile du palais tubuleux, ouvert dans les arrière-narines, dont l'ori-

---

(1) Le cochon a le larynx entièrement coiffé et embrassé par une très-large épiglotte; mais ses cartilages corniculés s'allongent en arrière, formant ensemble une gouttière qui s'élève jusque vers le haut du pharynx dans la concavité même de cette épiglotte, qui ne doit point par conséquent gêner le passage de l'air.

fice supérieur, l'évent, reste au-dessus de la surface des mers, tandis que les aliments passent sur les deux côtés de cette luette vaginiforme.

E. L'*œsophage* varie singulièrement en largeur, en dilatabilité ; ici pour ainsi dire capillaire, quelquefois en partie corné et destiné seulement au passage de matières fluides (araignées) ; ailleurs court, large et plissé selon sa longueur, pour admettre des corps durs et volumineux (poissons, reptiles) ; quelquefois encore garni de plis transverses, destinés sans doute aussi à l'ampliation du canal (tigre, lion et autres carnassiers) : on sait qu'il est énorme dans le requin, le cachalot, très-étroit dans la baleine, à laquelle il ne permet que l'ingestion de petits mollusques qu'elle engouffre, il est vrai, par milliers.

Des follicules muqueux rendent le glissement plus facile dans son intérieur ; des fibres charnues longitudinales et extérieures raccourcissent le trajet, retiennent les parties qui se distendent, préviennent les ruptures ; tandis que les fibres circulaires, plus profondes, resserrent circulairement le conduit successivement de haut en bas, de façon à pousser vers l'estomac son contenu. Telle est du moins leur disposition dans l'homme et beaucoup d'autres animaux ; mais, chez un grand nombre aussi, les deux couches sont formées de fibres obliques, croisées en double spirale ; l'effet de leur contraction ne diffère point de la combinaison de celles des deux ordres ci-dessus mentionnés. Le cheval a de plus, selon Magendie, la portion inférieure de ce canal plutôt élastique que contractile, et à cela serait due la difficulté bien connue qu'il éprouve à vomir ; peut-être aussi le diaphragme empêche-t-il quelquefois cette rétrocession pathologique, en contractant spasmodiquement l'ouverture par laquelle il livre passage au canal conducteur des aliments (Duvernoy).

La déglutition œsophagienne est facilitée, dans un certain nombre d'animaux aquatiques, par des dents peu consistantes : ce sont des espèces de griffes papillaires, grosses, saillantes et serrées dans les tortues marines ; on en trouve aussi dans le castor, la stellère, l'ornithorhynque, dans plusieurs poissons, les rhombes, les stromatés, les séserins (Cuvier); mais les plus remarquables sont celles que Jourdan a signalées dans l'œsophage du *coluber scaber*: ce sont des saillies osseuses, revêtues d'émail, pénétrant à travers les tuniques du canal, et attachées à une trentaine de vertèbres dont elles constituent l'apophyse épineuse inférieure, telle qu'elle s'observe au cou et au commencement du dos chez beaucoup d'autres serpents : on suppose qu'elles servent à briser les œufs dont cet animal se nourrit, dit-on, plus particulièrement.

ARTICLE IV. — Des actes digestifs.

Nous comprenons, sous ce titre, les opérations qui transforment l'aliment, l'altèrent, le décomposent et recomposent, de façon à le diviser définitivement en deux portions, l'une essentiellement nutritive, l'autre superflue. Ces opérations se sous-divisent en deux ordres principaux, celles qui se passent dans l'estomac et celles dont l'intestin est le siége : la pâte alimentaire se transformant en chyme dans le 1er; se divisant, dans le 2e, en chyle et en fèces.

§ Ier. *Digestion gastrique ou chymification.*

Entrer dans des détails sur les formes et la structure si diversifiées de la filière, longue ou courte, que traversent les aliments en marchant de la bouche à l'anus, ce serait faire de l'anatomie comparée, non de la physiologie; renvoyant donc aux excellents traités que la science possède aujourd'hui ou possédera bientôt au complet sur la première de ces sciences, nous glisserons sur ces descriptions le plus souvent sans application possible aux usages, signalant seulement les faits les plus généraux, les plus significatifs.

Rappelons, en deux mots, que le tube digestif est constitué par deux membranes essentielles : 1° une *muqueuse*, garnie de cryptes sécrétant des mucosités, de plis qui en augmentent la surface et en facilitent le déploiement, de villosités, sorte de papilles molles dont nous aurons plus loin à apprécier le rôle ; 2° une *musculaire*, dont les plans fibreux principaux, parfois entre-mêlés de faisceaux obliques, sont généralement formés de fibres longitudinales pour le plus extérieur, de circulaires pour le plus profond. Quant à la séreuse péritonéale qui revêt extérieurement l'intestin, elle n'est ici qu'accessoire, et les replis péritonéaux, que traversent les vaisseaux et les nerfs intestinaux, n'ont pas des usages physiologiques assez déterminés pour arrêter beaucoup notre attention : disons seulement qu'ils préviennent surtout les entortillements, les noueures et les invaginations du tube digestif qui sont effectivement si rares dans l'espèce humaine, et davantage encore dans les animaux même dont l'intestin a le plus de longueur. Quant à la tunique celluleuse qui unit la musculaire à la muqueuse, malgré l'importance que lui donnaient les anciens anatomistes en la qualifiant de nerveuse, malgré celle qu'un savant des plus distingués lui a récemment accordée, en la considérant comme le squelette des viscères auxquels elle donnerait la forme et la consistance (Cruveilhier), nous devons la négliger totalement dans les considérations fonctionnelles qui sont de notre ressort.

L'estomac, dont nous devons étudier les fonctions dans ce paragraphe, est un renflement du tube digestif (fig. 326 et suiv.), qui reçoit la pâte malaxée, triturée par la bouche, et lui fait subir de nouvelles élaborations. Ce renflement ne manque guère que chez les cyprins, poissons réputés herbivores, et pourvus de longs intestins: il est presque nul chez les têtards de grenouille qui sont dans le même cas. L'estomac est assez étroit aussi dans les tortues qui vivent communément de substances végétales, et il n'a qu'une ou tout au plus deux poches dans les cétacés herbivores (lamantin, dugong, stellère); au contraire, les cétacés carnivores (dauphin, baleine, etc.), ont trois, quatre et même cinq estomacs, y compris le commencement du duodénum. De même les poissons qui vivent de chair ont un estomac large et profond; le squale pélerin y montre plusieurs cavités; le crocodile a deux poches gastriques. Les animaux aquatiques nous offrent donc une disposition inverse de celle que les mammifères ont fait admettre jusqu'ici comme générale, savoir: que l'estomac est simple quand il est destiné à digérer des matières animales, composé ou très-vaste quand il doit recevoir des végétaux. Est-ce à l'absence de la salive, chez les premiers, qu'il faut attribuer cette différence? Rien n'empêche d'y voir du moins une des conditions qui peuvent rendre raison du fait; ce serait une preuve de plus de l'importance physiologique de cette humeur.

A propos des estomacs simples, que dire de cette remarque de Cuvier, que les frugivores l'ont transversal, et les carnivores longitudinal? Nous pensons que cela peut tenir à la forme svelte et allongée de ceux-ci, au ventre ample et large de ceux-là, chez lesquels il est d'ailleurs plus large aussi bien que chez les insectivores qui l'ont généralement sub-globuleux (Duvernoy). Mais, du reste, que de variations indépendantes du régime entre le cheval qui l'a simple et médiocre, l'éléphant, le rhinocéros, le lapin et le lièvre, les singes qui sont dans le même cas, et les ruminants qui ont, pour ainsi dire, quatre estomacs différents, dont nous ferons plus loin connaître la disposition et le mécanisme, l'hippopotame qui en a trois, le cochon deux, aussi bien que les rats et le plus grand nombre des rongeurs; enfin, les semnopithèques (entelle, etc.), qui, d'après Duvernoy et Owen, ont un estomac boursoufflé comme un cœcum et multiloculaire, de même que l'est celui des kanguroos!

Que conclure de ces contradictions apparentes? Qu'il ne faut pas s'en tenir à l'examen d'un seul organe, d'une seule condition, mais qu'il faut tenir compte de l'ensemble et des circonstances accessoires ou extérieures; car le cheval, l'éléphant, etc., ont une compensation à la petitesse de l'estomac dans la grandeur de l'intestin, de même que le têtard des batraciens, et plus encore, sans doute, dans la force digestive de leur suc gastrique, ou d'autres qualités non appréciées encore de leur estomac. La forme n'est pas tout, la structure apparente n'est pas la seule à considérer, et la structure cachée ou moléculaire, lorsqu'on arrive à la découvrir par le microscope, ne rend pas toujours suffisamment raison de tous les phénomènes vitaux, pas plus que de ceux qui tiennent aux agents impondérables en général.

Quant au sujet qui nous occupe maintenant, on peut concevoir d'ailleurs que l'estomac unique de tel animal pourra opérer presque simultanément plusieurs actes qui ont besoin d'être séparés chez d'autres : ainsi, l'homme, le cheval ont bien une différence de structure entre la portion pylorique *(antrum pylori,* Willis*)* et le grand cul-de-sac de leur estomac ; les fonctions n'en sont probablement pas identiques, mais la mastication, l'insalivation, le genre de nourriture permettent à l'estomac cette sorte de cumul ; tandis que, chez les oiseaux par ex. *(fig.* 340), l'absence de la mastication, le peu d'abondance de la salive nécessitent une macération, suivie de trituration dans un jabot (1) et un estomac glanduleux, puis dans un gésier très-puissant. De même, il y a et des poches particulières, et des actes spéciaux mécaniques ou chimiques chez divers mollusques, chez le lombric terrestre, chez la plupart des insectes (Cuvier, Willis, Morren, L. Dufour).

(1) Une disposition bien singulière est celle que Lund indique pour le jabot de l'urubu *(vultur jota),* sorte de vautour qui aurait là une fistule naturelle faisant communiquer directement cette cavité avec l'extérieur.

Nous terminerons ces réflexions sur la multiplicité des cavités gastriques, en rappelant un fait qui vient contredire, d'une manière formelle, la liaison qu'on suppose si intime et si constante entre cette multiplicité et la qualité réfractaire de la nourriture. En effet, s'il est un aliment qui doive s'assimiler avec facilité, c'est le sang et les humeurs déjà animalisées; or, les parasites, soit insectes (du moins la punaise), soit arachnides (ixodes (*fig.* 350), gamases et même faucheurs et araignées (*fig.* 346)), soit annélides (hirudinées (*fig.* 348, 349), aphrodites), soit enfin elminthes (douves, planaires (*fig.* 351)), ont, pour la plupart, un estomac muni de larges et nombreux cœcums, et parfois arborisé en innombrables ramifications aveugles. Mais il ne s'ensuit pas pourtant que l'aliment animalisé réclame un appareil de digestion plus complexe, c'est ici une sorte de réservoir qui sert pour long-temps; et la preuve qu'il ne sert point à vaincre les difficultés de la digestion, c'est qu'il est uniforme dans sa structure, et qu'après cet estomac ample et divisé il n'y a plus qu'un très-court intestin (ixode, etc.), canal de décharge pour la petite quantité de superflu que laisse un semblable aliment : parfois même ce superflu est renvoyé **par** la même ouverture qui avait servi d'entrée au tout (planaires, douves, etc.).

Après ces préliminaires, étudions analytiquement et les phénomènes qui se passent dans l'estomac, et surtout les principes dont ils dépendent ; nous éclairerons ainsi, par les faits, des théories plus ou moins obscures, et nous réduirons chacune à sa valeur réelle.

A. Phénomènes d'innervation. L'importance de l'influence nerveuse dans la digestion est assez démontrée par la constante distribution de nerfs spéciaux, simples ou multiples, à tout le canal intestinal, et plus spécialement à l'estomac : ce sont les nerfs déjà figurés par Lyonnet pour la chenille du saule, décrits d'après divers insectes par Cuvier, et représentés par Audouin et M. Edwards, d'après les crustacés, sous le nom de nerfs récurrents, et plus généralement encore étudiés sous le titre de nerfs stomato-gastriques par Brandt ; ce sont, chez les vertébrés, les ramifices des nerfs ganglionnaires, dont l'ensemble porte le nom de grand sympathique; et, pour l'estomac en particulier, le nerf de la huitième paire, nerf vague ou pneumo-gastrique.

On sait peu de chose sur l'influence du premier, parce qu'on n'a pu faire d'expériences valables où l'on n'intéressât les filets qui, des ganglions les plus voisins, se rendent au tube digestif; le deuxième, au contraire, accessible au cou et dans la poitrine, a été soumis à de nombreuses expérimentations, et il en est résulté beaucoup d'incertitudes. Ainsi, plusieurs hommes distingués auraient reconnu anorexie et apepsie complètes, soit en coupant les nerfs au bas du cou et ouvrant la trachée pour prévenir la suffocation, soit en les coupant même au-dessous de la naissance du nerf laryngé inférieur (Baglivi, de Blainville, Dupuytren, Dupuy, etc.). Selon les uns, ce serait en raison seulement de la cessation de l'action nerveuse agissant chimiquement au point de pouvoir être remplacée par un courant galvanique (Wilson Philip); selon d'autres, ce serait seulement en arrêtant la sécrétion des humeurs gastriques (Dumas, Brodie, Dupuy, Tiedemann). D'autres encore, et ceux-ci ont pour eux des expériences bien probantes, croient que la lésion des nerfs de la huitième paire ne fait que paralyser la fibre musculaire de l'estomac, et empêche le mélange du suc gastrique avec les aliments, de sorte qu'une irritation physique ou mécanique du nerf, ou de la tunique charnue, suffit pour suppléer à cette impuissance (Milne Edwards, Vavasseur, Breschet). Mais d'autres observateurs non moins croyables assurent que ni l'appétit, ni la sécrétion gastrique, ni la chymification, ni même la chylification, n'ont été altérés par la section ou la ligature des nerfs susdits, pas plus du moins qu'ils n'auraient pu l'être par toute opération douloureuse ; et que bien souvent même son influence a été absolument nulle (Bronghton, Magendie, Leuret et Lassaigne, et Dupuy par résipiscence). Il nous paraît que, dans l'appréciation de ces derniers faits, on n'a pas tenu assez de compte d'une des conditions générales de l'innervation, qui peut bien avoir dans le nerf pneumo-gastrique une application moins rigoureuse que dans le grand sympathique, mais plus valable pourtant que dans tout autre nerf encéphalique : c'est la faculté d'agir, jusqu'à un certain point, comme centres nerveux, de réparer leurs pertes, de *vivre* indépendants ; prérogative toujours proportionnée, pour l'intensité, à une conductricité moins facile, et elle l'est certainement moins ici que dans un nerf des sens ou des muscles. Cette manière d'envisager la question et d'expliquer les expériences est mieux d'accord avec l'importance bien connue de l'intervention de l'agent nerveux dans toutes les fonctions principales, et avec le volume et la constance des troncs nerveux qui viennent de nous occuper.

B. *Phénomènes chimico-vitaux.* Nous venons de voir que plusieurs physiologistes avaient attribué à l'agent nerveux une grande influence sur la chymification, mais d'après des théories bien différentes et dont plusieurs rentrent dans celles dont il va être question ci-après. Wilson Philip seul a eu l'idée que cet agent décomposait moléculairement la matière alimentaire, en l'attaquant comme l'agent électrique ; et dans les premières expériences de Breschet, Edwards et Vavasseur, tout en contestant au physiologiste anglais que le contact réciproque des bouts du nerf coupé, ou bien que le rétablissement de la continuité au moyen d'un fil métallique, eussent l'avantage réel de maintenir la continuité du courant nerveux, tout en affirmant qu'il n'y avait là qu'excitation mécanique du bout inférieur, nos compatriotes admettaient implicitement sa théorie dynamique de la chymification, que, par de nouvelles expériences, les deux premiers de ces observateurs ont ensuite réfutée, comme nous l'avons dit plus haut, et qui ne conserve conséquemment plus aucun adhérent notable. C'est du côté de la dissolution chimique à l'aide d'une sorte de menstrue, de réactif particulier, que se sont portés les esprits, et il est facile de prouver, en effet, que les autres modes auxquels divers écrivains ont donné la préférence, ne doivent être considérés que comme accessoires. Nous traiterons plus loin de ce qui concerne la trituration gastrique, moyen évidemment insuffisant pour opérer une permutation chimique; ici nous dirons un mot de la coction, de la fermentation, de la macération, et nous nous arrêterons plus longuement sur la dissolution spécifique.

La chaleur aide assurément à la chymification comme à toutes les réactions chimiques, et de là vient que les animaux à sang chaud digèrent plus promptement que ceux à sang froid, et que ces derniers sont d'autant moins expéditifs que la température extérieure est plus basse ; mais un aliment cuit n'est pas un aliment digéré.

Pour la fermentation elle nous paraît réelle : nous avons déjà donné à entendre que la salive en était le principal ferment. Tiedemann la regarde comme pouvant azoter la masse alimentaire, c'est presque formuler notre opinion ; toutefois nous ne voyons, dans cette fermentation, qu'une modification préparatoire et non définitive, comme dans l'opinion de Montègre et de Schultz, qui ne trouvent dans le suc gastrique qu'une salive acidifiée par fermentation. Schultz pense que la fermentation ou l'oxidation est la seule vraie théorie de la digestion; ce n'est pas à la salive qu'il l'attribue mais bien aux aliments mêmes, et la salive sert, au contraire, à la réfréner en neutralisant l'acescence spontanée de ces matières. Il nous paraît que, d'après cela, l'absence de la salive ne devrait pas permettre une digestion régulière chez tant d'animaux que nous avons vus manquer des glandes destinées à sa sécrétion, et nous ne voyons pas pourquoi les aliments ne seraient pas digérés tout d'abord dans la panse des ruminants.

Aussi la salive ne nous paraît-elle être qu'auxiliaire et facile à suppléer quant à ses vertus dissolvantes, quant à la macération qu'elle peut opérer, et même à la fermentation qu'elle peut décider dans les matières organiques. L'eau des boissons joue aisément le premier rôle, et quant au deuxième, les mucosités de la bouche, de l'œsophage et de l'estomac peuvent le remplir, pour peu surtout que leur sécrétion ait quelque chose de spécial. C'est ce qui me paraît expliquer la destination du ventricule succenturié des oiseaux (*fig.* 340, c), dilatation de l'œsophage située plus bas que celle qui constitue le jabot, et qui est garnie d'une couche épaisse de gros follicules muqueux. Le jabot lui-même pourrait fournir quelquefois une pareille matière, puisque, au dire de Hunter, chez les pigeons dont les œufs viennent d'éclore, ses parois s'épaississent et sécrètent une matière lactescente dont ils nourrissent leurs petits ; mais le jabot est ordinairement peu glanduleux, il manque à beaucoup d'oiseaux, tandis que le ventricule succenturié ne manque jamais dans cette classe ; on en trouve même l'apparence chez quelques mammifères, le castor et le muscardin. Passons maintenant à ce qui concerne la dissolution proprement dite.

L'estomac proprement dit sécrète, selon le plus grand nombre des physiologistes, un liquide dissolvant propre à dénaturer les aliments et à les changer en une pâte homogène, grisâtre, acide et qu'on nomme chyme ; c'est du moins ce qui résulte d'expériences multipliées faites par Réaumur, Spallanzani, Tiedemann et Gmelin, Leuret et Lassaigne et autres sur les animaux vertébrés. Nous avons nous-même trouvé des os ramollis et demi-dissous avec des chairs déjà pour ainsi dire liquéfiées, chez des reptiles (couleuvres) et des poissons ; nous avons trouvé, dans l'estomac d'une teigne qui ronge le crin, des tronçons de cette production animale en partie solides encore et en partie diffluents : il en était de même des débris de barbes de plumes dans l'estomac des ricins écrasés sous le microscope. Nous avons vu, dans l'estomac des planaires et celui des clepsines, à travers la demi-transparence des tissus, le sang avalé perdre graduellement sa couleur rouge, et se changer lentement en une matière homogène et grisâtre : les vermisseaux avalés par des hydres subissaient, d'une manière non moins facile à constater, une altération toute semblable et plus remarquable encore en raison de leur consistance naturelle. Certes, une simple macération ou une dissolution aqueuse ne produiraient pas de semblables effets. Les expérimentateurs cités plus haut ont vu aussi les os se dissoudre dans l'estomac des chiens et des oiseaux de proie ; ils ont vu se dissoudre, se digérer des matières molles enfermées dans des tubes ou des sphères métalliques percées de trous et ingérées de force, et se dissoudre de la circonférence au centre ; ils ont reconnu (Spallanzani) qu'une proie volumineuse se dissolvait, pour la portion contenue dans l'estomac, et non pour celle qui restait dans l'œsophage : preuve parlante que ce n'est ni par fermentation spontanée, ni par l'action de la salive, que la dissolution se fait. Il en est qui, vomissant à volonté (Montègre, Gosse), ont pu suivre les progrès de la dissolution, et l'on a pu quelquefois la constater aussi dans des cas rares où une fistule assez large faisait communiquer l'estomac avec l'extérieur par une voie plus courte et plus directe que la normale. La force dissolvante du suc gastrique s'est montrée encore après la mort en attaquant l'estomac même : c'est du moins ainsi que Hunter a d'abord expliqué ces *perforations spontanées* à bords minces et mucilagineux, qu'on a trouvées dans des cadavres de suppliciés ou d'autres hommes morts de maladies étrangères à l'estomac ; non-seulement l'estomac, mais même l'œsophage, le diaphragme et les autres parties voisines et baignées par la matière brunâtre et onctueuse que l'estomac renfermait, participaient à la corrosion, comme nous en avons nous-même rencontré bon nombre d'exemples chez des enfants ou des adultes. Plus récemment cette théorie a reçu la sanction, et de l'observation, et de l'expérience faite et variée sur des animaux domestiques, des lapins surtout, par Carswell.

Mais ce qui est plus probant peut-être en faveur de l'action spéciale du suc gastrique, c'est la chymification artificielle qu'on a souvent obtenue, en faisant baigner à une douce chaleur les substances alimentaires dans le suc gastrique obtenu soit par le vomissement volontaire (1), soit par le moyen d'éponges attachées à des fils, et qu'on faisait avaler de force aux animaux mis en expérience ; ce liquide

---

(1) En mettant les doigts dans la gorge (Spallanzani), ou en avalant de l'air jusqu'à distension forcée de l'estomac (Gosse, Montègre) : cette dernière opération consiste à exécuter avec la poitrine et le diaphragme des mouvements d'inspiration un peu forts, tout en fermant la glotte ; l'air pénètre alors avec bruit dans l'œsophage.

s'est montré assez généralement acide, et nous avons déjà dit que quelques expérimentateurs avaient cru cette acidité produite par la fermentation et non inhérente à sa nature. Il faut convenir que l'absence d'un appareil sécréteur spécial pour une humeur aussi importante que le suppose la théorie de la dissolution primitive, est une objection fort spécieuse. Le suc gastrique, ce dissolvant universel et puissant, n'aurait pas même un appareil producteur aussi remarquable que la salive, les larmes? Peut-être est-ce justement parce qu'il doit être un dissolvant général, qu'il n'a point d'autre appareil sécréteur que les villosités de la membrane interne de l'estomac (Leuret et Lassaigne), ou bien les follicules de la membrane muqueuse; peut-être doit-il varier selon les aliments introduits dans le viscère, et une glande se serait-elle moins prêtée à ces variations qu'un système plus simple.

Ces variations nous paraissent ressortir tant des investigations chimiques que de certaines probabilités rationnelles. Certains observateurs, Spallanzani, Tiedemann et Gmelin, Prout, Leuret et Lassaigne, y ont trouvé de l'acide muriatique, soit libre, soit combiné à de l'ammoniaque qu'on pouvait croire accidentellement développé (1) par un commencement de putréfaction, fait qui explique parfaitement

(1) Spallanzani ne paraissait pas croire accidentelle cette combinaison. Si l'on s'en rapporte à J. W. Arnold, le muriate d'ammoniaque dissout le mucus, l'huile, la graisse et même la fibrine. D'après les observations d'Eberle, de Müller, les acides hydrochlorique et acétique très-étendus empruntent aux membranes de l'estomac une qualité dissolvante qu'ils n'ont pas seuls; et aujourd'hui Schwann admet dans les sucs digestifs un principe particulier qu'il nomme pepsine, et qui dissout, selon lui, les matières qui résistent à l'action de la salive et des acides libres.

les propriétés conservatrices et anti-putrides qu'on a remarquées dans cette humeur. D'autres chimistes y ont reconnu l'acide phosphorique (Macquart et Vauquelin); d'autres l'acide lactique (Chevreul, Leuret et Lassaigne), identique peut-être avec l'acide acétique, dont d'autres y ont aussi constaté la présence (Tiedemann et Gmelin). Remarquons d'abord que plusieurs de ces acides ne sont pas de ceux que la fermentation spontanée développe, et qu'ainsi une théorie de la chymification serait au moins trop exclusive si elle s'en tenait à ce seul mode : concluons aussi que ceux qui de leurs observations personnelles ont déduit l'identité, l'uniformité constante du suc gastrique, et ont cherché à expliquer néanmoins l'universalité de ses facultés dissolvantes, se sont mis dans une position difficile et en contradiction avec les faits; qu'il paraît déjà plus rationnel d'admettre avec Chaussier, Gosse et Dumas, que l'estomac est sollicité à la sécrétion d'un suc gastrique différent par la présence de telle ou telle substance alimentaire.

Ceci devient plus probable encore, quand on observe que, de l'aveu même des physiologistes exclusifs dont il a été parlé tout-à-l'heure, la nature du suc gastrique n'est pas la même dans les différents estomacs des ruminants. Tiedemann et Gmelin ont reconnu qu'il était alcalin dans la panse et le bonnet, acide dans le feuillet et la caillette. Ces observations ont été récemment répétées (Prévost et Le Royer), et l'avaient été antérieurement, du moins en partie (Brugnatelli, etc.). On a trouvé aussi le suc gastrique alcalin dans le jabot des insectes (Reugger).

On peut donc s'arrêter aux conjectures suivantes :
1° que, même dans les estomacs simples, la sécrétion n'est point partout semblable ; que l'*antrum pylori*, par exemple, sécrète un autre suc gastrique que le grand cul-de-sac ; 2° que, pour différents aliments, tel ou tel genre de sécrétion dominera ou se fera exclusivement, fait appuyé encore sur ce que Tiedemann et Gmelin ont trouvé de l'acidité dans la panse et le bonnet du veau de lait, au lieu de l'alcalinite qu'on y remarque chez l'adulte après l'ingestion des substances herbacées, et que les mêmes expérimentateurs ont trouvé encore l'acescence dans une brebis nourrie d'avoine, observation également faite par Leuret et Lassaigne ; 3° que, *à fortiori*, chez des animaux différents, le suc gastrique doit différer ; et c'est ce qu'ont prouvé plusieurs des expériences de Réaumur et de Spallanzani : ils ont vu que le suc gastrique des oiseaux carnivores ne dissolvait point les substances végétales, et réciproquement. Quelques exceptions produites par l'accoutumance ne renversent pas cette règle, et tout ce que nous avons dit de la spécialité des aliments pourrait être reproduit ici en faveur de la diversité des sucs gastriques : certes, ce n'est pas le même dissolvant qui peut attaquer le crin, le poil, la laine, l'épiderme, l'écaille et les substances cornées en général, dont se nourrissent diverses teignes ; ni le lard, le suif que mangent les dermestes, les souris ; ni le bois mort, le papier que rongent diverses larves de coléoptères ou ces coléoptères mêmes ; ni le liége que mangent les cloportes dans nos caves, ou la cire qui sert à la nourriture d'une larve de lépi-

doptère; ou même les sucs huileux, résineux (1), gommeux, sucrés, les produits gélatineux, albumineux, fibrineux, etc., qui composent l'aliment d'espèces différentes d'animaux, et qui, bien que susceptibles de dissolution ou de suspension dans l'eau ou dans les acides, n'en ont pas moins besoin de subir une élaboration, une transformation : or, cette transformation ne saurait reconnaître pour toutes le même mécanisme, puisqu'il s'agit de réduire à l'homogénéité des substances aussi hétérogènes. Quand on voit, chez les omnivores, l'homme en particulier, l'estomac démêler, pour ainsi dire, certains aliments d'avec les autres, les rejeter sans altération, et cela varier selon les individus, peut-on dire que le suc gastrique est toujours identique, et que c'est un dissolvant général? Si, dans le chien, le suc gastrique agissait uniquement par son acidité, ne devrait-il pas dissoudre plutôt le phosphate de chaux que la gélatine organisée des os broyés par l'animal? Et cependant c'est la substance saline qu'on retrouve dans ses excréments, et qui leur donne leur blancheur, leur sécheresse caractéristiques. Les os, au contraire, ont été ramollis avant de se dissoudre dans l'estomac des animaux à mâchoires peu broyantes, d'oiseaux de proie (Spallanzani), de serpents (nous-même). Donc il paraît vrai de dire que le menstrue chymificateur n'est pas identique, et qu'il est en rapport avec les besoins de l'individu.

Une dernière circonstance qui semble bien prouver

---

(1) Chenilles du *bombyx pithyo-campa*, du *sphinx euphorbiæ*, etc. La larve du *tinea decuriella* mange la résine du *pinus sylvestris*, dont elle se fabrique aussi une habitation (Duponchel).

cette harmonie spéciale, c'est que le suc gastrique n'agit qu'après la mort sur les parois de l'estomac même qui l'a sécrété: Trembley avait fort bien observé que l'hydre qui engloutit quelqu'un de ses bras avec sa proie ne l'altère point; et ce qui prouve davantage encore la spécialité, c'est que l'actinie qui est avalée par un individu plus grand de la même espèce résiste à ses forces digestives, et est revomie saine et sauve (Dicquemare), tandis que tout autre animal serait digéré après avoir promptement perdu la vie dans cette prison dissolvante.

Cette dernière circonstance, qu'on peut généraliser, semblerait indiquer que le suc gastrique jouit d'une spécificité véritable, non-seulement quant à son action sur l'aliment comme aliment, mais encore sur la vie de la victime. Constituerait-il une sorte de venin innocent pour l'individu et pour tout autre individu de l'espèce, comme il en est, à ce qu'on croit, de celui des serpents? Cette opinion ne paraît point déraisonnable quand on réfléchit que les venins les plus actifs ne sont qu'une salive spécifiquement modifiée: voici les faits à l'appui. Qu'une naïde soit saisie par une hydre, elle ne reste point immobile et paralysée entre ses tentacules, comme on l'a dit faute d'une observation attentive; au contraire, elle s'agite, se tord et parvient quelquefois à échapper à son ennemi: mais, une fois avalée, elle est morte; et certes, là ce n'est point à des armes mécaniques qu'on peut attribuer l'*occision*. L'estomac même des herbivores a montré cette propriété léthifère dans les expériences récentes de Flourens: des animaux à sang froid, à vie dure par conséquent, une grenouille, un lézard, un limaçon, n'ont survécu que quelques secondes à leur introduction dans la panse d'un ruminant, ouverte à cet effet. Nous avons vu un gros coléoptère introduit de force par des écoliers dans le gosier d'une grenouille, la tourmenter quelques instants par les mouvements de ses pattes épineuses; mais à peine arrivé dans l'estomac, il était immobile et privé de vie. Sans doute, la chaleur du milieu rend la privation d'air plus promptement mortelle, et cette privation d'air est d'autant plus complète que la victime est comme emmaillottée dans l'estomac contracté, et enduite de mucosités qui ferment ses pores et ses stigmates; ou bien elle n'est environnée que de gaz non respirables, d'acide carbonique, d'hydrogène carboné et sulfuré (Chevreul et Magendie, Tiedemann et Gmelin, Leuret et Lassaigne); mais quelquefois on y trouve un peu d'oxygène, et l'instantanéité de la mort n'est pas d'ailleurs en rapport avec une cause seulement asphyxiante. Tous les estomacs, il est vrai, ne jouiraient sans doute pas de la même prérogative; et, en effet, parmi les carnivores même, nous en voyons beaucoup qui égorgent, étranglent, étouffent leur proie ou lui brisent le crâne à l'avance, ou qui du moins lui donnent, au passage, le coup de dent fatal; la plupart même semblent doués d'un instinct merveilleux pour trouver le point le plus vulnérable, ou la partie dont la lésion doit devenir plus promptement mortelle.

C. Phénomènes musculaires. Tout n'est point chimique dans la digestion de l'estomac, il faut, chez certains animaux, qu'elle supplée à l'absence d'organes propres à la mastication : chez tous, il faut que le chyme soit poussé plus loin ; pour quelques-uns il faut, soit à l'état normal, soit à l'état maladif, que le contenu de l'estomac remonte au contraire vers la bouche : voilà donc trois actions distinctes à examiner, et dans lesquelles la fibre musculaire joue évidemment le principal rôle.

1º La plupart des oiseaux (*fig.* 340) ont au bas du cou une dilatation de l'œsophage sans changement notable dans ses tuniques ; c'est le *jabot* où les graines, la chair même quand elle est avalée non en une seule masse médiocre (rapaces nocturnes), mais par lambeaux et en grande quantité (rapaces diurnes), séjournent plusieurs heures, plusieurs jours peut-être, comme dans un réservoir, pour être soumises, portions par portions, à l'action des autres organes digestifs. Un peu plus bas, dans la poitrine, l'œsophage éprouve une nouvelle dilatation nommée *ventricule succenturié* ou glanduleux, en raison du nombre et de la grosseur de ses follicules muqueux : là les aliments sont ramollis et mis dans un commencement de fermentation. Ils passent enfin dans le *gésier*, estomac sacciforme et à parois assez minces quoique musculeuses chez les oiseaux carnivores, mais épaisses chez les granivores et les insectivores (1), garni d'un double muscle rayonné attaché à une double aponévrose, et tapissé d'un épais épiderme,

---

(1) Il y a une sorte de gésier chez le pangolin mammifère qui ne vit que de fourmis, elles y sont mêlées avec du sable (Duvernoy). Les tatous, les fourmiliers, l'oryctérope, dont la nourriture est à peu près pareille, ont l'estomac très-musculeux, selon Duvernoy, Tiedemann et Gmelin. Parmi les poissons, on peut citer les muges comme ayant un vrai gésier ; ce sont des poissons qui sans doute vivent de très-petits crustacés marins, car ils sont presque sans dents et leur œsophage est fort rétréci (Cuvier).

sorte de cuir inorganique à fibres verticales. Dans ce gésier se trouvent souvent de petites pierres qui aident à son action triturante. Cette action est effectivement énergique, elle a pu, dit-on, pulvériser des boules de cristal, émousser des aiguilles, des fragments de verre, aplatir des tubes métalliques (Spallanzani) : à plus forte raison pourra-t-elle moudre des graines déjà ramollies.

Un appareil de trituration gastrique, un gésier non moins puissant, existe chez les lombrics (Willis, Morren, etc.), divers insectes (L. Dufour) et même des ascarides, mais surtout chez beaucoup de mollusques gastéropodes. Indépendamment de la couche musculaire, il y a encore des plaques calcaires nombreuses et des crochets dans les aplysies (*fig.* 343), trois plaques seulement (344, 345) mais assez considérables pour avoir été prises pour une coquille à trois valves (char de Neptune) chez les bullées (Cuvier, etc.); ce sont même des dents cornées chez les scyllées (idem), le *tritonia quadrilatera* (Meckel), les dentales (Deshaies). Les crustacés décapodes ont dans l'estomac, à l'origine de l'intestin, un appareil masticateur composé de trois à cinq pièces maxilliformes et dentelées.

Voilà des faits qui avaient paru suffisants (quant à ceux qui étaient connus alors) pour faire rapporter à la trituration tous les actes digestifs, mais qui prouvent au contraire que ce n'est qu'un supplément d'action exigé par les aliments les moins fermentescibles (végétaux), et dans les cas où l'appareil masticateur externe (mâchoire) est fort imparfait ou tout-à-fait nul, de même que nous l'avons vu quelquefois aidé ou suppléé par des dents palatines, linguales, pharyngiennes et même œsophagiennes. Chez l'homme et chez les mammifères en général, l'action musculaire de l'estomac est trop faible pour avoir une action triturante.

2º Dans les animaux à estomac membraneux, ses mouvements ne servent qu'à malaxer la pâte alimentaire, à favoriser ainsi son mélange avec le suc gastrique, à en mettre successivement toutes les portions en contact avec les parois du viscère, et enfin à les chasser dans l'intestin. Ces mouvements sont ceux qu'on nomme *péristaltiques*. Ce mouvement ondulatoire a été observé non-seulement dans l'estomac et les intestins d'animaux de diverses classes, mais encore, et même d'une manière plus constante au moins, chez les mammifères dans le tiers inférieur de l'œsophage, où il consiste en alternatives de contraction et de relâchement : nous l'avons vu, sur le coq, se manifester par de grands mouvements ondulatoires, même un peu après la mort de l'animal. Magendie, qui l'a le premier observé, assure qu'il continue encore après la section de la huitième paire de nerfs; fait qui n'a rien d'étonnant d'après ce que nous avons dit ci-dessus des effets de cette opération.

L'estomac multifide des planaires, des sangsues, nous a offert quelquefois de pareilles alternatives, de semblables ondulations, mais momentanées : on les aperçoit, simulant des nuages en circulation dans le ventre du pou, de la puce. Sans doute elles existent chez les cicadés et les aphidés ; peut-être même existe-t-il véritablement, chez ces insectes, un mouvement complétement circulaire des sucs alibiles dans les portions principales du tube digestif; car il y a chez eux une anastomose remarquable (Meckel, L. Dufour) entre les deux extrémités du duodénum, par l'intermédiaire du gésier d'où part en outre l'intestin grêle. Un mouvement ondulatoire du même genre avait été aperçu par Réaumur dans le ventre des syrphes, insectes diptères à corps presque diaphane, et il l'attribuait à la circulation du sang; une dissection délicate m'a fait reconnaître que le tube alimentaire en était seul le siége; deux grands sacs, recevant d'une part l'œsophage et donnant d'autre part naissance à l'intestin grêle, se montrent surtout pourvus de cette étonnante contractilité. De même, selon Ehrenberg, cet organe dont on aperçoit si aisément au microscope les régulières systoles et diastoles, et qu'on a cru être le cœur du rotifère (Spallanzani), ne serait que l'estomac animé d'un mouvement perpétuel dont il serait assez difficile d'expliquer l'utilité. Nordmann dit avoir constaté le même fait sur plusieurs lernées.

3° Le mouvement *anti-péristaltique* est celui par lequel l'ondulation se fait en sens inverse du précédent, et renvoie vers la bouche le contenu de l'estomac. Cette marche rétrograde est toujours morbide chez l'homme; elle est normale chez un assez grand nombre d'animaux dans des circonstances particulières : dans le premier cas c'est ce qu'on nomme *vomissement*, dans le deuxième c'est la *régurgitation*, et on l'appelle *rumination* quand le produit de ce regorgement doit être avalé de nouveau après une mastication nouvelle.

Magendie, en substituant une vessie remplie de liquide à l'estomac d'un chien dans les veines duquel il infusait une solution de tartre stibié, a prouvé que l'acte du *vomissement* est dû, en majeure partie, aux contractions des muscles abdominaux. A cet effet, la vessie était mise en communication avec l'œsophage par un tube convenablement fixé, et les parois abdominales incisées pour introduire cet appareil dans le ventre étaient convenablement recousues. Les conclusions de ce savant physiologiste, confirmées par Piedagnel, avaient été attaquées comme trop exclusives encore, par Bourdon qui veut qu'on accorde davantage à l'action de l'estomac, se fondant sur des faits pathologiques et sur ce que, dans les expériences, la vessie ne se vide le plus souvent que d'une manière incomplète. On ne peut disconvenir, en effet, de l'action du viscère dans ce mouvement d'expulsion; mais il paraît insuffisant pour le produire à lui seul, puisque, le ventre étant ouvert, le vomissement ne peut avoir lieu ou bien n'a lieu qu'en partie (Maingaut) : encore cet effet est-il attribué alors par certains expérimentateurs (Legallois, Béclard) aux contractions de l'œsophage et non à celles de l'estomac. Les ruptures que l'on rencontre quelquefois à l'estomac du cheval, à la suite de violents efforts de vomissements rendus inutiles par la contracture élastique de la partie inférieure de son œsophage (1), prouvent pourtant en faveur de la

(1) Le vomissement n'est pas moins difficile chez les ruminants ; Flourens l'attribue à ce que c'est la caillette seule qui éprouve l'influence de l'émétique et qui se soulève avec des efforts sympathiques lors d'une irritation directe. Ces expériences sont favorables à la théorie qui place dans l'estomac même la source des phénomènes du vomissement.

théorie qui attribue, sinon tout, au moins beaucoup à l'estomac, si l'on en veut juger par ce qui se passe dans la matrice dont les ruptures sont généralement dues à de violentes contractions avec distension préalable, bien rarement à des pressions extérieures, et jamais à celle des muscles abdominaux sur elle.

Le vomissement anormal n'est point rare chez le chat, le chien, qui ont avalé des substances indigestes et irritantes, soit par leur forme (arêtes de poisson), soit par leur nature réfractaire aux forces digestives (feuilles de gramen). On dit aussi que le cablian peut non-seulement vomir à volonté, mais même renverser son estomac pour le laver dans les eaux marines; ce fait fort douteux peut avoir été accrédité par une erreur du même genre, celle qui attribue à certains poissons le pouvoir de rejeter ainsi leur estomac, lorsqu'un hameçon y a pénétré avec un appât goulument avalé; il est à croire qu'alors ce viscère ne fait que céder, en se renversant, aux tractions exercées sur lui par la ligne et auxquelles le poisson ajoute encore par ses efforts pour s'éloigner. Une expulsion non moins involontaire est celle de l'intestin des holothuries chassé par leur bouche plus ou moins lacérée, quand elles se contractent violemment sous l'irritation du contact de la main du pêcheur. Les scyllares sont dans le même cas, au dire de Duvernoy, qui en a trouvé huit sur dix dans cet état; enfin, les échinorrhynques en font quelquefois autant.

Quant à la *régurgitation* normale, nous en avons des exemples dans les oiseaux de proie qui, avalant les souris, les oiseaux entiers ou par lambeaux considérables, en rejettent quelques heures après les plumes, les poils, les principaux os roulés en peloton; aussi en trouve-t-on en grand nombre dans les lieux de leur retraite habituelle, les fentes de rocher, les vieux édifices. Ceux d'entre eux qui dévorent des animaux de plus grande taille, les vautours, l'aigle même, arrachent les plumes les plus grandes de leur prise et en abandonnent toute la peau et le squelette, déchiquetant, rongeant pour ainsi dire les chairs renfermées entre l'un et l'autre (Kolbe, Spallanzani).

Mais une régurgitation plus normale encore, plus essentiellement fonctionnelle du moins, c'est celle du miel que les abeilles ont conservé dans leur jabot, et qui y a subi une concentration, sinon une élaboration spéciale (*fig.* 354); car c'est plus loin que la digestion s'opère, et l'on ne trouve guère que du pollen dans le duodénum. D'autres insectes dégorgent aussi le contenu de leur estomac, mais dans des vues toutes différentes : ainsi, beaucoup de chenilles rendent par la bouche, lorsqu'on les saisit, une humeur verte qui n'est que du chyme ou du suc des feuilles déjà dissoutes dont elles font leur nourriture; elles cherchent ainsi à éloigner, à dégoûter l'ennemi. Il en est de même de plusieurs orthoptères, les sauterelles, criquets et grillons. La matière brune ou verte qu'ils vomissent se retrouve dans les cœcums larges et multiples qui avoisinent leur gésier : peut-être n'admettent-ils que la partie la plus fluide ou déjà fluidifiée des herbes, et sont-ils destinés à l'élaborer avant qu'elle passe dans le reste de l'intestin. Quoi qu'il en soit, cette séparation des matières alimentaires dans certaines poches à part, et la régurgitation dont ces poches paraissent être le point de départ, font un passage tout naturel de la régurgitation simple à la *rumination*.

Un ordre entier de mammifères a reçu un nom qui rappelle que cette action leur est commune à tous, et qu'elle est exclusive à leur groupe. En effet, on la soupçonne plutôt qu'on ne l'admet chez les paresseux, et rien ne justifie l'ancienne idée rajeunie par Camper (1), que le lièvre est dans le même cas. Une organisation intérieure spéciale est indispensable à l'exécution de cet acte physiologique : quatre cavités gastriques bien distinctes, ou du moins trois principales, y jouent chacune un rôle particulier (*fig.* 327). 1° Une grande poche membraneuse, sorte de jabot plus ou moins lobé, hérissée intérieurement de papilles ou villosités plates et squamiformes, la *panse* (b), reçoit les aliments grossièrement triturés, les ramollit par macération et sans doute par un commencement de fermentation dans la salive. Le *bonnet* (b'), appendice de la panse, est garni intérieurement de replis cannelés et dentelés, formant ensemble des mailles polygones, telles qu'on en voit chez des poissons privés de tout autre organe sécréteur de la mucosité intestinale, et qui peut en conséquence représenter peut-être le ventricule succen-

(1) C'est en raison de leurs dents molaires et de leurs condyles propres aux mouvements transverses, que Camper accorde la rumination au lapin et au lièvre dont l'estomac est simple, et c'est pour une raison contraire qu'il la refuse au pécari qui a quatre cavités gastriques. Ce raisonnement serait plus judicieusement opposé aux conclusions que L'Herminier semble disposé à tirer de l'amplitude du jabot et des autres dilatations du tube digestif dans un oiseau, le sasa ou hoazin de Buffon. De même, l'appareil masticateur du pleurobranche (Cuvier) est trop faible pour qu'on puisse croire à une rumination dans ce mollusque, malgré ses quatre estomacs et le sillon qui va du jabot au feuillet dans la paroi latérale du gésier.

turié des oiseaux, en ce qu'il ajoute aux aliments un ferment de plus et les ramollit davantage ; aussi le trouve-t-on ordinairement imbibé, sinon rempli de liquides (Flourens) (1). Daubenton et autres l'ont cru destiné à mouler les pelotes alimentaires qui doivent remonter dans l'œsophage, en pénétrant dans le *demi-canal* contractile qui en est la continuation et qui s'ouvre par une large fente latérale (*fig.* 328) dans la panse et le bonnet à la fois; mais Flourens, qui a étudié depuis tous ces phénomènes avec beaucoup de soin, a vu que ce sont les bords du demi-canal même qui saisissent, pour ainsi dire, dans la panse et le bonnet une pelote beaucoup plus petite que la cavité de ce dernier ; par la contraction qui le ferme (329) et le raccourcit, ce demi-canal arrondit, réduit en bol la portion saisie, et la force à remonter jusque dans la bouche. Là elle est soumise à une mastication nouvelle, dont on voit tous les jours ces animaux sérieusement occupés pendant un repos complet. On peut voir, chez certains, la chèvre par exemple, les boules alimentaires remonter le long du cou avec une grande vitesse. Divisés, insalivés de nouveau, presque liquéfiés, les aliments redescendent dans l'œsophage, en traversent la portion fendue, sans forcer, comme la première fois, par leur dureté et leur volume, ses bords à s'écarter ; ils ne tombent donc point dans la panse et le bonnet, mais dans le *feuillet* (*fig.* 327, c) où ce demi-canal se termine. Le feuillet, ainsi nommé à cause de la

---

(1) Tiedemann pense qu'il peut pousser directement et sans rumination dans le feuillet la partie la plus fluidifiée des aliments qui n'ont subi qu'une seule mastication

largeur et du nombre des replis parallèles qu'on y voit, élabore la matière par de nouveaux mélanges en raison des nombreux follicules dont sa surface est garnie; puis la pousse dans la *caillette* (d), sac conique, allongé, intérieurement plissé, où la chymification s'achève.

Cherchons maintenant à nous rendre raison de ces phénomènes un peu complexes, de leur convenance et de leurs causes. Les aliments souvent secs et ligneux dont les ruminants se nourrissent, se broient difficilement, incomplétement; la mastication s'en opère avec bien plus de perfection quand ils ont été ramollis et ont fermenté dans les deux premiers estomacs : cette fermentation ne saurait être révoquée en doute; car, de même que dans l'estomac de l'homme l'acidification du chyme est quelquefois portée au-delà des limites convenables et donne des *aigreurs*, de même chez les ruminants la fermentation peut aller au point de dégager des gaz si abondants qu'ils distendent énormément la panse, et peuvent causer l'asphyxie ou nécessiter une ponction. Tiedemann et Gmelin ont trouvé dans cet estomac de l'hydrogène sulfuré, dans les digestions ordinaires. Le même gaz, joint à l'hydrogène carboné et à l'acide carbonique, a été reconnu dans les cas de météorisation par Fremy et Lemeyron. Voilà donc le but connu, l'utilité démontrée; mais quelles sont les causes du phénomène? Au premier rang sans doute, de même que pour les régurgitations dont nous avons parlé précédemment, il faut placer l'action de la volonté ou du moins de l'instinct. Quant aux motifs organiques et accidentels qui déterminent l'instinct ou la volonté dans le cas qui nous occupe, ce sont, d'une part, la petitesse de l'ouverture par laquelle l'œsophage se termine dans le feuillet, comparée à la grandeur de la fente par laquelle il s'ouvre latéralement dans la panse et le bonnet; et, d'autre part, la sensibilité de la première de ces ouvertures, qui, de même que celle du *pylore* des autres animaux, se convulse au contact de substances trop crues, c'est-à-dire trop grossières, trop peu modifiées encore. Cette sensibilité, dont on a peut-être abusé dans la physiologie de l'homme en lui supposant des préférences et presque des caprices par trop merveilleux, n'est pas aussi arbitrairement supposée ici qu'on pourrait le croire; l'anatomie même peut en rendre raison : en effet, la membrane muqueuse est mince et molle dans le demi-canal œsophagien qui conduit au feuillet, tandis que sur ses bords elle est plus épaisse (Duvernoy) et probablement moins sensible. Cette membrane est bien moins sensible encore dans l'intérieur des trois premiers estomacs où elle est revêtue d'un épiderme dur et doublé d'un corps muqueux fort épais (Flourens); disposition qui en émousse nécessairement beaucoup la sensibilité et à laquelle la caillette seule fait exception.

§ II. *Digestion duodéno-iléale ou chylification.*

Jetons d'abord un coup-d'œil sur les diverses parties qui entrent dans la constitution de l'*appareil chylificateur,* et sur leurs fonctions particulières isolément étudiées; nous arriverons ainsi, avec plus de moyens d'explication, à la théorie de la chylification considérée dans son ensemble.

1. L'*intestin grêle* où s'opère cette partie de la digestion est, chez les vertébrés (*fig.* 326, c, d), cette portion du tube digestif que limite le pylore d'une part, le cœcum de l'autre. Dans ces deux points se trouve un rétrécissement contractile mal à propos nommé valvule, mais qui n'en a pas moins pour usage de s'opposer à la rétrocession des matières qui ont franchi l'ouverture; tel nous paraît l'usage même du pylore, autant pour le moins que celui qu'on assigne à cette partie de l'estomac, savoir : de n'en laisser sortir que des matières chymifiées. La division en intestins grêles et gros est la seule rationnelle dans les vértébrés; les autres subdivisions sont arbitraires, et ne sont guère bien applicables qu'à l'anatomie humaine. Le duodénum (c), qui constitue la première portion de l'intestin grêle, mériterait seul d'être considéré à part, en raison de l'insertion des canaux biliaires et pancréatiques qu'il reçoit. Quant aux invertébrés, souvent la distinction est nulle; d'autres fois au contraire elle est plus tranchée encore que chez les mammifères, surtout quant aux subdivisions secondaires : ainsi, bon nombre d'insectes (*fig.* 354, 355) ont d'abord une dilatation de l'œsophage ou jabot, souvent suivie d'un gésier subglobuleux; vient ensuite une portion cylindroïde ou fusiforme, toujours allongée et presque toujours hérissée extérieurement de filaments tubuleux; c'est le ventricule chylifique de Léon Dufour, ou, ce qui revient au même, le duodénum de Straus, de Duvernoy; il est suivi d'un intestin grêle, qui se

termine dans un gros intestin brusquement renflé : l'insertion des canaux sécréteurs qui nous occuperont plus loin se trouve aux deux limites extrêmes de l'intestin grêle.

En général, on peut dire que l'intestin grêle (y compris le duodénum) constitue la plus grande longueur du tube digestif ; il n'est donc pas ici hors de propos de dire un mot de cette longueur considérée même dans l'ensemble, quant à ses significations physiologiques. C'est une remarque devenue presque vulgaire que celle de la prédominance de longueur chez les herbivores comparée aux carnivores. Comparez l'intestin roulé en spirale dont les nombreux contours distendent le ventre globuleux du têtard herbivore (dix fois la longueur du tronc) à celui si court de la grenouille insectivore (deux fois la longueur du tronc), et vous aurez de cette règle l'exemple le plus frappant possible ; mettez en parallèle les courts intestins de la majeure partie des poissons et des reptiles avec ceux si longs de la carpe, des tortues et des chélonés, vous vous confirmerez dans la certitude; opposez le bœuf au lévrier, et vous verrez que l'énorme ventre du premier, l'abdomen exigu du second ne peuvent contenir des viscères de la même capacité. Effectivement, ce n'est pas seulement de la longueur qu'il faut tenir compte, mais aussi de l'ampleur, car les chenilles ont le tube digestif fort court, pas plus long que le corps, mais il en remplit presque toute l'épaisseur; il est énormément large eu égard à sa brièveté : au contraire, le papillon a les intestins plus longs, contournés en circonvolutions, mais beaucoup plus grêles et en réalité infiniment moindres; aussi se nourrit-il de miel, substance bien plus nutritive sous un moindre volume que les feuilles dévorées par la chenille. Il en est de même de la larve de l'abeille, dont l'intestin large et tout d'une venue reçoit une pâtée qui nécessite bien plus d'activité digestive, que le miel dont se nourrit, en partie du moins, l'adulte. Le cheval a un énorme cœcum qui semble destiné à suppléer à l'exiguité et à la simplicité de son estomac; le premier est au deuxième comme 18 : 5 (Meckel), mais aussi le tube digestif n'a que huit à dix fois la longueur du corps, tandis que celui du bélier la multiplie par 27. La taupe, les cétacés ont les intestins fort longs quoique carnivores, mais ils sont aussi fort étroits, et chose assez remarquable ! il en est de même des oiseaux piscivores.

Voilà comment on peut faire rentrer dans la règle un certain nombre d'exceptions apparentes. Si l'hyène a les intestins plus longs que beaucoup d'autres carnivores, on peut expliquer par là sa prédilection pour les os, substances dont il n'est pas aussi facile d'extraire les principes nutritifs que des chairs. On pourrait dire la même chose pour les fourmiliers, l'échidné.

Si la structure des intestins peut ainsi influencer les goûts et déterminer le régime, il semblerait *vice versâ* que le régime peut aussi influer sur l'état des intestins; car on a remarqué que, chez le chat sauvage, ils sont plus courts que dans le chat domestique qui mélange bien davantage sa nourriture (Daubenton); mais cela tient plutôt peut-être encore à la quantité qu'à la qualité des aliments. Les jeunes que subissent en hiver les animaux herbivores sauvages expliquent sans doute pourquoi le buffle a les intestins moins longs que le taureau, le lapin sauvage que le lapin domestique. La nécessité d'avaler une grande quantité de matières alimentaires, comme cause mécanique et comme cause finale, nous rend raison de l'extrême longueur des intestins, et surtout du duodénum, chez les insectes qui se nourrissent des excréments d'autres animaux, c'est-à-dire de substances déjà dépouillées en grande partie de leurs principes nutritifs; aussi celui du *copris lunaris* forme-t-il d'étonnantes circonvolutions (L. Dufour); on s'expliquerait moins aisément la brièveté qui s'observe chez le muscardin, les édentés et les paresseux en particulier.

B. Les *organes sécréteurs des vertébrés,* que nous étudierons d'abord à part, se rapportent à trois produits principaux : le mucus, le suc pancréatique et la bile.

a. Le *mucus* joue certainement un rôle important dans la digestion duodénale, à tel point qu'il semble pouvoir remplacer, sinon la bile, du moins l'humeur pancréatique, au témoignage même de Cuvier, qui remarque que le pancréas est petit ou nul là où il y a un grand développement de l'appareil sécréteur du mucus, comme dans l'anguille, les cyprins; et nous verrons que le pancréas même se décompose, chez certains animaux, en organes sécréteurs de mucosités, du moins en apparence. Cependant, selon le même anatomiste, les unes et les autres de ces parties manqueraient à quelques poissons, mais qui tous ont un foie volumineux, comme le bagre, le sogho, plusieurs coffres, etc.

La mucosité, chez les mammifères, est évidemment sécrétée par des follicules plus ou moins serrés et volumineux, dans le duodénum, le gros intestin (glandes de Brunner), petits et serrés en groupes ou agminés à la convexité de l'intestin grêle (glandes de Peyer); mais indépendamment de ces sources principales, une sécrétion a certainement lieu à la surface générale de la muqueuse qui, dans l'homme même, offre une multitude de pores visibles à la loupe. Ces petits trous, d'après une communication verbale de Windischmann, ont été reconnus par Müller qui les regarde dubitativement comme absorbants; je ne pense pas ainsi et me fonde : 1° sur la présence de la mucosité partout et dans bien des endroits où il n'y a pas de follicules apparents ; 2° sur ce que ces follicules mêmes ne sont que des enfoncements de la membrane muqueuse, et qu'on les voit remplacés, dans beaucoup d'animaux, par des plis formant des cellules par leur anastomose rétiforme, comme dans le bonnet des ruminants, l'intestin des cyprins, de l'anguille, etc., ou bien découpés en languettes, en lanières formant des villosités foliacées (oiseaux, poissons, reptiles). Que ces villosités aient aussi des usages relatifs à l'absorption, nous n'allons pas à l'encontre; mais l'un de ces usages ne contredit pas l'autre, et d'ailleurs il s'agit ici plutôt de plis que de villosités proprement dites. En effet, chez l'homme en particulier, là où le mucus est plus essentiel et plus abondamment sécrété, la muqueuse offre des plis transversaux nombreux et larges, semi-lunaires ou même circulaires : ce sont les valvules conniventes. Ces plis, moins prononcés dans les animaux précédemment mentionnés, sont au contraire longitudinaux pour la plupart ; dans le gros intestin seulement ils affectent plutôt la disposition transversale : mais dans le duodénum des chondroptérygiens (*fig.* 342, a), ou dans la portion d'intestin qui le suit immédiatement (Duvernoy), les valvules conniventes sont représentées par un long et large repli contourné en vis comme la columelle d'une coquille turbinée, et par conséquent la cavité de l'intestin se trouve à la fois et rétrécie et considérablement allongée en forme d'hélice. Cette valvule a jusqu'à cinquante tours dans le squale pélerin, elle est très-grande encore dans l'esturgeon ; elle est enroulée, involvée sur son plan même comme un rouleau de papier, dans le squale marteau, la lamproie (Duvernoy) et même le squale glauque (Rapp).

b. L'*humeur pancréatique*, de même que le mucus dont il vient d'être question et par lequel elle est quelquefois totalement suppléée, paraît remplir dans l'intestin des fonctions plus analogues encore à celles que la salive remplit dans la bouche et l'estomac qu'à celles de la bile ; car, s'ils semblent suppléés en certains cas par cette dernière, comme nous l'avons dit il n'y a qu'un instant, bien plus souvent par leur abondance ils paraissent remplacer la salive, lorsqu'elle est nulle ou peu copieuse, comme chez les poissons, les oiseaux. Le mucus et l'humeur pancréatique sont donc essentiellement des ferments destinés à entretenir le travail déjà excité par la matière salivaire ; cette propriété paraît dépendre surtout de la grande quantité d'albumine que contient l'humeur pancréatique, avec quelque peu de matière caséeuse ou caséiforme, d'après les expériences de Tiedemann et Gmelin, sur le chien, le cheval et la brebis, imitées de celles que de Graaf a faites sur le premier de ces animaux : les mêmes résultats à peu près ont été obtenus par Mayer sur le chat, et par Magendie sur le chien. Du reste, ce liquide paraît être sujet à varier ; le plus souvent salé et alcalin, il a été trouvé aussi acescent par plusieurs des observateurs précédemment nommés, et Leuret et Lassaigne disent n'y avoir trouvé que des traces d'albumine et des sels en petite proportion, ce qui le rendrait à peu près inutile à la digestion. Les uns et les autres l'avaient cependant recueilli par des méthodes analogues, c'est-à-dire en introduisant un tube dans le canal pancréatique, soit par son orifice duodénal, soit par une ouverture artificielle, et recevant le produit dans une fiole ou mieux une bouteille de caoutchouc, préalablement comprimée pour y faire le vide. On a pu aussi recueillir directement celui du chat dans une dilatation vésiculaire qui naturellement existe à son canal (Graaf, Mayer), de même que chez le phoque (Tiedemann).

Ce qui semble venir à l'appui de l'opinion ci-dessus énoncée, quant au rôle du suc pancréatique dans la digestion, celui d'un ferment (1), c'est la grosseur plus considérable de son organe sécréteur chez les animaux herbivores que chez les carnivores, moins forte même dans le chat sauvage que

---

(1) Tiedemann et Gmelin disent qu'il peut servir à rendre le chyle plus assimilable en l'animalisant, et M. Richerand appuie encore sur cette vue en le représentant comme propre à azoter le chyle chez les animaux herbivores, mais alors il deviendrait parfaitement inutile aux carnivores. A quoi bon, d'ailleurs, azoter le chyle, si c'est aux dépens du sang d'où le pancréas tire ses matériaux ?

dans le chat domestique, dont les aliments habituels, souvent cuits et mêlés de substances végétales, sont évidemment moins fermentescibles.

Au reste, l'analogie de produit et d'usage semble être bien établie encore entre les glandes salivaires et le pancréas (*fig.* 326, 1), par leur complète ressemblance en structure, chez la plupart des vertébrés. Comme elles, il est formé de grains glanduleux fournissant chacun un petit canal, et de la réunion successive de ces petits canaux en rameaux et en branches résultent un, deux ou trois troncs (oiseaux) qui s'ouvrent dans le duodénum, où ils versent leur contenu, soit par des contractions péristaltiques, comme Magendie l'assure, soit par l'effet des pressions environnantes dans les mouvements respiratoires, comme l'ont vu plusieurs auteurs, ou seulement sous l'influence du *vis a tergo*. Chez les poissons, le pancréas commence à changer d'apparence; celui des squales, peu volumineux, a encore l'aspect glanduleux; mais déjà, dans l'esturgeon, sa substance est divisée en locules assez larges et dont l'intérieur est rempli d'une humeur visqueuse; le polyodon laisse reconnaître, dans ces locules, des cavités cœcales parallèlement accolées et ramifiées; dans les scombres, l'espadon, le bout de ces appendices est seul libre, flottant et ramifié; la totalité de chacun de ces petits cœcums est libre chez une foule d'autres poissons, et c'est ce qu'on appelle les appendices pyloriques (*fig.* 341, a) qui, chez les insectes, paraissent représentés par les villosités extérieures du duodénum (1). Ces appendices offrent

---

(1) Le vrai pancréas paraît manquer à tous les invertébrés, si l'on en excepte les mollusques, au moins les céphalopodes (Grant, delle Chiaje).

intérieurement, dans les poissons, le même aspect souvent réticulé que le reste du canal intestinal, et il n'y en a pas chez la carpe (1) dont le réseau lamelliforme est très-prononcé dans toute la longueur du tube digestif : il y a bien plus, on trouve parfois des aliments dans ces appendices, et ils s'y digèrent, selon Meckel, toutes circonstances bien propres à prouver cette identité d'usages, par laquelle nous avons commencé cet article, entre l'humeur pancréatique et le mucus intestinal.

c. La *bile* est une humeur généralement amère et colorée en jaune, en verdâtre, en brun, contenant des principes assez variés, du moins dans les animaux supérieurs (2), qui seuls ont donné lieu à des travaux chimiques, mais toujours alcalescents. Outre la soude et les sels alcalins, on y trouve des matières grasses (cholestérines) et résineuses, qui l'ont fait considérer comme un savon naturel, et la font même utiliser à ce titre dans l'industrie humaine, et pourtant Tiedemann et Gmelin soutiennent qu'elle est sans action sur les corps gras. Son amertume paraît être due à une substance particulière, le picromel, peut-être elle-même composée de résine et de sucre (Gmelin, Braconnot). La bile des animaux carnivores, du chien par exemple, diffère peu, selon les chimistes, de celle des herbivores; cependant celle du bœuf et de l'éléphant laisse déposer plus abondamment la matière colorante jaune, au point

---

(1) Il n'y a pas non plus de pancréas glanduleux, quoiqu'on lui en ait attribué un caché dans le foie aussi bien qu'au silure glanis (Weber, etc.). Ce qu'on a pris pour tel, n'est, selon Duvernoy, que quelque lobule de foie à canal excréteur isolé.

(2) Il n'y aurait pas moins de vingt-trois principes différents dans celle du bœuf, selon Tiedemann et Gmelin.

qu'elle peut même obstruer les canaux biliaires et former des calculs dans la vésicule du fiel durant la vie; matière que Thénard, il est vrai, attribue à une décomposition du mucus. Il y aurait aussi moins de résine chez le chien que chez le bœuf, selon Gmelin : la bile du porc serait plus grasse et moins chargée de picromel, selon Thénard, et celle des oiseaux se montrerait plus albumineuse, moins alcaline que celle des mammifères et sans sucre : au contraire, celle de quelques poissons (raie, saumon) contiendrait beaucoup de sucre et peu de matière amère et de matière grasse ; d'autres poissons, d'après ce célèbre chimiste et d'après Gmelin, auraient au contraire une bile chargée de matière amère, de matière grasse et quelquefois d'albumine. Il n'est pas possible, jusqu'à présent, de mettre ces différences de composition en rapport avec des différences de fonctions, non plus que d'en tirer des conséquences sur le rôle que joue la bile dans la digestion : voici seulement ce qu'on en a dit d'une manière générale.

On l'a crue essentiellement destinée à saturer l'acidité du chyme et à précipiter le chyle (Werner, Autenrieth, Cuvier), ou bien à former de l'albumine par une combinaison du même genre (Prout); mais Tiedemann et Gmelin assurent que l'albumine abondait tout autant dans le chyme après qu'avant la ligature du canal biliaire; ils soutiennent encore que ce qu'on a pris pour du chyle dans le duodénum n'est que du mucus, et que l'on en trouve dans cet intestin chez les chiens dont le canal cholédoque est lié ou coupé, comme chez ceux qui l'ont entier.

En conséquence ils croient que la bile ne sert qu'à stimuler l'intestin, à en augmenter les sécrétions et les contractions, en un mot, à agir comme un purgatif naturel, à diminuer aussi la putrescibilité du chyme, mais principalement à opérer la dépuration du sang en lui enlevant des principes excrémentitiels dont plusieurs se trouvent effectivement en nature dans les excréments, surtout la matière colorante et la résine. Ces assertions ne manquent pas de quelque fondement, et la constipation, l'ictère général, la mauvaise odeur plus prononcée des matières fécales, qui suivent la rétention de la bile par suite d'un état maladif ou d'une expérience faite à dessein, appuient cette manière de voir ; mais de ce que la bile est excrémentitielle et exerce une utile stimulation sur le canal intestinal, il ne suit pas qu'elle ne serve en rien à la chylification. Les expériences même des savants dont nous parlons peuvent être invoquées contre leurs propres assertions ; ils ont vu, comme Brodie, que « les vaisseaux lymphatiques de l'intestin grêle contenaient un liquide blanchâtre chez le chien dont le canal cholédoque n'avait pas été lié, tandis que, chez celui qui avait subi l'opération, on y rencontra un liquide transparent et *non blanc.* » Brodie en concluait que ce n'était pas du chyle ; eux nient cette conséquence, sous prétexte que la couleur blanche n'est pas caractéristique du chyle, même chez le chien ; mais alors en quoi diffère-t-il de la lymphe ? Des chiens ont vécu, disent-ils, long-temps après la ligature du canal cholédoque, ce qui prouve que le chyle, fluide réparateur, se formait encore ; mais eux-mêmes ont constaté, comme Brodie, que cette ligature devient bientôt nulle dans ses effets ; elle coupe le canal, et une substance plastique forme autour de la solution de continuité un nouveau canal qui remplace le premier dans ses fonctions : eux-mêmes aussi ont observé un effet analogue après la ligature du canal pancréatique. Donc, la bile n'a pas sans doute l'exclusive importance que lui reconnaissent quelques physiologistes, mais elle aide puissamment à la chylification, de concert avec les humeurs dont il a été précédemment question. Jetons maintenant un coup-d'œil sur le rôle particulier de chacune des pièces de l'appareil de la sécrétion biliaire des vertébrés.

1º Tous les vertébrés, à part la lamproie, le myxine glutineux (Retzius), les heptatrèmes (Müller), ont un organe qu'on ne retrouve plus dans les sous-règnes suivants : c'est la *rate* (*fig.* 326, k). Le volume de la rate est généralement proportionnel à celui du foie : elle est plus grande par conséquent, comme ce dernier, dans les carnivores que dans les herbivores ; comme lui, plus que lui-même, elle est imprégnée de sang. Les cellules dont elle est remplie communiquent avec de grosses veines qui y laissent épancher le sang, et ce liquide y prend plus de consistance (Andral, Cruveilhier, Duvernoy). On s'accorde, en conséquence, à regarder cet organe comme un viscère préparatoire, modifiant le sang qui y est abondamment épanché, et l'envoyant, déjà élaboré, au foie qui doit en extraire la bile. C'est surtout durant la digestion qu'elle semble se débarrasser du sang qui y est en stagnation pendant la vacuité de l'estomac : on assure du moins l'avoir trouvée communément gonflée dans ce dernier cas, très-réduite dans le cas contraire, en raison de l'élasticité considérable du feutrage fibreux qui s'entremêle à sa substance caverneuse.

Les expériences de Leuret et Lassaigne tendraient, au contraire, à établir que la rate ne se gonfle et ne devient foncée en couleur que durant la chylification, tandis qu'on la trouverait peu volumineuse et d'un rouge plus clair pendant l'abstinence; mais ces expériences sont trop peu nombreuses pour infirmer les faits généralement admis; et d'ailleurs, bien que leur théorie soit peu satisfaisante, ces observateurs tombent d'accord avec la plupart des physiologistes, quant aux usages du sang contenu dans la rate.

Chaussier n'a voulu voir dans la rate qu'un diverticule ou réservoir du sang dont l'estomac a besoin pour fournir le suc gastrique : cette opinion nous paraît peu digne de la sagacité de son auteur; car la dilatation de l'estomac, son orgasme dans la digestion, suffisent assurément pour y appeler la quantité de sang nécessaire sans qu'il soit besoin d'un réservoir rempli à l'avance; et si l'utilité de ce réservoir consiste dans une élaboration préalable, c'est pour le foie seul que la rate travaille, et non pour l'estomac qui n'en reçoit aucune veine. Voudra-t-on ne voir, dans la déplétion de la rate, qu'un pur effet de dérivation; c'est encore au foie plus qu'à l'estomac qu'il faudrait le rapporter, et par la veine-porte qu'il faudrait en concevoir l'exécution. Cette vérité est prouvée de la manière la plus positive par les conséquences de la ligature de la veine-porte, opération qui, selon Leuret et Lassaigne, engorge la rate au point de décupler peut-être son volume, et qui supprime, selon Malpighi, la sécrétion de la bile.

Cette opinion, que la rate prépare le sang destiné à former la bile, serait plus complétement justifiée et ne laisserait même plus aucun doute, si le sang de la veine-porte, et en particulier celui de la veine splénique, avaient des qualités spéciales, si l'on y trouvait une teinte plus noire, une saveur plus amère, une plus grande proportion de matières huileuses que dans tout autre sang veineux, ainsi que l'ont déclaré Fourcroy, Meckel, Schultz, et plus anciennement Glisson et Fantoni; mais ces assertions ont été repoussées par un nombre non moins considérable d'observateurs tout aussi capables (Walœus, Harvey, Stenon, Diemerbroëck, Bichat), qui n'y ont vu aucune spécialité. Tiedemann et Gmelin, peut-être influencés par leur opinion sur le peu d'importance de la bile, et pour ne pas faire concourir à sa formation un viscère de plus, ont donné à la rate une autre destination; c'est une sorte de ganglion lymphatique, un organe de lymphose propre à favoriser l'hématose du chyle en lui donnant de la fibrine et de la matière colorante; et dans le fait, il en part, assure-t-on, de nombreux et volumineux vaisseaux absorbants remplis de sérosité rougeâtre, ce qui ne contredit en rien les faits énoncés précédemment.

L'ablation de cet organe sur des chiens n'a pas jeté beaucoup de jour sur ses fonctions, et doit porter à penser, en conséquence, qu'elles sont réellement accessoires, préparatoires. Malpighi attribuait à cette opération faite sur un chien, une augmentation de vivacité ; Dupuytren a trouvé qu'il semblait en résulter une voracité plus grande, et selon ce que rapporte Breschet, une augmentation de volume dans les glandes lymphatiques.

2° Le foie (*fig.* 326, h) ne saurait prêter aux mêmes doutes, puisqu'il donne naissance aux canaux biliaires, et pourtant on peut bien lui accorder quelque chose de plus que le titre d'organe sécréteur de la bile; il sert sans doute aussi à l'hématose comme dépurateur, comme auxiliaire des organes respiratoires. Il faut bien qu'il en soit ainsi chez le fœtus dont la bile ne sert point à la digestion, chez lequel une grande partie du sang traverse le foie, et dont la respiration est si imparfaite comme nous le verrons ailleurs. On peut encore observer avec Tiedemann, que les reptiles, les poissons, les mollusques, dont la respiration est aussi fort restreinte, ont un foie proportionnellement très-volumineux. La grande vascularité de cet organe, cette particularité qu'il reçoit du sang veineux en abondance pour le renvoyer, après élaboration, au cœur dont il est toujours voisin, autorisent cette conjecture ; et ce n'est pas sans raison qu'on a dit qu'il recevait plus de sang, et qu'il avait un volume plus considérable que ne le comportait la nécessité d'une sécrétion telle que celle dont il est chargé.

Toutefois ici il est impossible de rien préciser, si l'on s'en rapporte au dire des physiologistes; car Valcarenghi, Haller estiment la production de la bile chez l'homme à une once par heure ; Bianchi, au contraire, n'en compte que une ou deux onces en 24 heures ; de Graaf en a obtenu six gros en huit heures sur un chien ; Leuret et Lassaigne évaluent à deux onces celle que fournit le canal biliaire d'un cheval dans l'espace d'un quart d'heure. Cette quantité au reste doit varier beaucoup, et l'on s'accorde à penser qu'elle est bien plus grande durant la digestion qu'en tout autre moment : alors non-seulement les canaux biliaires se contractent, mais encore la vésicule du fiel se resserre et se vide. Ces contractions ont été constatées sur les oiseaux par Magendie, par Tiedemann et son collaborateur qui l'ont vue aussi sur le chien, le chat, la brebis ; observation également faite par Leuret et Lassaigne sur le cheval. Cette remarque est assez essentielle, en ce que la dissection ne laisse pas voir sensiblement de fibres charnues dans la *vésicule du fiel*.

3° Cette vésicule (*fig.* 326, i) manque totalement à quelques animaux, ce qui doit faire penser qu'elle n'est point d'une haute importance : on remarquera pourtant, avec Duvernoy, qu'elle ne manque guère que dans des herbivores (éléphant, tapir, daman, rhinocéros, solipèdes, cerf, chameau, stellère, cétacés, perroquet, coucou, pintade, gelinotte, pigeon, autruche). On la voit exister ou manquer chez des animaux bien voisins ; elle existe chez le porc-épic et non chez l'éréthison et le coendou, chez l'unau et non chez l'aï. On peut la considérer comme un renflement du canal hépatique ou d'un des canaux hépatiques, quand il y en a plusieurs qui marchent isolément vers l'intestin (plusieurs oiseaux), mais renflement très-allongé pour l'ordinaire, constituant un sac dont l'ouverture prolongée en canal (cystique) reçoit la bile par une rétrogression qui n'a lieu que hors le temps de la digestion. Pendant la digestion, en effet, la vésicule se vide comme le canal cholédoque, suite de l'hépatique (j) et du cystique réunis. La valvule en pas de vis de son col, connue d'ancienne date, ne fait pas, comme on l'a dit récemment, l'office d'une vis d'Archimède, car elle ne tourne point; mais peut-être oppose-t-elle moins d'obstacles à l'entrée qu'à la sortie du liquide.

On a supposé que la bile pouvait arriver plus directement dans la vésicule, et l'existence des canaux hépato-cystiques, niée par la plupart des anatomistes modernes, a été de nouveau admise, pour le bœuf et la brebis, par le célèbre Carus.

Quoi qu'il en soit à cet égard, une autre question se présente : La vésicule est-elle un simple réservoir, est-elle un organe modificateur? Leuret et Lassaigne assurent que la bile hépatique ne diffère pas chimiquement de la cystique, d'après leurs recherches sur le chien; mais il est indubitable qu'il y a du moins à peu près constamment une différence dans l'intensité de la couleur et dans la consistance. Dans la plupart des vertébrés la bile est verte dans la vésicule, ou bien d'un jaune verdâtre tirant sur le brun; on la dit même bleue dans le serpent à sonnettes : elle est jaunâtre en général dans les canaux du foie, on la trouve même blanche dans le foie de la lotte, dont la vésicule est d'un vert très-foncé (Duvernoy). La bile se concentre donc, et peut-être elle éprouve une sorte de digestion dans la vésicule, dont les parois sont aréolées, réticulées de plis disposés en mailles comme dans l'intestin même de beaucoup de poissons, et plus en grand, dans le bonnet des mammifères ruminants. Ses qualités particulières doivent donc devenir plus prononcées, et quand on observe que cette poche ne manque à aucun carnivore, si ce n'est aux cétacés, on est porté à lui accorder à un haut degré, comme Tiedemann et Gmelin, la propriété anti-septique plutôt que des qualités dissolvantes.

Il nous reste encore un mot à dire sur les conséquences physiologiques qu'on a tirées du lieu où se fait l'insertion du canal cholédoque dans le duodénum. On a cru que plus cette insertion se rapprochait de l'estomac, plus l'animal était carnassier. Cuvier réfute cette assertion, s'appuyant surtout sur ce que les rongeurs sont les animaux où ce rapprochement est le plus considérable, et que l'éloignement est très-grand dans les oiseaux même carnassiers; Duvernoy pense cependant que ce rapprochement peut fournir la mesure de la voracité entre des animaux appartenant à la même classe, comme si la stimulation causée par la bile excitait plus puissamment l'estomac quand elle coule à son voisinage, et reproduisait ainsi plus souvent et plus vivement le sentiment de la faim. Remarquons à ce sujet que la voracité n'est pas moindre chez les herbivores que chez les carnivores, que les premiers mangent communément davantage et supportent moins bien l'abstinence, qu'il est conséquemment assez difficile d'établir sur ce sujet des règles un peu positives.

C. Chez les animaux invertébrés. Nous arrivons, par les mollusques dont le foie volumineux est encore pulpeux, parenchymateux, à des structures en apparence bien différentes de ce qu'on trouve chez les vertébrés. Nous remarquerons ici, avec Cuvier, que ces animaux sécrètent leur bile au moyen du sang artériel, car ils n'ont rien de semblable à la veine-porte des vertébrés.

Les crustacés décapodes ont encore un foie considérable (1), rempli d'un suc jaune-verdâtre et amer, mais facile à décomposer en cylindres rameux, véritables cœcums qui sans doute existent aussi dans les parenchymes, mais plus menus et confondus avec des vaisseaux sanguins et du tissu cellulaire. Ici plus de vésicule biliaire, la bile est versée dans l'intestin par un ou plusieurs canaux, et les connexions intimes que la bourse du noir a dans plusieurs céphalopodes avec le foie, ne paraissent pas établir entre eux de communication réelle (Cuvier, Meckel). On regarde cette dernière comme plus analogue aux organes urinaires des vertébrés. Toutefois cette question a besoin d'être étudiée de plus près, puisque Duvernoy paraît disposé à revenir à l'opinion de Monro, toute contraire à celle que nous venons d'énoncer, et que delle Chiaje l'adopte complétement.

Nous ne nous arrêterons pas au foie problématique des lombrics, typhlosole et chloragogue de Morren, ni sur celui des sangsues parmi les annélides, et des strongles parmi les elminthes, où il constituerait une tunique colorée, pulpeuse ou granuleuse au canal intestinal : nous porterons préférablement notre attention sur celui des arachnides et des insectes qui offrent quelques intéressants problèmes à résoudre.

---

(1) Dans les squilles, le foie, selon Duvernoy, semble remplacé par les larges cœcums du canal intestinal, qui ressemble à celui des hirudinées.

L'estomac des araignées (*fig.* 346), après avoir jeté de droite et de gauche autant d'appendices fusiformes qu'il y a de membres attachés au corselet et de plus un vers le haut, se prolonge en un canal qui, traversant le pédicule du corps, arrive dans l'abdomen, y forme des renflements et des circuits avant de se terminer par une poche rectale. Dans son trajet sinueux il reçoit de grosses branches latérales assez nombreuses et qui ne sont autres que des canaux hépatiques, du moins ils se ramifient et se terminent par les granulations (*fig.* 347) ampulliformes, dont la masse remplit cet abdomen et a été considérée avec raison, selon nous, comme un foie par les zoologistes (Meckel, etc.). Mais ce qui est bien particulier, ce qu'on n'a pas noté, c'est que la nourriture toute liquide que ces animaux ingurgitent parfois en quantité considérable, passe dans ces canaux et dans les utricules qui les terminent, et distendent ainsi l'abdomen au point d'en tripler quelquefois les dimensions; il paraît pourtant que la digestion y est ou nulle ou très-lente, car il faut un jeûne de plusieurs semaines pour réduire complétement cette enflure, et ceci explique en partie les longues abstinences que ces animaux peuvent supporter. Faut-il en conclure que ce n'est pas là un foie, mais bien un réservoir de nourriture? Pas plus que l'on ne doit nier l'identité du pancréas et des appendices pyloriques, parce que ceux-ci contiennent parfois des matières alimentaires; c'est une circonstance qui n'implique point contradiction avec des fonctions sécrétoires.

Autant en dirons-nous des appendices en forme

de sac qu'on trouve autour et au-dessous du gésier des insectes orthoptères, et sur la nature desquels on n'est pas d'accord; la matière brune qu'on y trouve, et que les insectes régurgitent pour dégoûter ceux qui les saisissent, peut bien être une sécrétion biliaire et pourrait bien aussi n'être qu'un chyme déjà dissous, épuré, réduit à sa partie liquide et achevant de se modifier dans ces sacs après s'être séparé de la partie fécale. Les chenilles qui rejettent ainsi le contenu de leur estomac (sphinx du tithymale, etc.), le rejettent tantôt brun et liquide, tantôt vert et mêlé encore de quelques parcelles des feuilles dont elles se nourrissent.

Si c'était là l'analogue du foie, il faudrait convenir que cet organe ou ses représentants manquent dans la majeure partie des insectes. Chez la plupart pourtant on trouve des canaux (*fig.* 354, d; 355, f) auxquels on a donné le nom de biliaires, ou, comme le voudrait Meckel, vaisseaux de Malpighi : ce sont des tubes fort grêles, très-longs, très-flexueux, parfois villeux ou même chargés de petites ampoules contenant une matière souvent jaunâtre ou brunâtre, et qui s'insèrent dans l'intestin immédiatement au-dessous du duodénum par une de leurs extrémités, et le plus souvent par l'autre à la naissance du gros intestin, tantôt isolés à leur insertion, tantôt réunis en un canal commun (Swammerdam, etc.). Il y en a deux, quatre, six, quelquefois davantage, comme dans les hyménoptères, les orthoptères en particulier où ils sont parfois innombrables, pour les herbivores surtout; quelques-uns sont renflés en vésicule chez les hémiptères, ils manquent, dit-on, aux pucerons.

Cuvier, Tréviranus, Carus et Léon Dufour qui en a fait une étude minutieuse, leur accordent cette qualification, tandis que Herold, Meckel, Marcel de Serres les regardent comme sécréteurs d'une matière analogue à l'urine, et se fondent principalement sur leur insertion trop postérieure pour permettre de les comparer au foie, et sur la nature de leur contenu que Wurzer, au témoignage de Meckel, a trouvé composé d'urate d'ammoniaque, de phosphate et de carbonate de chaux. Dans ces derniers temps, Audouin a chimiquement constaté la présence de l'acide urique dans un de ces calculs qui parfois obstruent ces canaux, et qui lui avait été fourni par un gros coléoptère. Nous avons trouvé de pareils calculs de couleur blanche autour du rectum de certaines aranéides, et sans doute ils provenaient des vaisseaux urinaires au nombre de deux, qui se jettent dans cet intestin et commencent dans l'abdomen par des ramifications très-fines et très-nombreuses (346, g). Nous n'hésitons point, d'après cela, à regarder comme urinaires au moins les canaux postérieurs, inclinant à croire biliaires les antérieurs : bien que Meckel repousse cette sorte de conciliation, il nous semble que ce qu'on voit chez les araignées l'appuie assez bien. L'anastomose des canaux antérieurs et des postérieurs, si elle est réelle et non apparente, ne me détournerait pas de cette opinion mixte, car la structure peut être toute autre dans chacune des moitiés et les produits différer de même; on voit assez souvent un liquide opaque et blanc dans une partie de leur étendue, jaunâtre et aqueux dans l'autre. Au reste, la question deviendrait oiseuse si l'on admettait, avec Tiedemann, que la bile n'est qu'une matière excrémentitielle.

Les fonctions sécrétoires dont il vient d'être parlé ne peuvent du moins guère être révoquées en doute ; et les faits avancés par Gaëde, savoir que des liquides colorés qu'il a fait avaler à des chenilles ont passé dans leurs vaisseaux de Malpighi, le résultat analogue obtenu par Reugger avec de l'eau pure, ne prouvent pas plus contre cette opinion, que les observations précédemment mentionnées au sujet du foie des aranéides.

D. Après avoir ainsi étudié, partie par partie, et les organes chylificateurs et leurs actions particulières, donnons maintenant en forme de résumé quelques mots sur les faits principaux et la *théorie de la chylification* ou *chylose*.

Le chyme acide sort de l'estomac, entre dans le duodénum et l'intestin grêle dont il excite puissamment et les contractions et les sécrétions ; le mucus y surabonde, les orifices des canaux pancréatique et cholédoque se dilatent (Leuret et Lassaigne) (1) ; le suc pancréatique y distille goutte à goutte ; la bile y arrive par une sorte de jet (Leuret et Lassaigne) ; et tout cela mélangé au chyme le colore en jaune, le délaie, en fait disparaître l'acidité. C'est alors qu'on y aperçoit ces flocons blancs, signalés par Magendie comme étant du chyle précipité par suite de la combinaison des éléments susdits, mais qui ne seraient que de la mucosité sortie des follicules de

(1) C'est par une exagération permanente de cette dilatation active qu'ils expliquent comment le canal cholédoque était fort élargi chez un homme dont le cystique était oblitéré. Duvernoy remarque que le canal cholédoque est presque toujours fort large chez les animaux sans vésicule du fiel.

Brunner, selon Tiedemann et Gmelin, qui les ont trouvés coagulables par les mêmes réactifs que le mucus. D'un autre côté, Leuret et Lassaigne assurent bien avoir reconnu le chyle dans la pâte que renferme le duodénum, mais c'est sous forme de globules visibles seulement au microscope : il en existerait déjà dans le chyme gastrique, et on pourrait le former dans des digestions artificielles, selon les mêmes observateurs. Aussi pensent-ils, et ils ne sont pas les seuls, que déjà l'absorption de cette humeur nourricière commence dans l'estomac, question sur laquelle nous reviendrons plus tard, aussi bien que sur l'état dans lequel on trouve les villosités intestinales et les vaisseaux lactés pendant la chylification (voy. *Absorptions*). Pendant la même opération la rate diminue de volume, au dire de la majeure partie des observateurs, et à cela se bornent les faits sensibles dont nous avons à donner, aussi en résumé, la théorie.

La rate chasse vers le foie, par la veine-porte, le sang épaissi qui avait stagné dans ses cellules ; ce sang y est attiré par la grande activité sécrétoire qui s'établit dans ce dernier organe, par le vide qui se fait dans ses canaux en raison de l'écoulement de la bile, le tout par suite de la stimulation exercée par le chyme sur l'orifice du canal cholédoque, et qui en excite les contractions. Cette bile neutralise l'acidité du chyme, et probablement en sépare le chyle préalablement dissous et combiné avec le reste ; elle empêche toutefois la fermentation de passer à l'état putride ; elle la modère du moins et peut-être même achève-t-elle la dissolution de certains aliments réfractaires au suc gastrique : c'est en particulier ce qui paraît résulter de certaines expériences de Leuret et Lassaigne. La fermentation est au contraire renouvelée, entretenue par le mucus et le suc pancréatique, et de là viennent les gaz que, même dans l'intestin grêle, on voit se dégager de la pâte alimentaire (Schuyt, Magendie). En même temps les contractions de l'intestin pressent cette pâte, en expriment vers la surface les parties les plus fluides et destinées à l'absorption, et poussent de plus en plus loin le résidu de plus en plus dépouillé de ses principes alibiles, jusqu'à ce qu'il arrive dans le gros intestin où il nous reste à en suivre la progression. Auparavant examinons une question importante et que les physiologistes ont rattachée ordinairement et bien mal à propos à la nutrition.

Nous verrons plus loin que divers organes contiennent des principes que les aliments semblent n'avoir pu leur fournir, mais qui se retrouvent dans le sang et dans le chyle, dont la composition quant aux substances salines qu'ils tiennent en dissolution paraît être la même; c'est donc dans l'acte de la digestion, de la chylose en particulier, que doit se trouver la clef de ce problème. Ces principes litigieux sont surtout l'azote, la chaux, le phosphore et le fer. Coutanceau, Adelon et quelques autres se sont évertués à prouver qu'ils devaient avoir été formés dans le corps même des animaux, dans leurs parenchymes ou leurs vaisseaux; nous venons de faire entendre que ce serait plutôt dans les organes de la digestion : mais la difficulté n'en resterait pas moins entière, et il faut convenir qu'elle ne peut être résolue complétement qu'à l'aide de quelques suppositions de nos connaissances chimiques.

La chaux, le phosphore dont la combinaison produit de si grandes masses dans le corps des animaux vertébrés, et donne au squelette sa solidité chez les herbivores comme chez les carnivores, se retrouvent bien dans quelques substances végétales, les graines farineuses par exemple, mais en fort petite quantité, et pour les herbes, les feuilles, on ne peut que les y supposer ; mais remarquez que de très-faibles quantités suffisent en raison de l'excessive lenteur du travail de l'assimilation et de la désassimilation dans les os. On peut faire la même réflexion quant au carbonate de chaux déposé dans les coquilles des mollusques, pour la plupart d'ailleurs environnées d'eaux qui contiennent ce sel en dissolution. La difficulté serait un peu plus grande peut-être pour le fer contenu dans le chyle et le sang, humeur perpétuellement renouvelée ; mais on sait qu'il y est en quantités minimes. Il n'y a pas d'ailleurs cette source d'introduction à l'intérieur du corps pour des produits minéraux ; la respiration nous fait continuellement ingurgiter une multitude d'atomes pulvérulents, dont personne jusqu'à présent n'a tenu compte, et qui peuvent bien entrer ici en considération. On cite souvent l'expérience de Vauquelin qui, dans les excréments d'une poule et la coque de ses œufs, trouva plus de chaux que dans les graines dont on l'avait nourrie ; mais l'expérience n'ayant duré que peu de jours n'est nullement concluante : cette chaux devait être en partie un produit des sécrétions gastro-intestinales et urinaires ; elle ne provenait donc pas toute des aliments, mais aussi des matières préalablement contenues dans le tube digestif, et du sang qui était chargé de phosphate de chaux avant l'expérience et qui pouvait en emprunter encore au squelette. Quant à l'azote, Coutanceau lui-même convient qu'il en est avalé avec la salive et les aliments, et la respiration pulmonaire ou cutanée suffit amplement aux besoins de l'économie sous ce rapport : d'ailleurs, les aliments végétaux même en renferment notablement, et tout récemment Boussingault a cherché à démontrer que les fourrages ont des qualités d'autant plus nutritives qu'ils contiennent une plus forte proportion d'azote. Cette observation concorderait avec les expériences de Magendie qui a vu périr, en moins de trois semaines, les chiens qu'il nourrissait exclusivement de matières non azotées (sucre, beurre, gomme); expériences du reste peu probantes en elles-mêmes, à cause du peu de convenance de ce régime avec la nature de ces animaux carnivores, et de l'uniformité même des aliments donnés, qui suffit, selon W. Edwards, pour amoindrir et annihiler leurs propriétés nourrissantes.

En résumé donc, il n'est pas rationnel ou du moins suffisamment nécessaire d'admettre, que l'acte de la digestion ou celui de la nutrition créent ou composent, de toutes pièces, des principes que la chimie moderne regarde comme élémentaires; et l'on a également réfuté les conséquences semblables tirées d'expériences insuffisantes tentées sur des végétaux, ou d'observations inexactes faites sur divers animaux. Les plantes peuvent vivre d'eau pure, pourvu que l'air ambiant leur fournisse l'acide carbonique nécessaire; et les sels qu'elles renferment ne sont point autres que ceux que leur fournissent le sol ou l'air qui les entoure : dans des sables marins elles contiennent de la soude, dans un humus ordinaire de la potasse, dans de vieilles murailles du nitre; et au contraire, isolées parfaitement, elles ne contiennent d'autres sels que ceux qu'on aurait trouvés dans leurs graines (Lassaigne). Quant aux poissons conservés longues années dans l'eau pure, ils y trouvent en dissolution, et à la surface, suffisamment d'azote pour qu'on ne s'étonne pas de les en trouver pourvus; et sans doute, à la manière des végétaux, ils peuvent aussi décomposer de l'acide carbonique atmosphérique, et doivent d'ailleurs en exhaler moins que les autres animaux. Ajoutez à cela quelques détritus de matières organiques, c'en est assez pour entretenir une vie qui dépense si peu, et une conservation simple et sans accroissement notable.

ARTICLE V. — Des actes éliminatoires.

Le *gros intestin* est le plus souvent distingué du grêle, à l'extérieur par un renflement subit, et à l'intérieur par quelque repli valvulaire; souvent aussi là se trouvent un ou plusieurs appendices nommés cœcums : deux chez la plupart des oiseaux (1), mais généralement courts; un seul chez les mammifères et les reptiles. Cet intestin est en général volumineux dans les herbivores, énorme dans le cheval et les rongeurs; il semble spécialement destiné, chez

---

(1) Ils ont souvent, en outre, quelques autres appendices à l'iléon ; on les nomme *diverticules*.

ces animaux, à suppléer à la simplicité de leur estomac, à conserver plus long-temps les matières alimentaires, à leur laisser subir une fermentation, une expression plus complète, à achever de les dépouiller de chyle, à les réduire en *matière fécale*.

Tel est effectivement le rôle complexe du gros intestin ; il est, disions-nous, généralement vaste, boursoufflé, lobuleux, comme l'est la portion nommée colon chez l'homme, et son extrémité nommée rectum est aussi susceptible d'une grande dilatation. Les matières fécales se moulent en se durcissant dans ses boursoufflures, lorsqu'elles sont rendues à un certain degré de consistance et non à l'état pulpeux ou demi-liquide : dans ce dernier cas, c'est l'anus qui leur donne leur forme quand elles le traversent comme à la filière ; de là, des formes caractéristiques qui pouvaient prêter quelque ombre de raison à la bizarre nomenclature d'un ancien domestique du Jardin-des-Plantes. Les entomologistes savent très-bien reconnaître le lieu où se trouve quelque chenille, à la forme cylindroïde des tampons verdâtres qu'elle laisse tomber à terre, et que marquent cinq sillons profonds et longitudinaux, dus à des crêtes de l'intérieur du rectum ; on sait aussi le parti que tirent les chasseurs des *fumées* du gibier qu'ils poursuivent. Toutefois la consistance, la couleur, la forme des excréments ne tiennent pas seulement à l'espèce d'animal, mais encore aux aliments dont il se nourrit ; car si le bœuf et le cheval produisent des résultats différents avec les mêmes matières, et ce en raison de leur manière fort différente de digérer, d'un autre côté, on peut dire que tous les carnivores rendent les excréments plus mous et plus fétides que les herbivores. A la vérité, cette règle n'est bien applicable qu'aux herbivores qui se nourrissent de végétaux secs ou de tiges et de feuilles, et non de fruits ou de racines : il faut aussi faire une exception pour les carnivores qui, rongeant beaucoup d'os, rendent des excréments blancs et durs, tels les hyènes, les chiens et quelquefois les chats domestiques.

En général, les excréments renferment toutes les portions dures et insolubles qui n'ont pas été rejetées par vomissement, comme poils et plumes, les élytres et autres parties écailleuses, les os ou du moins la majeure partie de leur substance terreuse avec un peu de gélatine encore (Leuret et Lassaigne), et enfin, toutes les parties ligneuses, les grosses fibres des végétaux. Le tout est mêlé d'un détritus de substances qui ont échappé à la décomposition ou à l'absorption ; car, comme l'observe Thénard, toutes les matières fécales renferment encore de la matière nutritive ; il s'y trouve incorporé une grande quantité de mucus plus ou moins altéré, plus le principe colorant et la matière résineuse de la bile. Il n'est donc pas surprenant que ces matières soient recherchées et souvent dévorées en totalité par un grand nombre d'insectes coléoptères, soit par eux, soit par leurs larves, et que même celles des animaux omnivores, de l'homme par exemple, deviennent parfois la proie des chiens, des cochons, des poules, etc.

Remarquons, en effet, que, malgré leur fétidité qui paraît dépendre d'une fermentation toute spéciale, ils n'ont point véritablement l'odeur des matières animales en putréfaction, mais celle de la bile en fermentation, qu'ils se conservent assez long-temps au contraire, et se dessèchent à l'air libre, et enfin que ce n'est que lorsque, baignés d'urine ou d'eau stagnante, ils ont subi une putréfaction véritable, qu'on y voit les larves des mouches auxquelles la corruption putride fournit seule des aliments convenables. Les gaz que les matières fécales dégagent dans l'intestin, ne sont pas d'ailleurs les mêmes que ceux auxquels la putréfaction donne naissance; il y a très-peu d'hydrogène sulfuré et point d'ammoniaque, mais principalement de l'acide carbonique, de l'hydrogène pur ou carboné et de l'azote (Chevreul et Magendie).

On nomme *défécation* l'acte par lequel les matières fécales sont chassées au-dehors par l'anus, ouverture généralement située en arrière et en dessous du corps. Cette opération est souvent assez laborieuse, quand les excréments sont solides, pour nécessiter des efforts généraux, forcer l'animal à s'arrêter, à contracter les muscles abdominaux, à courber le corps sur sa face abdominale, comme le prouve l'attitude que prennent alors le chien et le chat. Cette compression violente des viscères abdominaux est aidée d'une contraction du rectum, qui suffit à elle seule quand les excréments sont peu consistants; ils sont, chez certains, délayés, et leur expulsion facilitée par leur mélange avec les urines dans un cloaque commun (oiseaux, reptiles). Les urines sont, il est vrai, souvent comme solidifiées chez ces animaux, mais la largeur de l'ouverture du cloaque en rend l'issue très-facile. L'anus est au contraire fort étroit, et pourtant les excréments sortent sans peine dans d'autres animaux vivant de matières fluides, comme les sangsues, les scorpions, dont l'anus est d'ailleurs tourné en haut : quelques-uns même en sont totalement privés, et ne peuvent rendre le résidu de leur digestion que par le même orifice qui a servi à le prendre ; telles sont, parmi les elminthes, les échinorhynques, les douves ou fascioles, les planaires qui, pour nettoyer plus complétement leur estomac rameux, avalent ensuite de l'eau qu'elles rejettent aussitôt. Beaucoup de monadaires, d'infusoires variés, les hydres paraissent être aussi dans le même cas ; Meckel cependant accorde un anus à ces dernières, et Ehrenberg en fait autant pour beaucoup d'autres qui nous paraissent devoir laisser des doutes. Les chrysalides des insectes n'ont pas plus d'anus que de bouche ; mais il est des larves qui ont l'orifice d'entrée sans avoir celui de sortie : telle serait, d'après l'opinion générale, la larve du fourmillion, celle des guêpes et des abeilles. J'ai trouvé effectivement au bout de l'intestin de la première un gros renflement aveugle, mais attaché au fond du ventre par un filament qui pourrait bien être un rectum très-grêle, analogue à celui qu'on trouve, sous un énorme cœcum toujours farci de matières fécales, dans la larve des gros coléoptères lamellicornes et de quelques autres : le rectum, au dire de Meckel, serait, chez le fourmillion, remplacé par sa filière.

Dans les animaux pourvus d'anus ou d'une ouverture analogue, la sortie involontaire des excréments est prévenue, pour l'ordinaire, par le seul resserrement d'un muscle annulaire dit *sphincter ;* mais il y a quelquefois des pièces plus solides dont le rapprochement ferme l'ouverture, chez les insectes par exemple, où il s'ouvre entre le dernier des arceaux abdominaux et le dernier des dorsaux ; bien mieux encore dans les chenilles, où il est pourvu d'un couvercle triangulaire ; dans les araignées, où une sorte de valvule de même forme le recouvre également ; dans les larves de libellule, de cercope, où il y a de trois à six valves susceptibles d'écartement et de rapprochement, mais dans une autre vue que celle de la défécation, puisque la respiration s'effectue par la même ouverture. Enfin, nous mentionnerons seulement la queue des mammifères comme représentant, jusqu'à un certain point, les valvules dont il vient d'être parlé.

Nous avons vu les aliments choisis, saisis, mâchés, avalés et digérés, c'est-à-dire convertis particllement en une substance propre à réparer les pertes de l'animal, à en accroître les dimensions ; *dissolution et fermentation spéciale,* tel est le dernier mot de la théorie de cette transformation : nous allons voir, dans le chapitre suivant, comment la substance nouvelle est prise dans le tube digestif pour être importée dans la masse vivante.

CHAPITRE II.

DES ABSORPTIONS.

§ Ier. *De l'absorption en général.*

Ce que la déglutition est aux masses alimentaires, l'absorption l'est aux molécules nutritives. L'appeler, avec Boyle, *porosité animale*, c'est donner tout au plus une idée de sa cause immédiate ou première ; mais ce n'est pas là tout ce qu'on entend en physiologie par le mot absorption, qui d'ailleurs appartient aussi bien à l'histoire du règne végétal qu'à celle du règne animal. Il ne s'agit point ici seulement, pour l'ordinaire, d'une simple imbibition des tissus mis en contact avec des molécules liquides, mais bien d'une pénétration, d'une introduction de ces molécules dans des cavités tantôt utriculaires, tantôt et la plupart du temps vasculaires ; c'est du moins ce qui a lieu constamment pour les plantes monocotylédones et dicotylédones, et pour les animaux vertébrés, articulés et mollusques. Cette dernière circonstance avait même fait penser que les vaisseaux les plus ténus se terminaient par une bouche contractile, une sorte de suçoir semblable au point lacrymal des paupières, ou bien qu'il en existait de semblables le long de leurs parois : l'inspection microscopique n'a jamais pu justifier cette hypothèse, et tout porte à croire que l'absorption, comme l'exhalation, se fait par les porosités des vaisseaux sous l'influence de l'agent vital, jointe aux lois de la capillarité physique.

Dans certains cas, nous venons de le donner à entendre, l'absorption s'opère à travers une série de vacuoles qui constituent ensemble une spongiosité : elle se rapproche ainsi davantage de l'imbibition, mais c'est quelquefois pour arriver néanmoins au même but que l'exhalation directe. Ainsi, les végétaux cellulaires, les animaux parenchymateux font passer de cellule en cellule, et disséminent dans tout l'être les liquides absorbés par leur surface, tandis que les spongioles ou légers renflements celluleux qui terminent chaque filament du chevelu des racines (de Candolle), les filaments spongieux du chorion dans le placenta du fœtus en bas âge, et très-probablement les villosités intestinales, comme il sera expliqué bientôt avec plus de détails, conduisent, dans des vaisseaux proprement dits, les fluides qui ont d'abord parcouru leurs vacuoles.

Le plus communément, au contraire, les porosités font librement, et presque directement, communiquer de l'extérieur à l'intérieur des vaisseaux. Il y a alors quelque chose d'analogue à l'endosmose de Dutrochet; mais les affinités chimiques, les attractions physiques n'agissent pas seules ici; l'agent vital y est pour quelque chose, il agit comme l'électricité sur les corps morts, car l'électricité active singulièrement l'endosmose, et hâte considérablement les phénomènes de transsudation cadavérique, même à travers des tissus assez épais, les intestins, le diaphragme (Fodéré). Cette influence de la vie explique le choix des matériaux qui s'observe bien réellement dans certaines absorptions, mais dont on a exagéré les phénomènes et obscurci les causes, en le considérant d'une manière abstraite sous le nom de sensibilités spéciales (Bichat). Certes, quand diverses plantes puisent, dans le même terrain, les matériaux de produits si dissemblables, on peut croire qu'il y a là une sorte de choix, mais de choix tout mécanique, tout dépendant d'une spécialité d'organisation. De même, si un ognon de jacynthe, pourvu de racines, puise dans l'eau pure des matériaux suffisants pour l'accroissement de la plante, tandis que la tige tronquée absorbe tout au plus de quoi l'entretenir sans progrès aucun et pendant un temps limité, c'est encore une particularité d'organisation qui saute, pour ainsi dire, aux yeux de l'observateur.

Que l'absorption vasculaire s'opère souvent par des porosités latérales, par des pores inorganiques, comme on les nomme par opposition aux prétendues bouches inhalantes, c'est ce que démontrent et l'observation et l'expérience. Une veine, une artère dénudées et couvertes d'un poison très-actif l'absorbent rapidement, comme l'ont prouvé les pernicieux effets de la substance vénéneuse (Magendie). Mais, indépendamment de l'influence vitale susdite, pour qu'il y ait pénétration, intussusception, ne faut-il pas quelque chose de plus que cette inhalation par les pores ? A la rigueur, non ; car, dans les expériences de Dutrochet, l'endosmose ne suffit pas seulement pour faire passer les liquides de densité différente à travers une membrane, mais encore pour les faire monter très-haut dans le tube dont cette membrane ferme le bout inférieur. Toutefois, dans les végétaux vasculaires, l'évaporation ou exhalation qui s'exerce dans les feuilles peut aider puissamment à la force absorbante des racines, et cela devient positif quand on voit une branche aspirer l'eau dans laquelle plonge sa troncature : la capillarité agit ici dans toute la longueur des tubes vasculaires, en même temps que l'évaporation tend à y établir le vide. Dans les animaux supérieurs même, il peut exister quelques mouvements d'aspiration vasculaire, soit par une diminution relative des humeurs contenues dans les vaisseaux (les saignées copieuses activent les absorptions, selon Magendie), soit par une dilatation active du cœur pulmonaire (Galien, Fantoni), soit enfin par l'afflux des liquides circulant vers la cavité du thorax pendant l'inspiration (Barry); ce qui revient toujours à une sorte de vide produit dans le système vasculaire, mais qui ne saurait être l'effet de la contractilité, comme l'avait cru Bichat.

Parmi ces vaisseaux reportant vers le centre les humeurs qui ont été portées à la circonférence par les artères, quels sont ceux qui ramènent en même temps les liquides venus du dehors et absorbés à diverses surfaces ? La découverte des vaisseaux lactés par Azelli, du canal thoracique par Pecquet, puis des vaisseaux lymphatiques par Rudbeck et Thomas Bartholin, conduisit les physiologistes à cette opinion développée surtout par Hunter, Cruikshank, et adoptée généralement au commencement de ce siècle, savoir, que les absorptions s'opéraient uniquement à l'aide de ces vaisseaux spéciaux : la marche du chyle dans les lactés, le musc, l'indigo, le lait qu'on croyait y avoir vu passer de l'intérieur de l'intestin sans participation des veines, le gonflement des ganglions lymphatiques après un pédiluve, une inoculation, le pus trouvé dans les vaisseaux et les ganglions lymphatiques en rapport avec une partie enflammée (1), voilà les arguments qui servaient de

(1) Nous en avons trouvé nous-même dans des lymphatiques sains du reste en apparence, mais portant des ovaires en suppuration, chez des femmes en couches. A ce sujet, le docteur Windischmann nous fit observer que les globules du pus étant plus gros que ceux du sang, ils ne pouvaient avoir pénétré dans les radicules lymphatiques qui n'admettent point même ces derniers. Il pense donc que nécessairement ce pus est le produit d'une inflammation du vaisseau.

base à cette doctrine, et plusieurs sont certainement très-valables. Les anciens attribuaient aux veines toute absorption, et Harvey même combattit dans ce sens la découverte d'Azelli. Plus tard, Kaw Boërhaave, Meckel l'ancien, Haller, et tout récemment Magendie, firent revivre cette théorie de l'absorption en opposition à la précédente, et s'appuyèrent aussi sur des faits, des expériences. L'eau injectée dans les veines s'épanche dans la vessie, l'intestin, le péricarde, et de l'eau contenue dans ces cavités pénètre dans les veines à l'aide de la pression. L'oblitération des veines produit l'hydropisie et l'anasarque (Bouillaud). La lymphe est trop homogène pour être le produit d'absorptions si diverses. La circulation est trop lente dans le canal thoracique, et son calibre est trop étroit pour qu'il puisse donner passage à tous les liquides absorbés, aux boissons surtout, dans le laps de temps nécessaire à expliquer l'urine de la boisson, la rapidité de certains empoisonnements par l'acide prussique par exemple, et enfin ce dernier fait, que le camphre injecté en clystère se retrouve dans le sang, et donne à l'haleine l'odeur camphrée cinq à six minutes après l'opération ; enfin, de l'upas, poison très-violent, étant introduit dans le péritoine, la ligature du canal thoracique n'a pas empêché son action sur la moelle épinière. Ces arguments ne seraient pas sans réplique (anastomoses, transsudations, ruptures, etc.); en voici de plus concluants, dus surtout à Magendie et à Ségalas. Une matière odorante étant injectée dans l'intestin passe dans les veines mésentériques; il en est de même du prussiate de potasse, de même des poisons qui agissent sur les centres nerveux, quoiqu'on n'ait laissé l'intestin qui les renferme en rapport avec le reste du corps que par un seul tronc artériel et un veineux exactement dénudés. Lie-t-on ou coupe-t-on, au contraire, les veines de la portion d'intestin mise en expérience ; l'absorption du poison n'a pas lieu, quoique les lymphatiques restent intacts. Une expérience analogue a été faite sur le membre inférieur avec les mêmes résultats; l'artère et les veines avaient été coupées, et leur continuité rétablie seulement par un tube inerte : ajoutez à cela que, durant la vie intra-utérine, c'est évidemment la veine ombilicale qui absorbe le sang maternel épanché dans le placenta par les sinus utérins.

Nous l'avons dit, il y a du vrai dans ces deux opinions, et l'on doit penser que l'absorption n'est pas exclusive à l'un ou à l'autre ordre de vaisseaux, qui sont d'ailleurs l'un et l'autre aussi chargés de fonctions circulatoires, comme nous le verrons plus loin. Sans doute, de même que pour ce qui a rapport à la circulation, il y a entre eux des différences en ce qui concerne l'absorption ; les lymphatiques étant surtout chargés des absorptions aqueuses, et les veines *peut-être* de celle des molécules solides qui ont fini leur temps dans l'économie, et doivent être éliminées du tissu des organes. Mais ce qui peut servir à prouver entre eux aussi la communauté de fonctions, c'est de les voir, d'une part, communiquer fréquemment ensemble chez les poissons, les reptiles, les oiseaux et même les mammifères, comme il sera dit ailleurs, et d'autre part, l'un des deux disparaître sans que l'absorption cesse pour cela ; elle existe encore, il est vrai, malgré l'absence des veines et de tout autre organe circulatoire, car il y a absorption chez tous les êtres vivants, et non circulation chez tous.

§ II. *Des absorptions en particulier.*

A. Surface gastro-intestinale. Une des plus importantes absorptions est indubitablement celle du chyle dans les voies digestives, et cette absorption sert de premier complément ou de suite à l'une des parties de la digestion. Il semblerait que les mêmes organes dussent servir, même dans les animaux supérieurs, à l'absorption du chyle et à celle des boissons ou aliments liquides; cependant, si l'on en croit des physiologistes modernes, Magendie en particulier, il faudrait distinguer ces deux faits : les boissons seraient absorbées par les veines, le chyle par les lymphatiques désignés sous le nom de lactés. Il suivrait de là qu'on expliquerait plus aisément (et sans la théorie paradoxale de l'action rétrograde des vaisseaux absorbants avancée par Darwin) la rapidité avec laquelle les boissons aqueuses passent dans le sang et de là dans l'urine, le passage rapide, et sans décomposition préalable, de l'alcool et de certains poisons dans le torrent circulatoire. Toutefois, Schmith pense qu'au contraire cette absorption veineuse a l'avantage de soumettre les boissons absorbées à l'action éliminatoire du foie, et de prévenir les dangers d'un passage en nature dans la masse du sang; avantage qu'on trouverait également pour les lymphatiques, dans les glandes ou ganglions qui en interrompent la continuité. Si, par conséquent, ces vues théoriques sont contestables, il n'en est pas ainsi des faits dont il a été question précédemment à propos de l'absorption veineuse, ni de ce qui est relatif à l'absorption du chyle. Cette humeur se fait effectivement reconnaître par sa couleur, dans les vaisseaux lymphatiques du mésentère, de telle façon que Magendie lui-même n'a pu refuser à ces vaisseaux des facultés absorbantes, bien qu'il les dénie aux autres lymphatiques, si semblables pourtant à ceux qu'on a désignés sous le nom de lactés.

Par quelle voie les matières dont il vient d'être parlé pénètrent-elles dans leurs vaisseaux respectifs? Si l'on en croit Hunter, Cruikshank, Tréviranus, les villosités intestinales sont comme les bulbes des vaisseaux lactés; on les trouve distendues par le chyle, en forme d'ampoules à la surface desquelles sont de petits mamelons conoïdes (*fig.* 369), ou bien d'autres villosités secondaires et d'une extrême ténuité (Magendie). Lieberkuhn, Hedwig croient même que chacune d'elles est perforée d'un trou faisant fonction de suçoir; mais elles sont au contraire imperforées, lisses, spongieuses tout au plus, selon Albert Meckel, Lauth et beaucoup d'autres (*fig.* 370); et si l'on s'en rapporte aux injections de Ribes, aux expériences de Leuret et Lassaigne, ces villosités auraient plus de rapport avec les veines qu'avec les lymphatiques. Ribes a vu le mercure, poussé par la veine-porte, distendre les villosités; Leuret et Lassaigne, en liant la veine-porte sur un chien vivant, ont vu les villosités se gonfler considérablement. Ces derniers expérimentateurs n'en concluent pas toutefois que les villosités soient exclusivement veineuses ; ils les croient consacrées au service des deux ordres de vaisseaux, laissant à penser que l'absorption ne se fait que par des porosités. Telle est au fond l'opinion la plus générale aujourd'hui ; et celle qu'énonce Breschet dans son excellent ouvrage sur le système lymphatique en diffère peu, lorsqu'il dit que « c'est par l'intermédiaire d'un tissu cellulaire, épiderme ramolli, diffluent, que l'absorption s'exécute et que le chyle arrive au contact avec les canaux lymphatiques. » Il a déjà été dit plus haut *(Chylification)*, que les pores visibles à la loupe, à la surface interne de l'intestin grêle, paraissaient être plutôt sécréteurs qu'absorbants ; telle est pourtant l'opinion de plusieurs personnes distinguées, Müller en particulier : Leuret et Lassaigne semblent croire qu'ils ne sont qu'un état particulier des villosités rétractées, je les comparerais plus volontiers aux parties sudorifères de la peau.

Nous avons vu précédemment que, outre les villosités, de nombreux replis de la membrane muqueuse augmentent, dans l'intestin grêle, l'étendue des surfaces absorbantes ; il n'en est pas ainsi des gros intestins, du moins au même degré, et pourtant l'absorption y est encore assez active ; c'est ce dont il n'est pas permis de douter, quand on connaît la rapidité avec laquelle l'eau ou les matières médicamenteuses des clystères passent dans les urines, ou manifestent leur action spéciale sur certains organes (l'opium sur l'encéphale par exemple), action d'autant plus énergique, dans quelques cas, que le médicament n'a point été altéré, comme dans l'estomac, par un commencement de digestion, et qu'il ne peut subir que dans le foie quelque élaboration particulière après son intussusception. Un autre fait auquel on n'a pas réfléchi, et qui prouve, à mon avis, la même chose, c'est la petite quantité des gaz (quantité le plus souvent tout-à-fait nulle) qui sont évacués par l'anus, tandis qu'il s'en produit inévitablement une proportion considérable à chaque digestion. Fodéré assure avoir fait périr des animaux en injectant de l'hydrogène sulfuré dans leurs intestins en quantité notable ; il obtenait le même résultat en l'injectant dans la cavité abdominale.

B. Surfaces cutanées. L'absorption des matières liquides et même gazeuses par la peau est bien connue pour l'homme et les animaux vertébrés, et nous aurons par la suite occasion de revenir sur celle de l'air ou de son oxygène, lorsque nous en serons à la respiration. Chaussier a vu périr un lapin enfermé jusqu'au cou dans une vessie remplie d'hydrogène sulfuré : la vapeur de la térébenthine, du soufre (1), du camphre, pénètre dans le corps vivant et va modifier les urines, la transpiration pulmonaire, agir sur toute l'économie (bains de vapeurs médicamenteuses). Les soins qu'on prend, en pareil cas, pour éviter l'introduction de ces fluides aériformes dans les voies pulmonaires, prouvent assez qu'ils ne peuvent s'introduire autrement que par la peau ; et sans doute c'est aussi, en majeure partie, par la peau que pénètre l'eau qui augmente la quan-

---

(1) A l'état solide et massif mis en contact médial avec la région inguinale, il a transmis en quelques heures une odeur sulfureuse à la transpiration de toute la surface du corps.

tité des urines dans les temps humides : cela n'est pas douteux quand on éprouve les effets de cette augmentation dans un bain liquide. Des médicaments simplement apposés sous l'aisselle (onguent mercuriel, pommade au sulfate de kinine) sont absorbés en quelques heures; il n'est donc pas nécessaire, comme l'ont avancé Seguin et Lavoisier, que la peau soit dénudée ou frictionnée pour se laisser pénétrer par les substances absorbables; seulement, ces opérations préalables rendent l'absorption plus efficace et les effets plus certains (méthodes iatraleptique et endermique, inoculation).

Par où passent ces substances? Y a-t-il à la peau des ouvertures visibles servant de suçoir aux absorbants? Haase répond par l'affirmative; Panizza, Fohmann, Breschet par la négative, et tout porte à croire, en effet, que la porosité est, ici comme ailleurs, la seule condition organique nécessaire; mais les vaisseaux absorbants seraient du moins très-superficiels, d'après Mascagni, Breschet et Roussel de Vanzème, puisqu'ils seraient ramifiés jusque dans l'épaisseur de l'épiderme.

Nous avons dit ailleurs combien l'eau était nécessaire à certains animaux dont plusieurs ne l'absorbent que par la peau, soit à l'état liquide (animaux aquatiques), soit à l'état de vapeur (animaux souterrains (1), taupe (2), lombrics, araignées nocturnes, scorpions, acariens, batraciens, lézards,

---

(1) Les vers intestinaux rentrent dans cette catégorie. Cuvier observe que les échinorhinques absorbent l'eau par toute la surface de leur corps, et se gonflent universellement quand on les y plonge.

(2) Cet animal boit beaucoup en captivité, ce qu'il ne saurait faire à l'état libre : l'humidité de la terre y supplée alors.

couleuvres). Ces animaux périssent plus ou moins rapidement dans un air privé d'humidité, même ceux dont la peau est velue ou habituellement sèche ; et des expériences positives ont permis de calculer même, pour les reptiles et les poissons du moins, la quantité d'eau qu'ils absorbent, et de la comparer à celle qu'ils exhalent. Les batraciens, sur lesquels Townson a expérimenté, paraissent, selon lui, absorber surtout par la peau du ventre, et s'approprier ainsi de quoi remplir leur vaste vessie urinaire et leurs poches sous-cutanées. Mais c'est surtout au beau travail de W. Edwards qu'il faut recourir pour ces détails ; on y verra combien le poids de divers reptiles ou poissons augmente ou diminue, comment les membres se flétrissent ou se renflent, selon que les circonstances sont favorables ou défavorables à l'absorption. Il a surtout fait, avec raison, ressortir l'influence que la température exerce sur la fonction qui nous occupe, et nous formulerons en deux mots les résultats principaux qu'il a obtenus : à 0° l'absorption est plus forte que l'exhalation ; à + 30° de température atmosphérique, l'exhalation l'emporte au contraire sur l'absorption.

C. Surfaces pulmonaires. Les absorptions qui s'opèrent à l'intérieur des cavités bronchiques et trachéales, ou à la surface extérieure des branchies, appartiennent essentiellement à la respiration, et il n'en doit guère être ici question que pour mémoire : disons seulement que ces absorptions paraissent fort actives comparativement à d'autres (1), et qu'elles

(1) Ségalas a pu injecter impunément deux gros d'extrait de noix vomique dans la vessie d'un chien, tandis que l'injection d'un grain et demi à deux grains du même extrait dans les bronches a suffi pour donner la mort.

semblent être opérées surtout par les veines pulmonaires chez les animaux vertébrés, bien que les poumons possèdent aussi de nombreux vaisseaux lymphatiques; du moins, Mayer assure que le prussiate de potasse en dissolution, injecté dans les bronches d'un animal vivant, a été signalé, par les sels de fer, dans le ventricule gauche du cœur, bien avant de pouvoir l'être dans le ventricule droit.

Quant aux animaux inférieurs, les asphyxies, dont ils sont susceptibles comme les autres, prouvent assez que les absorptions exercées par l'organe respiratoire ont une influence générale, lors même qu'il n'existe pas de circulation régulière.

D. Surfaces sans communications extérieures. On sait avec quelle rapidité la graisse est résorbée dans le tissu cellulaire pendant la durée ou à la suite de certaines maladies, par l'effet de l'inanition, soit dans les animaux vertébrés, soit dans les insectes, ceux surtout qui passent une partie de leur vie à l'état de nymphe immobile. La sérosité du même tissu cellulaire, celle des cavités splanchniques est également renouvelée par une exhalation et une absorption perpétuelles.

Il n'y a pas jusqu'aux matières des sécrétions qui ne soient résorbées, au moins quant à leurs parties les plus fluides. Les lymphatiques nés du foie et de la vésicule biliaire contiennent souvent une sérosité jaune, et l'ictère, maladie qui se voit chez d'autres animaux que l'homme (nous l'avons vue récemment sur une chatte qui avait mis bas depuis peu), tient évidemment à la résorption et à la dissémination de la bile préalablement sécrétée. On attribue à un pareil mécanisme l'odeur hircine ou spermatique de beaucoup d'animaux mâles, au temps de la puberté ou du rut : on en dit autant des cas de fièvre urineuse chez l'homme, et la concentration de l'urine qui séjourne dans la vessie prouve assez qu'elle s'y dépouille au moins de ses parties les plus ténues. Aussi la vessie urinaire a-t-elle été considérée, dans les batraciens anoures, comme un réservoir d'eau qui peut être reprise au besoin pour l'usage de l'animal, s'il est placé dans un milieu trop aride (Townson) ; nous pensons qu'il en est plus certainement ainsi du liquide lymphatique déposé dans de vastes cellules situées entre la peau et les muscles, et dont nous avons indiqué la disposition dans un autre ouvrage.

E. Interstices. Les phénomènes de la nutrition, la rénovation des molécules organiques, l'atrophie de certains organes par des causes diverses, prouvent assez que l'absorption s'opère dans le parenchyme même des organes : nous n'y devons pas insister ici, et nous ne devons guère nous arrêter sur le mécanisme de ces absorptions interstitielles, ni sur celui des précédentes. Sans doute, il faut le rattacher aux porosités latérales ; mais on peut se demander comment se comportent les premières ramifications des vaisseaux absorbants : c'est une question dont nous dirons quelque chose encore dans le chapitre qui va suivre ; notons pour le moment que, généralement, on les considère comme disposées en réseau par d'innombrables anastomoses. Peut-être, dans quelques endroits, constituent-elles un ensemble de cellules très-fines et en connexion mutuelle ; c'est ce que Fohmann a cru voir dans le cordon ombilical, ce que d'autres ont aperçu dans le tissu de la cornée (Müller, Arnold); mais Breschet, qui a répété les mêmes recherches et obtenu les mêmes résultats, doute, aussi bien que Müller, qu'il y ait là autre chose que des interstices sans relation réelle avec le système lymphatique.

CHAPITRE III.

DES CIRCULATIONS.

ARTICLE Ier. – Généralités.

Par ce mot de circulation, on entend un mouvement de translation des liquides nutritifs dans une direction régulière. Cette fonction existe avec plus ou moins de complexité chez la majeure partie des êtres vivants, et sans doute même chez la plupart de ceux auxquels on l'a refusée, car chaque jour amène, à ce sujet, quelque nouvelle découverte; mais elle présente de grandes différences d'un animal à un autre, et le titre pluriel que nous avons imposé à ce chapitre pourrait servir à indiquer ces variations, quoiqu'il ait réellement été motivé par une autre circonstance, savoir: qu'il y a plusieurs liquides circulants, et par conséquent plusieurs circulations distinctes. Cette multiplicité, il est vrai, n'est bien marquée que dans les animaux à vertèbres; ce qui établit entre eux et les invertébrés une telle dissemblance, que nous croyons devoir les séparer totalement. Mais avant d'entrer dans l'étude des uns ou des autres, prouvons cette généralité du mouvement progressif des liquides chez les êtres organisés, en la signalant dans les végétaux.

1° Si l'on examine à la loupe, et par réfraction, une tige de chara dépouillée de son enveloppe corticale, on voit, dans le liquide globulifère que contient sa cavité intérieure, s'opérer un mouvement en hélice allongée, et se produire ainsi un courant continu recourbé vers les deux bouts du tube que limitent des nœuds, ascendant d'un côté, descendant de l'autre. Un mouvement semblable paraît s'opérer aussi dans les cellules mêmes de diverses plantes aquatiques des genres *caulinia, nitella, vallisneria, naias, hydrocharis, stratiotes, sagittaria* (Burdach).

Cette circulation singulière, bien propre à nous faire admettre dans les liquides mêmes un principe de mouvement sous l'influence des agents impondérables et indépendamment des vaisseaux, devient plus remarquable encore quand on la compare au double courant qui s'établit de même, selon l'observation facile à répéter de Raspail, dans un tube de verre rempli d'alcool et qu'on échauffe inégalement; on voit, en effet, que l'impondérable calorique et l'impondérable vital (quel qu'il puisse être) produisent ici des effets analogues, même sur des molécules liquides.

2° Il y a, sans doute, quelque chose de semblable mais plus complexe dans la marche que suit la sève des végétaux vasculaires; cette liqueur monte dans les vaisseaux du centre de la tige, descend par ceux de la périphérie et de l'écorce. En effet, l'évaporation qui s'opère dans les feuilles et l'aspiration qui s'ensuit, de même que le *vis à tergo* dû à l'absorption (endosmose) dans les racines (1), peuvent expliquer l'ascension peut-être indépendamment de l'agent vital ; mais la marche de la sève descendante ne pourrait évidemment résulter des mêmes causes, tout au plus pourrait-on hypothétiquement l'attribuer à une impulsion communiquée par des anastomoses entre les uns et les autres des vaisseaux séveux, dans les nervures des feuilles.

3° L'action de l'impondérable vital semble plus nécessaire encore pour rendre raison d'une autre circulation plus récemment démontrée dans les plantes par Schultz, celle des sucs propres de la gomme (que de Candolle regarde comme le sang végétal) ou d'un *latex* indéterminé. Les vaisseaux dans lesquels cette humeur circule en courants continus et visibles au microscope sur les parties transparentes, paraissent réellement pourvus de parois spéciales, comme l'a pensé Schultz et comme je le tiens de de Candolle lui-même ; mais ces parois sont-elles contractiles, ainsi que le pensent ces physiologistes qui attribuent aussi conjecturalement la contractilité aux vaisseaux séveux ? C'est ce dont il est grandement permis de douter (2) ; et alors quelle est la force d'impulsion qui peut produire un mouvement semblable, si ce n'est une impulsion moléculaire, une sorte de mouvement spontané des globules et du liquide? La turgescence des cellules entre lesquelles

---

(1) Les pleurs de la vigne après la taille prouvent l'impulsion ; l'absorption est évidente quand on tient dans l'eau un rameau coupé net, même renversé (Hales).

(2) Voyez 4ᵉ partie, chapitre 5ᵉ, article 2ᵉ, § 1ᵉʳ, note.

rampent les vaisseaux laticifères ne peut être invoquée, comme nous l'avons fait ailleurs, que pour les mouvements accidentels qui résultent d'une irritation momentanée et locale, ou d'une section et d'une imbibition également accidentelles.

ARTICLE II. − De la circulation dans les animaux vertébrés.

§ I.er *Zoophytes.*

C'est à nos contemporains surtout que sont dues les plus nombreuses découvertes relativement à la circulation chez les animaux du dernier degré, chez tous ceux qu'on nomme communément zoophytes, insectes, crustacés. Peut-être a-t-on un peu exagéré le résultat des observations faites à ce sujet ; mais, si l'on en croit delle Chiaje, Jackson, Lister, il n'y a plus un seul animal qui n'ait une ou plusieurs circulations. Chez les plus inférieurs même, il y aurait souvent, outre la circulation du fluide nourricier, une autre circulation, celle de l'eau, mais destinée à des usages particuliers, et sur laquelle nous insisterons seulement en parlant de la respiration. C'est de ce dernier genre qu'est assurément celle des éponges directement observée par Grant. Quant aux autres zoophytes, on n'a pu, comme à bien d'autres animaux, leur supposer une circulation que parce qu'on leur a reconnu des vaisseaux qu'on a parfois injectés de mercure ou avec tout autre liquide. Vouloir, par conséquent, reproduire ici ce qu'on en a rapporté, ce serait copier des détails d'anatomie plutôt que de physiologie comparée ; contentons-nous d'un bref aperçu.

Ehrenberg a vu des vaisseaux réticulés chez de grands infusoires, et nous les avons vus aussi dans les branchies des rotifères ; mais ce sont des animalcules à reporter aux mollusques, et on peut non-seulement admettre chez eux la présence d'un mouvement circulatoire, mais encore celle d'un cœur contractile et très-grand. On a du moins communément pris pour tel l'organe dont on voit si bien les pulsations au microscope; mais Ehrenberg assure que c'est un estomac à mouvements péristaltiques très-prononcés. Delle Chiaje accorde aux hydres, aux coraux, gorgones, caryophyllées et actinies, un réseau vasculaire : M. Edwards a fait remarquer des cavités rameuses et vasculiformes dans la masse commune des alcyons : les méduses ont des vaisseaux qui font suite à leurs cavités gastriques, et dont il a été question plus haut, d'après Cuvier, Rapp, Ehrenberg, etc. Ce dernier leur a reconnu aussi de petits courants isolés au voisinage d'organes qu'il croit respiratoires, mais qui laissent bien du doute sur leur véritable nature. Les béroés et les cestes ont une circulation du même genre mais plus complexe : partie de la cavité centrale, l'eau va aux branchies et de là dans tout le corps (Audouin et Edwards, Escholtz) : on peut même leur distinguer une circulation extérieure ou branchiale, et une intérieure ou abdominale (delle Chiaje). Si ce double système est douteux dans les animaux précédemment mentionnés, il n'en paraît pas être de même des échinodermes. Ici le sang prend souvent une couleur, faible encore, mais plus prononcée que dans tous les êtres précédents et que dans plusieurs des suivants, les elminthes par exemple, qui l'ont tout-à-fait incolore. Les radiaires à peau dure l'ont rose, violacé, verdâtre ou brunâtre; et Wagner représente des globules irréguliers en forme et en volume dans celui de l'*asteria aurantiaca*. Bohadsch, Tiedemann, Cuvier, delle Chiaje ont décrit le système circulatoire des astéries et même des oursins, et surtout des holothuries; ils leur reconnaissent deux appareils, l'un mésentérique ou interne, l'autre externe communiquant avec les pédicelles locomoteurs (1); de sorte qu'on a pu leur trouver des artères, des veines et même un cœur ou ampoule contractile (delle Chiaje).

Si, dans beaucoup d'elminthes parenchymateux, il est impossible de reconnaître aucun vaisseau; si dans les ténias on doit plutôt rapporter à l'appareil digestif qu'au circulatoire les canaux longitudinaux qui parcourent toute la longueur de l'animal, l'existence d'un système vasculaire ne saurait rester douteuse chez un grand nombre d'autres elminthes. On parle d'un réseau très-riche chez plusieurs échinorhynques, notamment l'*E. vasculosus* de Rudolphi: Mehlis, Laures, Wagner, Nordmann ont indiqué et figuré même, dans un grand nombre de trématodes, ce réseau, que nous avons nous-même vu dépendre des ramifications de deux troncs longitudinaux chez la douve du foie. Les planaires (*fig.* 357) nous ont de même présenté deux grands vaisseaux

---

(1) Selon Tiedemann, ces deux systèmes sont indépendants, l'extérieur étant tout aquifère. Delle Chiaje les croit anastomosés, continus ensemble et tout-à-fait indépendants des ouvertures servant à l'introduction de l'eau. Carus croit à de petites circulations sanguines partielles sous les ambulacres des astéries, et Ehrenberg a vu des globules sanguins circuler dans leurs filaments dorsaux.

inférieurs longitudinaux, ramifiés et anastomosés, analogues à ceux des sangsues, et de plus, d'une manière moins manifeste il est vrai, un vaisseau dorsal médian, le tout apparaissant comme des lignes plus transparentes que le tissu environnant et s'effaçant par intervalles, de manière à nous démontrer des alternatives lentes et irrégulières de systole et de diastole. Un double renflement (*fig.* 358) vers la partie antérieure de ce système semblait même représenter une sorte de cœur. Ces renflements, ces vaisseaux et leurs contractions étaient bien plus évidents encore chez les prostomes. Dans tous ces animaux parenchymateux, on pourrait croire aisément que ces vaisseaux ne sont que des lacunes, des vides entre les molécules ; mais je me suis assuré, par la dilacération ménagée des tissus, que les plus gros du moins ont des parois membraneuses.

Dans les elminthes à muscles et nerfs distincts, les ascarides par exemple, on trouve, de chaque côté de la longueur du corps, un gros vaisseau rougeâtre, à nombreux étranglements. Ces deux vaisseaux s'anastomosent en avant et en arrière, c'est-à-dire aux deux extrémités du corps, et de leur anastomose circulaire partent d'autres branches longitudinales plus menues, servant de satellites aux deux filaments nerveux.

§ II. *Articulés.*

La circulation devient bien plus manifeste, plus visible, soit directement, soit représentée par ses organes ; elle devient surtout plus complète, bien qu'à des degrés différents, chez les animaux articulés; chez tous il y a au moins un vaisseau principal et souvent un renflement cardiaque, toujours situé du côté du dos, et perpétuellement agité de contractions oscillatoires. Passons rapidement en revue les classes principales de ce sous-règne, laissant seulement de côté les *cirrhipèdes* ou balanistes, dont on ne connaît jusqu'ici, en fait de circulation, autre chose que les battements d'un vaisseau dorsal observés par Wagner.

A. Annélides. La continuité de toutes les parties du système vasculaire, ses mouvements évidents et surtout la couleur rouge du sang, ont fait rapprocher la circulation des annélides de celle des vertébrés. Il y a ici cependant plus d'apparence que de réalité; car, si le sang est rouge dans les lombrics, les sangsues, les néréides, il l'est aussi dans la cérébratule (Milne Edwards), et on le trouve vert dans une espèce de sabelle *(idem)*, incolore dans les aphrodites, les clepsines et les piscicoles. Et le sang rouge même des vers articulés diffère essentiellement de celui des vertébrés; Wagner a vu des globules irréguliers dans celui des térébelles et des néréides; mais ni lui ni Morren n'en ont aperçu dans celui des lombrics, dont nous avons également trouvé la matière colorante dissoute uniformément dans un véhicule homogène; nous y avons vu seulement quelques corpuscules arrondis, très-rares et n'ayant tout au plus en diamètre que la dixième partie des lenticules du sang de l'homme.

Selon Derheime, le sang des sangsues contient peu de fibrine et beaucoup d'albumine; l'alcool le coagule en totalité, et il se concrète quelquefois de lui-même dans les vaisseaux après la mort de l'animal.

Dans toutes les *annélides cylindriques*, un gros vaisseau dorsal, quelquefois double (hermelles) ou bifurqué (eunices), règne dans toute la longueur du corps, et se montre toujours éminemment contractile. Le plus souvent noueux, tortueux, ses nodosités exécutent leur systole successivement *d'arrière en avant*, avec plus ou moins de promptitude et de régularité. Leo a compté quatorze à dix-huit pulsations par minute chez le lombric terrestre; il y en a un peu moins dans les vaisseaux latéraux des hirudinées. Ces ondulations postéro-antérieures sont très-lentes dans quelques naïdes, et ne permettraient point l'équivoque dans laquelle la vivacité de celles des lombrics a fait tomber des observateurs estimables. Le sang qui circule ainsi est déposé dans le vaisseau dorsal par de nombreuses anastomoses, venant à la fois des organes respiratoires et de tous les organes du corps, représentant ainsi les veines pulmonaires et les veines caves; de sorte que c'est aux deux oreillettes du cœur des mammifères ou à la seule oreillette des batraciens, qu'il faut comparer le vaisseau dorsal des annélides. Ce sang mélangé, auquel s'ajoutent les principes nutritifs puisés dans l'intestin, passe, vers la tête, dans des renflements toujours pairs, tantôt peu nombreux et en forme de sac, comme chez les naïdes d'après nos propres observations, et l'arénicole d'après celles de Cuvier, tantôt nombreux et en chapelet (*fig.* 362, b), comme chez le lombric; ce qui a motivé le nom de vaisseaux moniliformes que nous leur avons donné. Ces réservoirs, bien connus aussi de Morren, sont toujours très-contractiles ; ils représentent les ventricules des vertébrés, et chassent le sang *d'avant en arrière* dans une grande artère ventrale destinée aux viscères et aux muscles, et dans des vaisseaux plus petits, parallèles au système nerveux, plus spécialement destinés aux organes respiratoires et à la peau. Tantôt à ces derniers sont annexées encore autant de paires de fort petites vésicules contractiles, propres à augmenter l'impulsion vers les branchies et le passage ultérieur du sang dans le vaisseau dorsal ; tantôt les branchies même sont, à cet effet, contractiles : le premier cas est celui des eunices, et nous l'avions signalé il y a long-temps déjà ; le second cas est celui de l'arénicole, observé par Cuvier ; c'est aussi celui des térébelles d'après Milne Edwards, qui a également confirmé les remarques précédentes.

De la marche qui vient d'être décrite, résulte pour le sang un mouvement circulaire (*fig.* 362) dans un sens vertical. Des incisions faites en sens convenable ne nous ont laissé aucun doute à cet égard.

Les choses se passent un peu différemment dans les *annélides à corps plat* (*fig.* 363), les hirudinées par exemple. Ici deux gros vaisseaux latéraux, principalement destinés à la respiration, effacent, pour ainsi dire, le vaisseau dorsal et le ventral qui par moments se confondent dans un réseau d'anastomoses transversales entre les deux vaisseaux latéraux, qui rappellent très-bien ceux des planaires et des douves. Le sang passe, en effet, d'un de ces vaisseaux à l'autre, et chez la néphélis vulgaire (*H. vulgaris* L.), dont la demi-transparence permet d'observer au soleil la circulation, on peut se convaincre que ce liquide décrit un cercle horizontal, marchant d'arrière en avant dans le vaisseau gauche, d'avant en arrière dans le vaisseau droit. Müller avait cru qu'il n'y avait que des oscillations d'avant en arrière, mais des observations réitérées nous ont confirmé dans notre opinion que Wagner a adoptée. Il y a, de plus, de petits tourbillons particuliers vers chaque organe de respiration; nous y reviendrons plus tard.

B. Myriapodes. Ici le sang est incolore comme dans les insectes, et, comme chez eux, les organes respiratoires se répandant par tout simplifient la circulation sans l'annihiler toutefois, malgré l'axiome de Cuvier, que là où l'air va chercher le sang, le sang n'a pas besoin d'aller chercher l'air. Tout récemment Tyrrel dit avoir observé la circulation chez les lithobies et les géophiles. Il y a long-temps que nous en avions décrit les organes d'après la scolopendre mordante (*fig.* 361); ils consistent en un vaisseau dorsal étranglé à chaque articulation, et fournissant là, de chaque côté, une branche transversale entourée de graisse comme lui (1). Ce vaisseau dorsal se bifurque à peu de distance de la tête, de manière à embrasser l'œsophage et à former au-dessous, par une nouvelle anastomose, une aorte rétrograde qui se colle sur le cordon nerveux central et en suit le trajet dans toute la longueur du corps, fournissant en plusieurs endroits bien manifestement des rameaux latéraux; c'est toujours vis-à-vis d'un ganglion, et les branches vasculaires accompagnent

(1) Constaté sur la grande scolopendre d'Amérique.

les nerfs qui partent de ces centres nerveux. Du milieu de la bifurcation du vaisseau dorsal part aussi une artère céphalique, et des crosses latérales partent d'autres branches antérieures assez volumineuses. L'analogie doit nous porter à croire que les branches transverses du vaisseau dorsal sont des veines afférentes, et que celles du vaisseau ventral sont des rameaux artériels ; ce que nous avons vu chez les annélides l'indique assez, et ce que nous allons voir chez les insectes le prouvera encore, puisque ces derniers ne différeront des myriapodes que par l'absence des veines; ce qui n'empêche pas la circulation d'être tout aussi complète.

C. Insectes. Malpighi, Swammerdam, Lyonnet connaissaient à merveille le vaisseau dorsal ou cœur des insectes, et ses battements semblables à ceux du nôtre ne leur avaient point échappé : ils sont effectivement visibles même à travers la peau de certaines larves, des chenilles rases et des vers blancs (larves de coléoptères et de diptères); on les voit au microscope dans le corps de plusieurs insectes parfaits, demi-transparents, la puce en particulier. N'ayant pu, même à l'aide d'injections, y découvrir des productions vasculaires, d'autres anatomistes n'ont plus voulu y voir, tout au plus, qu'un inutile rudiment de cœur ou un organe sécrétoire (Cuvier, Marcel de Serres, Léon Dufour). Cette opinion si contradictoire à l'analogie d'après ce qu'on voit chez les arachnides, les crustacés, les annélides, tombe aujourd'hui devant des faits positifs. Une anatomie plus minutieuse, une inspection plus attentive, ont appris que cette espèce de boyau (*fig.* 359), qui règne longitudinalement du côté opposé au système nerveux, est non-seulement partagé en loges, dont le nombre est à peu près égal à celui des anneaux abdominaux (1) comme autant de petits cœurs particuliers (Malpighi), et que ces loges communiquant entre elles poussent successivement de l'une à l'autre le fluide circulatoire, dans un sens antéro-postérieur; mais encore qu'à chaque jonction le renflement postérieur semble s'enfoncer un peu dans l'antérieur, mais qu'il reste deux boutonnières latérales, dont les bords saillants en avant et en dedans font valvule (*fig.* 360) et permettent au liquide épanché dans la cavité générale du corps de pénétrer dans le vaisseau dorsal d'arrière en avant et non d'en sortir ainsi (Strauss, Wagner, Carus). Nous avons reconnu cette disposition, sans dissection, de la manière la plus manifeste, dans les larves aquatiques dont il sera question tout-à-l'heure, du moins pour les deux derniers renflements. En avant (*fig.* 359), le vaisseau dorsal ou cœur s'amincit, devient uniformément cylindrique, étroit dans le thorax, s'avance vers la tête, et se perd sur l'œsophage d'une manière assez brusque pour avoir fait croire à Strauss qu'il s'ouvrait dans sa cavité. Des recherches attentives nous ont appris, et ont appris à Wagner, à Audouin, à Müller, que chez des phalènes, des orthoptères, des hyménoptères, le vaisseau terminal donne, dans le thorax, des branches inférieures et rétrogrades, qu'on peut suivre jusqu'aux ovaires (*fig.* 359). Peut-être en émane-t-il bien d'autres que l'on ne peut voir à cause de leur ténuité, de leur transparence, qui les

(1) Huit pour le *dytiscus marginatus* (Wagner) et le hanneton (Strauss).

cache au milieu des fibrilles musculaires dont le cœur est environné ; mais, leur existence fût-elle rejetée, il n'en reste pas moins aux insectes un *cœur* et une *aorte à branches peu distinctes.*

Il y a donc là un moteur central qui suppose un mouvement circulaire des liquides, et nous allons voir que ce mouvement est réel : disons seulement que la contractilité de ce cœur est très-grande, qu'il se resserre fortement, sans doute en raison d'une texture fibrillaire qui devient plus évidente chez les myriapodes, et qu'il y a conséquemment en lui quelque chose de plus qu'une dilatation produite par les faisceaux musculaires transverses qui s'y attachent latéralement, et que Lyonnet a nommés ses ailes : de là des systoles et diastoles successives, mais à la vérité peu régulières.

C'est à Carus qu'on doit la démonstration positive d'une circulation complète chez les insectes. Les larves de libellule, d'agrion, d'éphémère surtout, très-jeunes et très-transparentes, permettent d'étudier sans équivoque, et avec un microscope même médiocre, les phénomènes suivants. Le sang incolore, mais reconnaissable à ses globules petits, irrégulièrement ovales, marche en courants assez rapides et par secousses isochrones aux contractions du cœur. Dans cet organe il marche d'arrière en avant, et on l'y voit entrer par les fentes ou boutonnières dont il a été question : on ne distingue pas aussi bien comment il en sort ; mais il est facile de reconnaître, du côté inférieur du corps, un large courant subdivisé par les diverses parties du tube digestif, et divisé d'avant en arrière, c'est-à-dire en sens inverse du précédent. De ce courant général en émanent d'autres plus étroits ; on voit les globules passer à la file dans la hanche et la cuisse de chaque patte, changer de direction à l'insertion de la jambe, pour revenir dans le courant général : de même on voit des séries de globules marchant en sens opposé dans les filets caudaux, dans les rudiments d'ailes, etc.

En est-il de même dans les autres insectes ? L'observation semblerait démontrer le contraire, mais tout porte à croire que cela tient, ou à la transparence trop complète du globule, ou à la lenteur excessive des courants. J'ai vu, en effet, dans une larve de dytisque sortant de l'œuf, les courants abdominaux se manifester très-nettement mais avec une lenteur extrême, quoique le cœur se contractât avec vivacité. Cette différence n'étonnera pas quand on saura que, de même, dans les jambes et les tarses des larves d'éphémères, on peut voir circuler des globules, mais rares et lents dans leur marche qui est au contraire si rapide dans les cuisses. Au reste, nous avons vérifié aussi, d'après Carus, qu'il y a une circulation bien visible, quoique lente, dans les nervures et le réseau intermédiaire des élytres du *lampyris splendidula*. Il y avait parfois d'assez longs repos, et peut-être est-ce pour une raison semblable que nous n'avons rien aperçu dans les ailes des hémérobes et des mouches où Tyrrel dit les avoir observés aussi bien que chez d'autres névroptères.

Nous avons été plus heureux dans la vérification des observations de Behn : comme lui nous avons remarqué, dans les jambes du notonecte et de la nèpe, des pulsations régulières, et que nous ne saurions confondre avec des crispations irrégulières de muscles, ainsi que l'a pensé notre savant ami L. Dufour. De même aussi, en choisissant une larve de nèpe très-petite et très-transparente, nous avons aperçu, parallèlement au vaisseau dorsal, les deux courants latéraux dirigés d'avant en arrière et déjà signalés par Wagner, et dans les pattes une double série de globules très-allongés et marchant à la file jusqu'au bout du tarse. Il nous a donc paru qu'il y avait, dans chaque jambe, une sorte de valvule motrice, servant à compléter la circulation dans les membres où elle s'opère si difficilement, comme nous l'avons dit ci-dessus. Ces organes pourraient être comparés aux cœurs lymphatiques que nous trouverons chez les vertébrés.

D'ailleurs, la rapidité avec laquelle les blessures faites par les crochets d'une araignée tuent même d'assez gros insectes, ne prouve-t-elle pas la réalité d'une circulation qui répand rapidement le venin avec le fluide nutritif? Trouverait-on surprenant que le sang marchât ainsi en courants dans des interstices et sans parois vasculaires? Qu'on se rappelle ce que nous avons dit du chara et des végétaux en général : nous verrons ailleurs des exemples bien plus saillants de cette marche indépendante et comme spontanée des globules sous l'influence de la vie; nous les verrons cheminer même à travers des substances pulpeuses, s'y tracer une route et organiser les vaisseaux destinés par la suite à les conduire; souvent, il est vrai, il y aura du moins pour eux un centre d'impulsion; il existe également ici, et les pulsations du vaisseau dorsal doivent être considérées, sinon comme la force qui pousse, du moins comme le balancier qui régularise et met en jeu les mouvements de tout le système.

D. Arachnides. On a publié si peu de chose sur ce sujet qu'on nous pardonnera d'y insister avec quelques détails anatomiques. Nous ne dirons rien des arachnides trachéennes chez qui tout doit se passer à peu près comme chez les insectes. Quant aux pulmonés, voici d'abord ce que j'ai vu sur le *scorpion* d'Europe. Dans l'abdomen le cœur est très-allongé et divisé au moins par quatre étranglements; chacun desquels donne latéralement et en dessous deux paires de branches principales qui s'enfoncent dans les viscères, et dont une paire semble destinée aux poumons du segment auquel elles répondent. En avant, le cœur donne d'autres branches latérales, s'abaisse vers l'œsophage, s'y accolle, et derrière le cerveau se divise en grosses branches qui se distribuent vraisemblablement dans les pattes, et certainement en partie dans les organes de la mastication. Très-probablement c'est parmi les vaisseaux abdominaux que Müller, dont je n'ai pas le travail en ce moment sous les yeux, en a vu se jeter sur le canal alimentaire pour en recevoir la substance nutritive. Ce que nous dirons plus bas des aranéides pourra servir à rendre raison des dispositions que nous venons d'indiquer.

Du reste, ce cœur contient un sang incolore, à globules gros, assez rares, peu réguliers et granuleux (Wagner). Celui des araignées m'a offert des globules aussi peu nombreux, assez réguliers, aplatis et ovales, granulés et assez grands pour offrir en diamètre la dixième partie de l'épaisseur d'une patte chez une araignée récemment éclose.

Le cœur des *aranéides* (fig. 364) est fusiforme et placé au dos de l'abdomen où il se montre souvent à travers la peau, de manière à laisser voir ses contractions qui m'ont paru fort lentes et fort irrégulières chez certaines espèces, fréquentes et régulières chez les pholcus dont la peau est très-diaphane. On voit aussi aisément, chez toutes les araignées à peau lisse, les épeïres par exemple, des vaisseaux superficiels qui en partent. L'épeïre cornue de Walckenaer m'a merveilleusement servi sous ce rapport; son épiderme demi-transparent laisse voir, non-seulement les gros vaisseaux qui terminent le cœur en arrière, mais encore une innombrable multitude d'autres qui en partent latéralement jusqu'auprès du pédicule de l'abdomen, et ceignent de tout côté cette partie en lui faisant une sorte d'enveloppe vasculaire située dans l'épaisseur de la peau. Ces vaisseaux parallèles, transverses ou obliques, se recourbent tous en avant à la partie inférieure du ventre; leurs ramifications semblent là s'élargir et se jeter vers les poumons. Je soupçonne qu'ils se résolvent en une grande lacune parallèle aux muscles inférieurs de l'abdomen (1), et projettent ainsi le superflu du sang dans les plis membraneux de la poche respiratoire : ce sont donc des artères en grande partie pulmonaires, mais dont quelques rameaux sans doute pénètrent profondément dans les viscères abdominaux. L'excessive ténuité de leurs parois, leur facile

---

(1) Dans le pholcus cet espace est transparent, incolore, évidemment rempli d'un liquide incolore comme le sang.

aplatissement les annihilent pour ainsi dire après la mort, et empêcheront toujours de les découvrir par la dissection, aussi ne les ai-je pas même pu reconnaître sur la mygale aviculaire.

La dissection du cœur dans les grandes espèces apprend qu'il est très-musculeux, et que sa cavité intérieure offre plusieurs étranglements formés par des plis transverses en forme de valvules incomplètes. Dans le cœur de la mygale aviculaire, j'ai pu m'assurer que les plis sont bilobiés, formés par un double faisceau musculaire, et qu'entre leurs lèvres s'ouvrent des troncs vasculaires qui viennent des poumons à travers de profondes scissures du foie, et d'autres qui s'élèvent de la profondeur même de ce dernier viscère et semblent venir de l'appareil digestif : ce sont donc des veines mésentériques et pulmonaires. Celles-ci sont même au nombre de deux pour chaque poumon dans la mygale aviculaire, une plus superficielle, une plus profonde; elles m'ont paru s'élargir en entonnoir plutôt que se diviser à l'approche du poumon ; la superficielle tiendrait-elle lieu du grand lacis de l'épeïre cornue ? Quoi qu'il en soit, tous ces gros troncs sont certainement des vaisseaux afférents; car, dans les contractions du cœur, leurs lèvres musculeuses doivent fermer l'orifice, comme cela arrive aux troncs branchiaux des crustacés : de là vient qu'en injectant dans le cœur une substance colorée, je n'ai que très-rarement réussi à la faire parvenir aux poumons, ce qui m'est arrivé cependant; ils ont alors pris une rougeur diffuse qui n'indiquait point la présence de capillaires ramifiés.

Lors de la systole du cœur, le sang doit donc passer en totalité, ou dans les artères superficielles déjà mentionnées, ou dans une aorte dont il nous reste à parler. Le cœur se continue en avant sous forme d'une grosse artère qui traverse le pédicule et entre dans le corselet ; je l'ai suivie jusqu'au milieu de cette partie, où je l'ai vue s'élargir, sans doute pour se diviser ; en effet, je suis certain qu'il y a des artères dans les pattes. J'ai vu sur de très-jeunes araignées de diverses espèces, ou sur des espèces adultes et à membres transparents (pholcus), les globules du sang marcher à la file sur une ligne étroite constamment limitée par des parois membraneuses, depuis l'origine jusqu'à l'extrémité de ces membres ; leur marche était saccadée comme les battements du cœur, et bien plus rapide qu'au retour : ce retour d'ailleurs s'opérait sur un trajet large, irrégulier, et la marche de plusieurs globules était entravée par les muscles, etc. Donc il n'y a *point de veines ;* donc le sang revient dans les interstices des organes, et sans doute va se jeter aussi vers les poumons après avoir traversé, le long des muscles et du cordon nerveux, le pédicule du corps.

E. Crustacés. La circulation serait bien plus simple chez les entomostracés et les isopodes, si l'on s'en rapportait au dire de Jurine et de Zencker : l'argule, selon le premier de ces naturalistes, la crevette *(gammarus pulex),* selon le deuxième, n'auraient point de vaisseaux, mais seulement un cœur dorsal déterminant des courants dans un sang répandu dans la cavité générale du corps. J'ai bien vu, au microscope, le sang, reconnaissable à ses globules (1), circuler, d'arrière en avant au dos, d'avant en arrière de la région inférieure dans les daphnies, dans la crevette; mais j'ai vu aussi, chez cette dernière, des files de globules remonter du ventre au dos, le long de chaque segment du corps, et je doute fort que ce soit sans être contenues dans des conduits vasculaires. Au reste, les isopodes, selon Audouin et Milne Edwards, en prenant la ligie pour type, ont réellement un système circulatoire assez complet, fort analogue du moins à ce que nous avons reconnu précédemment chez les aranéides, savoir: un cœur dorsal fort allongé, des artères répandues dans tous les sens, mais point de veines pour ramener le sang aux branchies, où il arriverait uniquement par des lacunes; des branchies il se rendrait au cœur.

D'après les mêmes observateurs et selon les remarques antérieures de Cuvier sur les crustacés stomapodes, la squille a aussi pour cœur un long vaisseau dorsal (2) qui fournit le système artériel général : un autre *vaisseau ventral* lui est opposé, reçoit *les veines du corps* et envoie le sang aux branchies, d'où il passe dans le vaisseau dorsal.

Quant aux crustacés décapodes, leur cœur est au contraire centralisé (*fig.* 365), toutefois c'est encore la région dorsale qu'il occupe; c'est lui qui contracte ses faisceaux musculaires pour donner le mouvement général ; c'est lui qui fournit toutes les artères et

(1) Le sang des crustacés est le plus souvent incolore, rougeâtre dans les *apus*; il se coagule, selon de Blainville, qui lui refuse, à tort d'après cela, la fibrine, et le déclare seulement albumineux et gélatineux.
(2) C'est aussi un vaisseau noueux ou cœur multiple qui existe dans les branchipes (Prévost).

qui reçoit le sang des branchies ; mais les sinus veineux inférieurs, qui reçoivent le sang appauvri de tout le corps et le transmettent aux organes respiratoires, sont ici au nombre de deux (*fig.* 366), ce qui est un point de ressemblance avec la disposition qu'on trouve chez les mollusques céphalopodes, rapprochement judicieux fait par Audouin et Milne Edwards. Ces crustacés, qui ont des sinus veineux et même des veines, ou un commencement de veines que nous avions vu manquer aux insectes et aux arachnides, aux myriapodes même, sont donc sous ce rapport mieux organisés qu'eux ; les mollusques le sont plus complétement encore.

§ III. *Mollusques.*

Le sang, quelquefois coloré en bleuâtre ou en rouge *(apus)* chez les crustacés, offre aussi chez beaucoup de mollusques cette même teinte bleue *(helix)* ou violacée *(planorbis)*, et quelquefois, dit-on, une couleur rouge *(teredo)* d'après Home. Celui du limaçon contient de la soude et de la chaux d'après Erman, beaucoup de carbonate de chaux selon Carus. Celui de l'aplysie se concrète aisément en masses fibreuses, qui sont sans doute constituées par de la fibrine, dont Homberg, au témoignage de Cuvier, a constaté l'existence chez les mollusques. On y a vu des globules comme dans celui des crustacés (Wagner); mais ils y sont rares, et se dissolvent sans doute facilement dans leur véhicule, car je n'ai pu en apercevoir aucun dans le sang du limaçon, ni dans celui des céphalopodes privés de vie : la coloration du fluide en est, dans tous les cas, absolument indépendante, comme pour les annélides.

En ce qui concerne l'appareil circulatoire, on peut dire que tous les mollusques ont deux systèmes vasculaires : l'un *phlébo-pneumonique*, contenant, par des veines réunies bientôt en un tronc commun, le sang qui a nourri toutes les parties du corps, et le poussant dans un arbre respiratoire artériel; l'autre *pneumo-aortique*, recevant, par un arbre respiratoire veineux, anastomosé en réseau avec l'artériel, le sang oxygéné, et le transmettant à une aorte qui le pousse dans tout le corps.

Le premier de ces deux systèmes est douteux pour les biphores, d'après Cuvier; et l'on peut croire même qu'il n'existe pas d'après le singulier mode de circulation reconnu chez eux par Van Hasselt, et confirmé par Meyer et Laurillard. Le sang, après avoir pendant quelques instants marché dans un sens, c'est-à-dire du cœur vers l'aorte, rétrograde ensuite du cœur vers la branchie; il exécute ainsi, alternativement, d'une douzaine (Meyer) à une soixantaine (Van Hasselt) de pulsations dans chaque sens; et il paraît qu'à chaque changement de direction, il se fait aussi dans le cœur un violent mouvement de virement (Laurillard).

Les ascidies ont les deux systèmes (Cuvier), mais il n'y a pas de renflement cardiaque entre la veine cave et l'artère pulmonaire, et leur cœur aortique est simple; tandis que, chez les mollusques gastéropodes qui n'ont pas non plus de cœur pulmonaire, l'aortique a une oreillette et un ventricule (*fig.* 367). On peut aisément, chez le limaçon commun, en observer les battements en cassant le premier tour de la coquille, et même quelquefois observer, sans fracture, la circulation, en exposant au soleil un jeune individu dont la coquille est mince et demi-transparente.

Dans plusieurs bivalves (Cuvier, Poli), et dans les brachiopodes (Cuvier, Owen), le cœur est double ou du moins il y a deux oreillettes, une pour chaque branchie; mais toujours c'est le même mode de circulation.

Le nautile, selon Owen, n'a qu'un rudiment de cœur pulmonaire, la veine cave s'ouvrant dans un sinus membraneux qui sert d'origine aux quatre artères branchiales. Les quatre veines branchiales se rendent toutefois dans une poche contractile, vrai cœur ou ventricule aortique sans oreillette. Ce dernier point lui est commun avec les autres céphalopodes; mais, de plus, ceux-ci (seiche, calmar, poulpe) ont un cœur musculeux, simple aussi, à l'origine de chacune des deux artères branchiales, ce qui fait trois cœurs, deux pulmonaires pairs et un aortique impair (*fig.* 368).

Une particularité que nous ne saurions passer sous silence, c'est que, dans l'aplysie, les artères branchiales, continuation des veines caves, offrent de larges ouvertures par lesquelles s'établit une libre communication entre leur intérieur et la cavité abdominale (Cuvier), et qu'il en est ainsi de la veine cave du nautile (Owen): circonstance bien propre à élucider encore ce que nous avons dit précédemment de l'origine du système veineux, de son imperfection, de son absence même chez les crustacés, les arachnides, les insectes; analogie soupçonnée déjà par Cuvier.

De plus, il faut noter que, sur les veines caves des céphalopodes et les artères branchiales du nautile, sont implantés des corps spongieux communiquant avec l'intérieur de ces vaisseaux, et paraissant avoir plutôt des usages relatifs à l'absorption, que de servir de *diverticulum* au sang, comme le pense Owen, ou de sécréter quelque matière excrémentitielle, comme Cuvier semble incliner à le croire.

Ici se termine ce qui a trait aux invertébrés : on voit que généralement ils ont, du côté du dos, un centre moteur des liquides circulatoires, lequel décide des courants tantôt à travers des interstices pour ainsi dire sans parois, tantôt à travers des canaux membraneux et plus ou moins exactement continus les uns aux autres. Le cœur est le seul organe de circulation bien manifeste que nous aient présenté les insectes; point de veines, point d'artères arborescentes; les arachnides, les crustacés (certains du moins) se sont montrés à nous comme dépourvus de veines proprement dites, et celles de certains mollusques ont offert encore quelques imperfections; mais nous avons trouvé une continuité complète entre toutes les parties du système circulatoire chez les myriapodes, les annélides, la plupart des mollusques et les crustacés les plus parfaits.

ARTICLE III. — Des circulations chez les animaux vertébrés.

Nous allons retrouver, dans cet article, des sujets plus connus, plus souvent traités par les physiologistes, plus souvent étudiés sur l'homme même, et pour les détails desquels nous aurons souvent à renvoyer à des ouvrages spéciaux de physiologie humaine. C'est ici principalement qu'il faut établir des divisions, et les principales se basent moins peut-être sur les organes qui opèrent la translation des fluides que sur la nature de ces fluides mêmes. Les humeurs circulantes, que Laurent proposait de nommer collectivement *hèmes* ou sangs, sont le chyle, la lymphe et le sang proprement dit; de là trois coupes essentielles dans notre sujet. Des coupes secondaires pourront être établies ensuite dans chacune de ces divisions premières, notamment dans celle qui se rapporte au sang rouge qui fournit effectivement à un certain nombre de circulations particulières (pulmonaire, hépatique, capillaire, etc.), toutes liées néanmoins à la circulation générale.

§ Ier. *De la circulation du chyle.*

Nous n'avons pas parlé du chyle des animaux invertébrés, ni de son passage dans le sang, afin de ne pas mettre les conjectures à la place de l'observation; mais les annélides, les arachnides en particulier, nous ont montré des *vaisseaux afférents*, partant du canal intestinal pour se rendre au cœur, rapportant sans doute à la fois le chyle et le superflu du sang destiné à nourrir l'intestin; chez les insectes, on peut supposer que le fluide nutritif est filtré par les parois du canal intestinal : ce fluide, épanché dans les cavités du corps, se joindrait aux courants précédemment décrits. Ramdhor et Rengger ont vu effectivement un liquide transparent suinter à travers les parois des organes digestifs durant leur contraction ; et le dernier croit avoir reconnu le chyle même dans les villosités duodénales dont nous avons parlé ailleurs.

Au reste, ces incertitudes sur la marche du chyle ne sont pas complétement étrangères à son étude, chez les animaux vertébrés. L'aspect incolore de cette humeur chez les poissons, les reptiles et les oiseaux, laisse des doutes qu'on n'a pas pour les mammifères. Le crocodile, en effet, est le seul animal parmi ceux de ces trois grandes classes chez lequel on ait trouvé le chyle lactescent (Hewson); mais il faut convenir que, quant aux autres, on n'a pas fait assez d'expériences positives, et surtout, comme l'observe de Blainville, qu'on n'a pas assez tenu compte de la nature des aliments ingérés. Toutefois, le chyle transparent, limpide des poissons a été admis comme tel par tous les anatomistes qui, chez les poissons (Hewson, Fohmann), ont vu des réseaux intestinaux, des plexus mésentériques et même un renflement analogue aux réservoirs de Pecquet. On peut en dire autant des reptiles depuis les recherches de Hewson, de Bojanus; des oiseaux d'après celles de Lauth et de plusieurs des observateurs précédemment nommés. Mais arrêtons-nous, pour plus de certitude, à ce qui a été observé chez les mammifères.

On a admis hypothétiquement que le chyle était précipité du chyme par l'action de la bile; mais Magendie est le premier qui ait cru l'apercevoir sous forme de flocons ou filaments blancs d'autant plus abondants, qu'on examinait la pâte chymeuse plus près des parois du duodénum. Tiedemann et Gmelin assurent que ces stries ne sont que des mucosités sécrétées par les follicules intestinaux. Leuret et Lassaigne ont procédé d'une autre manière à la recherche du chyle ; ils ont cru en reconnaître les globules en soumettant, au microscope, du chyme convenablement délayé. Cette opinion serait inadmissible pour ceux qui ne voudraient attribuer l'absorption du chyle qu'aux pores inorganiques, assurément trop étroits pour admettre de pareils globules. Elle concorderait mieux avec la supposition des bouches absorbantes qu'il faudrait également accepter, si l'on voulait croire qu'il n'y a point eu de rupture quand les mêmes observateurs, aussi bien que Magendie, ont fait refluer le chyle dans l'intestin, en pressant les vaisseaux lactés et les parois de l'intestin même. Des hommes distingués, Müller, Breschet, Dœllinger, pensent au contraire que le chyle ne peut être absorbé qu'en *molécules* tout aussitôt réunies en *globules*, qu'on ne saurait par conséquent trouver tout formé dans l'intestin. Quoi qu'il en soit de la formation du chyle, préalable ou seulement concomitante à son absorption, celle-ci n'est point douteuse, et tous les physiologistes s'accordent à l'attribuer aux lymphatiques intestinaux faisant suite aux mésentériques et qu'on nomme lactés depuis la découverte d'Aselli : non-seulement on la voit distendue par le chyle dans le mésentère et à la surface des intestins, où leurs rameaux élargis (Lauth) forment un réseau remarquable, mais encore on trouve que les villosités intestinales *(fig.* 369, 370*)* en sont imprégnées ; il semble donc qu'elles jouent un rôle important dans cette absorption (*V. le chap. précéd.*). C'est dans le duodénum que, d'un commun accord, on place le foyer principal de l'absorption chyleuse ; cependant on sait qu'elle se continue jusqu'aux dernières limites du canal intestinal, et l'on peut croire, avec Leuret et Lassaigne, qu'elle commence dans l'estomac, surtout dans l'*antrum pylori* pour les animaux à estomac unique, dans le feuillet et surtout la caillette pour les ruminants. Chez ceux-ci, en effet, une expérience curieuse de Dunal prouve que l'épiderme épais dont est revêtue la panse y rend l'absorption très-difficile : des moutons ont pu supporter d'énormes doses de noix vomique tant qu'il était intact, aussi a-t-on dit que cette substance n'était vénéneuse que pour les animaux carnivores ; mais l'épiderme gastrique venait-il à s'exfolier par suite d'irritations réitérées, l'empoisonnement était tout aussi facilement opéré que chez le chien par exemple.

L'absorption du chyle est lente selon Magendie, qui l'a vue se continuer pendant deux heures après la mort. Il s'écoule lentement des vaisseaux lactés ouverts ; toutefois Cruikshank estime qu'il peut quelquefois parcourir un espace de quatre pouces en une seconde : les contractions des muscles abdominaux, les mouvements de la respiration aident indubitablement à sa marche, déterminée en partie par le *vis à tergo*, et en partie peut-être par la contractilité des vaisseaux. Les valvules des lactés, semblables à celles des autres lymphatiques, empêchent le chyle de rétrograder ; cependant Leuret et Lassaigne disent l'avoir fait refluer dans l'intestin, en poussant une injection d'eau tiède dans le canal thoracique; expérience contre laquelle s'élèvent des difficultés de plus d'un genre.

Bientôt les lactés se perdent dans des glandes ou ganglions, sortes de pelotons où les rameaux des lymphatiques, dilatés en cellules (Lauth) et entrelacés ensemble, sont aussi mêlés avec des vaisseaux sanguins qui les imbibent d'une humeur particulière (Magendie), et changent un peu la nature du chyle, comme nous le verrons ci-après. Les cellules sont larges dans le cheval (Cruikshank), bien plus encore dans les cétacés (1), puisqu'on assure que ce sont des poches qui en tiennent la place chez la baleine (Abernethy).

De ces glandes partent d'autres vaisseaux plus ou moins anastomosés, et dont la réunion constitue le *canal thoracique*, que précède ou non une dilatation nommée citerne ou réservoir de Pecquet. Ce canal va dégorger dans la veine sous-clavière gauche pour l'ordinaire. Il semble que telle soit la seule voie ouverte au chyle pour arriver dans le torrent circulatoire, aussi la ligature du canal thoracique a-t-elle été fréquemment suivie, chez divers animaux, d'une rupture et d'un épanchement de chyle; A. Cooper assure même qu'il suffit pour cela d'une compression exercée, durant quelques minutes, sur le canal thoracique d'un animal qui a bu du lait une demi-heure auparavant.

Dupuytren et A. Cooper ont vu quelquefois les

---

(1) Les dauphins sont, dit-on, parmi les mammifères ceux qui ont les glandes mésentériques les plus volumineuses; chez les carnivores, elles sont rassemblées en une masse qu'Aselli avait prise pour un autre pancréas.

chevaux et les chiens ainsi traités, échapper à ces suites funestes, parce qu'il existait un second canal; et sur l'homme même, des oblitérations morbides ont été compensées de cette façon, au témoignage de l'illustre chirurgien de Londres. Cependant, si l'on en croit Leuret et Lassaigne, l'oblitération par ligature aurait été constatée sur un chien qui avait résisté à cette expérience, et l'on n'aurait trouvé rien de semblable à un canal thoracique supplémentaire : ces deux savants pensent que, durant la vie et depuis l'opération, le chyle passait uniquement par les veines. Mais est-il certain que le canal thoracique n'avait pas été remplacé par quelque anastomose de ses racines avec le grand lymphatique droit? Sur un des chiens dont A. Cooper s'est servi dans ses expériences et qui avait également survécu, on a trouvé effectivement ce genre de communication.

Nous verrons ailleurs ce que devient ce chyle ; mais, pour mieux comprendre ce que nous en dirons alors, il faut l'étudier en lui-même, et cette étude se rattache d'autant mieux à la physiologie comparée, que rarement on a pu le recueillir sur des sujets de l'espèce humaine.

Nous avons déjà dit que le chyle passait pour être incolore chez les animaux ovipares, et l'on a dit aussi qu'il en était de même des mammifères herbivores; toutefois les aliments farineux et gras, tout au moins, en ont donné d'opaque même chez ces derniers animaux, et il y aurait beaucoup à faire encore pour concilier toutes les contradictions qu'on trouve dans les résultats obtenus par divers observateurs. Le chyle, en effet, est loin d'être toujours le même, et il paraît surtout varier d'après la nature des aliments, bien que, selon Hallé, Magendie et autres, les substances sapides, colorées ou odorantes, ingérées dans l'estomac, ne s'y mêlent jamais en nature. Transparent, blanc ou rougeâtre, le chyle est en général légèrement alcalin (moins que le sang, Tiedemann), un peu salé au goût, d'une odeur spermatique, et l'on y découvre, au microscope, des globules qui paraissent être arrondis et non lenticulaires, du reste moins égaux, moins réguliers que ceux du sang, plus petits qu'eux chez le veau, la chèvre, le chien, égaux chez le chat, plus gros chez le lapin (Müller).

Le chyle n'est pas le même dans toutes les parties de son cours; dans les vaisseaux lactés proprement dits, il est communément blanc comme le lait ou bien incolore, et alors il ne se coagule pas (Emmert, Tiedemann et Gmelin) : après son passage à travers les glandes mésentériques et dans le canal thoracique, on le trouve souvent rosé, ou rougissant à l'air et coagulable ; alors il contient de la fibrine qu'on suppose lui avoir été fournie par le sang des vaisseaux rouges mêlés aux vaisseaux blancs dans les ganglions, ou par les fluides fournis par la rate et conduits au canal thoracique par de nombreux lymphatiques, dont le contenu est une lymphe rougeâtre (Tiedemann et Gmelin). Faisant donc abstraction de la fibrine et de la matière colorante qu'on dit lui être étrangères, les autres principes qu'on trouve dissous ou suspendus dans une grande quantité d'eau pour former la substance du chyle, sont l'*albumine* et la *graisse* (Vauquelin), auxquelles il faut joindre quelques sels assez semblables à ceux du sérum du sang, savoir : de la soude, des lactates, des muriates et des phosphates de soude et de chaux et même de fer.

La matière grasse est d'autant plus abondante que le chyle est plus blanc, plus opaque; forme-t-elle les globules? Müller le nie, car l'éther ne les dissout pas (1). Selon Leuret et Lassaigne, cette graisse abandonnerait le chyle dans les glandes mésentériques; au contraire, selon Tiedemann et Gmelin, elle serait transportée dans le sang pour aller former en dépôt la substance adipeuse de l'animal, et elle ne serait autre que de la graisse non digérée, absorbée en nature dans l'intestin. Il est certain que les aliments gras donnent un chyle plus laiteux, plus chargé de graisse; mais on voit aussi, dans les expériences mêmes de ces physiologistes, que des cartilages, de la gélatine, ont donné du chyle blanc, que le chou, le pain ont souvent eu le même résultat, et qu'il en a été ainsi de l'avoine dans laquelle, à la vérité, ils disent exister *un peu* de matière grasse ($\frac{2}{100}$). Nous pensons donc, avec Müller, que leur assertion n'est pas fondée; et ne sait-on pas, en effet, que, d'une part, on voit l'embonpoint se développer chez divers animaux par l'usage des substances amylacées, comme les pommes de terre, ou herbacées (chenilles, ours, marmotte, etc.), ce qui prouve que les aliments ordinaires peuvent se changer en graisse ; et, d'autre part, que cette graisse peut se transformer, à son tour, en substance nutritive puis-

(1) Ils ne se dissolvent pas non plus dans l'eau comme ceux du sang (Autenrieth, Müller).

que l'amaigrissement suit l'abstinence, etc., etc. Rien n'empêche sans doute de croire, avec Marcet, que les substances animales font un chyle plus azoté, plus gras, plus putrescible, et les aliments végétaux un chyle plus carboné, plus aqueux ; et pourtant, ici encore l'observation directe laisserait bien des doutes, comme nous avons vu déjà qu'elle en laissait pour la coloration. En effet, selon Tiedemann et Gmelin, la proportion de fibrine et de matière colorante contenues dans le chyle du canal thoracique serait, à la vérité, plus grande dans le chien que dans la brebis, mais plus grande encore pour le cheval que pour le chien.

En résumé, de l'albumine et de la graisse ; voilà, ce me semble, les principes organiques qui se montrent comme plus constants et plus importants dans la constitution du chyle : la première nous paraît être destinée à se convertir en fibrine, et la seconde en cruor ; car, quand le chyle se coagule il est déjà fibrineux, alors aussi il rougit au point de devenir écarlate par le seul fait du contact de l'air atmosphérique, et il se montre d'autant moins gras qu'il est plus rouge (Leuret et Lassaigne). Enfin, le sang même contient encore une certaine quantité de graisse, comme nous le verrons plus tard.

Terminons cet article par un bref parallèle entre quatre matières éminemment nutritives, physiologiquement parlant : le chyle, le lait, l'œuf, le sang. Dans toutes quatre nous voyons se correspondre : 1° un principe plus ou moins hydrogéné, huileux ; la graisse, la crème, le jaune, l'hématosine ; 2° un principe azoté, l'albumine, le caséum, le blanc, la fibrine; or, on sait combien peu de différence il y a chimiquement entre ces substances, ainsi que l'a fait surtout remarquer Berzélius.

§ II. *De la circulation de la lymphe.*

Découverts par Rudbeck et Thomas Bartholin, poursuivis presque partout par Hunter, Cruikshank, Morgagni, les vaisseaux lymphatiques de l'homme (*fig.* 371) ont été reconnus chez tous les vertébrés par d'autres anatomistes cités plus haut au sujet des lactés, et dont les noms se représenteront encore plus d'une fois sous notre plume. On a remarqué que les poissons n'ont que des réseaux vasculaires sans valvules et sans ganglions, que les reptiles ont quelques valvules peu complètes et point de glandes, que pourtant des plexus serrés les remplacent, et que de larges plexus semblent aussi remplacer le canal thoracique, allant, comme lui, s'ouvrir dans les veines sous-clavières (Bojanus). A l'endroit où les lactés ou lymphatiques du mésentère se rassemblent, il y a chez les poissons et les reptiles, au moins chez les tortues, une citerne ou réservoir qui peut-être jouit d'une contractilité propre à mettre en mouvement la lymphe et le chyle.

Cette faculté ne saurait être douteuse pour les *cœurs lymphatiques*, observée par Panizza chez les ophidiens sur les côtés de la base de la queue, et par Müller chez les batraciens et les sauriens en quatre points différents; savoir, aux deux régions fessières et aux deux sus-scapulaires(1). Nous avons

---

(1) La vésicule de la queue de l'anguille, assimilée par Müller à ces cœurs lymphatiques, appartient bien certainement aux vaisseaux sanguins.

fort bien vu nous-même, chez des grenouilles et des rainettes, les battements de ces sinus membraneux fort allongés, qu'on peut aisément développer par l'insufflation jusqu'à un diamètre d'une ligne et demie au moins. Ces pulsations sont indépendantes de celles du cœur proprement dit, comme Panizza l'a prouvé par diverses expériences faites sur des grenouilles; et Müller, disséquant ces vésicules sur un serpent de grande taille, s'est assuré qu'elles sont musculeuses.

Chez les oiseaux et les mammifères on n'a pas jusqu'ici reconnu de pareils moteurs au cours de la lymphe, et il semble que les pelotons vasculaires ou ganglions qui, peu nombreux chez les premiers (1), le sont au contraire beaucoup chez les seconds, devraient retarder encore la marche de ce fluide en détruisant l'effet du *vis à tergo* dont nous parlerons tout-à-l'heure. On pourrait penser que la capillarité agit dans ces pelotons de ramuscules atténués par une division considérable, et donne une nouvelle impulsion au liquide; mais les dilatations celluleuses dont nous avons parlé déjà à l'occasion des glandes mésentériques détruisent cette théorie ; et nous avons vu que, pour les lactés, il ne reste guère de cause admissible de leur progression que la pression des parties voisines, aidée de l'action des valvules (*fig.* 372) qui empêchent la rétrocession. Cette explication n'est guère applicable aux lymphatiques des membres : on pourrait, il est vrai, recourir à la contractilité générale de ces vaisseaux, mais on ne

(1) Il n'y en a qu'au cou ; ailleurs ils sont suppléés par des plexus.

peut l'admettre qu'hypothétiquement ; les irritations mécaniques et chimiques, l'action même de la pile galvanique n'ont rien produit sur le canal thoracique (Tiedemann, Müller); et l'on peut dire, en conséquence, avec Breschet, que « la propulsion du liquide paraît être déterminée, en grande partie, par la force initiale qui agit au moment même de l'introduction. »

Cette force doit être assez grande, puisqu'elle a pu rompre le canal thoracique oblitéré par une ligature (Autenrieth, Carus), ou lancer le liquide en forme de jet quand on y pratiquait une perforation. En moins de cinq minutes le canal thoracique épanchait une demi-once de liquide sur les chiens qui avaient mangé ; mais l'écoulement marchait ensuite avec plus de lenteur (Magendie), et il a fallu sept à huit minutes pour remplir de nouveau le canal thoracique, vidé par la compression, chez des lapins à jeun (Collard de Martigny). En général, la lymphe ne s'écoule qu'en bavant des vaisseaux ouverts ; et les lymphatiques comprimés ne se remplissent souvent qu'après une demi-heure, dit Magendie : en pareil cas, il est vrai, on doit supposer que les innombrables anastomoses de ce système de vaisseaux font que la circulation générale de la lymphe n'est nullement ralentie, malgré cette stase partielle. En somme, il est évident cependant que, si la force qui pousse le liquide est assez considérable, elle n'agit qu'avec beaucoup de lenteur : tel est le caractère de l'impulsion produite par des absorptions pour ainsi dire moléculaires, et telles qu'on les conçoit à l'origine des vaisseaux lymphatiques :

que ce soit par endosmose à travers des pores inorganiques, que ce soit par une impulsion due à la continuité des dernières artérioles, de celles qui ne reçoivent plus que des fluides blancs et séreux avec les vaisseaux qui nous occupent, cette impulsion agit avec continuité, particule à particule, et finit par développer un grand effort en masse, quoiqu'il en ait fallu fort peu pour chaque molécule isolément introduite : on sait que le liquide s'élève très-haut dans l'endosmomètre, et l'on connaît les prodigieux effets que produit la presse hydraulique à pompe foulante, quoiqu'elle réclame bien peu de force pour être mise en activité.

En parlant de l'absorption aux surfaces et dans les interstices des tissus vivants, nous avons donné à entendre que les vaisseaux lymphatiques n'y prenaient point naissance par des radicules libres; nous avons admis partout un réseau d'anastomoses mutuelles, où nous avons supposé ce qui vient d'être énoncé encore, une continuité entre les capillaires artériels et les lymphatiques : admise par Bartholin, Boërhaave, Magendie, cette continuité nous paraît indubitable, et explique la surabondance de matière colorante et de fibrine que la lymphe présente surtout chez les animaux soumis à une abstinence rigoureuse, et dont par conséquent le liquide séreux n'est pas renouvelé par des absorptions suffisantes. Les lymphatiques reçoivent la sérosité superflue, et les veines le cruor surabondant du sang artériel. Ce ne peut être que par l'intermédiaire de ce service commun, qu'il est permis de supposer une relation *indirecte* entre les capillaires lymphatiques et les veineux, relation que Magendie assure avoir constatée *par des injections.*

C'en est assez sur le point de départ; un mot maintenant sur celui de l'arrivée de la lymphe, c'est-à-dire de sa pénétration dans les gros vaisseaux sanguins. C'est toujours dans le système veineux qu'aboutissent les canaux de décharge qui la mêlent au sang, mais ce n'est pas toujours dans les mêmes lieux. Les cœurs lymphatiques des reptiles jettent, selon Müller, la lymphe dans les grosses veines voisines, crurales ou axillaires : ceux du python tigré reçoivent trois troncs lymphatiques, et s'ouvrent par deux troncs dans les grosses veines pelviennes (Weber). Chez les poissons (Fohmann), les oiseaux (Lauth), il y a d'ailleurs d'assez nombreuses terminaisons de rameaux lymphatiques dans les veines voisines : on en a dit autant des mammifères, du phoque (Wrolik), et même de l'homme (Lippi); mais il paraît qu'il y a eu erreur ou exagération quant à ce dernier article ; que, même dans les glandes ou ganglions, il n'y a pas de communication directe (Breschet) entre ces deux ordres de vaisseaux; que ce n'est que dans les veines sous-clavières qu'une véritable inosculation s'observe ; que c'est là, par conséquent, la seule embouchure du torrent lymphatique.

Jetons maintenant un coup-d'œil sur cette humeur et sur ses rappports avec le chyle et le sang. Assez variable selon les circonstances dans lesquelles on l'observe, elle se présente assez généralement comme semblable au sérum du sang, à la sérosité des membranes splanchniques : obtenue par la section des vaisseaux du cou sur le cheval, elle s'est montrée jaunâtre, inodore, d'une saveur salée et mucilagineuse à la fois ; elle s'est prise en consistance de gelée, et l'on a reconnu beaucoup d'albumine (57 parties sur mille), un peu de fibrine (3 *id.*), de la soude et des chlorures de soude et de potasse (Leuret, Lassaigne). Recueillie d'une plaie au pied d'un homme par Müller et Windischmann, elle s'est trouvée plus coagulable encore, et l'on y a observé des globules rares, petits mais réguliers, disséminés dans le liquide ou suspendus dans un caillot essentiellement formé de fibrine. Ces globules lymphatiques sont comparés par Wagner aux noyaux des globules sanguins ; de Blainville les dit irréguliers ; nous en avons vu de réguliers et fort petits, qui pouvaient être considérés comme des rudiments de ceux du sang, dans la lymphe tirée des poches sous-cutanées de la grenouille, d'après le conseil de Müller. La lymphe tirée du canal thoracique chez des animaux à jeun a une odeur spermatique, une saveur salée ; elle est rougeâtre (1) et rougit davantage en se coagulant à l'air : de plus, le coagulum, d'abord général, ne tarde pas à se séparer en sérosité et en caillot proprement dit ; aussi trouve-t-on alors dans la lymphe beaucoup plus de fibrine que d'albumine (Chevreul) : le muriate de soude et la soude libre y prédominent. Plus le jeûne s'est prolongé, plus la rougeur se prononce, plus la lymphe ressemble au sang (Magendie, Collard de Martigny), et au fond, mêmes sels, mêmes principes, ébauche de globules ; elle n'en diffère donc que parce que la

---

(1) Panizza l'a vue rouge même chez la couleuvre.

matière colorante est dissoute et non inhérente à ces derniers : en conséquence, elle ne différerait même pas du tout du sang des annélides et autres invertébrés. Dans les animaux qui ont mangé, il y aura au contraire plus d'albumine, plus de ressemblance avec le chyle, parce que cette humeur lui sera mélangée. En résumé, c'est une humeur secondaire, variable, et qui, considérée en elle-même, n'est autre chose qu'un résidu du sang artériel, ainsi que déjà nous l'avons fait entendre.

§ III. *De la circulation du sang.*

A. Tableau de la circulation dans son ensemble chez les principaux groupes d'animaux vertébrés. Chacun sait que le sang des vertébrés est un fluide rouge, utile à l'entretien de la vie, et c'est tout ce qu'il nous en faut savoir pour le moment ; nous entrerons avec plus de fruit dans l'étude de ses propriétés, de ses différences, surtout quand nous en aurons suivi la marche à travers des vaisseaux de diverse nature et chez des animaux variés. Partout nous trouverons un cœur unique recevant le sang des veines dans une ou plusieurs oreillettes, chassant ce sang dans les artères au moyen d'un ou de plusieurs ventricules, et les artères communiquant avec les veines par un réseau anastomotique de vaisseaux capillaires. Il est à remarquer que constamment ici le cœur, c'est-à-dire le moteur principal, est situé du côté sternal ou inférieur du tronc, au contraire de ce qui a lieu chez les invertébrés, où il est toujours placé du côté du dos *(fig.* 3 *et* 4 *, t.* 1er). Jetons un coup-d'œil sur les modifications essentielles de cet ensemble dans les divisions principales du sous-règne des vertébrés.

1° *Poissons* (*fig.* 373). Les veines caves et hépatiques débouchent dans une grande oreillette, la seule qui existe chez ces animaux; elle communique avec un ventricule également unique, qui envoie son contenu dans une artère dite branchiale, d'abord renflée en bulbe et contenant (chez les chondroptérygiens) de trois à cinq rangs de valvules sigmoïdes. Divisée en huit branches, cette artère répand le sang dans les branchies, et des anastomoses innombrables le font passer dans les branches d'un tronc dorsal, dit aorte, et dont les divisions ultérieures distribuent le fluide nourricier à tous les organes du corps. Le cœur est proportionnellement très-petit et le sang en petite quantité, de même que dans les reptiles.

2° *Batraciens* (*fig.* 374, 375). Chez les reptiles en général, l'aorte, quoique partant directement du cœur, forme au moins une double crosse ou arcade qui rappelle les arcades branchiales des poissons, en supposant seulement que les divisions de l'artère afférente se soient plus largement, plus directement anastomosées avec celles de l'efférente ou aorte dorsale; c'est ce qui a autorisé Carus à dire que le bulbe et le tronc branchial des poissons n'étaient en réalité qu'un bulbe et un tronc aortiques. Cette vérité devient patente chez les batraciens à métamorphose, comme il sera dit avec plus de détails par la suite; elle rend raison, d'ailleurs, des singularités que présentent les batraciens pérennibranches comparés aux caducibranches; les premiers, de même que les têtards, offrant une disposition presque absolument semblable à celle des poissons. Les ménopomes ont de même huit divisions branchiales à chacun des deux troncs artériels ci-dessus nommés, il n'y en a que six dans les protées et les sirènes, quatre dans les amphinomes (Owen); et chez les uns (sirène) il n'y a que des anastomoses capillaires, chez les autres des anastomoses larges, entre les branches du tronc afférent et du tronc efférent de l'aorte.

Toutefois, il faut convenir que ce tronc partant du cœur peut aussi bien être considéré comme pulmonaire que comme aortique, puisque c'est des deux arcades qu'il forme en se divisant que partent les artères pulmonaires des batraciens adultes. Ce tronc, garni chez les grenouilles de quatre rangs de triples valvules sigmoïdes (Duverney), part d'un ventricule unique, qui reçoit à la fois et mélange dans sa cavité deux espèces de sang qui lui sont fournies par une oreillette que divise en deux loges une cloison membraneuse; l'une de ces loges admet le sang des veines pulmonaires, l'autre celui des veines caves.

3º *Sauriens, chéloniens (fig. 376), ophidiens* (377). Tous ont deux oreillettes, une pour le sang noir ou veineux proprement dit, une pour le sang rouge ou pulmonaire; ils ont aussi un ventricule nullement (tortues) ou incomplétement cloisonné, et fournissant une artère pulmonaire isolée et deux troncs aortiques bientôt réunis en un seul du côté du dos. Le sang est mélangé dans le ventricule commun avant de passer par les artères (Martin-St-Ange).

4° *Crocodile* (*fig.* 378). Selon Mery et Cuvier, il faudrait lui reconnaître trois ventricules imparfaits et communiquant ensemble; Meckel, Panizza et Martin-St-Ange n'en reconnaissent que deux parfaitement séparés, de même que deux oreillettes. Toutefois il y a encore ici mélange du sang veineux et de l'artériel, parce que le tronc aortique dorsal résulte de la fusion de deux branches, dont l'une vient du ventricule droit qui communique, comme chez les mammifères, avec l'oreillette des veines caves; l'autre vient du ventricule gauche qui communique avec celle des veines pulmonaires. Mais la tête et la partie antérieure du tronc ne reçoivent que du sang oxygéné, parce que leurs vaisseaux artériels naissent tous du ventricule gauche, indépendamment de l'arcade aortique dont il vient d'être question.

5° *Oiseaux et mammifères, ou animaux à sang chaud.* Nous ne devons pas tenir compte ici des différences anatomiques qui s'observent entre les organes circulatoires de ces deux classes de vertébrés; nous remarquerons seulement qu'ils ont en commun les dispositions physiologiques les plus favorables à la vivification du sang par l'air, et à celle des organes par le sang artériel. Deux cercles passent l'un et l'autre par le cœur où ils se réunissent de manière à former idéalement un huit de chiffre, savoir : le cercle général commençant au ventricule gauche, suivant l'aorte et ses divisions en innombrables artères et artérioles, traversant les capillaires de tout le corps, se continue dans les veines jusqu'aux deux troncs communs qui leur servent d'aboutissant général sous le nom de veines caves, et se terminant à l'oreillette droite : là commence le deuxième cercle, ou cercle pulmonaire, que décrit le sang en passant par le ventricule droit, l'artère pulmonaire et ses ramifications anastomosées avec celles des quatre veines pulmonaires qui le rapportent à l'oreillette gauche, en rapport elle-même avec le ventricule qui commence le premier cercle.

Dans tous ces animaux à l'état adulte, il n'y a plus qu'une seule arcade artérielle, mais il n'en est pas ainsi dans l'état embryonnaire et fœtal : on leur trouve alors des arcades au moins doubles (oiseaux), des communications entre l'aorte et l'artère pulmonaire (canal artériel), des ouvertures de passage entre les cavités parallèles du cœur (trou de Botal, etc.), en un mot, des particularités qui peuvent rationnellement être mises en regard de celles que nous avons vu exister à l'âge adulte dans d'autres classes d'animaux ; coïncidences bien propres à confirmer la doctrine d'une conformité organique dans l'échelle animale et à appuyer quelques autres principes de physiologie étrangers à notre sujet actuel. Arrêtons plutôt notre attention sur le rôle spécial que joue, dans les actes circulatoires, chacune des principales parties dont il vient d'être question.

B. Du cœur. Cet organe est mis en activité par le contact du sang ; Humboldt l'a prouvé en réveillant les palpitations éteintes chaque fois qu'il plongeait le cœur détaché d'une grenouille dans du sang pur : Dieffenbach est arrivé au même résultat en injectant du sang dans le cœur de mammifères exsangues. La sérosité injectée de même ne faisait point renaître les mouvements arrêtés.

Le cœur semble avoir en lui-même son principe d'action, puisqu'il continue de battre quelque temps après avoir été arraché du sein de l'animal vivant; mais cela ne prouve nullement que sa force réside dans ses fibres et non dans ses nerfs, car nous savons que les productions du système trisplanchnique sont peu conductrices et font facilement office de centre nerveux. Nous avons vu ailleurs (*tom.* I, *pag.* 86) que l'influence du grand sympathique sur le cœur pouvait se démontrer par certaines expériences, et l'on ne doit pas objecter à cette manière de voir les résultats négatifs de certaines autres, quand, par exemple, détruisant les troncs cardiaques sans attaquer la huitième paire, on voyait le cœur conserver son activité; cet organe la perd au contraire en quelques heures, si on lie à la fois, comme Petit et Brünner, les uns et les autres de ces nerfs. Si l'influence de cette lésion paraissait néanmoins bien lente encore pour être convaincante, il faudrait se souvenir que par l'intermédiaire du plexus pulmonaire et des ganglions thoraciques du grand sympathique, les nerfs du cœur sont encore en communication avec des centres nerveux très-notables et en particulier avec la moelle épinière.

Ces relations bien plus nombreuses et plus directes dans l'état d'intégrité expliquent, avons-nous dit, la cessation des battements que Legallois a obtenue en détruisant la moelle épinière; elles expliquent aussi l'influence des affections morales sur les palpitations du cœur, d'où les fréquentes interpellations qu'adresse à cet organe le langage figuré de la poésie, celui même de la vie sociale, qui lui rapportent tous les sentiments et les passions.

Sans partager ces croyances, les médecins savent quelle est la haute importance de l'intégrité du cœur pour l'entretien de sa vie; quelques-uns même ont trop accordé à sa prépondérance et sont tombés ainsi dans des assertions contradictoires : selon Haller, le cœur est plus grand dans les animaux les plus fiers; selon Hales, c'est dans les plus timides. Ce n'est pas à la grandeur proportionnelle de leur cœur, mais à leur puissance musculaire, à leur vélocité, à la bonté de leurs armes, à la vivacité de leur appétit, que les poissons et les reptiles dont le cœur est proportionnellement plus petit que celui des mammifères, et les oiseaux qui l'ont au contraire plus grand (Haller), empruntent leur courage ou leur pusillanimité.

En raison de l'importance même de ce viscère, on s'est beaucoup occupé de ses maladies et des signes qui les traduisent au-dehors, ce qui n'a pu se faire sans mieux étudier ceux de ses fonctions normales. Le *choc* que sa pointe exerce, à chaque pulsation, contre les parois de la poitrine, et qui est si perceptible au toucher, à la vue même, faussement attribué d'abord à l'allongement du cœur, l'est plus rationnellement aujourd'hui au redressement de l'aorte, roidie par l'ondée de sang qu'y injecte le ventricule gauche ; de là, la coïncidence de la percussion du cœur et de la diastole de l'artère signalée par le battement du pouls. La réplétion de l'artère pulmonaire a lieu en même temps et concourt au même effet; quant aux oreillettes, leur distension n'est pas pour cela assez brusque, assez violente, quoi qu'on en ait pu penser. Attribuer ce choc à la dilatation des ventricules, ainsi que le fait Burdach, c'est en donner une explication plus insuffisante encore, puisque durant sa diastole le cœur se raccourcit, se détend, et ne pourrait choquer avec force ni par son propre mouvement, ni par suite d'une impulsion étrangère.

On a discuté plus encore sur les divers *bruits* que Laennec a distingués dans les opérations du cœur, et on a été jusqu'à vouloir expliquer les mouvements par les bruits et non les bruits par les mouvements, qui sont en effet assez difficiles à bien analyser. Un son proportionnellement plus clair, suivi immédiatement d'un plus sourd isochrone à la percussion ci-dessus mentionnée, puis un court temps de repos ; voilà ce qu'on entend avec un peu d'attention. Le premier son est-il dû à la contraction des oreillettes (Laennec), ou à l'entrée du sang dans les ventricules et à leur dilatation (Magendie, Pigeaux) qui les fait frapper contre les parties voisines, ou bien encore au froissement des orifices auriculo-ventriculaires et à l'abaissement de leurs valvules ? Le deuxième est-il produit par la contraction du ventricule (Laennec) et le choc de sa pointe et de sa face antérieure (Magendie), ce qui paraît assez probable, ou par l'abaissement des valvules auriculo-ventriculaires, etc. (Bouillaud)? Ce sont des opinions que nous ne devons pas discuter plus amplement ici et qui peuvent avoir du vrai sans s'exclure l'une l'autre. Il n'en est pas ainsi de celle de Burdach qui fait intervenir, sans le moindre fondement, la présence d'une certaine quantité d'air dans le cœur, sous prétexte qu'il ne peut exister de bruit sans air, assertion contraire aux premiers principes de l'acoustique. Si le sang laissait dégager de l'air, ce serait dans les artères tout aussi bien que dans le cœur où il ne pourrait d'ailleurs séjourner : ce dégagement de gaz peut avoir lieu après la mort, quand il y a un commencement de putréfaction, mais non durant la vie ; et l'écume du sang reçu dans une palette n'est assurément que de l'air emprisonné dans la chute de ce liquide visqueux.

Voyons plutôt ce que l'inspection directe apprend sur ces mouvements divers. Pour les analyser plus aisément, nous examinons un cœur un peu allongé et battant avec quelque lenteur, celui de la couleuvre vipérine par exemple. Nous y reconnaissons une sorte de mouvement vermiculaire, de contraction et dilatation successives, suivies d'un temps de repos durant lequel l'organe est aplati et peu coloré, et durant lequel aussi les oreillettes se remplissent sans secousses. Quant au mouvement vermiculaire, il peut se diviser en plusieurs temps continus quoique successifs : 1° contraction des oreillettes ; 2° tout aussitôt, dilatation brusque du ventricule qui s'allonge et prend une couleur violette ; 3° immédiatement après, contraction du ventricule qui se raccourcit et pâlit. La pointe du cœur se relève dans ce dernier temps, et presque en même temps les grosses artères sont distendues et poussées en avant.

On peut se convaincre de plusieurs manières que la dilatation ou diastole des cavités du cœur est passive et non active, non pourvue d'une force d'aspiration, comme l'ont dit Galien, Vésale, Fantoni, Pechlin, Barthez, Burdach, d'abord par le raisonnement appliqué à la structure de cet organe, telle que l'ont présentée Lower, Gerdy, et qu'il est facile de la vérifier par la coction : des fibres fasciculées en divers sens pour les oreillettes, des plans charnus enroulés en spirale double à droite, triple à gauche pour les ventricules, commençant au pourtour extérieur des orifices auriculo-ventriculaires, et se terminant en partie dans ces colonnes charnues qui retiennent les valvules (*fig.* 380, 381) mitrale et tricuspide : voilà une structure qui ne peut permettre de supposer autre chose qu'une constriction dans l'état d'activité ; et quant à la force d'élongation des fibres dont on pourrait se servir pour expliquer le mécanisme d'une dilatation active, nous avons dit ailleurs ce qu'il faut en penser ; elle ne peut que relâcher les muscles. L'expérience de Pechlin, dont on a tiré de si positives conséquences, est effectivement trompeuse, et Magendie a eu tort d'attribuer au relâchement cet effort par lequel le cœur encore vivant, serré dans la main ou entre les doigts, fait effort pour les écarter même lorsqu'il est vide, détaché du corps par exemple ; mais ce qu'il fallait remarquer, ce qui est péremptoire autant qu'indubitable, c'est que cet effort n'a lieu que dans la systole et nullement lors de la diastole. Durant la systole le cœur se durcit, se raccourcit, résiste à la pression qui pouvait l'aplatir durant son état de flaccidité (1) : voilà tout le mystère de ce fait si hautement invoqué en faveur d'une théorie qui n'avait pas d'autre appui valable.

(1) Cette explication a été donnée déjà, à ce qu'il paraît, par le docteur Vaust de Liége.

En ce qui concerne la contraction, nous avons peu de choses à dire des oreillettes qui effectivement n'ont chacune à vaincre que la résistance passive des parois d'un ventricule relâché : Magendie assure même que, chez beaucoup de mammifères, leur contraction est presque nulle, le sang arrivant dans le cœur presque par le seul effet de la continuation de son mouvement dans les veines. Aussi rétrograderait-il avec la plus grande facilité sans les valvules auriculo-ventriculaires (*fig.* 380), qui, se relevant lors de la contraction du ventricule, et retenues toutefois par les filets tendineux de leurs bords, ne peuvent se renverser totalement vers l'oreillette, et font tourner tout l'effort de chaque ventricule au profit de la progression du sang dans les artères. Cet effort est bien moins grand, chez les oiseaux et les mammifères, pour le ventricule pulmonaire ou droit que pour le gauche ou aortique ; on en conçoit aisément la cause finale, puisque le premier n'a qu'un court trajet à imprimer à son contenu. Ses parois sont en conséquence beaucoup plus minces, chez les oiseaux en particulier, du moins à l'âge adulte, c'est-à-dire à une époque où il n'est plus, comme chez le fœtus, au service de la circulation générale ; c'est donc du ventricule gauche que nous avons surtout à apprécier l'influence sur cette circulation.

Harvey, le premier qui démontra la réalité de la circulation du sang, attribua tout son mouvement progressif à l'impulsion du cœur, opinion vainement attaquée de nos jours encore par quelques physiologistes, d'après des considérations que nous retrouverons plus loin, et surtout d'après cette observation de Spallanzani, que la circulation continue chez les reptiles batraciens après l'ablation du cœur. Disons, une fois pour toutes, que cette continuation dans les capillaires ne saurait être considérée comme équivalente à la circulation générale, dont le cœur est évidemment à la fois et le régulateur et le moteur, sinon unique, du moins le principal. Les tentatives récentes de Hering ne sauraient infirmer cette proposition, si bien appuyée par les expériences de Magendie, et il n'est pas difficile de repousser les conséquences que le professeur d'Heidelberg a cru pouvoir tirer des siennes. Injectant, sur le cheval, dans l'une des veines jugulaires, de l'hydrocyanate de potasse, et soumettant le sang sorti de la même veine du côté opposé à l'action d'une solution ferrugineuse, il pense pouvoir connaître ainsi le temps que le sang a mis à parcourir un tour entier du système circulatoire, et estime ce temps de vingt à trente secondes; puis, ralentissant ou accélérant les battements du cœur par l'emploi de divers médicaments, il trouve que le temps nécessaire au complément de ce tour n'est nullement en rapport avec le nombre des pulsations de cet organe. Il oublie qu'il aurait fallu tenir compte aussi de la *valeur* de ces pulsations, c'est-à-dire de la quantité de sang que chacune poussait dans l'aorte : n'est-il pas évident que cent pulsations faibles et petites n'imprimeront pas à la circulation plus de vitesse que cinquante pulsations larges, fortes et chassant chaque fois une quantité double de sang? Peut-on d'ailleurs compter sur un mélange complet et instantané du menstrue avec le sang? Et la manifestation ne devra-t-elle pas varier, selon que le prussiate de potasse sera passé d'abord dans les divisions supérieures ou les inférieures de l'aorte ?

Nous avouerons, d'ailleurs, que le temps indiqué par Hering, pour un tour complet du sang, nous paraît bien court et peu en rapport avec ce qu'indiquent et le raisonnement et la théorie. En se basant sur les données fournies par Hales, cet espace de temps pour le cheval serait au moins quintuple de celui qu'a indiqué le professeur d'Heidelberg. Hales a effectivement trouvé dix pouces cubes (1) pour la capacité du ventricule gauche d'une jument (2) : or, supposez que, à chaque contraction du cœur, cette quantité de sang soit en totalité poussée dans l'aorte, si la masse du sang est estimée (comme il le fait d'après d'autres recherches aussi positives que possible) à 1154 pouces cubes (3), il faudra au moins 115 pulsations pour un tour complet; mais il n'y a chez le cheval que de 36 à 40 pulsations par minute, et dans les plus grandes agitations dues à la douleur et à la crainte, Hales ne les a vues se porter pour l'ordinaire qu'à 55 ou 60, très-rarement à 100.

Nous savons effectivement que, parmi les animaux à sang chaud, plus la taille est petite et plus le pouls est fréquent : le bœuf n'a, comme le cheval, que 38 pulsations à peu près par minute; le mouton en

(1) Celle du même ventricule est estimée par lui, chez le mouton, à près de deux pouces cubes (équivalent à près d'une once). Chez le chien, il n'y aurait guère plus d'un pouce cube (un peu plus d'une demi-once). Quant à l'homme, Keill ne la porte pas à deux pouces cubes (six gros environ), tandis que Harvey et Lower l'estiment à plus de trois (une once et demie), poids français.

(2) Il estime à quatre onces sept gros seize grains de France, une quantité de sang correspondante.

(3) Équivalent à trente-six livres huit onces sept gros trente-deux grains.

offre 65, et le chien en donne 97, selon le même expérimentateur. J'en trouve environ 150 chez le chat, dont le pouls est assez irrégulier pour rendre la supputation difficile (1); elle l'est bien plus encore chez des animaux plus petits. Au reste, il en est à peu près de même chez l'homme, où les différences de nombre sont plutôt proportionnelles à la taille qu'à l'âge considéré en lui-même; c'est ce que démontrent assez les proportions suivantes empruntées à Magendie : — à la naissance, 130 à 140 pulsations par minute ; à deux ans, 100 à 110; à sept ans, 85 à 90 ; à quatorze ans, 80 à 85; à l'âge adulte, 75 à 80; dans la vieillesse, de 60 à 65. Je remarquerai que les derniers nombres me paraissent un peu forcés (2): beaucoup d'adultes n'en ont que de 60 à 70, et il en est quelques-uns qui en comptent moins encore ; mon pouls ne bat habituellement que 55 fois par minute.

Revenons à l'importance du cœur comme moteur essentiel du sang. Ses pulsations sont forcément accélérées et amplifiées (palpitations) après une course rapide, une suite d'efforts musculaires, de grands mouvements respiratoires: la cause de cette accélération lui est sans doute étrangère, et agit d'abord sur d'autres parties du système circulatoire; s'ensuit-il qu'il est plus dépendant du reste de l'appareil,

---

(1) Il y a d'ailleurs des variations individuelles très-considérables ; ainsi Vetel n'en donne que 110 au chat et 75 au chien. On peut consulter pour ces détails la table donnée par Burdach, d'après divers observateurs ; on y verra que le pouls est proportionnellement plus fréquent chez les oiseaux, plus rare chez les poissons, les reptiles, les insectes, les annélides et les mollusques : le requin serait au dernier rang sous ce rapport.

(2) Burdach donne les nombres suivants : jeunesse 75, virilité 70, maturité 65, vieillesse 80.

que l'ensemble n'est sous sa dépendance? Non sans doute ; il faut seulement en conclure qu'il y a subordination réciproque, quoique à des degrés fort inégaux, qu'il y a surtout liaison, harmonie dans l'ensemble.

Cette harmonie de succession a été reconnue et analysée dans sa cause, en ce qui concerne les contractions des oreillettes et des ventricules, attribuée assez rationnellement par Haller à la succession du stimulus constitué par la présence du sang : de cet enchaînement d'excitations et de réactions on peut inférer l'utilité réelle, la cause finale d'une si intime union entre le ventricule et l'oreillette. Il est une autre harmonie non moins importante, qui est entretenue et conservée aussi par une réunion organique, c'est l'harmonie de simultanéité entre l'une et l'autre oreillette, entre l'un et l'autre ventricule, harmonie favorisée par leur accollement qui fait que l'un ne peut point agir sans l'autre. Il s'ensuit que, autant de sang passe aux poumons, autant il en entre dans l'aorte, autant par conséquent il en revient à la fois par les veines caves et par les veines pulmonaires : l'équilibre est ainsi constant, et l'on sait combien il a d'importance chez les animaux à sang chaud, que le moindre embarras, la moindre irrégularité dans la circulation menacent de suffocation, de syncope et de mort, comme le prouvent assez les maladies auxquelles notre espèce est sujette. La discussion réveillée par Legallois, au sujet de l'inégalité de capacité des deux ventricules, nous paraît oiseuse en ce qui concerne notre sujet actuel ; en l'admettant pour vraie, nous penserions volontiers avec Sénac, qu'une partie du sang reste dans le ventricule droit, dont les colonnes charnues ne sont pas aussi saillantes et ne s'engrènent pas aussi étroitement durant la contraction que dans le ventricule gauche, dont la cavité peut ainsi se vider en totalité (Fantoni).

Terminons ce qui appartient aux fonctions spéciales du cœur, en parlant de la force dont il a besoin pour pousser dans l'aorte et ses divisions le sang nécessaire aux besoins de tous les organes. Évidemment, c'est seulement du ventricule gauche qu'il est ici question ; nous avons déjà dit quelque chose de sa grande épaisseur comparativement à celle du ventricule droit et surtout des oreillettes. D'énormes différences jettent une singulière disparate sur les résultats énoncés par divers physiologistes ; toutefois elles sont plus apparentes que réelles : Borelli, en admettant dans le cœur une force égale à 130,000 livres, ne cherchait qu'à établir les moyens, les ressources qu'il possède, la force élémentaire inhérente à chacune de ses fibrilles, et déduisait de là les effets qu'il pouvait produire sur la masse du sang artériel : Keill, au contraire, n'estimait, dans son calcul de 5 à 8 onces, que la force d'impulsion de chaque ondée de sang sortant par l'aorte : Hales, procédant par une voie moins spéculative et plus expérimentale, donnait 51 livres environ (poids français), comme expression de la force du ventricule aortique chez l'homme, parce qu'il considérait l'effort que ce ventricule, *en raison de sa surface*, avait à faire pour élever une colonne de sang de base pareille, à 4 ou 5 pieds dans un tube perpendiculaire : mais Poisenille, répétant les mêmes expériences avec un tube recourbé et contenant une colonne de mercure, ne voulut, comme Keill, mesurer que l'effet réellement produit, c'est-à-dire la force d'impulsion du sang passant par l'aorte à son origine, et il arriva ainsi à une estimation de quatre livres et quelques onces pour un homme adulte, et de dix livres dix onces pour le cheval. Ce dernier observateur n'a-t-il pas, d'ailleurs, tiré quelquefois des conséquences hasardées de ses expériences? Que, par exemple, il en déduise cette assertion, que chaque molécule de sang est également pressée dans toutes les parties du système artériel, cela doit rationnellement être admis; mais qu'il *se meuve* avec la même force, c'est une conséquence qui prête à l'équivoque, et qui ferait croire qu'on oublie qu'une partie de cette force est employée à dilater les artères et par conséquent perdue pour le mouvement. Il nous paraît aussi bien difficile à croire que la force et le mouvement soient les mêmes pour des artères du même diamètre, chez le cheval et chez le chien : Hales a formellement dit le contraire. En définitive, nous regarderons toutes ces estimations comme approximatives, et nous dirons avec Hales : *Vires cordis magnæ sunt, sed ad calculum ægrè revocantur.* Il faut réfléchir, en effet, qu'elles sont variables comme tous les phénomènes des corps vivants, et se souvenir qu'elles ne doivent point être totalement dépensées, ni par conséquent qu'on puisse les mesurer par les effets qui en résultent dans telle ou telle circonstance.

C. Des artères. Sans nous arrêter sur la texture presque épidermique de leur tunique interne, sur la ténacité, l'extensibilité de l'externe, si intéressantes en chirurgie, ni sur les nerfs ganglionnaires dont un réseau enlace les gros troncs, et dont la substance semble se confondre avec celle des petits rameaux (Schwenke, Chaussier, Lobstein), nous parlerons spécialement de la texture et des propriétés de la tunique moyenne, la plus épaisse des trois.

La texture musculaire est évidente dans le bulbe artériel des poissons (de Blainville), et doit être admise dans la crosse aortique des lézards qui continue de battre après son excision (Spallanzani) : partout ailleurs il y a doute. Dans cette couche jaune ou rougeâtre de fibres circulaires ou obliquement transversales, extensibles et rétractiles à un haut degré, l'anatomie ne fait rien apercevoir de réellement charnu dans l'homme (Bichat, Béclard, Magendie), ni même dans l'éléphant (de Blainville). La chimie n'y trouve qu'une substance qui ressemble autant à l'albumine coagulée qu'à la fibrine. C'est donc conjecturalement que tant d'anatomistes et de chirurgiens, Scarpa entre autres, ont donné comme synonymes les noms de tunique moyenne et tunique musculaire des vaisseaux artériels.

Les expériences physiologiques pourraient plus efficacement résoudre ce problème sans les oppositions formelles des observateurs entre eux. Nysten, Magendie déclarent que les artères d'un animal vivant ou récemment tué ne se resserrent point par suite des irritations mécaniques ou de la galvanisation ; au contraire, Verschuir affirme avoir produit des contractions à l'aide des agents chimiques, et Wedemeyer au moyen du galvanisme.

Ces contradictions dans les observations en ont amené dans le langage, ce qui était contractilité pour les uns étant pour les autres pure élasticité. Notre doctrine de la contractilité concilie merveilleusement ces oppositions, et nous permet de croire que, dans les mouvements de dilatation et de resserrement qui constituent la diastole et la systole des artères, ces vaisseaux sont quelque peu actifs mais plus essentiellement passifs. Qu'une artère mise à nu dans une opération se rétrécisse sous le doigt qui l'isole, au point de devenir fort difficile à trouver; qu'au contraire les battements soient plus amples et plus forts du côté malade dans l'artère radiale en cas de panaris, dans les carotides d'une femme en éclampsie (Chaussier), d'un apoplectique, que dans les crurales, nous voyons là une preuve de contraction dans le premier cas, d'expansion dans les autres; mais le rhythme n'a pas changé, il est resté le même pour tout le système artériel, parce qu'il est entièrement dû aux mouvements du cœur (1).

Ce sont là d'ailleurs des phénomènes accidentels, et, à l'état normal, les artères se comportent comme des tuyaux passifs et purement élastiques. Le cœur y pousse le sang, les roidit, les soulève et les allonge (Flourens), ce qui y cause quelques déplacements; mais de plus il dilate les grosses artères, et de ces changements simultanés résulte le phénomène du *pouls*. Les mêmes effets se produisent dans une tumeur anévrysmale, dans une vessie (Bichat), un intestin de poulet (Rosa), et autres tuyaux sembla-

---

(1) Le rhythme n'est pas le même aux deux bras dans les anévrysmes de l'aorte, parce qu'il y a irrégularité dans la *distribution* du sang.

bles mis en communication avec une artère. Quoi qu'en aient dit Galien et Vésale, dans une artère liée sur un tube suffisamment large pour en conserver le calibre, on ne supprime point les pulsations au-dessous de la ligature (Harvey), et on ne les arrête pas davantage en coupant l'artère sur le tube entre deux liens serrés (Bichat, Magendie); enfin, dans la varice anévrysmale, la veine bat comme une artère. Ces vaisseaux se resserrent par le fait de leur élasticité considérable, dès que cesse l'impulsion du ventricule, et alors le sang continue à être poussé dans ces rameaux; de là vient que le sang s'échappe par un jet *continu-saccadé* d'une artère d'un gros calibre, et par un jet continu des petites artérioles (Magendie). C'est ainsi qu'un soufflet à deux âmes produit un jet non interrompu sous l'influence de deux forces motrices, dont la seconde n'est qu'une réaction d'élasticité consécutive à la première seule véritablement active. Dans le deuxième temps de la circulation artérielle, quand les vaisseaux se contractent, la colonne de sang qu'ils enferment ne peut refluer dans le cœur, soutenue qu'elle est à la base de l'aorte par les valvules sigmoïdes (*fig.* 381) que son impulsion abaisse au premier effort pour un mouvement rétrograde. La force de contraction du bulbe artériel des squales et des grenouilles aurait exposé davantage à cette rétrocession du sang, si les valvules sigmoïdes n'y eussent été en nombre plus considérable que chez les mammifères.

Les effets de l'élasticité ou contractilité passive, dont nous venons de parler, se montrent au plus haut degré après la mort; les vaisseaux alors sont assez étroits et de plus tout-à-fait vides ; le resserrement, plus considérable dans les carnivores que dans les herbivores (Meckel), indique chez ceux-ci une moindre contractilité : cette vacuité reconnait si bien l'élasticité vitale pour cause, qu'une artère ossifiée reste pleine de sang. Durant la vie on voit se rétrécir considérablement une artère ouverte au fur et à mesure que le sang s'en écoule, et le doigt même introduit dans une artère la sent se dilater quand l'impulsion du cœur y pousse une ondée de sang, se resserrer quand l'impulsion cesse. Si on lie une artère dans deux points, le sang qui y a été emprisonné au moment d'une diastole s'en échappe par jet et en totalité, dès qu'on fait une ponction au vaisseau (Magendie). La continuation même de la circulation après l'excision du cœur est encore un effet d'élasticité qui ne s'observe que dans les plus petits vaisseaux (Schweake, Magendie).

Nous noterons, avant de quitter ce sujet, deux faits qui prouvent combien le mouvement du sang dans les artères est subordonné à l'impulsion du cœur. Le premier, c'est l'absence de pulsations dans l'aorte dorsale des poissons, qui ne reçoit l'impulsion du ventricule et du bulbe artériel que par l'intermédiaire de ses anastomoses capillaires avec les vaisseaux branchiaux. Cette artère est pourtant très-mince dans la plupart des poissons, réduite pour l'esturgeon à un canal rigide creusé dans les vertèbres, de sorte qu'elle ne peut réagir sur le sang qui ne s'y meut qu'en vertu du *vis à tergo*, et sous l'influence de la pression des lamelles branchiales l'une contre l'autre dans l'acte respiratoire, comme nous l'avons constaté à l'aide de la transparence sur de petits poissons récemment éclos. Le deuxième fait à noter ici est le ralentissement de la circulation dans les rameaux artériels les plus éloignés du cœur; ralentissement qui tient en partie à l'augmentation graduelle de capacité du système artériel à mesure que les troncs se subdivisent. Toutefois, cette ampliation va croissant moins rapidement que l'inspection ne semblerait l'indiquer; car la vue ne juge ainsi que du diamètre qu'il ne faut pas confondre avec le calibre (Béclard). Pour que l'aire des deux iliaques ensemble égale celle de l'aorte, il leur faut à chacune plus des deux tiers de son diamètre.

D. Des capillaires. Ramifiées jusqu'à un diamètre de 0,0044 à 0,0069 de ligne (Müller), les artères se résolvent en un immense réseau que le microscope démontre formé d'innombrables anastomoses; de sorte qu'il peut véritablement être considéré comme constituant un système à part. Nous avons vu, chez les invertébrés, des courants s'établir à travers les interstices des organes, et nous avons dit que, de même, des capillaires se formaient, dans les animaux vertébrés, à travers des fausses membranes ou dans la substance du blastoderme par la seule impulsion, soit communiquée, soit spontanée et due seulement à l'agent vital. On a pu supposer qu'il en était ainsi en général, que les capillaires n'existaient point en tant que vaisseaux, mais seulement comme trajet des courants sanguins; le contraire a été positivement démontré par Windischmann qui, dans les lamelles nerveuses de l'oreille interne, a vu les capillaires subsister après la dissolution du parenchyme.

Mais que ces parois soient comme musculaires et contractiles, ainsi que le pensait Bichat, c'est ce dont il est permis de douter. L'inhérence ou la fusion des filaments nerveux dans leurs tuniques, que nous admettons avec d'autres physiologistes et qui nous avait décidé à leur donner le nom de névrartères, ne prouve point en faveur de cette opinion; elle les doue seulement d'excitabilité et les rend au contraire susceptibles d'*expansion*, de turgescence en cas de surexcitation locale ou générale (inflammation, fièvre, rougeur des passions, gonflement et rougeur produits par la chaleur), de dépression, de constriction quand l'expansion cesse par défaut d'excitation locale ou d'impulsion de la part du cœur (pâleur du frisson, du froid, de la syncope, etc.) De là vient qu'on ne peut les injecter pendant la rigidité cadavérique, qui, comme l'observe Burdach, condense la substance organique en général.

Sans doute, aussi cette structure nerveuse les rend plus aptes à fournir les matériaux des sécrétions, de la nutrition. C'est ainsi qu'ils agissent sur le sang, en séparent les principes, en chassent une partie à travers leurs pores par exosmose (Dutrochet); car ils sont fermés de toute part, et ne peuvent pousser le reste de leur contenu que dans les lymphatiques pour la partie séreuse, dans les veines pour la cruorique. Effectivement, si la première de ces communications est douteuse, quoique les injections la démontrent (Vanck, Mascagni, etc.), la seconde ne l'est pas : on peut manifestement la voir dans les parties transparentes de divers animaux (mésentère des souris, membranes natatoires des grenouilles, queue des poissons, des têtards, branchies des larves de salamandres, etc.), et suivre de l'œil le trajet du sang, depuis les ramifications artérielles jusque dans celles des veines, à travers le réseau des capillaires.

On peut très-bien observer aussi alors, chez les animaux à sang froid, que le sang marche principalement dans ces derniers en vertu de l'impulsion du cœur, puisqu'il y montre les mêmes saccades que dans les artères. Si ces saccades ne sont plus évidentes chez l'homme et les animaux à sang chaud, l'influence du cœur n'en est pas moins réelle, et nous avons vu plus haut comment elle se combine avec la réaction des artères pour produire une progression continue : ce que nous dirons bientôt du mouvement de ce fluide dans les veines, le prouvera mieux encore.

Toutefois, il nous faut rendre raison de quelques particularités qui sembleraient justifier l'indépendance attribuée par beaucoup de physiologistes aux vaisseaux capillaires.

1° On sait, d'après les expériences de Haller, de Spallanzani, qu'un vaisseau capillaire ou même un plus considérable étant piqué dans le mésentère d'une grenouille, un double courant fait affluer le sang vers la piqûre, lors même qu'il n'y a pas une entamure notable. Il y a, dans ce dernier cas, expansion; il y a effusion dans le premier; dans l'un et l'autre, c'est par défaut de résistance que le sang afflue ainsi ; et, par le moyen des arcades anastomotiques, rien n'est plus facile que de concevoir qu'il n'y a rétrogression ni d'un côté ni de l'autre.

2° La fluxion vers une région enflammée tient

aussi à l'expansion, et c'est également à l'immense quantité des anastomoses que tient la possibilité des irrégularités qui se remarquent en pareil cas, et en d'autres dans la vitesse du sang pour différents vaisseaux capillaires : arrêté ou ralenti dans les uns, il passe aisément dans leurs voisins ; et nous avons vu cent fois le courant s'arrêter, recommencer, parfois même rétrograder dans tel petit vaisseau de la queue d'un têtard ou d'un poisson, selon qu'il rencontrait ou non des obstacles à sa marche. C'est de cette façon que nous comprenons les illusions de plusieurs observateurs, qui ont cru que les globules du sang allaient se fixer en nature dans les organes pour les nourrir et les accroître. Quand ils ont cru voir un globule sortir du vaisseau, il ne faisait que passer dans un rameau plus étroit, y ralentir sa marche et s'y arrêter même. Les parois de ces ramuscules étaient inaperçues comme celles de tant d'autres, en raison de leur ténuité excessive et de la manière dont se font de semblables observations (par réfraction). Nous avons si souvent observé ce ralentissement des globules dans les capillaires les plus ténus, que nous serions tenté d'établir que *le sang marche d'autant plus lentement, qu'il traverse des vaisseaux plus étroits.* Cette assertion serait d'accord avec l'observation de Poiseuille, qui soutient qu'aux parois des capillaires adhère une couche de sérosité immobile ; que ce n'est qu'au milieu du vaisseau que le sang marche avec vélocité ; que ses globules se ralentissent et s'arrêtent même s'ils s'approchent trop des parois, ce qui ne saurait manquer d'arriver dans les dernières ramifications.

3° J'ai détaché d'un coup de ciseaux une portion du muscle droit d'une grenouille, et le microscope m'y a fait voir des courants de sang circulant avec lenteur pendant plusieurs minutes. Magendie, qui parle également de ce fait, observe avec raison qu'il ne prouve nullement l'indépendance des capillaires; car ce mouvement faible et lent peut n'être qu'un effet d'élasticité, de constriction par cessation de l'effort expansif, tant de la part des capillaires mêmes que de celle des tissus environnants (1). Nous avions bien constaté qu'il n'y avait là aucune contraction manifeste, et que le sang semblait y marcher comme spontanément. L'action de l'agent vital sur le sang ne peut-elle pas, en lui donnant des qualités comme électriques, le polariser, de manière à lui imprimer dans le système capillaire, de même que dans le corps et les membres des insectes, etc., un mouvement qu'on peut alors appeler spontané? Cette supposition n'est pas sans vraisemblance; mais il ne faut pas en exagérer les conséquences, ni en surcharger la théorie, comme le fait, ce me semble, Burdach, en attribuant sur le mouvement circulatoire du sang une grande influence à la polarité, à l'antagonisme des organes avec le cœur. Ce serait pis encore que de placer cette spontanéité des mouvements du sang dans une sorte de vie individuelle dévolue à chaque globule, ainsi devenu un animalcule véritable. L'analogie du sperme avec le sang n'est pas telle qu'elle autorise ces conjectures, et les

---

(1) Ajoutez-y celle des artères dans un membre séparé du tronc ; j'ai vu alors, au microscope, le sang cheminer lentement dans les capillaires et s'amasser dans les troncs veineux en y serrant ses globules, qui se plaçaient de champ les uns près des autres et finissaient par ne plus laisser entre eux aucun intervalle.

tournoiements que ces globules exécutent quelquefois dans les petits vaisseaux sont tout mécaniques ; on conçoit bien que ceux qui sont ovales tourneront, si un obstacle les arrête, par le bout qui marche en avant, et Poisenille pense qu'il n'est pas nécessaire pour cela qu'ils touchent la paroi du vaisseau, mais seulement qu'ils entrent en partie dans la couche séreuse dont il a été question tout-à-l'heure.

4° Enfin, il est évident qu'on ne peut tirer aucune conclusion favorable à l'activité spéciale des capillaires, de certains effets de la pesanteur ou d'autres impulsions accessoires appliquées au sang qu'ils contiennent ; ils ne prouvent que leur *passiveté*, et s'expliquent par les anastosmoses et le mutuel secours qui en est la conséquence.

Ces effets méritent même de nous arrêter un moment. Ceux de la pesanteur sont bien connus, surtout depuis les remarques de Bourdon : l'enchifrènement de la narine du côté sur lequel on se couche, la rougeur des mains pendantes et leur pâleur quand on les élève, le gonflement de la face, l'embarras de la tête quand on se tient dans une attitude renversée, prouvent assez cette influence de la pesanteur sur le sang des capillaires, et aussi sur celui des veines et des artères. Piorry a expérimenté qu'un animal meurt exsangue si on lui tient la tête inclinée, après avoir ouvert la veine jugulaire ; le sang s'arrête spontanément si l'on tient la tête relevée. On a moins connu l'influence des mouvements oscillatoires et gyratoires sur la circulation capillaire ; il nous paraît pourtant qu'elle est de même nature que celle dont il vient d'être question, c'est toujours une force étrangère imprimée aux molécules du sang et qui en dérange le cours : Darwin l'avait bien reconnu, quand il recommandait la gyration horizontale, tantôt les pieds, tantôt la tête répondant au centre de rotation. La gyration du corps sur son axe et les balancements divers me paraissent causer aussi les désordres connus (vertiges, nausées, vomissements), en dérangeant la circulation cérébrale, qui forme jusqu'à un certain point système à part, ainsi que nous le verrons plus loin : telle est, selon nous, la seule théorie rationnelle du *mal de mer,* des vertiges de la valse; et sans doute, dans les vertiges spontanés, il s'établit dans la circulation de l'encéphale quelque gyration analogue à celle que déterminent les forces extérieures dont il vient d'être parlé.

E. Des veines. Nées d'innombrables radicules au sein du système capillaire, les veines se réunissent en branches successivement plus grosses, jusqu'à constituer deux troncs ouverts dans l'oreillette droite : ce sont les veines caves (*fig.* 379, a, e').

Il est bien connu que la circulation s'y fait avec plus d'uniformité, plus de lenteur et moins de force que dans les artères, et l'opération de la saignée le prouve tous les jours. Hales, ayant adapté son tube à l'une des veines jugulaires d'un chien, vit le sang s'élever à six pouces seulement, tandis que la carotide le poussait presque jusqu'à cinq pieds anglais. La faiblesse et la laxité de leurs tuniques ne permettaient guère de croire à une force de contractilité suffisante, même pour être le moyen principal de cette circulation, toute paresseuse qu'elle est. Les arguments apportés en faveur de l'opinion contraire sont faciles à réfuter, puisqu'ils se tirent surtout de cette idée que le cœur ne saurait agir sur le sang qu'elles renferment. Nous avons vu qu'il agissait, aussi bien que l'élasticité des artères, sur les capillaires; il peut donc encore propager son action jusque dans les veines, par la continuité des colonnes de liquide, toutes divisées qu'elles sont. Ne sait-on pas en effet, que, dans l'opération de la phlébotomie, le sang cesse de couler quand l'artère est comprimée, quoique les veines soient bien loin d'être désemplies; qu'une syncope, qui suspend les mouvements du cœur ou les affaiblit beaucoup, produit le même effet? Aussi les expériences de Magendie (compression de l'aorte, etc.), toutes probantes qu'elles sont, étaient-elles à peu près inutiles. Comprimez, sur le milieu de son trajet, une veine pleine de sang, à l'avant-bras par exemple, elle ne s'efface pas; donc sa contractilité, si elle existe, est bien faible et n'est pas la cause du mouvement progressif du sang dans son intérieur : relevez le membre perpendiculairement, et la veine se vide. Cette influence de la pesanteur, déjà mentionnée ci-dessus, se fait encore remarquer dans la formation des varices, et prouve la faiblesse des tuniques veineuses.

On a prétendu que ces vaisseaux possédaient des fibres charnues : de Blainville n'en a pas trouvé dans les veines de l'éléphant; Sénac n'en a vu que dans les veines caves du bœuf, là où elles ne peuvent donner aucune impulsion à la masse contenue dans le système veineux : c'est là seulement aussi que Haller a constaté l'irritabilité des veines; ailleurs elles sont si peu capables de contraction, quoi qu'en ait dit Verschuir, que le galvanisme n'agit sur elles que pour les dilater (Wedemeyer). Flourens a déclaré que les veines des grenouilles étaient contractiles; j'ai tout récemment observé que cela n'est point réel, du moins pour la veine cave inférieure, qui, si on la comprime aussi loin que possible de son insertion dans l'oreillette, ne se vide pourtant en aucune manière après qu'on a ouvert l'abdomen.

L'impulsion du cœur et des artères est sans doute fort atténuée par les irrégularités des courants capillaires, les expansions ou dilatations qui s'y passent, et par l'amplitude plus grande du système veineux que du système artériel (1); aussi cette impulsion ne manque-t-elle pas d'auxiliaires.

1° Les valvules ou plis semi-lunaires qui garnissent l'intérieur des veines et en ferment la lumière en se redressant du côté opposé au cœur, ne peuvent favoriser l'impulsion dont il vient d'être parlé, ni diminuer pour elle l'influence de la pesanteur ; mais, en empêchant toute rétrocession du sang qui les a dépassées, elles font tourner au profit de l'avancement du sang toute pression latérale, et en coupant la colonne du liquide circulant, elles favorisent toute aspiration du côté des troncs principaux.

2° Les pressions produites par l'exercice musculaire accélèrent si bien la circulation veineuse, que le cœur en est activé lui-même et les poumons surchargés (palpitations, anhélation). En effet, la mar-

---

(1) Si on ne laisse de libre pour le retour du sang d'un membre qu'une seule veine égale en calibre à l'artère, la pression est la même dans l'un et dans l'autre vaisseau (Poiseuille).

che lente du sang dans les veines ne se met habituellement en harmonie avec la marche rapide qu'il suit dans les artères, qu'à la faveur de leur amplitude bien plus considérable, puisque pour une seule artère il y a généralement deux veines satellites, sans compter le surplus des veines superficielles sans artères correspondantes ; donc, si la rapidité augmente dans les veines comprimées par les muscles en action, il est inévitable que le cœur, les artères et les poumons soient surchargés. La pression du sang, mesurée à l'aide de l'hémodynamomètre, est plus forte, selon Poisenille, dans les veines profondes soutenues par les muscles, que dans les veines superficielles. Les parois abdominales concourent de la même manière, d'après le même physiologiste, à faciliter la circulation veineuse ; car les veines mésentériques se gonflent quand l'abdomen est ouvert.

3° Barry a bien démontré, exagéré peut-être les effets de l'inspiration sur le sang veineux, attiré ainsi dans le thorax. L'expiration, au contraire, l'empêche d'y entrer, le refoule peut-être même dans les veines. Ce dernier point semble prouvé par la rougeur de la face, le gonflement du cou dans les efforts, et dans chaque expiration par l'augmentation notable du soulèvement artériel du cerveau mis à découvert (Lamure, Richerand); enfin, par le pouls veineux qui s'observe aussi, dans quelques embarras du poumon, lors de chaque expiration. Ces effets sont d'autant plus marqués que l'inspiration et l'expiration agissent aussi sur les artères: la première y retarde le cours du sang, comme l'a prouvé Poisenille, et comme nous l'avions depuis long-temps démontré, en supprimant totalement les battements du pouls au poignet par un effort violent et soutenu d'inspiration rendue inutile par la clôture de la glotte, c'est-à-dire en faisant le vide dans le thorax. Quant aux effets accélérateurs de l'expiration produite par la pression des gros troncs artériels contenus dans le thorax, Hales les avait notés comme Magendie et Poiseuille : les grands mouvements respiratoires faisaient monter beaucoup plus haut la colonne de sang ou de mercure dans leur tube. Donc, dans le premier cas, moins de sang doit affluer dans les veines, davantage dans le second.

Nous ne comptons point, parmi ces puissances auxiliaires, l'aspiration du ventricule droit (Galien, Vésale, Fantoni, Zugenbuhler, etc.), que nous avons déjà rejetée. Mais de cette nécessité de secours à la cause générale et principale du mouvement, nous pouvons conclure à de fréquents dérangements particls ou momentanés : nous trouvons le remède aux seconds dans la dilatabilité du système veineux, et aux premiers dans ses anastomoses nombreuses; car les veines grandes ou petites forment ensemble une réticulation irrégulière, et même, entre les deux veines caves, il y a une voie d'élimination, une sorte de déversoir constitué par la grande veine azygos. C'est ainsi que s'entretient, dans cette fonction importante, l'harmonie si nécessaire sur laquelle nous avons précédemment appelé l'attention de nos lecteurs.

F. De quelques circulations partielles. Il est des modifications propres à certaines espèces ou genres, et qui, tenant à des circonstances physiologiques, méritent une mention particulière quoique restreintes à une très-petite partie de l'appareil circulatoire.

1° Il est de remarque que la plupart des animaux plongeurs ont la veine cave inférieure très-dilatée, comme les tortues, le cormoran et autres palmipèdes (Cuvier, Meckel); et que, parmi les mammifères également aptes à rester quelque temps sous l'eau, on trouve souvent des dilatations en forme de large sinus à cette veine : exemple, les dauphins, les phoques, les loutres, le castor, la musaraigne musquée; mais ces animaux n'ont nullement le trou de Botal ouvert, comme on l'a dit quelquefois.

2° La lenteur de la circulation dans les veines semble nécessiter des adminicules quelquefois plus puissants que ceux dont nous avons parlé. Marshal Hall a découvert à la queue de l'anguille une double poche contractile, regardée comme une sorte de cœur veineux par Carus, comme un cœur lymphatique par Müller. Nous nous sommes assuré qu'il se rend à l'une des extrémités de cette poche ovale qui nous a semblé unique, une assez grosse artère recourbée, et que la veine sous-rachidienne part de son autre extrémité. Nous avons bien vu le sang marcher, dans la veine, d'arrière en avant suivant les pulsations de la poche membraneuse; nous avons vidé celle-ci sur le porte-objet du microscope, et constaté ainsi qu'elle renfermait du sang bien reconnaissable à ses globules ovales à noyau sphéroïdal.

3° La chimère arctique porte, à l'origine de chaque artère axillaire, une sorte de cœur auxiliaire, un bulbe contractile. Le bulbe pulmonaire est très-faible dans ce poisson (Duverney).

4º Entre les artères axillaires et les crurales, il existe, chez le hérisson, une anastomose dont les usages ne sont pas faciles à déterminer; peut-être se lient-ils à quelque compression de l'un de ces deux troncs, nécessitée par l'enroulement du corps.

5º Aux membres des loris, des paresseux, à la queue des fourmilliers, on voit les artères se diviser en une multitude de ramuscules anastomosés: l'utilité de ces plexus artériels est peu connue, on a supposé que de là dépendait la lenteur des mouvements; mais, chez les paresseux, la lenteur est générale et non restreinte aux membres; et que dire de la queue des fourmilliers!

6º Chez les cétacés, on trouve, sous les côtes, des plexus artériels vastes et lobuleux, communiquant avec les artères vertébrales (Hunter, Breschet): on suppose qu'ils servent de diverticule au sang durant la submersion. Ces plexus se lient à un système caverneux qui occupe aussi la base du crâne et même le rachis, dans la baleine et autres cétacés.

7º Au reste, il y a également une sorte de plexus (*rete mirabile*) à la base du cerveau des mammifères ruminants et solipèdes, de beaucoup d'oiseaux même (Hahn), et ce n'est pas la seule particularité que la circulation offre autour des centres nerveux des mammifères. On connaît leurs sinus veineux comme creusés dans des replis des méninges crâniennes; Willis et Breschet ont fait connaître le système réticulaire des veines rachidiennes; on sait aussi que nulle grosse artère ne pénètre dans l'encéphale, qu'elles rampent et s'atténuent à sa surface avant d'y pénétrer, qu'elles le soulèvent à chaque pulsation du cœur et à chaque stase du sang veineux produite par l'expiration.

Mais c'en est assez sur ces détails qui nous entraîneraient trop loin, si nous voulions surtout entrer dans les mêmes considérations relativement à l'accès du sang dans les principaux organes, tels que le cœur, les reins, les organes génitaux, les poumons. Quant à ces derniers, nous en reparlerons dans le chapitre suivant; ici nous n'ajouterons plus que quelques considérations applicables à la circulation du foie ou plutôt de l'abdomen.

8° La veine porte (*fig.* 382) constitue un système particulier dans cette région, et présente ceci de singulier qu'elle joue le rôle de veines et d'artères, son tronc étant ramifié des deux côtés, c'est-à-dire d'une part dans le foie, d'autre part dans les intestins, l'estomac et la rate chez les mammifères. Elle porte au premier le sang extrait de ces dernières parties, peut-être avec la matière des boissons et autres résultats de l'absorption dans l'intestin, fournit ainsi les matériaux de la bile et un résidu qui, par d'autres veines, les hépatiques, se jette dans la veine cave. Le tronc de la veine porte reçoit de plus une partie des veines des membres inférieurs et du bassin dans les oiseaux ; de ces mêmes parties et souvent des reins chez les reptiles (1) (Jacobson, Nicolaï, Bojanus, Carus, etc.). La veine porte des poissons reçoit le sang rapporté des intestins, et en même temps chez plusieurs, mais non chez tous, celui des organes génitaux (Rathké).

---

(1) Dans la grenouille et les ophidiens, la veine ombilicale conduit aussi au foie le sang des veines vésicales et épigastriques (Jacobson).

Quel est le moteur qui pousse le sang dans cette veine deux fois ramifiée? Evidemment l'impulsion cardiaque a ici une grande valeur, et son action, selon Magendie, s'étend jusque dans les veines sus-hépatiques, dont les rameaux capillaires reçoivent le sang de ceux de la veine porte. La constriction de l'abdomen, l'abaissement du diaphragme y concourent aussi, sans doute; mais de plus il y a des poissons, et ce sont des chondroptérygiens, dont la veine porte, charnue, musculeuse, représente une sorte de cœur abdominal; c'est ce que Duverney a constaté dans plusieurs squales et la lamproie : ce dernier poisson a une veine porte si vaste, d'après Rathké, qu'elle mérite le nom de réservoir; Burdach la compare à la rate.

G. *Du sang.* C'est une humeur essentiellement destinée à nourrir tous les organes, à leur fournir les matériaux de leurs sécrétions, à répandre universellement la chaleur et l'excitation nécessaires à la vie, du moins chez les animaux supérieurs. Dans tous les vertébrés, le sang est une humeur rouge, plus ou moins visqueuse, plus dense que l'eau, d'une saveur salée, d'une odeur fade, et, selon Barruel, variable et caractéristique, non-seulement pour des animaux de diverses espèces, mais encore dans les sexes différents.

Vu au microscope, il montre une grande quantité de corpuscules réguliers (*fig.* 383), égaux et nageant dans une humeur séreuse. Déjà connus de Malpighi, mais décrits avec détail surtout par Lecuwenoeck, on les a généralement désignés sous le nom impropre de globules. En effet, il est bien certain que ces corpuscules sont toujours aplatis, quelles que soient du reste leur forme et leur dimension, et le nom de lenticules leur conviendrait mieux. C'est à tort que Raspail ne veut y voir que des grains irréguliers et inégaux : avec plus de raison peut-être, Home et de Blainville les considèrent comme des molécules homogènes, dont le noyau ne se sépare de l'enveloppe extérieure que quand le sang a cessé de vivre et que sa décomposition commence. Prévost et Dumas, au contraire, croient que l'enveloppe est une sorte de suc coloré en rouge, renfermant un noyau incolore; ce n'est, selon Wagner, qu'une couche gélatiniforme environnant un noyau réel, lequel représente ou constitue peut-être même identiquement le globule sphéroïdal que nous avons décrit dans la lymphe. Pour nous, nous avouerons que cette séparation nous paraît accidentelle, comme le pense de Blainville : quand les lenticules du sang se dissolvent dans l'eau, il reste à la vérité un noyau transparent qui ressemble fort aux globules lymphatiques précédemment décrits; mais en examinant au microscope du sang circulant avec lenteur dans des parties bien transparentes, comme dans la queue d'un jeune têtard de rainette, les corpuscules, vus de champ, se montraient assez uniformément renflés de la circonférence au centre, bien que comprimés et à profil discoïde. Sortis des vaisseaux, restés immobiles et morts dans du mucus qui ne pouvait les dissoudre (1),

(1) Wagner recommande le blanc d'œuf, le sérum même, l'eau salée ou sucrée comme conservant les globules sans les dissoudre. Ils restent entiers dans le sang fouetté et débarrassé de sa fibrine (Müller). Je ne les ai jamais vus plus nettement que dans la sérosité même du sang séparée du caillot ; ils se déforment dans le mucus, et d'ailleurs ils ne peuvent s'y mouvoir de manière à se présenter sur leur tranche.

ils se sont aplatis davantage, et seulement alors ont montré, au centre, un noyau plus saillant que le reste, mais assez variable en grosseur. Ce noyau ne se montrait de même dans le sang des grenouilles et rainettes adultes, que quelque temps après que les lenticules avaient été tirées des vaisseaux, quand elles avaient subi un commencement d'affaissement ou de dissolution; et ces noyaux avaient des dimensions variables, selon qu'on mettait plus ou moins exactement les globules au foyer du microscope. Etaient-ils grands, leur forme était ovale comme le globule même; étaient-ils petits, elle paraissait sphéroïdale; c'était aussi celle qu'ils conservaient après la dissolution de leur pourtour. Il y a plus, pour le sang humain (*fig.* 383, e, f), lors même qu'on croit voir une apparence de noyau, on n'aperçoit aucune éminence correspondante quand la lenticule se place de champ (Wagner), et je me suis même convaincu qu'il y a plutôt dépression que saillie vers le centre de chaque face. De tout cela j'ai cru pouvoir conclure : 1° que chaque lenticule est homogène, mais formée de couches d'autant plus denses qu'elles sont plus centrales, d'où résulte le facile affaissement et la facile dissolution du pourtour, et la résistance du centre qui d'ailleurs finit souvent par se dissoudre même dans l'eau pure, notamment pour le sang de l'homme (1); 2° que les apparences du corpuscule entier sont plutôt des effets d'optique que la traduction d'un état de choses bien réel, et que si le globule central paraît moins coloré que le reste, c'est encore un

---

(1) Burdach, d'après des observations et des réflexions analogues, arrive à peu près à cette même conclusion.

effet de la concentration des rayons lumineux due à la forme lenticulaire, à la demi-transparence du tout. Que ces centres plus denses soient les mêmes que les globules de la lymphe ou du chyle, cela est possible; mais encore faut-il que les derniers, du moins, aient subi une modification chimique avant de s'envelopper de nouvelles couches cruoriques. Quant à ceux de la lymphe, nous les avons trouvés beaucoup plus petits que les noyaux que le sang laisse dans l'eau après la dissolution des couches superficielles de ses lenticules, et l'on en trouve d'ailleurs de tout pareils dans le sérum du sang (Müller, Wagner).

Cette opinion sur la constitution des lenticules facilite singulièrement l'intelligence de leur formation : sans doute ce sont des grumeaux, comme l'ont dit Raspail et de Blainville, mais des grumeaux régularisés par leur frottement réciproque et leur passage à la filière des plus petits vaisseaux. Je ne puis m'empêcher, en ce qui concerne la forme et le mode de formation, de les comparer aux galets des fleuves et des rivages de la mer, et même aux calculs vésicaux de l'homme. Quant à leur grandeur, nous ferons observer qu'elle n'est pas absolument égale pour tous, et ses variations d'animal à animal paraissent être déterminées par le calibre des vaisseaux anastomotiques entre les artères et les veines; les reptiles ont ces capillaires assez grands, comme l'apprend l'inspection d'une queue de têtard, etc., de là les dimensions plus grandes de leurs lenticules. La forme ovale se conçoit d'après leur marche habituelle et leur mode de production; mais pourquoi sont-ils ronds dans les mammifères et non dans les oiseaux? Ce n'est pas la seule partie du problème dont l'explication nous échappe, et nous n'avons voulu que donner au moins sur leur origine quelques probabilités.

Nous venons de voir un premier changement s'opérer dans le passage du sang de l'état vivant à l'état mort, nous en observerons bientôt de plus frappants encore. D'où viennent ces changements qu'on ne saurait prendre, vu leur instantanéité et leur spontanéité, pour des effets de fermentation chimique? Le sang jouit-il réellement d'une sorte de vie? Nous le pensons ainsi, en avertissant qu'il ne faut pas pourtant assimiler cette animation imparfaite, avec la vie dont jouissent les organes les plus parfaits de l'économie animale, encore moins l'attribuer avec Dœllinger et Mayer à une vie individuelle des lenticules (1). La vie du sang tient-elle à la diffusion, dans sa masse, de l'agent vital ou nerveux? Cet agent en est-il même sécrété pour les besoins généraux? question qui ne peut se résoudre que par des conjectures; disons plutôt comment elle se manifeste. C'est surtout par sa fluidité et son expansion dans le corps vivant, expansion considérable surtout chez les animaux à sang chaud (Rosa) (2), parce que la chaleur joint son action raréfiante à celle de l'agent vital, laquelle peut être considérée comme la cause

(1) Donné croyait pouvoir regarder comme un signe certain de la mort l'altération des globules du sang; ils ne survivent pas plus de deux heures, selon lui, à l'individu entier. Mandel a démenti cette assertion; il a trouvé des globules entiers quarante heures encore après la mort, en hiver.

(2) Le sang refroidi dans une artère entre deux ligatures se réduit des deux tiers; mais il faut tenir compte de la transsudation de la sérosité.

première des mouvements spontanés et divergents qu'il exécute accidentellement hors des vaisseaux (Haller, Wedemeyer, Kaltenbrunner, Baumgartner), et dans certaines circonstances où son existence semble précéder celle de ces tubes membraneux (œuf et embryon, fausses membranes, cancer et tissus de nouvelle formation), comme cela a lieu, au reste, dans les courants des animaux où ces vaisseaux n'existent jamais. Cette opinion est à peu près celle de Hunter.

La coagulation du sang tiré du corps peut donc être comparée à une sorte de rigidité cadavérique, qui a lieu pour les animaux à sang froid comme pour ceux à sang chaud ; aussi le sang une fois coagulé ne peut-il plus être considéré comme vivant, et l'on ne saurait voir qu'un effet de condensation, de coagulation chimiquement activée, dans le resserrement que Tourdes assurait avoir obtenu par la galvanisation d'un caillot récent, expérience que Magendie a répétée sans succès. Il y aurait donc inexactitude à certains égards dans la comparaison établie par Hunter après Aristote, entre la coagulation du sang et la contraction musculaire proprement dite, si l'on n'avait quelques exemples de retour du sang à l'état liquide après un commencement de coagulation dans ses vaisseaux. Quelques-unes des expériences de Spallanzani semblent prouver la réalité de ce fait.

Mort et coagulé, le sang ne tarde pas à éprouver quelques changements physico-chimiques, dont le premier est sa séparation en deux parties distinctes, le sérum et le caillot ; mais on est obligé de recourir à des procédés plus complexes pour découvrir les divers principes qui entrent dans sa composition et qu'il nous importe de connaître.

1° L'eau en fait la masse principale comme de presque toutes les humeurs des corps vivants; elle constitue aussi la vapeur qu'exhale le sang encore chaud, entraînant seulement avec elle des effluves légèrement odorants.

2° La fibrine en est un des principes les plus essentiels et les plus abondants. On s'est demandé dans quelle partie du sang elle siégeait spécialement : on l'a placée au centre des lenticules dont elle constituerait le noyau (Home, Prévost et Dumas); opinion qui tombe devant les faits suivants : 1° quand, par le battage, on a séparé la fibrine du sang, ce fluide reste incoagulable et l'on y retrouve ses corpuscules entiers; 2° les globules centraux qui restent après la dissolution partielle des lenticules dans l'eau, ne se dissolvent pas dans l'acide acétique comme la fibrine; 3° si l'on filtre avec soin le sang bien récent de certains animaux à grandes lenticules, la grenouille par exemple, les petits corps restent sur le filtre; le fluide qui s'écoule ne s'en coagule pas moins, et l'on y constate la présence de la fibrine (Müller). La coagulation spontanée de la lymphe et même du chyle, qui contiennent de la fibrine sans renfermer jamais qu'une très-petite quantité de globules aussi rares que menus; la formation d'une couche couenneuse et blanche au-dessus du caillot cruorique dans les sangs chargés de fibrine, et qu'on a reconnue être elle-même entièrement fibrineuse (Lassaigne, Müller), sont encore des faits du même ordre. Ces faits prouvent deux choses : l'une, que la fibrine est en dissolution dans le sérum du sang, comme l'avaient présumé Berzelius, Gruilhuisen, Denis, Burdach, Wagner; l'autre, que la formation du caillot est due à la coagulation spontanée de cette fibrine, car l'albumine dissoute n'est point, comme elle, susceptible de coagulation spontanée (Müller) ni par l'action de l'éther.

Pourrait-on attribuer à des causes purement physiques, cette coagulation dont le siége essentiel vient ainsi d'être chimiquement déterminé? L'attribuera-t-on au refroidissement? ce ne pourrait être du moins pour les animaux à sang froid; à l'évaporation de l'eau du sang? elle est évidemment insuffisante pour cela à la température ordinaire, même chez les animaux à sang chaud; elle est nulle dans les vaisseaux où le sang se coagule pourtant avant que la transsudation ait pu le dépouiller de ses parties les plus liquides. Rapportera-t-on ce phénomène seulement au repos? Nul doute que cette cause n'agisse puissamment sur la solidification de la fibrine, car Spallanzani a vu le sang, déjà figé dans les vaisseaux d'un animal dont la circulation était arrêtée, se liquéfier de nouveau quand le mouvement circulatoire parvenait à se rétablir. Mais il est aussi des faits contradictoires à cette opinion : sans parler du sang resté liquide pendant deux mois dans la tunique vaginale d'un homme et qui se coagula en sortant (Hunter), fait qui prête à bien des doutes, nous dirons que Magendie a trouvé le sang liquide et pourtant coagulable dans la veine jugulaire, trois quarts d'heure après une double ligature qui lui interceptait tout mouvement. Sans rejeter l'influence de toutes ces causes, il faut donc en revenir à l'intervention plus certaine et plus efficace de l'agent vital, également nécessaire à l'entretien de la liquidité dont il vient d'être question, et au rétablissement de la circulation. C'est la même idée que Mayer a appuyée sur une autre observation, savoir : qu'il voyait constamment le sang très-promptement coagulé dans les vaisseaux pulmonaires après la ligature des nerfs pneumo-gastriques.

3° *Matière colorante, zohématine ou hématosine.* Depuis que Menghini a démontré que le fer était contenu dans le sang en quantité très-notable, on a attribué à ce métal la coloration du liquide, et à un degré d'oxidation plus considérable la vivacité de sa rougeur dans les artères, comparée au rouge sombre qu'il a dans les veines. Cependant Vauquelin et Berzélius pensèrent plus tard que cette coloration était due à une matière spéciale, tout en convenant qu'elle contient du fer en assez grande quantité; ce qui peut faire supposer que, toute spéciale qu'elle est, cette matière est réellement colorée par l'oxide métallique (1). C'est principalement aux lenticules du sang, et surtout à leur partie périphérique, qu'elle est inhérente; mais elle est aisément soluble dans l'eau qui, comme nous l'avons vu déjà, réduit à leur noyau ces corpuscules : aussi dans la lymphe et le chyle est-elle entièrement dissoute comme elle l'est dans le sang de certains invertébrés. Si, dans le sang des vertébrés, elle peut rester en grumeaux

---

(1) Burdach pense qu'il y contribue sans en être la seule cause, vu l'intensité de la coloration du sang et la faible proportion du fer ($\frac{1}{1000}$ environ).

lenticulaires, c'est, selon Berzélius, à cause de l'albumine du sérum qui en empêche la dissolution; le blanc d'œuf est effectivement un des véhicules qui conservent le mieux les globules (Wagner). Cette remarque suffirait à elle seule pour faire repousser l'analogie que Lecanu veut établir entre l'hématosine et l'*albumine*.

4° Cette dernière substance est principalement inhérente au sérum, où elle est dissoute comme la fibrine dont on peut la séparer par le battage ou par l'éther; peut-être constitue-t-elle les globules lymphatiques dont il a été déjà plusieurs fois question; c'est elle qui rend ce sérum coagulable par la chaleur, les acides, l'alcool; elle contribue donc beaucoup à la coagulation *chimique* du sang.

5° Des *matières grasses* ont été trouvées dans le sang par Vauquelin, Chevreul, et assimilées à celles du cerveau : d'autres, découvertes par Boudet, sont la séroline, la cholestérine. Seraient-elles attachées au noyau des globules sanguins représentant en partie les globules du chyle? Selon Berzélius, elles seraient du moins unies à l'hématosine, ce qui revient presque au même. Burdach doute de leur existence réelle dans le sang, et soupçonne que la chimie les y fait naître par ses réactifs.

6° *Sels, etc.* Les sels du sang sont à peu près les mêmes que ceux de la lymphe et du chyle, du muriate de soude qui lui donne sa saveur salée (1), de la soude libre qui lui donne son alcalinité, plus

---

(1) Il y en a davantage chez l'homme que chez les autres animaux mammifères; sans doute, dit de Blainville, en raison des assaisonnements qu'il joint à sa nourriture.

quelque peu de sels de chaux (phosphate). Ces sels sont dissous dans le sérum ; on y a aussi trouvé, mais accidentellement, diverses substances comme l'urée après l'ablation des reins (Prévost et Dumas, Segalas et Vauquelin), la matière colorante de la bile (Clarion, Chevreul, Lassaigne) dans le cas d'ictère ; on y a présumé l'existence de substances absorbées en raison de son odeur (alcool, camphre); et d'ailleurs on ne pouvait guère supposer qu'il en fût autrement, toutes les fois qu'un médicament ou un virus, un poison narcotique agissait sur toute l'économie, ou du moins sur un point fort éloigné de celui où l'absorption avait eu lieu. Le fait a été plus patent dans des cas où le médicament a produit son effet ou manifesté sa présence sur le sens du goût, après avoir été injecté dans les veines de l'homme ; c'est ce qui a eu lieu pour l'huile de ricin (Hales), le vin alcoolisé (Delpech).

Indépendamment de ces *différences* tout éventuelles, il en est de constantes sur lesquelles nous jetterons un coup-d'œil rapide.

Sans parler de sa chaleur qui représente celle de tout le corps dans des animaux de différentes classes, ce dont il a été suffisamment question ailleurs, ni de l'odeur dégagée du sang par l'action de l'acide sulfurique et que Barruel dit rappeler celle de la fiente appartenant à l'animal qui l'a fourni, nous dirons un mot seulement de sa quantité relative, de sa consistance et de la forme de ses globules.

De Blainville observe que le sang est peu abondant chez les poissons et les reptiles, bien plus copieux chez les oiseaux, plus encore chez les mammifères (1); il y en a cependant beaucoup dans les poissons à chair rouge, le thon par exemple; il y en a plus dans les animaux sauvages et à chair noire que dans les domestiques à chair blanche : comparez effectivement, sous ce rapport, le lièvre au lapin. Il semble aussi que les animaux aquatiques à sang chaud soient plus sanguins que les autres : comparez le canard au poulet, la foulque à la perdrix; notez la surabondance du sang dans les phoques, les cétacés, peut-être selon l'opinion des anciens, dans l'hippopotame.

Ce fluide est bien plus aqueux, moins concrescible chez les animaux à sang froid que chez ceux à sang chaud : sa consistance est grande dans les oiseaux; sa concrescibilité plus forte chez les carnivores, le chien, etc., sans doute parce qu'il est plus fibrineux dans ceux-ci, plus albumineux dans ceux-là.

Quant à ses globules (lenticules), ils sont, chez les mammifères et l'homme, nombreux, petits et circulaires. Les singes sont ceux qui ont les plus grands, la chèvre a les plus petits (2); ils sont nombreux encore et petits mais ovales dans les oiseaux; assez rares, grands et ovales chez les reptiles et les poissons; ceux du squale squatine ou poisson ange sont les plus grands de tous (Wagner). Au reste ils ne sont pas parfaitement égaux, comme j'ai pu m'en assurer chez des reptiles batraciens où ils sont aussi fort volumineux; Wagner estime le diamètre de

---

(1) Il est bien difficile d'apprécier au juste la quantité absolue ou relative du sang. Burdach l'estime, pour l'homme, à vingt livres, un huitième du poids total.

(2) De $\frac{1}{218}$ à $\frac{1}{283}$ de millimètre, ceux de l'homme de $\frac{1}{150}$ de millimètre, et ceux du callitriche $\frac{1}{120}$. (Prévost et Dumas.)

l'homme à $\frac{1}{500}$ ou $\frac{1}{400}$ de ligne, ceux du squale squatine à $\frac{1}{100}$ ou $\frac{1}{80}$. C'est ce qui a été également reconnu par bien d'autres observateurs et notamment Prévost et Dumas, au mémoire desquels nous renvoyons, aussi bien qu'à la monographie de Wagner, pour les détails qui nous paraissent ici superflus.

Nous en avons dit assez pour faire sentir quelle fut la cause des accidents occasionnés par la *transfusion du sang*, quand on voulut la tenter d'un animal à un autre : indépendamment de la différence de forme et de grandeur des globules, de la plus ou moins grande consistance du liquide, d'autres propriétés encore devaient nuire à l'individu pour lequel il n'était pas destiné. L'arome dont il a été question indique assez que tout n'est pas dans l'aspect et la consistance; le sang des phoques, selon Bang, offre une âcreté telle qu'il enflamme les blessures qu'on se fait en les dépouillant, et celui du pigeon passe pour avoir des qualités fortement stimulantes. Cette opération ne devait donc avoir des succès, comme elle en a eu, que faite entre des individus appartenant à la même espèce, d'homme à homme par exemple.

Toutefois, il faut convenir encore que même le sang n'est pas identique chez des individus différents. Du nègre au blanc il y a au moins une différence de teinte en rapport avec celle de la peau, comme l'avait déjà noté Aristote. D'après les analyses faites par Denis, il est devenu positif que le sang est plus aqueux, plus albumineux chez les enfants, les femmes, les vieillards, les individus lymphatiques, que chez les hommes adultes et sanguins. Dans le fœtus le sang est peu fibrineux (Fourcroy), peu consistant; selon Prévost ses globules seraient du double plus grands que ceux de l'adulte, particularité niée par Wagner. Müller les a vus très-inégaux dans l'embryon du lapin. On sait, d'ailleurs, que le sang du fœtus est partout à peu près identique, partout foncé en couleur, tandis que celui des adultes est fort différent dans les artères et dans les veines, comme il sera dit plus amplement *(Respiration)*. Nous examinerons *(Sécrétions, Nutrition)* la question de l'identité du sang dans toutes les parties du système veineux ou artériel, que Legallois a résolue, peut-être trop absolument, par l'affirmative : déjà nous en avons parlé au sujet des fonctions de la rate et de la sécrétion de la bile dans l'acte de la digestion, et ensuite à l'occasion du système de la veine porte.

Quant aux variations individuelles qui sont accidentelles, déjà plus haut nous en avons donné un aperçu à l'occasion de divers principes qui peuvent se glisser dans la masse du sang : rappelons, en outre, la plasticité du sang, sa viscosité, la grande quantité de fibrine (couenne) et la médiocre quantité d'eau qu'il contient dans les maladies inflammatoires, chez les femmes enceintes; la surabondance d'eau, et la faible proportion de *cruor* que contiennent au contraire les vaisseaux des personnes épuisées par des saignées copieuses et réitérées, ou par d'abondantes hémorrhagies. Nous en avons vu dont le sang, un an après l'accident, était encore séreux et d'une faible couleur de rouille, aussi ces sujets étaient-ils d'une effrayante pâleur ; sans doute il y a quelque chose de pareil dans la chlorose. Il y a diminution de tous ces principes dans l'anémie, maladie assez rare ; il y a surabondance de tous dans la pléthore absolue. Il y a diminution dans la quantité proportionnelle du cruor et de la fibrine, et formation d'un sang fluide et peu coagulable par une alimentation imparfaite ; Tiedemann et Gmelin l'ont observé sur des oies nourries de sucre ou de gomme. L'abstinence diminue à la fois et l'eau et la fibrine chez les chiens, en augmentant la proportion d'albumine et la consistance du sang, si l'on en croit Collard de Martigny. On connaît, d'une manière plus certaine, la couleur foncée et l'incoagulabilité du sang après les maladies rapidement mortelles, profondément adynamiques (fièvres pétéchiales ou pourprées, hémorrhagies passives), après l'action de la foudre, après une excessive fatigue ; et l'on sait que le sang semble propre à produire des affections gangréneuses sur l'animal même, et qu'il est également septique, vénéneux, inoculé sur d'autres (Chaussier, Leuret). Le sang est noir aussi dans la fièvre jaune, selon Stevens. Enfin, on n'a eu que trop d'occasions, dans notre siècle, de constater les altérations causées dans le sang par le choléra-morbus asiatique ; il est généralement dépouillé de son sérum ou du moins d'eau et de sels (Read-Clunny) ; il ne se caille point, mais conserve une consistance pulpeuse qui l'a fait comparer, aussi bien que pour la couleur, à de la gelée de groseille ; la fibrine y est évidemment altérée ; et comme il ne rougit pas ou ne rougit que fort peu à l'air (Rayer), il faut bien admettre aussi que l'hématosine y a subi une altération aussi considérable que dans le sang des animaux surmenés ou morts du typhus, mais probablement d'une autre nature.

CHAPITRE IV.

DE LA RESPIRATION.

Plus peut-être encore que la circulation, la fonction qui va nous occuper ici est d'une importance telle, que sans elle il n'y a point de vie ; ce qui excuse les anciens d'avoir confondu sous un même nom *(spiritus)* le souffle et la vie même. Si le manque d'aliments peut être quelque temps supporté, le manque d'air ne saurait l'être au même degré, surtout chez les animaux à organisation très-complexe et à circulation régulière. La respiration s'enchevêtre tellement chez eux avec la circulation, qu'on a cru quelquefois devoir les décrire ensemble, comme s'il n'en était pas ainsi de toutes les fonctions du corps vivant, comme si la nutrition, les sécrétions ne se trouvaient pas, aussi bien que la respiration, entre les circulations artérielle et veineuse.

La respiration s'opère de bien des manières différentes, et ce, sans rapport suffisant avec les distributions zoologiques des animaux pour que nous puissions méthodiquement procéder, en l'étudiant, comme la circulation, de groupe en groupe. Nos divisions seront établies sur ses divers modes, et ce n'est que par forme d'introduction que nous jetterons un coup-d'œil rapide sur la série des êtres vivants, eu égard à leur manière de s'approprier les principes de l'air atmosphérique.

ARTICLE I.er – Revue des êtres animés quant à leur mode de respiration.

Les plantes ont évidemment besoin, comme les animaux, d'absorber les principes gazeux qui nous environnent, et cela est si réel que certains végétaux, les plantes grasses en particulier, peuvent vivre sous la pierre la plus aride. L'eau en vapeurs entre pour beaucoup, sans doute, dans cette absorption nutritive, mais elle ne suffirait pas à elle seule pour entretenir la vie : il faut aux plantes de l'oxygène et de l'acide carbonique. La nécessité du premier est prouvée par la mort des végétaux dans l'azote ou l'hydrogène, et surtout dans l'acide carbonique pur. Pendant la nuit, les parties vertes absorbent une quantité notable d'oxygène, et exhalent en place un volume égal d'acide carbonique ; durant le jour, au contraire, elles absorbent le carbone de l'acide carbonique contenu dans l'air et en dégagent l'oxygène, en y joignant celui du même gaz que leurs racines ont absorbé en dissolution dans l'humidité du sol, et rendant ainsi à l'atmosphère, dans un temps, ce qu'elles lui ont emprunté dans un autre. Par cela même, ces deux opérations alternatives ont été comparées, mais assez mal-à-propos ce semble, à l'inspiration et à l'expiration des animaux. C'est par les stomates des feuilles, selon A. Brongniart, que cette respiration végétale s'exerce, et c'est dans leur parenchyme, là où les vaisseaux séveux sont en contact avec les cellullosités, que s'opèrent les combinaisons chimiques qui changent la sève en latex. Ce savant s'appuie sur des considérations anatomiques et sur cette expérience que les poisons gazeux flétrissent d'abord le parenchyme des feuilles. Tout en admettant que les feuilles peuvent constituer les poumons ou les branchies de la plante, il faut reconnaître aussi que l'absorption de l'oxygène paraît être plus activement encore exercée par des organes privés de stomates, les diverses parties de la fleur par exemple (de Saussure, Dunal). Durant la germination, il y a aussi une consommation considérable d'oxygène; et souvent, dans l'un et dans l'autre cas (floraison et germination), la combinaison est si active qu'il y a notable élévation dans la température.

Dans le sous-règne des monadaires, on ne peut guère juger de la respiration que par la trémulation moléculaire du liquide qui les environne, et cette opération est évidemment toute de superficie. Des organes spéciaux existent bien dans certains infusoires qui n'appartiennent pas à ce sous-règne, les rotifères par exemple.

Les diphyaires ont sans doute des branchies parmi les appendices floriformes, les cirrhes et filaments dont ils sont fournis, et plusieurs peuvent jouir, en outre, d'une respiration aérienne dans la vésicule qui leur a fait donner le nom d'hydrostatiques.

Parmi les radiaires ou actiniaires, quelques-uns, comme les beroées, ont des branchies extérieures d'une forme toute particulière. Ehrenberg en admet dubitativement dans les méduses (corps bruns pédonculés (1)), à certaines desquelles peuvent du moins en tenir lieu les franges, les laciniures de leurs

---

(1) Ce sont des ovaires pour Milne Edwards ; Ehrenberg même les regarde aussi comme nerveux et portant des yeux.

bords, aussi bien que les surfaces de leur ombrelle. La peau ou ses appendices servent aussi à la respiration des échinodermes ; mais, en outre, on leur reconnaît, d'une manière ou d'une autre, une respiration intérieure à la faveur de l'eau qu'ils introduisent dans certaines cavités vasculiformes ou non.

On ne connaît, au contraire, aux elminthes ou téniaires, d'autres organes respiratoires que leur surface extérieure.

Parmi les articulés ou astacaires il y a de grandes variations, suivant les classes, les ordres et même les genres. En effet, nous voyons dans les annélides, ici des branchies extérieures lamelleuses, digitées, arbusculées, filiformes, cristées ; ici des cavités et des sacs intérieurs ; ailleurs, enfin, la peau pour tout appareil de respiration. Les myriapodes et les insectes, de même qu'une partie des arachnides, ont des trachées, c'est-à-dire des vaisseaux aérifères distribués dans tout le corps ; mais que de variétés dans leur origine ! les unes puisant perpétuellement et librement dans l'air où vit l'animal ; les autres ne recevant que momentanément cet air à la surface des eaux que l'insecte habite à l'état parfait ou de larve seulement ; d'autres encore séparant de l'eau l'air qui y est tenu en dissolution. Un grand nombre d'arachnides possède au contraire des assemblages de lamelles, sortes de branchies aériennes qui absorbent directement le fluide atmosphérique, et n'en permettent le transport dans le reste du corps qu'en combinaison avec le sang. C'est aussi ce qui arrive aux branchies aquatiques des crustacés, dont quelques-uns seulement vivent dans l'air comme les araignées, et respirent comme elles (cloportes). Quant aux cirrhipèdes, des appendices particuliers paraissent aussi constituer, chez eux, des branchies comparables à celles de certains mollusques.

De ceux-ci, la plupart vivent dans l'eau et respirent par des branchies protégées, enfermées plus ou moins exactement : quelques-uns seulement sont terrestres et reçoivent l'air dans une vaste cavité pulmonaire *(helix);* il en est plusieurs aussi dont les branchies sont extérieures (ptéropodes, doris, etc.).

Deux grandes sections se partagent les vertébrés quant à leur manière de respirer : les poissons qui n'ont que des branchies; les reptiles, les oiseaux, les mammifères qui ont tous des poumons, même ceux qui vivent habituellement dans l'eau, même ceux qui, comme les batraciens pérennibranches, ont aussi des branchies. Au reste, les poissons eux-mêmes pourraient être supposés dans un cas semblable, en raison de leur vessie natatoire.

ARTICLE II. — De la respiration par les téguments extérieurs.

Souvent accessoire et seulement auxiliaire de la respiration pulmonaire, la cutanée devient essentielle en certains animaux, et ne permet plus alors les doutes qu'elle pourrait laisser dans le premier cas. Il faut ici, comme pour la respiration par des organes spéciaux, étudier séparément ce qui se passe dans deux genres de circonstances bien différentes, savoir : quand la peau est mise en contact avec l'air dissous et caché dans l'eau, et quand au contraire elle est baignée par ce fluide à l'état élastique, gazeux, libre, comme on l'appelle indifféremment.

§ 1.er *Dans l'eau.*

Si l'on observe au microscope les branchies d'une larve de salamandre vivante ou d'une moule, organes évidemment respiratoires; si l'on examine sous l'eau, à un très-fort grossissement, une portion de la membrane interne du poumon ou même du gosier d'un batracien, comme nous l'avons fait avec succès sur les indications de Raspail et de Purkinje, on est frappé du spectacle singulier qu'offre leur surface : d'une part, c'est une trémulation, une sorte de bouillonnement sans dégagement de gaz dans la couche d'eau qui revêt cette surface; et d'autre part, c'est un courant comme circulaire dont cette surface est la tangente, dénoté par le mouvement des corpuscules suspendus dans l'eau, et qui sont attirés d'un côté, repoussés de l'autre, avec une vitesse d'autant plus grande qu'ils sont moins éloignés de l'organe vivant. On a souvent attribué ces trémulations et ces courants à l'agitation de l'eau par des roues tournantes, car elles suivent souvent une marche circulaire (1), ou bien par des plis serpentins (Dutrochet), et plus ordinairement encore par des cils ou poils dont on croirait, en effet, hérissées les surfaces dont il s'agit ici. Cette apparence de cils est sans doute le plus souvent illusoire, et due à des variations perpétuelles de la densité du fluide tremblottant, ainsi que l'a déclaré Raspail ; ses expé-

---

(1) Dans les tentacules des eschares, surtout chez les rotifères, les ondulations vibratoires montent sur un bord et descendent sur l'autre (Milne Edwards)

riences sur de pareils effets d'optique produits par l'aspiration de l'eau dans des tubes capillaires, jettent un grand jour sur la théorie de la respiration aquatique; mais il ne serait pas impossible que, dans certains cas, il existât de pareils appendices propres à exciter de tels mouvements. Telle est encore l'opinion d'Ehrenberg, et Milne Edwards assure que, du moins pour les tentacules des flustres et des cellulaires, qui en activité semblent bordés de perles mouvantes, les cils dont ils sont bordés en réalité se montrent parfois roides et immobiles.

Quoi qu'il en soit, on ne peut douter que ces mouvements n'aient pour but ou pour cause une absorption de principes vivifiants sous l'influence de forces attractives et répulsives, vitales sans doute, mais bien voisines de celles que développent d'autres agents impondérables(1). Or, de pareilles trémulations, de semblables cils et des courants du même genre environnent beaucoup d'animalcules infusoires; on les voit autour des gemmules mouvants ou œufs des éponges (Grant); on les observe, selon Ehrenberg, à la surface extérieure des épines chez les oursins et sur les filaments des astéries, dans lesquels on voit aussi circuler des globules sanguins. Ce sont là évidemment des respirations cutanées plus ou moins générales. Nous avons parfaitement observé les mêmes phénomènes au bord antérieur et un peu aux bords latéraux des planaires, et dans certaines espèces ces portions nous ont paru garnies de fossettes ou de petites ouvertures, et un vaisseau

(1) Hales, qui les a observés autour des branchies des moules, les attribue à l'électricité.

marginal régnait dans toute la longueur du contour où ce frémissement se laissait apercevoir, comme pour recueillir les produits de l'absorption. La même chose assurément se passe aux bords de ces larges branchies extérieures que déploient, au nombre de deux ou de quatre, en forme de lobes ou de roues, les rotifères, les brachions, etc. Des vaisseaux considérables rampent dans ces feuillets exsertiles et rétractiles à la volonté de l'animal, et qui deviennent locomoteurs dans leur plus haut degré d'activité. Ce dernier effet n'a rien d'étonnant, vu la grande étendue des surfaces aspirantes et la force d'aspiration qui agit autant sur l'animal que sur le liquide ambiant : déjà, dans les monadaires, on trouve une foule d'êtres qui n'ont peut-être pas d'autre moyen de translation, et l'on ne saurait douter de sa puissance quand on voit une parcelle détachée du corps d'une planaire sans désorganisation toutefois, ou bien un lambeau récemment arraché d'une branchie vivante, voyager dans l'eau, y tournoyer, en cédant eux-mêmes aux courants dont il a été question plus haut.

Nous avons dit que la respiration cutanée pouvait aider à la respiration pulmonaire ou branchiale ; elle peut la suppléer dans certaines circonstances, et cela même dans l'eau. Les naïdes semblent n'avoir d'autre respiration que celle qui se fait par leur peau, et surtout par celle de la partie postérieure qui est pourvue d'un réseau vasculaire très-développé et qu'elles agitent dans l'eau pure, tandis que le reste du corps est enfoncé dans la vase. Mais, chez les hirudinées, ce même balancement ondulatoire, destiné à mettre la peau en rapport avec une eau incessamment renouvelée, ne constitue qu'une respiration secondaire ou accessoire : toutefois, le développement du réseau cutané, qui s'épanouit alors, prouve assez l'importance de cette opération auxiliaire. Humboldt et Provençal, tenant dans des vases bien séparés le corps et la tête d'une tanche, ont reconnu qu'il y avait absorption d'air dans l'eau qui environnait le corps et n'avait aucun rapport avec les branchies. W. Edwards a expérimenté sur des grenouilles, qu'à une époque où une faible respiration leur suffit, quand la température est au-dessous de $+10°$ par exemple, elles peuvent vivre plusieurs mois sous l'eau suffisamment renouvelée, l'eau courante surtout ; tandis qu'elles meurent promptement si cette eau est stagnante et en quantité peu considérable, et dans un espace de temps moitié plus court si cette eau a été bouillie et par conséquent en partie purgée d'air. On sait effectivement que l'eau commune tient en dissolution une certaine quantité d'air atmosphérique composé même de moins d'azote et de plus d'oxygène que celui que nous respirons ; de 0,30 à 0,31, suivant Humboldt et Provençal. D'après les mêmes savants, cet air plus oxygéné, estimé en volume à $+10°$, représenterait dans l'eau de la Seine un peu moins d'un trente-sixième du véhicule dans lequel il est dissous, proportion comme on voit assez forte. Il y a donc tout lieu de croire que c'est cet air dissous qu'absorbe la peau, et nous pouvons dire par anticipation, avec Sylvestre et les observateurs que nous venons de citer, la même chose des branchies.

Ce n'est pas seulement l'oxygène de cet air qui est inhalé, car l'azote étant beaucoup moins soluble et ne se dissolvant bien qu'à la faveur de son union avec l'oxygène, se dégagerait au moins en grande partie, ce qu'on n'a vu dans aucune expérience faite sur les animaux aquatiques; c'est l'air tout entier (1) et *tout dissous*. Il n'y a régénération à l'état gazeux que dans certains cas (branchies trachéales) qui sont bien faits pour porter la conviction la plus complète dans l'esprit, relativement à la réalité de cette absorption ; mais, dans beaucoup d'autres cas, il y a au contraire une opération de moins que lors de l'absorption à l'air libre, puisqu'il faut que celui-ci se dissolve dans le sang. Ici l'opération préliminaire est faite, mais seulement la dissolution doit se *concentrer* davantage là où sont attirés, par l'attraction ci-dessus mentionnée, les principes vivifiants dont le sang a besoin, tandis que l'eau qui s'en dépouille est repoussée ; et de cet entrecroisement des filets d'eau marchant en sens inverse, et de densité différente en raison de la concentration susdite, résultent les courants et les réfractions avec apparence de filaments, de cils, dont il a été parlé.

On a pu croire qu'il y avait, dans cette respiration aquatique par la peau ou par des branchies, autre chose que nous ne venons de le dire ; Lacépède et d'autres croient que l'eau est décomposée et que l'oxygène seul est absorbé. Mais que devient alors l'hydrogène ? Pourquoi ne le voit-on pas se dégager

---

(1) Humboldt et Provençal ont prouvé qu'il y a absorption d'azote dans la respiration des poissons.

en bulles? Voici quelques expériences que nous avons faites sur ce point, et qui, bien qu'exécutées sur des animaux à branchies, seront ici mieux à leur place, en complétant cette étude de la respiration aquatique quant à sa théorie. J'ai vu, comme Audouin, que des larves ou nymphes de libellules et d'æshnes qui respirent par des branchies intérieures, et d'agrions qui respirent par des lames branchiales extérieures, ont vécu plusieurs heures dans de l'eau qui avait subi l'ébullition : celle d'une libellule surtout, qui séjourne ordinairement dans la vase, vivait encore après dix-huit heures ; celles d'agrion vertes et grises survécurent plus de six heures : mais il faut noter que, tout en les retenant au-dessous de la surface, on n'avait pris aucune précaution pour empêcher l'eau de communiquer avec l'air ambiant dont elles pouvaient absorber une certaine quantité. Ce qui semble justifier cette pensée concordante aux remarques de Humboldt et Provençal, c'est que les agrions retenus au fond du vase sous un verre de montre n'ont vécu que quatre heures, tandis que ceux qui ont pu nager au voisinage de la couche la plus superficielle avaient conservé toute leur agilité au bout de huit heures. Certes, on a bien ici la preuve que l'eau n'a pas été décomposée ; car, sous ce rapport, il n'aurait dû exister aucune différence entre les uns et les autres de ces insectes. On pourrait cependant s'étonner encore de la longueur de la vie dans les circonstances les plus défavorables ; mais il faut l'attribuer : 1º à la faible quantité d'air dont ces animaux ont besoin pour vivre ; 2º à la difficulté avec laquelle on en dépouille l'eau même par l'ébullition (1); 3° à la présence d'une certaine quantité d'air dans les trachées : elles en sont effectivement remplies dans ceux de ces insectes qu'on dissèque avant toute expérience, et se montrent en partie vidées, les gros troncs affaissés, dans ceux qui ont subi l'asphyxie.

Pour vérifier plus complétement ces suspicions, j'ai enfermé dans des tubes bien fermés et sans la moindre bulle d'air, mais contenant de l'eau non bouillie, des larves ou nymphes de libellule vivant habituellement dans l'eau limpide, et d'æshne. Cette eau représentait seulement dix à douze fois le volume de l'animal. La vie s'y est prolongée de deux à douze heures; preuve positive qu'il suffit à ces animaux d'une bien faible quantité d'air, mais non que l'eau est décomposée et l'oxygène seul absorbé, car il n'y a pas eu la moindre diminution de l'eau, ni le moindre dégagement de gaz hydrogène ou de tout autre fluide aériforme. La vie se prolongeait indéfiniment quand le tube restait débouché; l'eau absorbant autant d'air qu'elle en perdait.

Mais, d'ailleurs, Sylvestre a constaté chimiquement, qu'en effet l'eau dans laquelle ont vécu des poissons contient moins d'air que l'eau commune. Humboldt et Provençal l'ont également reconnu.

§ II. *Dans l'air.*

S'il est prouvé que la respiration cutanée s'exécute même au sein des eaux qui ne tiennent en dissolution

---

(1) Remarque de Humboldt et Provençal : aussi Spallanzani a-t-il pu conserver vivants pendant dix-huit heures des poissons plongés dans de l'eau bouillie contenue dans un matras renversé, tandis que les observateurs précédemment cités ne les ont guère vu résister plus d'une à deux heures dans de l'eau distillée, soigneusement soustraite au contact de l'air atmosphérique.

qu'une quantité médiocre d'air atmosphérique, avec combien plus d'énergie ne doit-elle pas s'opérer au milieu de ce gaz lui-même? C'est pourquoi, lorsque l'eau n'est pas suffisamment renouvelée, ou quand la chaleur rend nécessaire une plus grande consommation d'oxygène (W. Edwards), on voit un certain nombre d'animaux aquatiques chercher au-dehors un supplément, soit par leurs poumons, soit par la peau même : ainsi les poissons, dans les beaux jours d'été, s'élancent fréquemment dans l'air; les batraciens se tiennent à la surface des eaux toujours plus aérée que le fond, et finissent, quand le temps des amours est passé, par sortir de leurs marécages pour se cacher entre les herbes des rives ou sous les pierres des lieux humides; les sangsues, et notamment les hæmopis, serpentent comme les anguilles au milieu des prés humides (1); les hydrachnes viennent le long des bords s'exposer en partie à l'air. On pourrait donc raisonnablement supposer que la peau est d'un grand secours aussi aux animaux terrestres; mais on l'a prouvé d'une manière plus positive encore. Spallanzani, introduisant dans des vases fermés des serpents, des oiseaux, des quadrupèdes dont la tête seule était dehors, s'assura qu'ils consommaient ainsi beaucoup d'oxygène et le remplaçaient par de l'acide carbonique. En plongeant dans des vases clos les reptiles auxquels il avait enlevé les poumons, Spallanzani obtint ce

---

. (1) Une espèce de sangsue vit communément dans les bois du Chili (Gay). Thomas a observé que les sangsues ont vicié l'air superposé à l'eau qu'elles habitaient et au-dessus de laquelle elles élevaient fréquemment le tiers ou la moitié du corps ; cet air, devenu impropre à la combustion et troublant l'eau de chaux, avait diminué aussi de quantité. Ces annélides, plongées dans l'hydrogène sulfuré, ont péri en cinq à six minutes.

résultat remarquable (peut-être un peu exagéré) : que « la destruction de l'oxygène par ces organes est bien petite, en comparaison de celle qui s'opère par la surface extérieure de leur corps. » Il est vrai que plusieurs de ses expériences sont suspectes, et peuvent faire penser qu'il a confondu des effets de fermentation avec ceux de la respiration, puisqu'il a obtenu des résultats à peu près pareils avec des substances mortes et des animaux vivants : aussi les expériences et les observations de W. Edwards sont-elles plus concluantes. Des grenouilles dont le cou était serré par une étroite ligature, ou dont les poumons avaient été enlevés, ont vécu de vingt à quarante jours sur du sable humide, dans une chambre à + 12° de température : plongées dans l'eau, elles ont péri en trois jours de temps. Les rainettes, moins aquatiques que les grenouilles, ne peuvent même vivre dans l'eau, quoique respirant librement par les poumons ; elles périssent en trois ou quatre jours si on les empêche de mettre leur peau en contact avec l'air atmosphérique, surtout quand la température est un peu élevée.

L'homme n'a point une peau aussi molle, aussi humide, un épiderme aussi mince ; il ne peut donc, non plus que la majeure partie des mammifères, oxygéner directement son sang dans le tissu de ses téguments ; il peut du moins absorber de l'oxygène par le moyen des vaisseaux lymphatiques reconnus dans l'épaisseur de l'épiderme par Mascagni, Breschet, et il peut exhaler de l'acide carbonique. Ce dernier fait est démontré par la présence de l'acide en question dans la transpiration cutanée, qui est elle-même essentiellement constituée par une eau chargée de matière animale comme la transpiration pulmonaire (Jurine, Seguin).

ARTICLE III. — De la respiration exécutée par des organes spéciaux.

§ 1.er *Dans l'eau.*

Nous venons de voir que c'est par l'air qu'elle contient que l'eau peut servir à l'entretien de la vie chez les animaux qui l'habitent; et en effet, si les autres principes qu'elle peut tenir en dissolution ou en suspension influent sur la préférence que lui donnent telles ou telles espèces, c'est plutôt en raison des ressources alimentaires qu'elles y trouvent, ou bien eu égard à l'impression tactile qu'elle détermine sur la peau. C'est ainsi que les eaux corrompues, pourvu qu'elles soient exposées à l'air libre, sont peuplées de myriades d'infusoires, de larves d'insectes à deux ailes; que les eaux salées sont remplies d'une immense multitude de zoophytes, de radiaires, de mollusques, d'annélides, de crustacés, de poissons dont quelques-uns seulement recherchent à des époques déterminées, celle de la reproduction, les eaux douces ou plutôt les eaux moins agitées, moins profondes et plus aérées des rivières, par un instinct singulier dont la cause finale paraît être la conservation plus facile des individus naissants, le même qui détermine les poissons des lacs à frayer dans les ruisseaux peu profonds qui s'y jettent. Parmi les organes spéciaux qui mettent surtout à profit le contact de cette eau toujours vivifiante, la plupart la dépouillent immédiatement de son oxygène et de son azote, ce sont les branchies ; certains semblent destinés à la répandre plus ou moins universellement dans le corps, à la mettre en contact avec les tissus intérieurs qui lui prennent ses principes vivifiants, comme ils empruntent au sang les principes nutritifs. Ils ont par conséquent une grande analogie avec les trachées des insectes dont nous parlerons plus loin, et méritent ainsi le nom sous lequel nous allons en faire l'étude.

A. Les *trachées aquifères* ont été ainsi nommées par Lamarck dans les radiaires échinodermes, et notamment les astéries, qui paraissent effectivement posséder des pores tubuleux propres à permettre l'introduction de l'eau du dehors au dedans, et qui, selon delle Chiaje, la porteraient même dans le système circulatoire.

Quoi qu'il en soit de ce fait, il paraît certain du moins que, dans les éponges, l'eau circule en tous sens à travers les canaux tortueux dont elles sont perforées : Grant a observé les courants qu'elle suit pour y entrer et pour en sortir, pénétrant par les pores nombreux et étroits de toute la superficie, et sortant par les ouvertures les plus larges.

Chez les polypes, d'après les observations de Milne Edwards, l'eau paraît pénétrer et circuler dans l'intérieur du corps ; on la voit former des courants alternativement ascendants et descendants, mais irréguliers, dans la tige fistuleuse des sertulaires et des campanulaires ; c'est à travers la bouche et le sac gastrique qu'elle y arrive, et c'est de même par la bouche et le fond de l'estomac qu'elle se répand dans la tige et jusque dans les tentacules des alcyonides du même naturaliste. De Blainville dit que « le corps des pennatules est traversé par un grand nombre de canaux lacuneux, et que ceux-ci communiquent largement avec l'extérieur par des orifices distincts, situés à l'extrémité de la partie commune de la pennatule. » Aux actinies on trouve aussi des cavités cloisonnées, communiquant néanmoins ensemble, occupant toute l'étendue des parois du corps et celle des bras ou tentacules qui paraissent même perforés à leur extrémité pour l'absorption de cette eau. Là donc tous les tissus paraissent s'imprégner de l'eau marine qui baigne aussi l'extérieur.

Dans les méduses, les rhizostomes par exemple, il y a aussi, du moins, de larges cavités communiquant au-dehors et recevant l'eau ambiante ; mais c'est ici déjà un contact intérieur fort restreint, et qui peut être comparé à ce qui a lieu chez les squales, les raies, les lamproies et même, dit-on, le saumon, qui ont au voisinage de l'anus des ouvertures par lesquelles l'eau pénètre dans la cavité du péritoine et baigne tous les viscères : peut-être pourrait-on joindre à ces exemples celui des tortues et des crocodiles, chez lesquels la cavité péritonéale communique avec l'extérieur par une voie assez étroite, assez tortueuse, il est vrai, à travers la verge chez le mâle (Cuvier), et le clitoris chez la femelle (J s Geoffroy-S t-Hilaire et Martin-S t-Ange). Que l'on y joigne encore, à l'exemple de delle Chiaje, les sinus qui environnent l'œil et l'origine des bras chez les seiches, et la communication de leur cavité abdominale avec le dehors, et l'on n'aura guère là que des contacts partiels et qui rappellent les cavités branchiales dont nous nous occuperons ci-après. L'identité deviendrait réelle, si l'on voulait placer ici la circulation de l'eau dans la grande cavité imparfaitement cloisonnée du corps des lombrics.

Selon l'observateur que nous venons de citer, l'appareil aquifère acquerrait surtout chez les mollusques, et plus spécialement chez les gastéropodes(1), son plus haut degré de développement; il ferait véritablement circuler l'élément aqueux dans toute l'économie, et donnerait à ces animaux la possibilité de conserver la vie pendant plusieurs jours hors de l'eau (2). Voici, au reste, ses propres paroles : « L'eau marine, dit-il, s'introduit dans l'abdomen, en gonfle les parois, opère un certain jeu sur les viscères qu'il renferme et en particulier sur l'estomac, le foie, l'ovaire et l'oviducte, soutient la turgescence du membre génital, comme le fait, dans notre espèce, le sang qui distend les corps caverneux, favorisant ainsi l'exercice de chacun de ces organes. De là, par certains aqueducs, elle passe dans la substance du pied, en raréfie la texture musculaire et fasciculée, force le sang à parcourir les canaux auxquels elle fournit l'oxygène, et aide ces animaux à se maintenir au sein des eaux ou à leur surface en vivifiant leur économie tout entière. »

B. Les *branchies* sont des productions d'une mem-

---

(1) Baër a trouvé les canaux aquifères chez les bivalves, où Poli les avait déjà indiqués

(2) Nous avons conservé cinq à six jours vivant un grand triton enfermé dans sa coquille, et pendant un laps de temps non moins long peut-être, d'autres gastéropodes operculés. On sait que les huîtres vivent assez long-temps à l'air, mais elles se tiennent closes ; et rien ne prouve que, dans tous ces exemples, il y ait un rôle spécial à accorder à l'eau du système en question, plutôt qu'à celle qu'enferme la coquille et en particulier la cavité branchiale.

brane cutanée ou muqueuse, contenant beaucoup de vaisseaux propres à absorber l'air auquel l'eau sert de véhicule, mais de deux façons bien différentes : les unes absorbent la dissolution même et la combinent directement avec le sang que leurs vaisseaux renferment ; les autres réduisent à l'état gazeux l'air qu'elles prennent à l'eau, et ce sont des trachées aérifères qui en constituent les nervures arborisées.

a. Parmi les *branchies vasculaires* proprement dites, c'est-à-dire *à vaisseaux sanguins*, il en est beaucoup qui sont cachées dans une cavité plus ou moins reculée, ouverte largement au-dehors, mais aussi quelquefois à fort étroite embouchure. Parfois même cette cavité n'est autre que la grande cavité splanchnique, et cet état se rapproche singulièrement alors de celui que nous avons mentionné ci-dessus à l'occasion des trachées aquifères.

Il est des branchies qui ont aussi avec ces trachées un autre trait de ressemblance, c'est qu'elles sont creuses et admettent l'eau dans leur intérieur ; tel est l'arbre double des holothuries, dont les deux orifices s'ouvrent dans le cloaque, qui lui-même reçoit l'eau qu'on voit projetée vivement au-dehors quand l'animal se contracte ; à l'état normal les aspirations se répètent trois fois par minute, du moins dans l'holothurie tubuleuse (Tiedemann). Du même genre sont les sacs branchiaux des hirudinées (1), des lombrics et des myxines. Les sangsues ont de

---

(1) Thomas et Moquin-Tandon croient que les sacs des hirudinées sont aériens. Ni pendant la vie ni après la mort nous n'avons jamais pu y découvrir la moindre parcelle d'air ; et ces deux savants remarquent d'ailleurs que les sangsues peuvent vivre au moins huit jours dans un bocal plein d'eau et hermétiquement bouché, et seulement deux heures dans l'huile.

sept à dix paires de sacs membraneux communiquant au-dehors par un pore contractile : de nombreux capillaires sanguins en tapissent les parois et communiquent, d'une part avec le réseau cutané général, d'autre part avec de gros troncs en forme d'anse, à parois fort épaisses et fort contractiles, véritables cœurs pulmonaires dont les systoles et diastoles se voient parfaitement dans les espèces à sang rouge et à corps diaphane *(nephelis vulgaris)*; de sorte qu'il y a une petite circulation spéciale pour chaque branchie. Les lombrics ont une paire de pores à chaque anneau, et chaque pore communique avec une sorte de boudin à parois minces et vasculeuses, que l'eau remplit quand l'animal séjourne dans un lieu humide. Home nous en a donné une figure très-exacte, et une description succincte mais vraie. La myxine glutineuse a six paires de poches contenant des saillies branchiformes et recevant l'eau par une sorte de trachée en communication avec la bouche. Les rapports de ces branchies vésiculeuses avec le système circulatoire sont, chez ce poisson, les mêmes que chez tous les autres. Les lombrics ont, en outre, des branchies membraneuses, sortes d'épiploons garnis de vaisseaux nombreux et qui flottent dans la cavité commune du corps : il y en a une paire à chaque anneau, et elle s'accolle à la vésicule allongée dont nous parlions tout-à-l'heure. L'eau qui les baigne pénètre jusqu'à eux par un pore dorsal, impair, très-visible sur le milieu de chaque anneau, et bien connu dès le temps même de Willis : c'est par là aussi qu'on la voit sortir quand on tient l'animal entre les doigts. Sans doute, il y a quelque chose de semblable chez les naïdes ; car, au microscope, on voit une eau chargée de globules irréguliers circuler irrégulièrement dans le corps en franchissant les cloisons incomplètes qui séparent les anneaux. On voit, à l'œil nu, la même chose à travers la peau du *lumbricus teres*. Voilà des branchies bien cachées ; aussi n'étaient-elles guère connues pour telles, bien que Morren les ait figurées, mais les croyant vésiculeuses.

Celles des oursins sont aussi cachées sous leur têt, le long de chaque ambulacre et en forme de feuille pinnée (Monro). L'eau leur est transmise, selon Cuvier et Lamarck, à travers d'innombrables tubes qui traversent les pores du têt ; Carus réduit à cinq paires le nombre des ouvertures branchiales et les place au pourtour de la bouche.

Les biphores ont, dans la longueur de leur cavité centrale, un organe plissé qu'on s'accorde à regarder comme une branchie : les ascidies ont, après la bouche, une grande cavité garnie de plis branchiaux ; elle communique avec l'œsophage (Cuvier), mais elle a de plus encore une autre ouverture garnie d'une valvule pour rejeter l'eau au-dehors (Carus).

Chez les aphrodites, des lames sub-écailleuses et un duvet feutré recouvrent des branchies multiples et en forme de crêtes.

Celles des mollusques bivalves sont protégées et cachées par le manteau et mieux encore par la coquille ; ce sont de larges lames membraneuses ou feuillets parallèles comme ceux d'un livre ; l'eau en parcourt la surface, entrant par la fente du manteau et sortant par le tube anal dans les moules (Carus).

Il en résulte, dans les anodontes, un courant qui agite l'eau jusqu'à cinq ou six pouces de distance (de Quatrefages). Quelquefois il y a un tube respiratoire distinct comme dans les pholades; il y en a un incomplet, formé par un enroulement du manteau et qui sert à l'entrée et à la sortie de l'eau, chez beaucoup de mollusques gastéropodes, les *murex* par exemple; d'autres fois, c'est un trou de la coquille comme dans les fissurelles, ou une fente comme dans les émarginales; plus souvent encore c'est un espace libre entre la tête et le manteau qui sert à ce passage, et c'est ce qui a lieu en particulier dans tous les céphalopodes; mais toujours alors les branchies sont cachées profondément (1) dans une cavité à parois contractiles, qui peut chasser l'eau assez vivement pour servir à la locomotion du mollusque. Ces branchies sont en général pectinées, c'est-à-dire formées de plis parallèles, disposés en peigne, perpendiculairement à la longueur d'un pli plus grand : deux grands vaisseaux, un afférent, un efférent, parcourent ce dernier, et leurs branches se répandent et s'anastomosent dans les plis secondaires pour mettre le sang en contact avec l'eau aérée. Il y en a souvent une seule, plus souvent deux et même quatre (nautile). Les céphalopodes ont de plus, sur le trajet de leurs grandes veines intérieures, des corps spongieux qu'on peut, avec delle Chiaje et Duverney, regarder comme branchiaux, puisque l'eau marine arrive jusqu'à eux par des ouvertures

(1) Celles de l'*hydatina scuta* seraient bien plus intérieures encore, si on voulait, avec Ehrenberg, adopter pour telles des organes formés de trois lamelles qui s'agitent d'un mouvement régulier, et que Carus dit avoir vus avec ce savant et habile micrographe.

qui, de la cavité branchiale proprement dite, pénètrent dans l'abdomen. Cuvier ne l'ignorait pas, et conservait cependant beaucoup d'incertitude relativement à l'usage de ces productions singulières qu'on peut rapprocher des branchies en forme de houppes.

Ces houppes vasculaires, qui semblent constituer la forme la plus simple possible des branchies, sont à la vérité composées d'artères et de veines accolées comme dans le placenta du fœtus des mammifères : on en trouve de telles dans le têtard des batraciens anoures, dans les poissons nommés par Cuvier *lophobranches* (diodons, syngnathes, etc.); elles sont aussi molles et sinon pénicillées du moins membraneuses, chez les lamproies, les raies et les squales. Dans tous ces animaux, les branchies sont bien cachées; elles reçoivent l'eau par le gosier, et la rejettent par une seule (lophobranches), ou par cinq (squales et raies (1)), ou sept (lamproies) ouvertures de chaque côté, quelquefois même d'un côté seulement (têtard) et toujours fort étroites.

Ces cavités presque closes se rapprochent, plus que les branchies ordinaires, du poumon des animaux aériens. Au reste, lors même que la forme est la plus différente, les fonctions sont, au fond, si bien les mêmes, que le poumon peut, jusqu'à un certain point, soutirer l'air dissous dans l'eau, comme le prouve la trémulation que, chez les batraciens, on voit au microscope à la surface de la muqueuse immergée (Raspail), et que les branchies

---

(1) De plus, ces animaux ont un double évent communiquant avec la cavité branchiale; il y en a un impair dans les poissons cyclostomes.

peuvent respirer l'air en nature (1) tant qu'elles ne sont pas desséchées. On transporte au loin les sangsues dans des tonnes, où leur humidité s'entretient par leur contact réciproque ; on les conserve aussi bien dans la glaise humide que dans l'eau. Si la peau était ici supposée suppléer à la respiration branchiale, on ne saurait guère du moins faire la même supposition quant aux carpes, qu'on nourrit en plein air dans des caves humides, ou qu'on transporte dans la mousse imbibée d'eau. Rondelet avait déjà observé que le dessèchement des branchies était la cause de la mort des poissons exposés à l'air : il attribue à l'étroitesse de l'ouverture des ouïes la possibilité qu'a le dactyloptère, sorte de poisson volant, de vivre quelque temps hors des eaux. Cette vérité a été bien généralement reconnue ; mais Flourens a observé de plus, avec beaucoup de raison, que le premier effet de l'exposition à l'air sec est l'affaissement des lamelles branchiales l'une sur l'autre, et leur accollement qui empêche l'air de se mettre en contact avec leur surface : aussi est-ce à l'ampleur de la cavité branchiale et à la possibilité de sa complète clôture qu'on attribue la résistance des chaboisseaux, des gobies, à l'émersion pendant un temps assez considérable. Pour les chironectes et surtout les anguilles, c'est à l'étroitesse de l'ouverture branchiale, qui leur permet de conserver l'eau plus long-temps, qu'on attribue leur sortie spontanée hors de leur élément naturel, surtout la nuit et dans les temps humides : le premier peut, dit-on, vivre

---

(1) Rondelet assure même que la lamproie a besoin de respirer l'air extérieur par son évent, et qu'elle se noie si on la tient quelque temps sous l'eau.

deux à trois jours à sec. L'ophicéphale, qui se glisse bien loin de l'eau dans les herbes, doit cette aptitude à une autre circonstance, à la spongiosité et à l'ampleur de ses os pharyngiens, qui, comme chez tous les poissons à pharyngiens labyrinthiformes (Cuvier), peuvent retenir beaucoup de liquide et ne le laisser tomber que goutte à goutte sur les branchies : c'est, grâce à cette disposition, que l'*anabas scandens* peut ramper à quelque distance sur la terre sèche, y rester plusieurs jours, et même grimper sur les arbres en s'aidant de ses nageoires épineuses.

Chez les poissons à squelette osseux et chez l'esturgeon, on trouve, comme en quelques mollusques (vivipare, crépidule), des branchies plus véritablement pectiniformes que celles auxquelles on a donné ce nom; en effet, elles sont composées de lamelles cartilagineuses très-minces, allongées, pointues, en partie soudées à leurs voisines, et attachées par leur base sur des arceaux propres à les mouvoir. Quand ces arceaux portent leur convexité en dehors, ils s'écartent comme les côtes de notre poitrine, et alors même ils redressent leurs lamelles branchiales et les séparent, les hérissent pour ainsi dire : entre ces innombrables feuillets, l'eau avalée par la bouche se tamise en minces courants qui se dépouillent, en passant, de leurs principes aériens ; le rapprochement des arceaux amène celui des lamelles, et en même temps le resserrement des ouïes chasse cette eau par les fentes branchiales. La bouche étant fermée alors, il ne lui reste pas d'autre issue. Elle s'ouvre, au contraire, largement pour lui permettre d'entrer, et c'est l'écartement des ouïes et surtout de la membrane branchiostège ou jugulaire, soutenue par ses rayons osseux, qui en détermine l'ingurgitation. Les opercules qui battent sur les os de l'épaule servent aussi à cette dilatation de la cavité gutturale, en s'écartant par leur partie inférieure seulement, de manière à laisser fermer la fente branchiale; une bascule en sens inverse ouvre cette fente tout en resserrant la même cavité. Sur la longueur de chaque lamelle des branchies règnent un rameau *afférent* parti de l'artère branchiale inférieure, née elle-même du tronc auquel le cœur donne le sang, et un rameau *efférent* qui se jette dans un vaisseau branchial supérieur, division de l'aorte dorsale. Entre ces deux rameaux, des ramuscules d'une excessive ténuité établissent un réseau anastomotique, dont les parois délicates mettent le sang presque immédiatement en contact avec l'eau et les principes vivifiants qui y sont dissous.

Les crustacés décapodes peuvent, pour la plupart, aussi vivre quelque temps hors de l'eau, parce que leurs branchies sont à couvert sous la carapace; aussi conserve-t-on vivants pendant plusieurs jours les écrevisses, les crabes communs *(cancer mœnas)* au moyen d'un peu d'humidité, et Audouin et Edwards ont-ils pu conserver de même, sans autre précaution, des homards et divers grands crustacés. Dans ces circonstances, on voit bouillonner au voisinage de bouche l'eau qui reste dans la cavité branchiale, et l'on entend le clapotement qui résulte de son agitation avec l'air qui pénètre certainement jusqu'aux branchies. Il y a même des espèces de crustacés qui vivent habituellement à l'air *(birgus)* mais dans des terriers humides, et qui ne sortent volontiers que la nuit ; ils n'ont cependant que des branchies, mais avec quelques corps spongieux, ou bien une cavité, une sorte d'auge propre à conserver l'eau (Audouin et M. Edwards) ; car il paraît que c'est à tort que Geoffroy St.-Hilaire regardait comme une poche pulmonaire, la membrane qui revêt leur cavité branchiale et double au loin leur têt.

Les branchies dont il est ici question sont toujours nombreuses ; le plus souvent formées d'un assemblage de folioles empilées entre les deux feuillets de chacune desquelles le sang s'épanche, selon Cuvier et Milne Edwards, puisque l'insufflation des vaisseaux branchiaux les gonfle instantanément ; quelques macroures (écrevisse, etc.) seulement ont des branchies hérissées de touffes ou pinceaux de filaments vasculaires. Entre la carapace et le sternum (rachis selon nous) est un espace qui les loge et qui reçoit l'eau par les intervalles étroits que laissent entre eux le bord de cette carapace et les insertions des pieds ambulatoires, et cette eau est chassée par un hiatus plus considérable placé vers les côtés de la bouche. Selon Cuvier, ce sont de larges appendices foliacés, parcheminés (1), qui, recouvrant les branchies et attachés à la base des pieds-mâchoires, comprimeraient celles-ci pour en exprimer l'eau, mouvement dont leur mollesse les rend assurément très-incapables ; aussi Audouin et Edwards donnent-ils une autre théorie : c'est une valvule, expansion de la deuxième mâchoire, qui tourne sur son axe dans l'entrée du canal, et, par ses rotations, ouvre

(1) C'est ce que Milne Edwards appelle *appendices flabelliformes*.

et ferme alternativement le passage. Nous voyons bien cette valvule et nous n'en voulons pas nier le mécanisme, mais il nous semble difficile de concevoir que ces mouvements déterminent un courant dans la cavité branchiale. Nous avons examiné avec soin ce qui se passait chez les salicoques, crustacés marins d'une grande transparence à l'état de vie, et nous avons acquis facilement la certitude que ce courant est déterminé par l'agitation du *fouet* ou *flagre*, ou palpe *flagelliforme* de Fabricius, de Latreille, etc. (1), des trois pieds-mâchoires dont on avait jusqu'ici laissé en doute les usages. Ces flagres, logés dans la partie la plus avancée du canal, sont perpétuellement en mouvement d'avant en arrière ; ils sont ciliés et très-propres à imprimer à l'eau un courant postéro-antérieur. C'est le même mécanisme, mais à l'aide des fausses pattes abdominales, qui fait circuler l'eau le long du ventre de la crevette des ruisseaux, comme chacun peut le constater aisément ; c'est un mécanisme semblable qui s'opère sous la carapace pour la respiration de la plupart des entomostracés, dont les branchies attachées aux pattes sont parfois lamelleuses (cypris, daphnies), plus souvent filamenteuses (cyclopes, etc.)

Il n'y a qu'un pas de cette disposition à celle dans laquelle les branchies sont libres et extérieures ; le genre thysanopode de Milne Edwards, qui appartient aux macroures, les a déjà en panaches flottants et attachés à la base des pieds thoraciques ; dans les squilles, les panaches filamenteux sont situés sous l'abdomen, entre des écailles mobiles attachées aux

(1) C'est ce que Edwards appelle simplement pulpe.

fausses pattes; leurs filaments contiennent sans doute une artère et une veine, dans lesquelles le sang se charge par endosmose de l'air contenu dans l'eau, surtout quand la natation s'exécute. Il en est de même des crustacés, amphipodes et lémodipodes de Latreille, dont les pattes portent des appendices vésiculeux, qu'Edwards pense être une modification du fouet, en donnant à ce mot une acception qui ici le rapprocherait, non du flagre, mais de la branchie des décapodes. C'est surtout dans les apus et les branchipes que les branchies sont bien visibles, bien extérieures, de telle façon même que leurs productions foliacées, attachées aux pattes, servent de rames natatoires. Il paraît qu'il en est de même de ces côtes ciliées, peut-être lamelleuses, qui circonscrivent les principaux compartiments des béroés, servant à la fois, par l'agitation de leurs cils, à la natation et à l'oxygénation du sang que ceux-ci reçoivent des vaisseaux qui règnent le long de leur série. De même, les annélides marines ont souvent des branchies foliacées (phyllodoce, syllis) ou rameuses (eunices), attachées aux pieds natatoires et ambulatoires; quelquefois elles sont en arbuscules (arénicoles), en bourgeons (lombrinères), en longs filaments (cirrhatules (1), toujours disséminées sur la majeure partie de la longueur du corps; mais quelquefois aussi rassemblées en faisceaux pénicillés vers la tête (serpules, amphitrites, etc.): il y en a de pareils à l'extrémité postérieure de la naïde digitée et de l'équisétine (espèce nouvelle). On voit

---

(1) Ces filaments sont très-contractiles; il en est de même des branchies des arénicoles et des térébelles, qui font les fonctions de cœur pulmonaire en même temps que de poumons.

aussi des branchies en houppe sur les côtés du cou de la dentale, genre de mollusque voisin des gastéropodes (Deshaies); elles sont en forme de panache autour de la bouche chez plusieurs ascidiens, rangés autrefois parmi les polypes, les flustres et eschares (Milne Edwards), la plumatelle, l'alcyonelle, dont les tentacules en panache laissent voir au microscope le bouillonnement qui atteste leurs fonctions respiratoires (Raspail), et qui les a fait croire ciliés par plusieurs observateurs (Backer, Grant, Lamarck, Schœffer, Vaucher), tout uns et tout unis qu'ils sont, du moins dans les deux derniers genres que nous venons de nommer. On pourrait, avec de Blainville, porter le même jugement des tentacules rameux des holothuries. Les branchies sont encore extérieures dans les mollusques ptéropodes, locomotrices, et en forme de nageoire chez les hyales, les clios, de même que chez le placobranche de Van Hasselt et même les rotifères, infusoires à organisation très-complexe; elles sont pectinées ou palmées et fixes dans le pneumoderme; elles ressemblent à une guirlande de feuilles imbriquées, abritée par les flancs dans les pleurobranches, les patelles, les oscabrions; plus dégagées encore et placées sur le dos, conformées en lanières ou en ailerons chez les eolides, les scyllées; elles sont rassemblées latéralement en plusieurs faisceaux locomoteurs dans les glaucus, autour de l'anus dans les doris, disséminées en panaches alternes sur le dos des théthys, groupées en un seul panache ou rameau chargé de feuilles, en partie seulement caché par les replis du manteau chez les aplysies, la bursatelle, le notarchus; leurs peignes sont plus nombreux et partiellement cachés aussi, parfois même par une coquille, chez les firoles et carinaires qu'on avait à tort rapprochés des ptéropodes, prenant leur nageoire pour une branchie (1). Souvent, au reste, on est exposé à de pareilles erreurs ou à des doutes de ce genre ; rien de plus facile que de prendre pour des organes respiratoires les franges et les festons cutanés qui ornent le pourtour des haliotides, et cependant on leur trouve, comme à tous les mollusques pectinibranches, deux branchies bien reconnaissables pour telles, dans une cavité communiquant avec l'extérieur.

Dans toutes les branchies extérieures comme intérieures, le sang, avons-nous dit, se met en contact médiat avec l'air dissous. Si la chose n'est admise que conjecturalement pour beaucoup de cas, il en est où la vue peut reconnaître une partie de ces faits. Les branchies flottantes et en panaches des larves de salamandre laissent voir les globules du sang marcher en sens inverse dans les artères et les veines ; le passage des unes aux autres est même visible à l'œil à nu ; et la trépidation du liquide à la surface de ces organes, les courants d'afflux et de rejet qui font tourner à leur voisinage les corps légers suspendus dans l'eau, annoncent assez de leur part une action physique et chimique sur celle-ci. Toutefois, il faut en convenir, on ne voit pas les globules sanguins changer de forme ou de dimension durant leur trajet dans les branchies. Qu'en faut-il

---

(1) Dans l'atlante de Perou, qui appartient au même groupe, les branchies sont mieux protégées en raison de la grandeur de la coquille ; elles forment une douzaine de lames en forme de palettes (Rang).

conclure ? Faut-il croire à la nullité de toute action ? Non, sans doute ; et nous en tirons, au contraire, cette importante conséquence, que *l'aération du sang influe sur la composition beaucoup plus que sur la constitution apparente.* Les globules en éprouvent l'effet comme la partie liquide, puisqu'ils sont le siége principal de la matière colorante, et qu'ils rougissent dans l'acte de la respiration. A cette conséquence tirée des faits, nous ajoutons cette assertion déjà émise, savoir, que *l'air contenu dans l'eau est absorbé à l'état liquide dans les branchies à vaisseaux sanguins et incorporé au sang sans changer d'état.* Il en est tout différemment dans les cas dont nous parlerons ci-après. Finissons auparavant ce qui concerne les branchies sanguines et sans doute les branchies en général, en remarquant, avec Humboldt et Provençal, qu'une bien petite quantité d'oxygène suffit à la respiration des animaux qui en sont pourvus ; toutefois, nous craignons que, dans leurs expériences, ils n'aient pas tenu assez compte, 1° des quantités d'air que les poissons peuvent directement avaler à la surface de l'eau, ou tenir en provision dans leur vessie natatoire, et 2° du renouvellement de l'air dissous à mesure qu'il est consommé par les branchies. Sans doute, la petite quantité proportionnelle du sang qu'ils possèdent, circonstance dont nous avons fait mention précédemment, explique un moindre besoin d'oxygénation ; mais l'altération de l'air gazeux qui surmontait l'eau où vivaient des poissons dans des expériences dont il sera question plus loin, prouve assez que nos doutes ne sont pas dépourvus de fondement.

b. Branchies trachéales. Celles-ci ne s'observent que chez un petit nombre d'animaux, insectes ou arachnides. Il nous paraît effectivement qu'il faut leur assimiler la peau des hydrachnes ou mites aquatiques, sous laquelle on voit immédiatement étendue une couche serrée de trachées filamenteuses, argentines ou nacrées, parce qu'elles sont remplies d'air qui semble devoir y pénétrer par endosmose, en se revivifiant, pour ainsi dire, à l'état gazeux. Il est bien vrai qu'elles naissent principalement de deux stigmates situés vers les flancs et que recouvrent des plaques percées en écumoire; mais il paraît difficile de croire que des plaques semblables suffisent à l'absorption de l'oxygène et de l'azote si nécessaire à ces petits êtres, qu'on les voit se mettre à la surface et quelquefois tout-à-fait hors du liquide, au risque de périr desséchés, si ce liquide n'est pas suffisamment renouvelé. On voit bien chez certaines espèces (eylaïs, extendeur) quelques stigmates, mais ponctiformes et plus insuffisants encore. Ce qu'il y a de sûr, c'est que non-seulement ces petits animaux cherchent ainsi l'eau aérée, mais qu'ils l'agitent encore avec leurs pattes de derrière pour déterminer autour de leur corps des courants analogues à ceux dont il a été tant de fois question jusqu'ici. Peut-être les choses se passent-elles de même chez les nymphons dont les organes respiratoires sont inconnus; mais sans aborder ce problème, sur la solution duquel nous n'aurions aucune donnée, passons à des objets plus certains et plus évidents. On trouve des branchies trachéales extérieures, et en forme d'ailerons ou de nageoires et quelquefois de panaches, sur les côtés de l'abdomen, dans les larves aquatiques des éphémères ; on en trouve trois en forme de feuille à l'extrémité postérieure du corps chez celles d'agrion. Dans les lames cornéo-membraneuses, que l'animal agite fréquemment même quand il se tient en repos, on voit des nervures formées par des trachées remplies d'air qui n'y peut entrer que par des pores insensibles, car les subdivisions les plus ténues de ces trachées sont anastomosées ensemble en réseau non interrompu. La révivification de l'air s'opère sans doute en même temps que l'endosmose ou pénétration dans les trachées : il y a donc là une force d'attraction plus puissante encore que dans les branchies vasculaires, puisque, indépendamment de l'appel qu'elle fait à l'eau aérée, elle doit encore surmonter la résistance de l'affinité, assez faible il est vrai, qui retient ce gaz en dissolution dans le liquide. Cette pénétration est en quelque sorte plus immédiate encore chez des larves qui ne se servent point de leurs organes respiratoires comme d'organes locomoteurs : celles des friganes, logées dans des tubes diversement fabriqués ; leur dos est chargé d'arbuscules trachéaux libres et flottants. Certaines nymphes de tipules portent, sur les côtés du thorax et à l'extrémité du corps, des panaches qu'elles agitent sans cesse dans des eaux peu profondes et qui sont évidemment de même nature que les précédents ; c'est-à-dire, des rameaux de trachées flottantes (Réaumur, *tom.* v, *pl.* 5), quelquefois aussi des lames à réseau trachéal (*pl.* 6), logées dans des cocons incomplets et en forme de nasse. Je pense aussi que c'est là le véritable usage des deux panaches qui se voient à la queue des larves d'hydrophile qui respirent aussi l'air en nature. Du moins on voit un gros tube à leur milieu ; et comme ils se flétrissent quand la larve a acquis un grand développement, on peut croire qu'ils servent surtout à la respiration du très-jeune âge.

Les branchies sont intérieures dans les larves d'æshnes et de libellules ; elles sont logées dans une dilatation du rectum (1), où l'eau pénètre par des mouvements très-visibles d'abaissement dans la paroi inférieure de l'abdomen qui est ainsi dilaté ; en même temps trois valves triangulaires et pointues s'écartent pour ouvrir largement l'anus. Nous avons déjà dit ailleurs que l'eau introduite peut ensuite être éjaculée avec tant de force, que l'animal en est vivement projeté en avant. Voilà donc des mouvements tout semblables à ceux qui servent à la respiration de l'air dans les animaux supérieurs. Quant aux branchies mêmes, c'est-à-dire aux organes qui empruntent à cette eau aspirée ses molécules aériennes, elles sont disposées chez les libellules sous forme de six palmes, à deux rangs de feuilles chacune, régulières et d'un coup-d'œil fort agréable ; examinées au microscope, ces feuilles ou lamelles se montrent pourvues d'une grande quantité de trachées ramifiées à l'extrême, et dont les derniers filaments se recourbent en anses anastomotiques ; aucune trachée, par conséquent, ne se termine par une extrémité tronquée, par un orifice béant. Un moment j'ai cru que cette disposition existait pour les æshnes ; les palmes sont formées non de feuilles,

(1) C'est le contraire de ce qu'on voit dans les ascidies.

mais de houppes consistant en un assemblage de cylindres terminés par un léger renflement, sur lequel le microscope montre des pointes courtes, divergentes et qui paraissent perforées comme autant d'ajutages conoïdes sur une pomme d'arrosoir. Mais je reconnus bientôt que ce n'était là qu'un étui renfermant un faisceau de ramuscules trachéaux, tous repliés en anse et anastomosés vers leurs extrémités. Ainsi, nulle part des bouches absorbantes ; partout des pores invisibles, même au microscope, pour l'absorption de ces molécules de gaz qui reprennent ici leur forme élastique pour s'éteindre de nouveau en se mêlant au sang, après avoir circulé dans tout le corps, comme dans les autres insectes dont nous allons maintenant nous occuper. En effet, de ces branchies partent deux gros troncs trachéaux, sortes de réservoirs (Cuvier), qui communiquent par de nombreuses et larges anastomoses, avec deux autres troncs plus étroits qui règnent dans toute la longueur du corps, et se distribuent comme chez les insectes aériens.

§ II. *De la respiration exécutée par des organes spéciaux dans l'air libre.*

Nous établirons trois formes d'organes spéciaux respirant l'air en nature : les trachées, les branchies aériennes ou poumons lamelleux, et les poumons proprement dits ou poumons vésiculeux.

A. Trachées. Par cette expression on désigne des canaux qui, partis d'un orifice en communication avec l'air intérieur, portent cet air dans toutes les parties intérieures du corps où elles se divisent et se subdivisent à l'infini, comme le font dans d'autres animaux les vaisseaux sanguins ; les trachées n'existent que chez les insectes, les myriapodes et un certain nombre d'arachnides. On nomme *stigmates* les orifices qui servent de point de départ ou de bouche aérifère, et on leur a donné le nom de trémaère (Marcel de Serres), quand ils sont grands, complexes et pourvus de valvules, comme ceux du métathorax ou du premier anneau de l'abdomen de divers insectes parfaits qui ont des ailes mues par des muscles puissants. Le plus ordinairement les stigmates se ferment par le seul rapprochement de leurs lèvres ; il en est qui sont couverts d'une plaque percée comme une écumoire, et cela a lieu surtout quand l'animal est exposé à se plonger dans des matières liquides ; d'autres sont ciliés de manière à empêcher dans les trachées l'introduction des corps étrangers, pulvérulents ou autres. Il n'y en a souvent qu'une paire dans les arachnides (faucheurs, ixodes), dans les larves aquatiques ; mais quelquefois aussi chaque anneau de l'abdomen et du thorax en possède une, à l'exception des deux articles terminaux, non compris la tête qui n'a jamais non plus de stigmate. De ces orifices partent tantôt des troncs volumineux anastomosés ensemble en formant une double chaîne dans toute la longueur de l'animal (trachées pulmonaires de Marcel de Serres), et de ces troncs partent ensuite des branches rameuses distribuées de tout côté (trachées artérielles du même) ; tantôt ce sont des faisceaux de tubes très-fins (trachées tubulaires de Strauss), des filaments en écheveaux subdivisés par simple partage de région en région et d'organe en organe. Ces dernières ne se voient que dans certaines arachnides; les premières, qui sont celles des insectes et des faucheurs, sont essentiellement formées d'une bandelette cartilagineuse roulée en hélice entre deux membranes, comme les trachées des plantes; toutes sont resplendissantes en raison de l'air qu'elles renferment, le plus souvent blanches et parfois brunâtres ou violacées. Les insectes légers, ceux qui traversent fréquemment les airs, ont annexées à ces canaux une multitude de vésicules membraneuses qui se remplissent d'air, et font de l'intérieur du corps un tout fort léger et comparable à une mousse d'eau chargée de savon (papillons, coléoptères, orthoptères, etc.). Les vessies ne se trouvent que dans l'insecte parfait et commencent seulement à se former dans la nymphe (Meckel). Quelques-unes sont plus grandes que les autres; il en est même dont les parois semblent comme musculaires, telles les deux grandes qui occupent la majeure partie de l'abdomen chez les mouches, et que Réaumur, qui les a parfaitement décrites, compare à des poumons. Il en est enfin qui sont tomenteuses à l'intérieur, hérissées d'une foule de villosités trachéales, sortes de réservoirs où l'air semble devoir subir quelque élaboration spéciale: telles sont celles que L. Dufour a signalées dans le thorax des nèpes. La contraction, la dilatation alternative des stigmates ne suffiraient point à l'introduction de l'air dans les cavités des trachées et de leurs vésicules; aussi existe-t-il généralement des mouvements inspiratoires et expiratoires chez les insectes; peu réguliers et même peu sensibles sur les larves, les chenilles, ils le sont beaucoup sur la plupart des insectes parfaits. C'est à l'abdomen (thoracogastre, *nobis*) surtout qu'ils sont perceptibles; on voit la paroi supérieure et l'inférieure s'écarter par mouvements plus ou moins réguliers, plus ou moins précipités, chez les mouches, les hélophiles ; on voit, chez les hyménoptères, cet abdomen s'allonger et se raccourcir alternativement ; chez les orthoptères surtout (sauterelles, etc.), on voit ces mouvements s'exécuter avec force, et Marcel de Serres a fort judicieusement fait remarquer de quelle utilité sont à cet effet des saillies intérieures cornées, costiformes, véritables côtes qui occupent surtout la paroi inférieure de cette cavité. Ce n'est donc pas seulement pour faciliter l'ampliation du ventre farci d'œufs ou d'aliments, que les arceaux supérieurs et inférieurs, mobiles les uns sur les autres, forment deux systèmes séparés par une portion de peau souple et molle, c'est aussi pour servir aux mouvements respiratoires. Ces mouvements, on les croirait nuls chez les coléoptères dont les élytres dures et le plastron écailleux semblent encaisser le ventre dans une cuirasse inflexible ; mais qu'on enlève les élytres et les ailes, et les mouvements précipités de la paroi supérieure et molle de cet abdomen frapperont les yeux de l'observateur le plus inattentif ; on en a compté 25 par minute chez le lucane ou cerf-volant, 20 seulement sur le sphinx du tithymale, 50 à 55 sur la locuste verte (Sorg). Donc le mécanisme de la respiration, chez les insectes, diffère peu de celui que nous trouverons chez les animaux vertébrés, et, comme pour eux, ces mouvements s'accélèrent dans certaines circonstances, après l'exercice du vol par exemple. Ils semblent aussi augmenter auparavant, et volontairement chez les insectes lourds, le hanneton qui semble insuffler tout son corps pour le rendre spécifiquement plus léger; alors, en effet, non-seulement les élytres s'écartent, mais le corselet, la tête même éprouvent des mouvements d'expansion et de rétraction alternatives.

Un fait qui prouve avec quelle promptitude l'air est renouvelé dans le système des trachées, c'est l'asphyxie qu'on fait aisément subir aux insectes en les exposant à la vapeur de l'éther, du soufre, du tabac, en les environnant des émanations de diverses huiles essentielles, de la térébenthine en particulier. Toutefois, de même que chez tous les animaux à sang froid, la respiration est ici moins prochainement nécessaire que dans ceux à sang chaud, il y a dans ces promptes asphyxies empoisonnement, et par suite mort irrévocable; au contraire, car l'asphyxie par simple suffocation est lente (1), et permet de rappeler l'animal à la vie après une mort apparente fort longue, j'ai vu des mouches se ranimer au soleil après une submersion de plusieurs heures; le meloé proscarabée revivre par l'exposition à l'air après un jour d'immobilité complète au fond de l'eau; des chenilles laissées sous l'eau pendant dix-huit jours par Lyonnet ont pu également revivre, et un de nos concitoyens (Touchy) assure avoir rendu à l'existence des mouches qui avaient longuement voyagé au fond d'une bouteille de vin de Chypre ou

---

(1) Nous avons constaté maintes fois qu'on a beaucoup exagéré la promptitude et l'énergie des effets dus à l'application de l'huile sur les stigmates. L'essence de térébenthine agit au contraire avec une extrême célérité, mais comme poison.

de Madère. Des nyctelia conservés dans le tafia par Lacordaire ont repris la vie, étant exposés à l'air après onze jours de séjour dans ce liquide. Swammerdam tint plongé durant vingt-quatre heures dans l'alcool, puis plusieurs jours dans l'eau, puis deux jours dans le vinaigre, sans pouvoir les faire périr, les larves de stratiome qu'il voulait disséquer. Il semble donc que, de même qu'aux poissons, une quantité médiocre d'air leur suffise; mais il faut remarquer qu'au moment où l'on prive les insectes de l'air extérieur, tout leur corps en est imprégné et peut y puiser long-temps encore des matériaux vivificateurs. Les expériences de Spallanzani ont prouvé que cela n'était réel que dans certains états de torpeur, celui de chrysalide par exemple; hors ce temps l'absorption d'oxygène est si considérable, que Spallanzani lui-même y trouve un sujet de surprise : « Vous serez étonné, dit-il, quand je vous dirai qu'une larve du poids de quelques grains s'approprie presque autant d'oxygène dans le même temps, qu'un amphibie mille fois plus volumineux qu'elle. » Aussi nous paraît-il difficile de croire aux faits que rapportent quelques personnes dignes de foi, mais toujours sur des récits étrangers. Des larves de pyrale ont été vomies, dit-on, et déjà plusieurs étaient transformées en chrysalide ; on nous a fait voir deux fois des larves de cossus rendues, disait-on, par le vomissement; mais quoique les premières se rapprochent des chenilles qui vivent de graisse, quoique les secondes appartiennent à un ordre de larves mineuses et ordinairement cachées, il nous paraît prudent de rester encore en doute sur la possibilité pour elles d'un séjour aussi peu conforme à leurs besoins. Des larves de diptères (œstres) peuvent vivre ainsi sans doute, mais nous allons voir dans un instant qu'elles ont à cet effet une conformation toute particulière, et encore ces sortes de parasites choisissent-ils pour la plupart une région, un organe où l'air ne leur manque pas, les sinus du nez, le gosier. Léon Dufour a remarqué que les larves d'oryptères tiennent leurs stigmates postérieurs dans l'une des grosses trachées du pentatome gris, et nous-même avons trouvé, dans le corps de la mygale maçonne, une larve de diptère fixée aussi par son extrémité postérieure dans l'un des poumons lamelleux de cette arachnide. D'après une nouvelle observation de Léon Dufour, une larve trouvée dans l'*andrena aterrima* grefferait même ses organes respiratoires sur ceux de sa victime, de manière que les trachées du parasite seraient en continuité de substance avec celles de l'hyménoptère et sembleraient en être la continuation : ce fait extraordinaire mérite d'être examiné de plus près. C'est effectivement le moment de passer ici en revue quelques particularités relatives au mode de respiration des insectes.

Parlons d'abord de ceux qui vivent dans un milieu liquide ou pulpeux qui ne saurait livrer passage à l'air libre. Ceux dont la respiration diffère le moins de ce qui vient d'être décrit, sont les insectes parfaits qui vivent dans l'eau; et un mode tout-à-fait semblable nous est offert par un animal qui ne respire pas à la vérité par des trachées mais par des poumons lamelleux, l'argyronète aquatique. Cette arachnide à pattes ciliées nage vers la surface du liquide, met entièrement au-dehors son abdomen velouté, et le retire sous l'eau chargé d'une couche d'air dont les poumons font leur profit, jusqu'à ce qu'elle ait besoin d'un renouvellement tout pareil. De même les elmis, les hydrophiles, coléoptères aquatiques, sont couverts en dessous d'un duvet auquel l'air s'attache en couches continues et qui communique avec une couche plus épaisse renfermée sous les élytres, de manière à baigner les stigmates abdominaux et thoraciques. Quand l'insecte veut renouveler cet air (1) devenu impropre à la respiration, il s'approche de la surface, déploie une de ses antennes qu'ordinairement il tient fléchie sous la tête, et le long de ce conducteur pour ainsi dire mouillé d'air il soutire une nouvelle provision du fluide atmosphérique. Ce ne sont pas, comme l'a cru Nitszch, qui le premier paraît avoir fait cette observation curieuse, les mouvements de l'antenne qui attirent le fluide; ce sont ceux de la partie molle et dorsale de l'abdomen qui augmente et diminue alternativement l'espace qui la sépare des élytres. C'est le même mécanisme qui permet aux dytisques de se munir de l'air qu'ils emportent au fond des eaux, mais ils n'en ont pas, comme les hydrophiles, une couche sous le corps, et ce n'est que le long de l'insertion des ailes qu'il arrive jusqu'aux stigmates thoraciques. Ce fluide ne peut donc être ici soutiré

(1) Il paraît que ce renouvellement est nul ou fort rare, du moins pour quelques autres insectes aquatiques, tels que le *blemus fulvescens*, dont Audouin a décrit les habitudes et qui vit dans les eaux marines, la chenille et la nymphe de l'*hydrocampa stratiotalis* qui vivent dans l'eau douce. Dutrochet, qui s'est particulièrement occupé de celles-ci, pense que la couche d'air dont elles sont entourées absorbe l'oxygène de l'eau environnante, et lui abandonne son acide carbonique à mesure que le premier disparaît et que le second se forme ; l'azote restant seul à peu près le même et servant à ce renouvellement d'oxygène par son affinité pour ce gaz. Cette théorie est, pour le moins, fort ingénieuse.

par la même voie; l'extrémité postérieure de son corps remplit cet office; le dernier anneau de l'abdomen s'allonge hors de l'eau et se creuse en cuiller pour laisser passer l'air entre lui et le bord des élytres. Le notonecte glauque à l'état adulte est, comme l'hydrophile de poix, etc., environné presque universellement d'une couche d'air et en renferme une provision entre le corps et les élytres, mais, comme les dytisques, c'est par le bout postérieur du corps qu'il la renouvelle; mais quelquefois aussi il laisse librement sa surface ventrale habituellement tournée comme on sait vers le ciel, se mettre pendant assez long-temps en contact avec l'air libre; il n'en agit ainsi pour sa face dorsale que quand il veut sécher ses élytres et se disposer au vol. La larve de cet hémiptère n'a point d'élytres, aussi respire-t-elle un peu différemment, et sa manière d'agir à cet effet n'est pas des moins curieuses. La face ventrale de l'abdomen offre deux grandes gouttières longitudinales dans lesquelles sont les stigmates, et dont chaque côté est bordé d'une rangée de cils mobiles et assez serrés pour faire ensemble une valve suffisante pour emprisonner l'air (1) : de temps en temps l'insecte arrive à la surface, expose son ventre à l'air, ouvre brusquement les deux battants de ses deux gouttières, renouvelle ainsi leur contenu sur lequel ces battants se referment dès qu'il se replonge dans l'eau. D'autres lames formées de cils semblables environ-

---

(1) La nature prévient de deux manières la pénétration de l'eau dans les cavités aériennes : 1° par des poils, des cils, qui n'ont pas besoin d'être en contact réciproque ; 2° par des perforations multipliées, mais suffisamment étroites pour qu'il y ait capillarité : l'adhésion supplée alors à la non-intégrité des obstacles.

nent l'origine des pattes, et contiennent l'air qui circule autour du corselet et devant les stigmates du thorax. Le dos est blanc et mouillé, et non glauque comme chez l'adulte. La nèpe cendrée à l'état de larve est presque dans le même cas que le notonecte ; seulement les deux rigoles ou gouttières ciliées du ventre se réunissent en une seule creusée en dessous du prolongement caudal large et court de ces larves, et que des cils roides conforment également en tube complet. J'ai bien constaté que des troncs trachéaux (trois de chaque côté?) naissent du fond de ces rigoles abdominales, que ces rigoles se continuent sous un opercule corné entre les pattes postérieures et les moyennes, là où se trouvent les stigmates thoraciques. Dans l'adulte, cet opercule est devenu rudimentaire, et les rigoles se sont oblitérées pour faire place à une suture. Mais chez l'adulte les élytres et les ailes se sont développés, et deux longs filets forment au bout du corps une queue longue et effilée qui a contribué à faire donner à cet animal le nom de scorpion d'eau (*fig.* 394). Ces deux filets accolés l'un à l'autre sont deux demi-tubes que réunissent des rangs de soies ou de cils propres d'ailleurs à empêcher l'eau d'y entrer sans leur ôter toute mobilité; il résulte de leur application mutuelle un tube fermé au bout, mais qui s'ouvre quand l'un des deux demi-tubes glisse sur l'autre et en dépasse le niveau. Cette ouverture est tenue hors de l'eau par l'insecte et c'est par là qu'il respire; en effet, Léon Dufour a fort bien vu que chacun des deux demi-tubes communique avec l'un des troncs latéraux des trachées qui courent dans toute la longueur du corps. Mais c'est à tort que ce savant a cru qu'à cela était bornée toute voie de pénétration à l'air extérieur ; il n'a point reconnu pour tels les deux paires de grands stigmates du mésothorax et du métathorax, situés au voisinage de l'insertion des ailes, pourvus d'une valvule ou rideau rougeâtre, plissé et mobile, et dont les deux postérieurs sont tout voisins (un peu au-devant) du sachet utriculiforme dont il parle et qui n'en est lui-même qu'une dépendance. Ces grands stigmates reçoivent évidemment l'air par le dessous des élytres et le long des ailes qui sont toujours sèches comme dans les dytisques et les hydrophiles, et c'est également par les mouvements de l'abdomen que l'air est attiré ; c'est par les demi-tubes de la queue qu'il arrive à la fois, et dans les trachées comme l'a vu Léon Dufour, et sous les élytres, par une déviation en forme de gouttière que l'on peut reconnaître même dans la figure donnée par cet habile entomologiste. Aussi cet insecte respire mal si ses élytres sont endommagés, il cherche alors à sortir de l'eau ou à se tenir tout entier à la surface ; si seulement les deux demi-tubes sont écartés, il se contente de porter au-dehors, comme le dytisque, l'extrémité de son abdomen. Nul doute d'ailleurs que quand il est à l'air libre, caché sous les pierres qui recouvrent un sol humide, il ne respire alors par les faux stigmates qu'on voit sous l'abdomen, recouverts d'une plaque criblée de petits trous qui ne permettent point le passage de l'eau, et représentant les ouvertures qui dans la larve s'ouvraient plus librement dans les deux grandes rigoles sous-ventrales.

Nous venons de voir dans la nèpe un tube terminal

communiquer par continuité de substance avec les trachées de l'insecte, c'est ce qui se voit bien plus communément dans diverses larves aquatiques de diptères et de coléoptères ; ainsi celles des cousins ont à l'extrémité du corps un siphon inséré obliquement sur l'axe du corps, et dont ils viennent mettre à l'air l'extrémité ciliée en étoile. Le siphon contient deux trachées qui se continuent avec les grands troncs latéraux du corps; il est remarquable que, dans leur nymphe qui est vive et nage très-activement, c'est par deux tubes thoraciques que la respiration s'effectue (Swammerdam, etc.) Diverses espèces de tipules respirent aussi par l'extrémité postérieure à l'état de larve, et souvent par le moyen de deux tubes isolés (Réaumur); leurs nymphes ont au contraire des branchies trachéales, comme nous l'avons vu précédemment. Les larves de dytisque et d'hydrophile ont l'extrémité du corps atténuée, offrant immédiatement à l'anus une double ouverture susceptible de se fermer à clapet, mais qui s'ouvre quand l'animal, ramant avec ses pattes ciliées, vient se mettre à la surface de l'eau, où le soutiennent les deux appendices en panache dont nous avons déjà parlé, comme des branchies trachéales. La larve des stratiomes (que Swammerdam nomme *asile*) a aussi en arrière un tube dont l'orifice est entouré d'une large étoile de soies roides et plumeuses, Cuvier les croit trachéennes probablement à tort; elles s'étalent en entonnoir à la surface de l'eau quand l'animal veut respirer ; elles se referment en entourant une assez grosse bulle d'air, comme l'a fort bien représenté Swammerdam, quand il descend sous l'eau, toujours au reste peu profonde, dans laquelle il se plaît. C'est dans les mêmes conditions et souvent dans des matières putrides que vit la larve de l'hélophile abeilliforme (ver à queue de rat), et quoique, d'après l'expérience de Spallanzani qui lui lia son tube caudal, elle puisse respirer encore par la peau, même dans l'eau, l'impureté de celles où on la trouve le plus souvent lui fait une nécessité de chercher dans l'atmosphère les éléments de sa respiration : or, elle ne nage pas comme les larves de tipules, de cousins, d'hydrophiles et de dytisques, ne peut grimper le long des plantes aquatiques comme celles de stratiomes; elle s'accommode autrement à la profondeur du liquide : son tube caudal renferme un tuyau trachéal susceptible de se déployer, de sortir jusqu'à la longueur de plusieurs pouces, et de venir ainsi mettre à la surface de l'eau son orifice (Réaumur).

Chez toutes ces larves, les trachées qui naissent des tubes caudaux sont très-renflées, vraiment énormes (Swammerdam, Réaumur); celles du ver de l'hélophile sont de plus repliées en nombreux zigzags dans l'état de rétraction. Il y a aussi deux grosses trachées latérales dans toute la longueur du corps, chez les larves de diptères voisins des mouches et qui ont la forme de vers blancs (asticots); mais ces trachées, qui ont vers l'anus leurs principaux stigmates, en ont aussi une ou deux paires de latéraux au voisinage de la tête : ceux-ci sont tubuleux, exsertiles et rétractiles, ceux-là sont soutenus par une double plaque cornée occupant le milieu de la troncature du bout postérieur et renflé du corps. Chacune de ces plaques est tantôt perforée de nombreux pores (1) qui ne permettraient pas l'introduction de l'eau, tantôt de trois stigmates en forme de boutonnière, tantôt, enfin, d'un seul stigmate arrondi ; mais pour que ces petites ouvertures ne soient point salies, bouchées par les milieux liquides ou boueux dans lesquels ces sortes de larves passent leur vie, le contour de la troncature peut s'avancer et se fermer en forme de bourse sur les plaques susdites, et les cacher totalement tant que la larve n'est pas exposée à l'air. Les vers de l'œstre sous-cutané des ruminants montrent cette double plaque stigmatique dans le fond de la plaie qui se trouve sur la sommité des bosses qui leur servent d'habitation (Réaumur). Mention spéciale doit être faite d'un autre genre de larves qui respirent aussi par l'anus et introduisent l'air dans un grand sac qui m'a paru placé sous le rectum ; ce sont celles des cercopes : on sait qu'elles se trouvent sur les plantes qu'elles sucent au milieu d'un liquide écumeux. Pour observer leur manœuvre, j'ai extrait une de ces larves de son écume et l'ai placée sur mon doigt qu'elle a piqué assez vivement de sa trompe après y avoir fait quelques pas. Posée sur une tige à sa convenance, elle s'est mise à la sucer ; bientôt une goutte de liqueur limpide s'est échappée de l'anus et a mouillé tout le corps du petit animal, qui peu à peu en a été environné aussi bien que son point d'appui ; alors, ouvrant à l'aide de deux valves cornées l'orifice du sac sous-rectal, il y a introduit de l'air ; puis, retirant sous la couche de liquide l'extrémité de son corps, il en a chassé

---

(1) C'est ainsi que Lachat et Audouin les ont trouvées dans une larve de conops parents du bourdon.

cette bulle qui est restée emprisonnée par la légère viscosité de cette humeur excrémentitielle; ces mêmes opérations promptement réitérées ont bientôt environné la larve d'un amas d'écume, d'où l'on voyait, de loin en loin, sortir l'anus, mais seulement pour procéder à une respiration beaucoup moins active. On serait tenté de penser qu'il existe quelque chose d'analogue à cette respiration anale chez les forficules, quand on voit dans les dessins de L. Dufour leur rectum garni de plaques chargées d'innombrables trachées ; mais ces conjectures ne reposent, quant à présent, sur aucune observation positive.

A ces particularités de la respiration trachéale, nous n'ajouterons plus qu'une remarque relative aux insectes ailés. Indépendamment des trachées et des vésicules intérieures dont il a déjà été question, on a pu penser encore que leurs ailes leur rendaient des services comme organes de la respiration. De Blainville, soit en fait, soit en théorie, a pu les considérer comme des *branchies* aériennes; et quand on a vu la circulation active qui s'opère dans celles des nymphes des névroptères, dans les élytres du lampyre et sans doute de beaucoup d'autres insectes, quand on réfléchit à la *pneumaticité* que démontre l'épanouissement des ailes lors de la métamorphose, on est bien porté à admettre cette expression comme valable dans son sens le plus rigoureux. Mais ce n'est pas à ces sortes d'organes respiratoires que nous devons réserver réellement cette dénomination, c'est à ceux dont la conformation feuilletée et la structure anatomique rappellent les branchies aquatiques, qui, comme elles, reçoivent le sang du cœur, mais qui ne sont baignées que par l'air à l'état de gaz.

B. Branchies aériennes. De même qu'on voit sous la partie abdominale, vulgairement nommée queue, des crustacés décapodes, des stomapodes, des lames qui servent à la respiration branchiale, sinon comme organes immédiats, du moins comme organes protecteurs et moteurs; de même, chez les isopodes qui vivent dans l'air (cloportes), on voit dans la même région trois paires de plaques blanches recouvrant des lamelles membraneuses : les plaques sont sans doute des opercules, et les lamelles des branchies aériennes. Aussi, d'après Tréviranus, exécutent-elles des mouvements d'élévation et d'abaissement de 50 à 60 fois par minute; elles méritent d'autant mieux le nom de branchies, qu'il y a, chez les isopodes aquatiques, des lamelles à peu près semblables destinées à respirer dans l'eau. Une observation toute récente de Guérin doit faire attribuer de pareilles branchies aériennes aux insectes thysanoures de Latreille, du moins aux machiles polypodes; ce qui pourrait faire reporter ces insectes vers les crustacés, si le nombre de leurs pattes et de leurs antennes ne semblait y mettre opposition.

Les arachnides dites pulmonaires sont surtout, parmi les animaux articulés, ceux auxquels on peut, le plus positivement, reconnaître les branchies aériennes que l'on a aussi quelquefois nommées poumons feuilletés (*fig.* 389). Plus nombreux chez les scorpions (quatre paires) que chez les aranéides (de deux à une paire), ces organes consistent en une cavité ouverte au-dehors par un stigmate assez large, couverte d'une couche musculaire et dans laquelle sont des lamelles nombreuses superposées et d'une ténuité excessive, en nombre variable, mais le plus souvent très-considérable. Ces lames dans lesquelles le sang incolore vient se mettre en contact *médial* avec l'air, soit dans des réseaux capillaires, soit, ce qui nous paraît plus probable (1), entre les deux membranules dont chaque lame est composée, recevraient au contraire l'air entre ces deux membranes, si l'on s'en rapporte aux expériences de J. Müller. Quoi qu'il en soit, elles diffèrent certainement beaucoup des peignes qu'on voit sous le ventre des scorpions, et qu'on a souvent considérés comme respiratoires. Leur enveloppe cornée et dure écarte toute idée semblable, et l'innocuité de leur ablation, constatée par nous, prouverait du moins que ce ne sont pas des organes dont la suppression entraîne l'asphyxie.

Au reste, indépendamment des analogies citées plus haut entre les branchies aériennes dont nous parlons ici et les branchies aquatiques, il en est de matérielles, d'anatomiques entre ces organes et les trachées ; ainsi, certaines arachnides, dites tétrapneumones par Dufour et Latreille (mygales, atypes, etc.), ont deux paires de poumons feuilletés, les ségestries et les dysdères ont aussi quatre stigmates, mais la paire antérieure seule communique avec des assemblages de lamelles branchiformes, tandis que les postérieurs donnent naissance à des faisceaux de trachées filamenteuses.

C. Poumons. Si, par poumons, on veut entendre un sac membraneux, simple ou multiple, destiné à

---

(1) Des injections faites dans le vaisseau dorsal ont coloré d'une teinte uniforme ces feuillets, et ce qui a été dit plus haut des branchies dans les crustacés confirme analogiquement la théorie ici énoncée.

recevoir l'air en nature, il faudra nécessairement donner ce nom à des organes assez variés; et si l'on veut y joindre cette restriction, que c'est pour servir à l'aération du sang, on ne fera qu'ajouter une condition souvent douteuse à l'application de cette dénomination. En effet, chez les acalèphes hydrostatiques de Cuvier (physalies, stéphanomies, rhizophyses, etc.), il y a souvent une ou plusieurs vessies remplies d'air qui soutiennent ces animaux à la surface des mers; selon Escholtz, il y aurait à la crête de la physalie des ouvertures propres au renouvellement de ce gaz, et l'on devrait croire en conséquence à son utilité respiratoire, indépendamment de ses usages quant à la locomotion. Autant en faudrait-il dire de la vessie natatoire des poissons; mais c'est un sujet qui n'est pas sans difficultés. Effectivement, si l'on voit fréquemment les poissons venir, de même que les salamandres, les têtards et autres reptiles aquatiques, gober, pour ainsi dire, une bulle d'air à la surface des eaux; s'il est reconnu qu'ils ne sauraient vivre long-temps dans une eau qui n'est point en contact avec une suffisante provision d'air, ou même si on les empêche à l'aide d'une gaze de venir à la surface profiter directement de cet air (Sylvestre); et si, enfin, ils périssent rapidement, quand, au lieu d'air, est à la surface de l'eau une couche de gaz délétère (Sylvestre, Humboldt et Provençal), il n'est point prouvé que cette respiration aérienne soit due, chez eux, à la vessie natatoire. Sans doute, cette vessie communiquant le plus souvent par un conduit avec le canal intestinal, on pourrait croire que c'est par cette voie que l'air s'y introduit; le *cobitis fossilis* avale de l'air et le rend ensuite par l'anus, dépouillé d'oxygène et chargé d'acide carbonique (Erman, Bischoff); la vessie natatoire ne serait donc qu'un diverticule mieux disposé pour l'absorption de l'air avalé, et rappelant les poumons du protée, des têtards de grenouilles qui ont à la fois des branchies et des sacs pulmonaires, cette analogie serait d'autant plus réelle que certains poissons, les silures, l'espadon, les tétrodons et diodons, ont la vessie multiloculaire, celluleuse. Mais aux expériences physiologiques on peut répondre, que l'air dégluti peut très-bien aussi être divisé, tamisé à travers les branchies, et y produire, selon sa nature, des effets salutaires ou nuisibles, bien que son absence dans beaucoup de poissons (1) prouve assez, comme l'observe Cuvier, qu'elle n'a point l'importance qu'on a voulu lui attribuer quant à la conservation de la vie. Si Humboldt et Provençal ont vu que l'ablation de la vessie à des tanches réduisait presque à rien la production de l'acide carbonique, sans empêcher pourtant l'absorption de l'oxygène, cela prouve seulement l'état de souffrance, de maladie produit par l'opération, comme l'ont eux-mêmes soupçonné ces deux savants expérimentateurs.

L'impossibilité de cette pénétration de l'air dans la vessie natatoire semble d'ailleurs assez prouvée, quand elle existe : 1° par l'absence d'un canal de communication entre elle et l'intestin chez beaucoup de poissons (trigles, sciènes, etc.), ou bien par une disposition telle que l'air ne puisse entrer dans ce

---

(1) Les raies et les lamproies, les squales, la mole, les baudroies, les scorpènes, les cottus, le maquereau, les pleuronectes, etc.

canal qui devient dès-lors exclusivement excréteur (1); 2° par la quantité de gaz qu'elle renferme chez des poissons qui n'habitent jamais que les profondeurs de l'océan, à tel point même que lorsqu'on les en tire, ils périssent rendant par la bouche leur estomac renversé par suite de l'excessive expansion de ces gaz qui se trouvent soustraits brusquement à l'énorme pression qu'ils supportaient au fond des eaux. Biot, de Laroche ont reconnu que souvent alors la vessie se déchire et que le gaz boursoufle le ventre ou même en rompt les parois. Cuvier remarque qu'il a deviné l'existence d'une grande vessie natatoire chez le *sebastes imperialis*, d'après cette seule donnée du renversement de son estomac quand il est chassé des abîmes et jeté vers le rivage par de violentes tempêtes. 3° Ce qui est surtout bien remarquable chez ces derniers poissons, c'est que le gaz contenu dans leur vessie natatoire contient beaucoup plus d'oxygène que celle des poissons qui vivent près des surfaces. Biot et de Laroche ont trouvé dans cet air intérieur jusqu'à 0,70 d'oxygène chez ceux qui avaient été pêchés à plus de 50 mètres de profondeur, 0,26 à 0,29 pour ceux qui vivent plus près de l'atmosphère; et cependant ces physiciens se sont assurés que l'air dissous dans les eaux du fond n'est pas plus oxygéné que celui des eaux superficielles. 4° Enfin, Humboldt et Provençal n'ont pas trouvé d'hydrogène dans la vessie des tanches

---

(1) C'est ce que fait remarquer Cuvier à propos des anguilles qui en ont l'orifice très-étroit. Règle générale : tout canal aérifère est soutenu par des parois cartilagineuses qui le maintiennent béant. Il n'en est jamais ainsi du canal en question, qu'il s'ouvre dans l'œsophage comme c'est l'ordinaire, ou dans l'estomac comme chez l'esturgeon.

qui avaient vécu dans une eau couverte par une couche de ce gaz. On a aussi trouvé des principes assez différents dans cette vessie, comme de l'azote, de l'acide carbonique (Priestley, Fourcroy, Brodbeldt), de l'hydrogène (Lacépède), et tout cela concourt seulement à prouver que les gaz ne sont point arrivés là par déglutition. Par quelle voie s'y sont-ils introduits, et dans quel but?

Suivant Cuvier ce serait par sécrétion ; et en effet, presque toujours on trouve à l'intérieur, et dans l'épaisseur de la membrane muqueuse, un corps rouge, charnu, de forme variée, mais d'apparence glanduleuse. Ce corps très-vasculeux laisse-t-il exhaler un superflu de gaz contenu dans le sang? Y aurait-il surabondance d'air dissous dans les grandes profondeurs en raison de la pression? Et cette eau, dans les branchies, chargerait-elle le sang si peu abondant de ces vertébrés, d'un excès d'air et surtout d'oxygène? On serait tenté d'en juger ainsi, quand on voit que Humboldt et Provençal ont trouvé une proportion d'oxygène plus forte dans la vessie, lorsque ce gaz était seul en contact avec la surface de l'eau, et devait par conséquent être assez abondamment dissous. Cet excédant, toutefois, ne pourrait être rejeté au-dehors que chez les poissons pourvus d'un canal excréteur ; il resterait assez difficile de comprendre ce qu'il devient chez les autres, à moins de leur supposer un canal qui aurait échappé jusqu'ici aux investigations des anatomistes. Au reste, l'usage essentiel de cette vessie n'en serait pas moins relatif à la locomotion et à la station ; c'est le même usage qu'on doit supposer à l'air contenu dans les cellulosités de l'*os des seiches,* qui, selon la remarque de Swammerdam et de Carus, est plus léger que l'eau en raison du gaz qu'il renferme.

C'est un poumon bien plus évidemment digne de ce nom, que la cavité aérienne d'un certain nombre de mollusques gastéropodes. Il semblerait que quelques-uns de ces animaux soient doués d'un double organe, et, véritables amphibies, puissent respirer successivement avec autant d'aisance et sous l'eau et dans l'air, comme les crabes auxquels Geoffroy-St-Hilaire supposait un poumon aérifère, prenant pour tel, à ce qu'il paraît, un dédoublement des téguments communs. On pourrait supposer qu'il en est ainsi des patelles auxquelles de Blainville reconnaît sous la coquille une cavité pulmonaire, et Carus une guirlande de feuillets branchiaux tout autour du corps ; ainsi, ces animaux attachés à la roche peuvent vivre sans se déplacer durant le flux et le reflux, et malgré les vents qui élèvent ou repoussent les flots selon la direction de leur souffle. Ehrenberg déclare positivement que tel est le cas de l'onchidie. Parmi les vrais pulmonés il en est qui sont aussi aquatiques, comme les limnées, les planorbes, les ambrettes, les physes, etc. ; aussi viennent-elles fréquemment respirer à la surface, et ces dernières se tiennent-elles souvent même volontiers hors des eaux ; terrestres ou aquatiques, testacées (hélices, bulimes, cyclostomes, etc.), ou sans coquilles (limaces), on leur voit au côté droit du collier un trou dilatable à bords musculaires, communiquant avec une caverne dans les parois de laquelle le tronc des veines caves se ramifie en branches qu'on peut appeler artères pulmonaires, des dernières divisions desquelles naissent, par anastomose, les veines pulmonaires dont le tronc va s'ouvrir dans l'oreillette unique qui donne le sang au cœur et par suite à l'aorte. Dans cette poche comme posée sur le dos de l'animal et que dilate surtout l'abaissement de sa paroi inférieure, l'air éprouve des altérations tout-à-fait semblables à celles qu'il subit dans le poumon des vertébrés, et les nombreuses expériences de Spallanzani sur ces mollusques ont prouvé qu'ils pouvaient même absorber, neutraliser plus complétement que les oiseaux et les mammifères, l'oxygène atmosphérique, le convertir, par exemple, en acide carbonique jusqu'à la dernière parcelle, par cela seul sans doute qu'ils résistent plus facilement à l'asphyxie. Il faut avertir pourtant le lecteur que ces expériences, répétées par Prunelle, n'ont pas donné à beaucoup près les mêmes résultats.

Mais c'est surtout chez les vertébrés que la respiration pulmonaire devient une fonction plus complexe et doit être étudiée par parties.

1° *Partie mécanique de la respiration pulmonaire.* L'introduction de l'air dans les poumons et l'expulsion qui la suit constituent l'*inspiration* et l'*expiration*, dont le mécanisme varie selon la classe et même l'ordre auquel les vertébrés appartiennent.

Les batraciens privés de côtes (anoures), ou n'ayant tout au plus que des rudiments de côtes immobiles (crapauds accoucheurs, etc.), ou bien des osselets fort courts (urodèles) articulés avec leurs vertèbres, ne sauraient dilater leur thorax de manière à forcer l'air d'y pénétrer ; aussi l'inspiration se fait-elle chez eux au moyen du gosier et par une sorte de déglutition (Laurenti, Townson), et l'inspiration par le moyen des muscles du ventre. La mâchoire inférieure forme un cadre à aire parabolique (*fig.* 399, 397 *et* 398), sous-tendu d'une sorte de diaphragme en partie cartilagineux (hyoïde), mais surtout musculeux et cutané, qui, dans ses mouvements perpétuels d'abaissement et d'élévation, agrandit et diminue sans cesse la cavité de la bouche et du pharynx à laquelle un large palais sert de voûte. Un *muscle* à fibres transversales ou obliques, le *sous-maxillaire*, est le moteur de ce diaphragme guttural; les narines, ouvertes toujours dans la bouche vers la partie antérieure du palais, servent à l'entrée et à la sortie de l'air qui oscille perpétuellement et dans la cavité sous-palatine et dans celle des poumons en communication avec elle par une glotte à grandes dimensions. Ces oscillations renouvellent incomplétement l'air qu'elles agitent et qui sort en plus grande quantité qu'il ne rentre; il peut même être aisément expulsé tout à la fois par l'action des muscles abdominaux, et surtout l'oblique interne qui se porte jusqu'au-dessous du cœur, en formant une voûte analogue au diaphragme des animaux supérieurs. Ces muscles sont ici complétement *expirateurs,* car ils compriment les poumons (*fig.* 401)(1) qui, nés presque immédiatement du larynx et par conséquent sans trachée-artère, vu la brièveté ou plutôt la nullité du cou, sont flottants dans la même cavité que les viscères abdominaux, et ils expriment

(1) Townson remarque, avec raison, que si les muscles ne se contractent que d'un côté, ils n'affectent qu'un des poumons: nous avons constaté le fait.

l'air contenu dans les vésicules bulleuses, hexagonales de ces viscères, et dans la cavité centrale dont elles forment les parois réticulées. Aussi, quand on ouvre par d'amples incisions les parois abdominales, voit-on les poumons rester distendus et représenter chacun un conoïde boursoufflé. Vient-on à ouvrir la glotte, ces poumons s'affaissent, mais l'animal peut très-bien les remplir encore tant que son pharynx est entier et sa bouche fermée ; qu'on tienne celle-ci ouverte et l'asphyxie est inévitable (Townson). C'est qu'en effet, pour produire une grande *inspiration*, il faut que la cavité orale et pharyngienne se remplisse d'air, et que cet air comprimé ensuite ne trouve plus de passage libre que la glotte et s'introduise ainsi dans les poumons. Ces grandes inspirations ont lieu, d'après Townson, assez régulièrement après quatre ou cinq des oscillations (1) dont il a été question plus haut ; aussi les narines, qui, dans ces petites oscillations, ne sont point closes et permettent au poumon de se désemplir peu à peu sous la pression continue des muscles abdominaux, se ferment-elles lors de chacune des déglutitions d'air. Chez les salamandres, dont les narines sont un trou percé entre des os immobiles, c'est la langue, tubercule charnu placé à la partie la plus avancée de la bouche, qui peut seule fermer les narines ; mais c'est à tort qu'on a cru qu'il en était de même des batraciens anoures.

(1) Ces oscillations, lentes en hiver et durant le sommeil, sont très-rapides dans certaines espèces à toute autre époque. Townson en a compté 70 par minute chez les grenouilles, 100 chez le crapaud variable. On pourrait à peine les compter chez la rainette ; elles sont, au contraire, habituellement lentes chez le crapaud commun.

Voici ce que nous avons observé à cet égard, chez les crapauds, grenouilles, rainettes et sonneurs. Les os inter-maxillaires ou incisifs sont mobiles ; un muscle qui rapproche le sommet de leurs apophyses montantes, fait basculer en bas leur corps, et ouvre ainsi les narines souvent pourvues d'ailleurs d'autres muscles dilatateurs ; mais ces os peuvent aussi se relever et clore exactement en se soulevant ainsi ces petites ouvertures. Aucun muscle directement attaché sur eux ne peut produire un pareil effet, mais il est énergiquement exécuté par le *muscle sous-mentonnier,* qui fait basculer en haut et saillir en forme d'angle très-saillant les deux extrémités mobiles des os sous-maxillaires, et cet angle ne peut manquer de repousser fortement les os incisifs dans une fossette, desquels il est même reçu quand les mâchoires sont serrées l'une contre l'autre.

Les chéloniens, dont les côtes et le sternum sont soudés immobiles, n'ont pas un autre mode d'inspiration que les batraciens, aussi leur mâchoire est-elle parabolique et leur gosier soutenu par un hyoïde à branches multiples et étalées ; il n'est pas difficile d'en observer les oscillations, et sans doute la langue obstrue ici au besoin, comme chez les salamandres, les narines ouvertes aussi vers la partie antérieure du palais. L'expiration, selon Cuvier, est opérée par des muscles analogues de ceux de l'abdomen chez les autres vertébrés ; mais ce célèbre zoologiste, **en** sentant l'insuffisance, se demande si les poumons n'ont pas en eux-mêmes une force expulsive. Nous répondons négativement ; toute expiration puissante est due principalement à la rentrée des membres et de la tête sous la carapace ; un sifflement qui se fait entendre alors annonce assez que l'air s'échappe vivement par les narines. Dans les chaleurs de l'été, on voit souvent les membres antérieurs d'une tortue en repos agités d'oscillations qui répondent évidemment à des inspirations et expirations successives. Le poumon est ici pourvu d'une trachée et plus positivement celluleux que chez les batraciens, c'est un vaste assemblage de grandes bulles à parois plus ou moins caverneuses communiquant ensemble, et non une cavité unique à parois réticulées et alvéolaires, comme chez les batraciens (*fig.* 401).

C'est à peu près la même chose qu'on observe chez les sauriens, et leurs poumons ont le plus souvent même des bulles encore plus petites et plus nombreuses que les tortues (*fig.* 400). Chez diverses espèces, plusieurs de ces bulles se détachent de la masse en forme d'appendices, mais toujours assez peu considérables ; aussi, chez le caméléon par exemple, quoique le poumon ait beaucoup d'ampleur et que ses appendices conoïdes ou en chapelet soient assez nombreuses, il n'est point vrai néanmoins, quoi qu'on en ait pu dire, que l'air se répand dans toutes les parties du corps ; il est faux surtout qu'il en pénètre la moindre parcelle dans la queue et les membres ; il n'est pas moins inexact de dire que les appendices pulmonaires se trouvent entre la peau et les muscles. Chez tous les reptiles sauriens, y compris les crocodiles, les poumons sont dans la grande cavité splanchnique commune, puisqu'il n'y a pas de diaphragme proprement dit, mais ils n'en occupent que la partie antérieure.

Quant à l'inspiration et à l'expiration, c'est ici aux côtes thoraciques et abdominales et au sternum qu'il faut les rattacher en majeure partie, bien que l'ample gosier des lézards, soutenu par un hyoïde branchu, élargi par des côtes cervicales, serve aussi quelquefois, comme on peut aisément s'en assurer, à la déglutition de l'air. C'est uniquement à l'écartement, au redressement des côtes sur l'axe spinal qu'est due l'inspiration chez les scinques, les serpents; c'est à leur inclinaison en bas et en arrière qu'est due l'expiration; aussi, dans ces mouvements, voit-on le corps des ophidiens se gonfler et s'affaisser alternativement, surtout quand l'animal est ému par la crainte ou la colère, et exprime par des soufflements ces sentiments intérieurs. On en voit quelques-uns dilater leur corps, l'élargir et l'aplatir par la divarication des côtes, sans qu'il y ait gonflement *(Coluber natrix)*; c'est qu'alors l'inspiration est empêchée par des valvules qu'il n'est pas difficile de découvrir même sur le vivant, tout près de l'orifice extérieur des narines. Ces grands changements de dimension dans le corps des serpents prouve assez que leur cavité pulmonaire doit avoir une grande étendue; en effet, si l'un des poumons est habituellement atrophié (exception, orvet et autres serpents voisins des lézards), l'autre, spongieux à sa partie antérieure, se dilate en arrière en un long sac membraneux qui se prolonge jusqu'à la partie postérieure de l'abdomen (*fig.* 403). Leurs côtes innombrables et qui sont distribuées dans toute la longueur du tronc, leur permettent de dilater aisément cette poche, dont la capacité rend d'ailleurs nécessairement les inspirations plus rares, en fournissant une abondante provision d'air à la partie spongieuse plus spécialement chargée de l'hématose.

Les oiseaux n'ont encore d'autre organe inspirateur et expirateur que des côtes et un sternum (*fig.* 406); celui-ci représente la paroi mobile d'un soufflet dont la paroi immobile est formée par les vertèbres soudées du rachis; les côtes sont à la fois les pliants intermédiaires, et les leviers à l'aide desquels ces deux parois se rapprochent. En effet, elles sont composées de deux pièces, une sternale, une vertébrale, mobilement articulées et faisant ensemble un angle saillant en arrière, d'autant plus aigu que le sternum est plus rapproché du rachis. Ce rapprochement est opéré par les muscles abdominaux, et ne peut effectivement avoir lieu que pour l'extrémité postérieure de cet os; l'écartement ou abaissement est produit par les muscles élévateurs des côtes et le triangulaire du sternum, qui tendent à redresser toutes les inclinaisons des pièces costales sur le rachis et sur le sternum, et par conséquent aussi à effacer l'angle qu'elles font entre elles. Ces mouvements s'exécutent avec d'autant plus d'ensemble, qu'une apophyse postérieure de chaque côte, appuyant sur la suivante, rend la simultanéité plus certaine. Nous regardons ce jeu de soufflet comme le moteur essentiel de la respiration des oiseaux, non-seulement dans les poumons, mais encore dans les poches aériennes qui, à l'instar des trachées vésiculaires des insectes ailés, remplissent tout l'intérieur du corps et s'étendent même jusque dans le canal central des os des membres antérieurs et de presque tous ceux du squelette. Des canaux membraneux transmettent l'air d'une extrémité articulaire à sa voisine, le fait est réel ; mais a-t-il pour la vitalité des oiseaux la grande importance qu'on a voulu lui donner ? Telle n'est pas notre opinion, et nous croyons que le principal avantage de cette disposition est relatif à la locomotion, en donnant à tout le corps et à ses leviers principaux beaucoup de volume et peu de poids. Nous nous fondons, 1° sur ce que ces cavernes et ces sacs aériens ne constituent pas ensemble une bien vaste surface, si on la compare au développement d'une masse spongieuse, telle que celle des poumons dans les mammifères ; 2° sur ce que l'air, qui par exemple arrive dans les os, ne peut y passer que par suite du mouvement expirateur qui le chasse du poumon, dont il a dû subir déjà l'action (Carus); 3° sur ce que cet air ne saurait se renouveler que très-lentement, et par conséquent s'employer bien activement à la vivification du sang. Si l'on veut accorder une grande énergie à la respiration des oiseaux et expliquer la grande consommation d'air qu'on leur attribue, c'est à la fréquence des inspirations qu'il faut s'arrêter, tout en convenant qu'elle n'est considérable que pour les espèces de petite taille.

Nous ne concevons pas, en effet, comment l'air pourrait être entraîné hors de ces cavernes lointaines par l'impulsion donnée à celui que l'expiration chasse de la poitrine, ainsi que le dit Cuvier. Nous ne concevons pas non plus pourquoi il a cru devoir recourir à l'intervention d'une force propre au tissu du poumon, pour expliquer comment dans cette expiration l'air est chassé de ses spongiosités. Ce viscère doit éprouver d'autant plus efficacement l'action des côtes qu'il leur est adhérent (*fig.* 404), qu'il s'enfonce dans leurs intervalles et par conséquent est dilaté quand elles s'écartent en se redressant, comprimé quand elles s'inclinent et se rapprochent. Il forme une couche médiocrement épaisse appliquée à la paroi supérieure du thorax, et les bronches communiquent avec sa substance spongieuse, tant par des ramifications successives que par de grandes incisures garnies de cartilages en V, découverts par Hérissant, retrouvés par Geoffroy-St-Hilaire, qui les nomme pleuréaux. La surface inférieure du poumon des oiseaux, couverte d'une aponévrose et donnant attache à un muscle digité, est susceptible encore, comme l'a pensé Cuvier, d'un abaissement, d'un mouvement dilatateur particulier qui s'adjoint à la dilatation générale du thorax ; c'est là, du moins, une analogie assez prochaine avec ce que produit, chez les mammifères, le diaphragme proprement dit, dont ce muscle serait un représentant imparfait. Il en existe, selon le même anatomiste, un autre simulacre chez l'autruche ; c'est une couche musculaire qui renforce quelques-unes des poches aériennes intérieures, et établit entre la poitrine et l'abdomen une cloison incomplète, dont les usages seraient, à la vérité, plutôt expirateurs qu'inspirateurs.

Les animaux mammifères, l'homme y compris, ont seuls un diaphragme complet, puissant et essentiellement inspirateur, convexe du côté du thorax (*fig.* 407) ; il refoule, dans la contraction qui l'aplanit et met son centre au niveau de sa circonférence, les viscères abdominaux, et agrandit ainsi la poitrine ; puis, à leur tour, ces viscères repoussés par les muscles abdominaux qui les entourent, forcent le diaphragme à rentrer dans le thorax, à soulever (Magendie) et comprimer les poumons, et à chasser l'air qu'il y avait appelé par sa contraction ; aussi le battement des flancs donne-t-il la mesure de la force et de la fréquence des mouvements respiratoires chez la plupart des mammifères : chez l'homme, cela n'a guère lieu que dans les mouvements violents ; dans l'état ordinaire ils sont trop faibles pour se traduire visiblement au-dehors ; les mouvements des côtes et du sternum sont plus visibles même dans la respiration normale, et il nous paraît qu'on a eu tort de dire le contraire. Chez tous les mammifères, les côtes inclinées du côté du bassin sur l'axe vertébral se redressent dans une forte inspiration, leur convexité se porte ainsi plus en dehors, et le diamètre transversal de la poitrine est accru ; et comme l'extrémité sternale se meut à peu près autant que la convexité de l'arc, le sternum est aussi plus ou moins repoussé vers la tête et éloigné du rachis : chez l'homme, les côtes sternales inférieures sont de beaucoup plus longues que les supérieures, le sternum élevé un peu dans sa totalité l'est surtout dans sa partie inférieure qui s'avance et s'élève à la fois : ainsi s'agrandissent simultanément les trois dimensions du thorax. Les muscles scalènes et intercostaux externes sont les agents des inspirations ordinaires ; une foule d'autres muscles, prenant leur point d'attache aux membres et à la tête, agissent dans les violentes inspirations, mais seulement comme auxiliaires et non comme essentiels, ainsi que le pense Charles Bell, dont l'opinion sera plus amplement mentionnée ci-après.

L'expiration s'opère ordinairement sans aucun effort, et le relâchement du diaphragme, la seule élasticité des muscles abdominaux, y suffit aussi bien que l'élasticité du cartilage des côtes qui s'est un peu tordu lors de leur élévation, n'étant pas articulé sur le sternum par une jointure suffisamment mobile pour céder au mouvement qui porte en dedans le bord antérieur (supérieur chez l'homme) de chaque côte lorsqu'elle se redresse sur le rachis. Dans une expiration forcée, les côtes sont tirées vers le bassin par les muscles abdominaux, et sans doute alors les muscles intercostaux internes leur servent d'auxiliaires pour l'inclinaison des premières côtes, comme les externes servaient, durant l'inspiration, d'auxiliaires aux scalènes pour le redressement des côtes inférieures.

Les passages que traverse l'air durant ces mouvements sont peu susceptibles de changements notables; toujours soutenus par des parois osseuses ou cartilagineuses, ils ne peuvent en éprouver que dans quelques points; ainsi les narines se dilatent, les ailes du nez se soulèvent, les naseaux s'ouvrent largement dans les inspirations pénibles; le voile du palais, abaissé si c'est par le nez qu'on respire, se soulève si c'est par la bouche (Magendie)(1); la glotte s'ouvre

(1) Les animaux dont le voile du palais descend fort bas et environne la base de l'épiglotte ne peuvent respirer que par le nez, tels le cheval et les ruminants; on les suffoquerait par l'occlusion des narines. Il en est tout autrement du chien, qui, dans l'essoufflement, respire presque exclusivement par la gueule. La voix est généralement émise par la bouche, mais c'est toujours comme effort momentané.

dans l'inspiration, se resserre un peu à chaque expiration (Legallois, Magendie), et l'on soupçonne que des fibres charnues longitudinales (Morgagni, Reissessen) (1) raccourcissent la trachée-artère et les bronches; d'autres plus évidentes et transversales (Reissessen, Cuvier) les rétrécissent pendant l'expiration.

Quant au poumon lui-même, suivant inévitablement le jeu des parois de la cavité qui l'enferme, il se dilate avec elle et permet à l'air de se précipiter dans son extérieur, puis avec elle il revient sur son centre et chasse une partie de cet air devenu inutile. On lui a accordé, dans ces deux mouvements, une spontanéité que rien ne justifie quant au premier (2). Pour ce qui est du deuxième, il nous semble être, non comme le veut Cuvier, un résultat de la contractilité musculaire, mais bien de la contractilité de tissu, de l'élasticité vitale dont les effets, du reste, se confondent bien souvent avec la contraction proprement dite, ainsi que nous l'avons expliqué ailleurs. Il en est du poumon qui se vide d'air, comme du pénis que le sang abandonne après l'érection. Il n'y a pas autre chose que cet effet de ressort

(1) Morgagni les représente dans les parties membraneuses postérieures, Reissessen les établit entre les anneaux cartilagineux, l'un et l'autre chez l'homme seulement. Je n'ai vu au vigoureux plan musculaire situé dans la région postérieure à la trachée-artère de l'âne, que des trousseaux transverses qui plissent longitudinalement la membrane interne et doivent rétrécir puissamment son calibre.

(2) La fameuse question de l'existence de l'air entre le poumon et la plèvre, soutenue par Hamberger contre Haller, est aujourd'hui oubliée. On sait que quand l'air pénètre dans la poitrine par une blessure de ses parois *plus grande que la glotte* (Van-Swieten), le poumon ne tarde pas à s'affaisser par suite de l'introduction de l'air dans la plèvre, si la plaie est tenue béante. Les discussions récentes, élevées dans l'académie de médecine au sujet de l'empyème, ont mis encore une fois hors de doute ce point, qui n'aurait pas dû amener de si longues discussions.

chez les reptiles qui nous ont occupé déjà, ni, quoi qu'en disent Meckel et Carus, chez les cétacés dans lesquels ils se resserrent après la mort, au point d'avoir pu être comparés au tissu de la rate (Hunter). Cet effet se conçoit mieux encore, si l'on admet dans la structure de cet organe la membrane propre scléreuse ou albuginée, que Bazin dit avoir observée notamment dans le poumon de l'éléphant.

De quelle manière l'air est-il reçu jusque dans le tissu même des organes essentiellement respirateurs des mammifères ? Question diversement résolue. Les uns, se fondant sur l'analogie et se rappelant les poumons des reptiles, pensent que les mammifères ne sauraient avoir à l'extrémité des ramuscules bronchiques que des vésicules cloisonnées (Magendie); d'autres, soit par conjecture, soit d'après des dissections, des coupes plus ou moins habilement pratiquées, admettent que les bronches ramifiées jusqu'à une ténuité considérable se terminent en cul-de-sac simple (Helvétius, Cuvier, Bazin) ou renflé (Willis, Reissessen). Pour nous, après des recherches minutieuses chez le fœtus très-jeune et chez des enfants de divers âges et des adultes (1), nous avons vu que, chez le premier, le poumon était composé de lobules quadrangulaires dans lesquels l'insufflation développait quatre à cinq rameaux divergents et terminés en cul-de-sac; mais chez les autres sujets nulle part ne s'offrait rien de pareil; partout des canaux anastomosés, courbés en anse ou en arcade, et un plexus vasculaire aérien, ainsi que Duverney en avait déjà émis la pensée. Le

(1) Revue médicale, tom xiv, p. 256.

diamètre de ces petits canaux était de $^1/_{16}$ à $^1/_{18}$ de ligne. La première partie de ces remarques a été renouvelée récemment sur le fœtus du lapin par Coste, et la deuxième sur l'homme même par Bourgery. Il nomme canaux labyrinthiformes, les derniers ramuscules bronchiques qu'il dit être embrassés de toutes parts dans des anneaux anastomotiques entre les ramuscules des veines et artères pulmonaires. Plus, selon lui, l'individu est avancé en âge, plus les cloisons diminuent entre les canaux, plus la structure du poumon prend l'aspect d'une spongiosité irrégulière. Ces communications entre les dernières extrémités des bronches, qui nous ont paru si positives chez l'homme et que nous avons de nouveau constatées par l'inspection à la loupe sur le singe, l'ont été autrement sur les cétacés; l'insufflation de la plus petite bronche, dit Carus, suffit pour gonfler tout l'organe. Elle nous paraît seule pouvoir expliquer comment l'air peut *circuler* dans le poumon, pour empêcher une stagnation qui serait inévitable dans de vrais culs-de-sac. Il est effectivement bien connu que l'air contenu dans les poumons ne se renouvelle pas entièrement à chaque respiration; d'après les calculs de Menzies (1), Goodwyn, Davy, Thomson et autres, cette quantité n'est, pour l'homme, que de $^1/_8$ à $^1/_7$, $^1/_5$ au plus, c'est-à-dire qu'il faut au moins de cinq à sept ou huit inspirations suivies d'autant d'expirations pour renouveler toute la masse, si l'on suppose que l'air circule dans le poumon avec une grande

(1) Les expériences de Menzies portent, comme celles de Jurine, à 40 pouces cubes la quantité d'air inspiré par un homme adulte, à chaque inspiration moyenne. Goodwyn ne l'estime qu'à 14 ; mais celui-ci estime la capacité du poumon à 125 pouces cubes et celui-là à 219.

liberté. Dans cette hypothèse, on voit que le même air ne séjournera pas dans le poumon plus d'une demi-minute, car il s'opère, terme moyen, de quinze à dix-huit inspirations par minute (1). Le bruit ou frémissement que l'oreille appliquée sur les parois de la poitrine perçoit durant l'inspiration, ne peut guère être attribué qu'au déplacement de l'air déjà contenu dans le poumon par celui qui y arrive. Des lames de mucosités qui bouchent momentanément les petites bronches, se rompent sous cette impulsion et produisent la crépitation qui s'entend alors; elles sont même souvent chassées au-dehors sous forme de crachat, ce qui ne saurait avoir lieu si elles n'étaient poussées par derrière : or, ce mouvement ne se conçoit qu'à l'aide des anastomoses dont il vient d'être question.

A la partie mécanique de la respiration se rattachent quelques questions et même quelques phénomènes accidentels ou passagers dont il est bon de dire un mot.

Il est évident que les mouvements respiratoires sont soumis à la volonté qui peut les accélérer ou les ralentir, les renforcer, les diminuer ou même les suspendre; donc il n'est pas logique de les considérer comme à part et différents des autres; si ces mouve-

---

(1) La fréquence de la respiration est généralement proportionnelle à celle des battements du cœur; j'en compte une sur quatre pulsations et demie: de là sa grande fréquence chez les petits animaux ou accélération dans la fièvre, après une course, etc.; il résulte d'une table comparative dressée par Burdach, que, dans les mammifères et les oiseaux, le nombre des battements du pouls est communément de trois ou quatre à un. Au contraire, pour les poissons, les respirations sont un peu plus nombreuses que les battements du cœur. Voici quelques points extrêmes :

        Cheval, respir. 16, pouls 56 par minute.
        Cobaie, . . . 56, . . 140.
        Poule, ... 30, . . . 140.

ments se font aussi à notre insu et même durant le sommeil, c'est par un *automatisme* fondé sur la nécessité, et mis sans cesse en jeu par un *besoin*. On peut, si l'on veut, les appeler *instinctifs* (enfant nouveauné), ce qui ne les empêche pas d'être volontaires. *(Voy. Sensations centrales, automatisme, instinct.)* Vouloir donc avec Ch. Bell, faire un ordre particulier des nerfs respiratoires, c'est créer des spécialités imaginaires, et l'on aurait dû rester convaincu de l'invraisemblance d'une pareille idée, en remarquant que le nerf diaphragmatique et les intercostaux ne peuvent rentrer anatomiquement dans cette catégorie. Quant au nerf pneumo-gastrique, nous en apprécierons plus loin les usages en ce qui concerne la partie chimico-vitale de la respiration, mais en ce qui concerne la partie mécanique c'est tout simplement un nerf sensitif. C'est à lui effectivement qu'il faut rapporter le besoin dont nous parlions tout-à-l'heure. En quoi consiste ce besoin considéré comme sensation? C'est, selon nous, la sensation pénible du contact d'un sang désoxygéné : cela nous paraît démontré par ce fait, que plus le sang veineux abonde aux poumons, plus le besoin de respirer devient vif, plus la respiration s'accélère ; c'est pour cela que la fréquence des inspirations est proportionnelle à celle des battements du pouls, qu'on est essoufflé après une course, etc. Comment à cette sensation pénible se lie si immédiatement le mécanisme propre à la faire cesser? C'est un problème pour la solution duquel nous renvoyons à nos précédents chapitres sur l'instinct, les associations ou caténations, les actes automatiques, etc.

La plupart des actes passagers que nous devons aussi mentionner en ce moment, sont encore plus instinctifs que la respiration même, et ordinairement la volonté ne saurait les retenir, pas plus au reste qu'elle ne saurait empêcher l'inspiration (Dodart), quoique Bourdon ait supposé le contraire d'après des expériences qui ne pouvaient ni ne devaient être poussées au dernier terme.

Parmi ces actes, quelques-uns seulement appartiennent à l'inspiration, comme le bâillement, inspiration lente et profonde avec abaissement involontaire de la mâchoire inférieure, produit par la faim, le froid, signe d'ennui et de torpeur, commun à l'homme et à beaucoup de mammifères et même d'oiseaux et de reptiles; le soupir qui n'en diffère que par l'absence du spasme et par des causes plus intellectuelles ou de sentiment, qui ne s'observe guère que chez l'homme et le chien; le sanglot, exclusivement propre à l'espèce humaine, mouvement inspirateur brusque et spasmodique, bruyant, suite ordinaire des pleurs prolongés surtout chez les enfants; le hoquet en diffère par sa cause plus que par son mécanisme : dans les deux cas, c'est surtout le diaphragme qui se contracte, et pour le dernier la réplétion de l'estomac en est souvent la cause; toutefois il se sent et s'entend même chez le fœtus dans le sein de sa mère. Le ronflement n'est qu'une inspiration bruyante durant le sommeil, et c'est surtout aux trémulations du voile du palais et de la luette mis en oscillation par l'air inspiré par la bouche qu'il faut l'attribuer; aussi est-il ordinaire aux personnes qui ont les narines obstruées par une cause quelconque, et est il fort rare chez d'autres animaux que l'homme.

L'expiration est naturellement violente et bruyante chez les cétacés. Scoresby et récemment Baër ont soutenu du moins que l'évent des *souffleurs* ne donne passage qu'à un courant d'air mêlé de gouttelettes de transpiration pulmonaire, et non à un jet d'eau recueillie d'abord dans des sacs musculeux (Cuvier). Baër fait observer que la soupape dont le jeu, selon Cuvier, favorise cette prétendue éjaculation, s'opposerait à l'inspiration de l'air par l'évent, seule ouverture qui soit directement en rapport habituel avec le larynx et avec l'air extérieur. Pour la généralité des mammifères, à l'expiration se rattachent : l'éternuement, secousse violente qui chez l'homme et chez bien des quadrupèdes, des oiseaux même, chasse les corps qui irritaient l'intérieur des narines; la toux, phénomène plus général encore qui, le plus souvent, est suivi de sputation (1) et que cause l'irritation des bronches; les plaintes, les clameurs, suites souvent involontaires et machinales d'une douleur ou d'une passion violente; les pleurs, qui n'en sont qu'une modification bien rare ailleurs que chez l'homme, et qui se lient effectivement plus aux peines morales qu'à la douleur physique; et enfin le rire, expression de la joie toute particulière à l'homme, et qui, de même que les phénomènes précédents, a quelque chose de vocal dans ses éclats saccadés qui ne sont que des expirations courtes, accompagnées d'un resserrement modéré de la glotte. C'est dans les muscles abdominaux que semble résider la principale impulsion

(1) Dans la sputation, dans l'ébrouement, le voile du palais se relève pour empêcher l'air de passer dans les narines ; c'est le contraire dans l'éternuement. Un homme qui a perdu une partie du palais, ne peut cracher que difficilement et avec sifflement par les narines.

du phénomène moral qui amène ces effets physiques ; c'est là qu'on sent la fatigue après des rires immodérés ; on la sent aussi dans les joues, dans les muscles zygomatiques en particulier, parce que là aussi se peignent énergiquement les sensations intérieures (voy. *Prosopose*). Ces deux moyens principaux d'expression, la physionomie et la parole, sont si souvent mis en jeu simultanément, que la coïncidence automatique dont il est ici question n'a rien de surprenant et ne prouve nullement en faveur des idées de Ch. Bell dont nous nous sommes occupé ci-dessus.

La respiration, quant à ses phénomènes mécaniques, se lie aussi aux mouvements des membres, et Bourdon a fait judicieusement observer que, dans les *efforts*, la glotte se ferme de façon que la poitrine devient un tout solide sur lequel les muscles des membres peuvent prendre un point d'appui moins variable. Kergaradec, Gerdy ont bien remarqué que les efforts peuvent avoir lieu sans cette condition, mais il est patent que c'est du moins l'ordinaire, et que la locomotion en a besoin pour développer toute son énergie. L'occlusion de la glotte est encore nécessaire dans les efforts des muscles abdominaux, pour résister à l'impulsion des viscères qui tendent à refouler dans la poitrine le diaphragme relâché (Bourdon). On s'est étonné que les petits muscles de cette ouverture pussent se faire efficacement antagonistes des grands muscles de l'abdomen ; mais il faut observer que le volume des uns et des autres est proportionné à l'ampleur des surfaces sur lesquelles ils ont à agir : cette théorie a déjà été très-bien exposée par Dodart, d'après les lois bien connues de l'équilibre des fluides.

2° *Partie chimico-vitale de la respiration pulmonaire.* Deux termes extrêmes, l'un initial l'autre final, l'un moyen, l'autre objet de la respiration, se partagent les faits que nous devons examiner ici. Le premier, c'est l'*air* introduit dans les poumons, comme il a été dit précédemment; le deuxième, c'est le *sang* qui circule dans les vaisseaux de cet organe. Ces vaisseaux sont les artères et les veines pulmonaires dont nous avons *(ch. III, art. III, § III, A)* indiqué les diverses dispositions dans les diverses classes de vertébrés. Dans le réseau capillaire en lequel ces vaisseaux se résolvent en s'anastomosant, on peut, au moins pour les reptiles (salamandres), suivre la marche des lenticules du sang; elle y est fort lente et sans saccades au témoignage de Magendie.

a. De l'air. Les anciens s'imaginaient que la respiration n'était qu'une sorte de ventilation intérieure propre à rafraîchir le sang, et effectivement l'air sort de nos poumons plus chaud qu'il n'y est entré, mais il en sort avec des altérations bien autrement importantes. D'abord il paraît qu'il diminue réellement de masse; c'est ce qui résulte évidemment des expériences faites par Hales et Goodwin sur eux-mêmes, par Spallanzani sur des limaçons, par Dulong et Desprets sur des mammifères (1). On y trouve surtout moins d'oxygène, de l'acide carbonique, de l'eau, et il y a aussi des variations dans la quantité d'azote qui lui reste. Arrêtons-nous un instant sur chacun de ces sujets particuliers.

---

(1) Six petits lapins, dans 49 litres, ont en deux heures de temps diminué d'un litre cette quantité d'air.

L'*oxygène* est dans la proportion de 0,21 dans l'air pur, on n'en trouve plus que 0,18, et même, selon quelques expérimentateurs, 0,165 (Mayer), dans l'air expiré par un mammifère, l'homme par exemple. L'absorption est très-active dans le poumon, comme le prouvent les expériences de Chaussier, de Mayer, de Fodéra, de H. M. Edwards (1), de Magendie, qui ont vu pénétrer rapidement dans la masse du sang les liquides injectés dans les bronches en assez petite quantité pour ne pas causer la suffocation; elle est prouvée encore par les rapides effets de l'inspiration d'un gaz vénéneux ; il n'est donc pas étonnant qu'une partie de l'oxygène soit ainsi soustraite à l'air inspiré. Il y a là une endosmose facile à travers les membranules qui séparent les bronches et les capillaires sanguins ; membranules dont les pores se laissent si aisément forcer, que nous avons vu souvent l'air poussé dans la trachée-artère d'un cadavre, pénétrer sans trop d'efforts dans les veines pulmonaires. Ne sait-on pas d'ailleurs que le sang, même mort, contenu dans une vessie, rougit par son contact médiat avec l'oxygène. Une vessie remplie d'hydrogène finit par le laisser sortir molécule à molécule, et de l'air en prend la place en partie du moins (Magendie). Cet oxygène rougit le sang contenu dans les vaisseaux pulmonaires, comme il le rougit dans des vases inertes après avoir été extrait du corps : cet effet ne saurait être révoqué en doute, car Bichat, dans ses expériences, a vu le sang rougir et brunir alternativement et presque instantanément

(1) Vingt litres d'eau ont été injectés, durant l'espace d'une heure, dans les bronches d'un cheval et ont été totalement absorbés.

dans la carotide, selon qu'il laissait la respiration libre ou qu'il supprimait l'entrée de l'air dans la trachée. Legallois a vu se produire les mêmes effets dans les respirations artificielles après la décapitation, et ces faits semblent peu favorables à l'opinion qui fait jouer au système nerveux, et à la 8e paire en particulier, un rôle important dans la partie chimico-vitale de la respiration. Dupuytren a vu que le sang de l'artère faciale était noir après la section des nerfs pneumo-gastriques ; cette observation est contredite par celles de Dumas et de Brodie ; Dupuy assure seulement que le sang devient en pareil cas moins fibrineux, et de Blainville appuie cette assertion de son suffrage ; mais il rejette celle de Provençal, qui dit que l'air sort alors sans altération des poumons. Dans la période algide du choléra-morbus, on a vu de même l'air sortir froid et sans ou presque sans désoxygénation ; mais et le sang lui-même était alors chimiquement altéré, et toutes les fonctions comme anéanties. Somme toute, on peut dire que l'innervation est d'un grand secours ici comme partout ailleurs, mais il y a aussi quelque chose de physique (absorption) et de chimique (coloration du sang), qui peut s'opérer jusqu'à un certain point sans elle.

L'*acide carbonique*, quoique dépassant considérablement, dans l'air expiré (2 à 3 centièmes), la quantité qu'on en trouve dans l'air libre ($\frac{4}{1000}$), ne représente guère que les $2/3$ de l'oxygène absorbé pour les animaux carnivores, les $9/10$ pour les herbivores, si l'on en croit Desprets et Dulong ; Humboldt et Provençal avaient déjà noté que tout l'oxygène détruit par les poissons n'était pas changé en acide carbonique. On suppose que le reste est employé à neutraliser de l'hydrogène dans le sang veineux et à produire de l'eau. Mais il reste bien des incertitudes à cet égard comme à bien d'autres, et les énormes contradictions offertes par les résultats obtenus par divers expérimentateurs, jettent le physiologiste dans un embarras inextricable (1). Une question qui pourtant du moins semble assez nettement résolue est celle-ci : les combinaisons susdites s'opèrent-elles dans le poumon ? C'était l'opinion de Lavoisier, qui comparait la respiration à la combustion et y trouvait ainsi la source de la chaleur animale. Cette opinion n'est plus admissible, depuis qu'on sait que l'acide carbonique existe tout formé dans le sang veineux, puisque ce sang extrait des veines exhale ce gaz, même quand on ne le met en contact qu'avec de l'hydrogène (Vauquelin, etc. (2)); puisque surtout l'homme qui respire l'azote ou l'hydrogène, et les animaux plongés dans l'un de ces gaz, soit mammifères, soit reptiles, soit mollusques, exhalent encore l'acide carbonique pendant quelque temps, en même quantité que dans la respiration ordinaire (Spallanzani, Coutanceau, W.

(1) Pour l'homme, Menzies estime la quantité d'acide carbonique contenue dans l'air expiré égale à près de $\frac{1}{12}$ du total ; ce qui fait plus de $\frac{5}{100}$. Il représenterait donc plus *même* que la quantité d'oxygène qu'on dit être ordinairement absorbée. C'était bien autre chose dans les expériences de Goodwyn, qui trouvait $\frac{13}{28}$, c'est-à-dire presque $\frac{1}{7}$ d'acide carbonique dans l'air expiré par lui-même ; aussi, dans les mêmes expériences, trouvait-il une absorption d'oxygène égale à $\frac{13}{100}$ de l'air inspiré.

(2) Ce fait est nié par Berzélius, qui attribue l'erreur à quelque commencement de fermentation. C'est de cette manière que s'explique, selon nous, la production d'acide carbonique dans l'hydrogène par les coquilles vides de limaçon (Spallanzani).

Edwards, Collard de Martigny). L'oxygène mêlé au sang artériel n'a-t-il pour destination que de neutraliser dans les vaisseaux capillaires et dans les veines un surcroît d'hydrogène et de carbone ? C'est ce qu'ont supposé les chimistes à qui l'on a fait sentir l'invraisemblance de la théorie de Lavoisier. Celle-ci n'est guère plus admissible quand on veut y réfléchir un peu : cet oxygène doit être, comme les autres principes du sang, distribué aux organes pour servir à leur nutrition ou à leurs sécrétions; l'eau et l'acide carbonique ne se forment que dans ce travail physiologique; et le sang des capillaires qui s'en charge ensuite les exhale à toutes les surfaces du corps, mais principalement à celles des spongiosités pulmonaires où les dispositions organiques sont plus favorables que partout ailleurs à cette évacuation, et où l'acte même de l'inspiration semble les appeler en plus grande abondance (H.-M. Edwards). C'est, en effet, par cette voie que s'échappent, selon Nysten, les gaz non délétères injectés dans les veines, et les matières odorantes, le phosphore même (Magendie) qu'on a fait pénétrer dans le sang de la même manière.

L'*eau* qui constitue la *transpiration* pulmonaire est évidemment tamisée de même que la transpiration cutanée, et c'est si bien l'eau surabondante du sang qui s'exhale ainsi, que l'on peut, selon Magendie, augmenter à volonté cette exhalation, en injectant de l'eau tiède dans les veines d'un chien. Suivant le physiologiste que nous venons de citer, c'est à la fois des artères pulmonaires et des artères bronchiques que s'échappe ce liquide réduit en vapeurs; il donne même à entendre qu'il coule alors des parois de la gueule ; de même, la muqueuse nasale semble aussi exhaler de l'acide carbonique qui se combine avec la soude de son mucus (Fourcroy). Ce sont des faits intermédiaires bien propres à confirmer l'analogie prochaine ou plutôt l'identité entre la respiration pulmonaire et la cutanée.

L'azote semble rester tel dans l'air expiré qu'avant l'inspiration ; mais beaucoup d'incertitudes se présentent encore à cet égard : certains expérimentateurs l'ayant vu diminuer, d'autres augmenter, il nous paraît plus rationnel de nous en tenir à l'opinion de W. Edwards, qui nous paraît d'ailleurs fondée sur des expériences positives. Si l'on fait respirer un animal dans un mélange d'hydrogène et d'oxygène, il y a absorption du premier de ces gaz comme du deuxième, et il y a exhalation d'azote ; or, si le poumon en exhale sans qu'il y ait ordinairement augmentation notable, il faut bien qu'il y ait absorption d'une quantité pareille. Cet équilibre sans doute est fréquemment rompu, les herbivores doivent plus inhaler qu'exhaler, car la respiration seule (cutanée ou pulmonaire) peut fournir l'azote de leurs chairs, que leurs aliments habituels ne contiennent qu'en proportion trop minime. Le superflu rejeté est, comme dit Collard de Martigny, une sécrétion du sang veineux et un résultat du travail d'assimilation et de désassimilation générale, de même que la production de l'acide carbonique dont il a été question précédemment. L'absorption de l'azote est parfois tellement prédominante sur l'exhalation, qu'elle avait frappé plus d'un observateur : Spallanzani en parlait à propos des mollusques; Humboldt et Provençal à propos des poissons, comme on l'a déjà vu plus haut; Davy, Pfaff, Henderson s'en étaient assurés sur eux-mêmes; Berthollet et Nysten croyaient à l'exhalation du même gaz, mais c'est W. Edwards qui a donné le premier quelque chose de bien positif à cet égard.

b. *Du sang.* On comprend sous le nom d'*hématose*, les changements que les fluides circulants éprouvent pour devenir du *sang artériel*, et ceci concerne par conséquent plusieurs humeurs différentes, le chyle, la lymphe et le sang veineux. Bien que déjà dans les ganglions mésentériques, et peut-être dans tous les ganglions lymphatiques, dans la rate encore selon Tiedemann, les sucs alibiles et la lymphe éprouvent des modifications qui les rapprochent du sang artériel, de même que le sang veineux en éprouve dans le foie, dans les reins (oiseaux et reptiles), dans les réseaux capillaires de la peau, c'est surtout dans les poumons et par l'action de l'air aspiré que l'hématose est opérée. Nous avons déjà dit que le contact de l'air ou de l'oxygène rougit le sang veineux même hors des vaisseaux; le chyle et la lymphe rougissent dans les mêmes circonstances, tandis qu'ils éprouvent aussi des colorations ternes, bleuâtres ou brunâtres, par le contact des gaz carbonique et azote (Tiedemann et Gmelin). Mais ces changements de couleur ne constituent pas à eux seuls l'hématose : pour le chyle et la lymphe, il faut bien admettre que l'albumine se change en fibrine (1), la matière crémeuse en hématosine, si-

---

(1) Le cruor et la fibrine ne sont pour Burdach que de l'albumine à un plus haut degré de développement, nous dirions d'animalisation.

non en totalité du moins en partie ; quant aux sels, ils paraissent rester les mêmes en changeant peut-être seulement leur degré d'oxidation. Quant au sang veineux, s'il est vrai qu'il contienne de l'acide carbonique pour ainsi dire libre, s'il lui doit sa couleur foncée, il est tout simple qu'il rougisse après l'avoir exhalé; mais n'y a-t-il pas aussi avivement de la couleur du sang artérialisé par une oxidation de la matière colorante et du fer qu'elle contient? Cette théorie ne répugne pas à Magendie, et nous paraît assez satisfaisante, quoiqu'elle ait été abandonnée après avoir joui de quelque faveur. W. Edwards se contente de dire qu'il se fixe dans l'enveloppe colorée des globules. Peut-être est-ce trop restreindre, trop localiser son absorption; l'oxygène, sans doute, est dissous aussi dans la partie liquide du sang artériel, et Collard de Martigny ne nous paraît pas avoir prouvé le contraire, parce que ce gaz ne s'est pas échappé durant la coagulation de ce sang en vase clos.

Des expériences plus soignées et plus variées ont démontré à Magnus, 1° que le sang artériel contient de l'oxygène simplement *dissous*, qu'il contient aussi de l'acide carbonique et de l'azote à l'état de dissolution ; 2° que le sang veineux renferme les mêmes gaz, mais en proportion très-différente, moins d'oxygène et plus d'acide carbonique surtout. Ces observations concordent, du reste, fort bien avec celles dont il a été question déjà, de même qu'avec les analyses de Macaire et Marcet, qui ont trouvé moins de carbone et plus d'oxygène dans le sang artériel que dans le veineux ; l'azote et l'hydrogène restant dans les mêmes proportions. Ces faits sont aussi en parfaite harmonie avec les résultats de l'analyse de l'air expiré, et l'absorption d'oxygène qu'elle démontre. Enfin, les expériences de Magnus rendent aussi raison de cette observation de Burdach, que le sang encore chaud, soumis à l'action de la machine pneumatique, en laisse dégager des bulles de gaz qu'il appelle de l'air.

Indépendamment de la couleur, le sang artériel diffère du veineux par une pesanteur spécifique moindre, par plus de capacité pour le calorique, par un degré de chaleur plus élevé (de 0,78 chez les ruminants, Davy; de 1,01 chez le chien, Becquerel et Breschet). Il est aussi plus concrescible, ce qui indique une plus forte proportion de fibrine. La fibrine est effectivement un produit de l'hématose, et nous ne pensons pas qu'il soit rationnel de la faire venir uniquement des organes où l'absorption l'aurait prise, comme le veut Magendie; ceci, sans doute, est vrai dans de certaines limites: une partie de celle du sang veineux et de la lymphe vient de cette source, le reste leur a été fourni par le sang artériel. On s'explique ainsi pourquoi la lymphe en contient davantage chez un animal dont les humeurs n'ont pas été depuis long-temps renouvelées par l'alimentation. Müller estime la différence dans la proportion de $\frac{1}{1000}$ seulement. Prévost et Dumas pensent aussi que le sang veineux est moins chargé de globules que l'artériel : c'est seulement en raison de l'augmentation de l'eau dans ses principes constituants, car nous avons vu déjà (branchies) que ce n'était pas sur les globules que la respiration agissait particulièrement, du moins en ce qui concerne la forme et le volume. Le sang veineux est effectivement plus séreux et à la fois plus abondant que l'artériel, autant qu'on peut en juger d'après le calibre des vaisseaux qui contiennent l'un et l'autre, en tenant compte toutefois de la vélocité fort différente de leur marche respective (1).

Que les différences que nous venons de signaler soient essentielles ou seulement accessoires, toujours est-il qu'il y a entre le sang veineux et l'artériel cette différence fondamentale, que le dernier seul est propre à l'entretien de l'activité nerveuse et de la vie ; de là l'indispensable nécessité de l'hématose et par conséquent de la respiration. L'*asphyxie*, qui suit la suspension de cette dernière fonction par une cause quelconque, ne tient pas, comme le croyaient Méry et d'autres physiologistes, à l'impossibilité du passage du sang à travers les poumons affaissés : Bichat et Goodwyn ont prouvé que la circulation pulmonaire n'était alors nullement entravée, et il est clair que d'ailleurs le poumon n'est point affaissé quand on respire de l'azote ou de l'hydrogène. Le sang traverse l'artère pulmonaire et ses branches, les réseaux capillaires anastomotiques et les veines pulmonaires, sous l'impulsion du ventricule droit du cœur ; cette action est toutefois aidée, sans doute, assez puissamment par les mouvements respiratoires, mais elle peut à la rigueur s'en passer au moins

---

(1) De Blainville accorde aux oiseaux plus de sang artériel que de veineux, et aux poissons plus de veineux que d'artériel, mais c'est probablement par conjecture. Quant aux cétacés et aux phoques, dont il dit la même chose, il est naturel, qu'ayant beaucoup de sang, ce soit le veineux qui après la mort paraisse surtout être surabondant, d'autant qu'alors le sang abandonne assez généralement les artères.

pour un temps, comme elle peut, chez l'homme et les mammifères plongeurs, suppléer à l'absence des valvules qui, chez tous les autres mammifères, se trouvent à l'embouchure de ces derniers vaisseaux dans l'oreillette gauche, si nous en croyons l'assertion de Mayer et de Carus. Ce n'est pas donc non plus à la persistance du trou de Botal chez les plongeurs de l'espèce humaine, ni chez les animaux dits amphibies, qu'il faut attribuer la possibilité de suspendre plus ou moins long-temps leur respiration ; c'est à l'habitude et à l'éducation, ou à la disposition naturelle, qui leur permettent et de résister au *besoin* de respirer, et de se passer quelque temps de l'impression du sang oxygéné sur les centres nerveux. Mais ces aptitudes sont loin d'être les mêmes chez tous les animaux (1) et dans toutes les circonstances. Les cétacés, les phoques, les loutres, les oiseaux palmipèdes qui plongent volontiers, sont aidés un peu par une disposition particulière du système veineux qui peut suppléer à l'embarras passager et peu considérable de la circulation dont nous parlions tout-à-l'heure ; ils ont des renflements à la veine cave, ou bien des plexus intérieurs que nous avons déjà mentionnés à propos de la circulation. On n'en trouve point chez les reptiles, et cependant la plupart peuvent se passer assez long-temps de respiration, bien plus toujours que les animaux à sang chaud. Cette particularité tient en partie à leur mode de circulation qui, habituellement, ne porte aux poumons qu'une portion du sang ramené de toutes les

---

(1) Les plus forts plongeurs, dans l'espèce humaine, ne restent pas plus de trois minutes sans respirer.

parties du corps par les veines caves. Tantôt, en effet, les artères pulmonaires ne sont que des branches de l'aorte, tantôt elles naissent bien d'un tronc particulier mais qui ne reçoit pas, à lui seul, tout le sang veineux. *(Voy. Circulation.)*

Accoutumés ainsi à ne recevoir que du sang mélangé, leurs organes souffrent moins de la privation d'oxygène. Cette aptitude bien marquée, surtout par le temps qu'ils passent avant de succomber sous la machine pneumatique ou après la strangulation, varie beaucoup selon la température extérieure et surtout selon que la respiration cutanée reste libre ou non, ainsi que nous l'avons déjà indiqué plus haut. Plus la chaleur est grande, plus les poissons ont besoin de venir humer l'air à la surface de l'eau, et plus les batraciens ont besoin de respirer par la peau.

C'est d'après ces données que s'expliquent les résultats d'expériences soignées et rationnelles, faites par W. Edwards. Des salamandres et des grenouilles ont vécu de une à trois heures environ dans le vide, et de deux jusqu'à six dans l'eau aérée, selon qu'on opérait en été ou en automne. Scellés dans du plâtre gâché ou dans du sable, des crapauds ont vécu plusieurs mois; bien que sans doute la respiration pulmonaire fût devenue impossible, la cutanée ne l'était pas; car Edwards a reconnu que le plâtre laisse passer l'air à travers ses pores, et s'est convaincu que l'asphyxie avait lieu dans un temps fort court, si les boîtes à plâtre étaient enfoncées sous l'eau. Et comme il empêche en grande partie l'évaporation, qu'il tend à diminuer ainsi la dépense, à rendre moins nécessaires des réparations alimentaires, on doit admettre avec un peu moins de défiance les exemples assez fréquemment rapportés de crapauds trouvés vivants dans des cavités closes de toute part, surtout si c'était dans des lieux frais et humides. Dans les expériences de Hérissant, de trois crapauds scellés dans le plâtre, un seul était mort dix-huit mois après. Toutefois, il y a loin de ces faits bien observés, à ceux par trop merveilleux qu'on raconte çà et là, et qui porteraient à des siècles la durée possible d'une pareille existence : il est si facile de masquer involontairement et par l'opération même du fouissement dans la terre ou les décombres, les voies qui ont pu conduire le reptile jusqu'au lieu où on le rencontre, que l'on ne doit pas s'étonner de trouver des témoins de bonne foi qui vous assurent que ces cavernes étaient absolument sans issue.

Parmi les animaux invertébrés certains résistent davantage, d'autres moins que les reptiles, à l'asphyxie par privation d'air. Nous avons déjà dit quelque chose à ce sujet des insectes : on a remarqué que le vide de la machine pneumatique paraît à peine incommoder quelques-uns d'entre eux, et qu'il fait au contraire rapidement périr certains autres ; cela tient indubitablement à l'exactitude plus ou moins grande avec laquelle ils peuvent clore leurs stigmates, et conserver ainsi l'air dans leurs trachées (1).

(1) La criocère du lis vit gracieusement dans le vide de Boyle, dit l'abbé Sauri. Les insectes, est-il dit dans l'*Encyclopédie*, comme guêpes, abeilles, semblent morts au bout de deux minutes ; mais après avoir été même vingt-quatre heures dans le vide, ils revivent lorsqu'on vient à les mettre dans l'air libre. Les limaçons peuvent être vingt heures dans le vide sans être incommodés.

Spallanzani remarque en particulier, pour ce qui concerne les mollusques, qu'ils consomment tout l'oxygène de l'air dans lequel on les tient enfermés, parce qu'ils résistent à l'asphyxie jusqu'à sa destruction totale ; tandis qu'un animal à sang chaud périt bien long-temps avant que cet air ait perdu la totalité de son gaz vivifiant.

Ce que nous venons de dire de la nécessité du sang artériel pour l'entretien de la vie générale, nous pourrons le dire et le prouver pour la vie partielle ou l'innervation de certains organes. Richerand a démontré cette nécessité pour la vie de l'encéphale, en liant à la fois les carotides et les vertébrales d'un mammifère, ou bien son aorte ; la mort est alors immédiate, et il n'y a pas de doute que, dans l'asphyxie, la mort partielle du cerveau ne soit comme ici le principe de la mort générale ; pourtant il faut convenir que la persistance des facultés intellectuelles chez les cholériques laisse des doutes à cet égard, puisque, chez eux, le sang est si altéré dans sa composition et surtout si peu pénétré d'oxygène.

Cette exception, qui demanderait à être mieux étudiée, ne détruit pas la règle. Nous avons dit déjà que l'on a produit des paralysies partielles chez les insectes, en bouchant quelqu'un de leurs stigmates, expérience que les anastomoses des trachées rendent souvent illusoire. Aucun chirurgien n'ignore combien la ligature d'une artère engourdit un membre, le paralyse momentanément, et parfois, comme nous l'avons vu, d'une manière durable bien qu'incomplète ; combien même parfois elle compromet la conservation de la vie dans ce même membre. Quelques faits d'anatomie sont remarquables sous ce rapport : ainsi, d'après Burdach, ce n'est pas de l'artère partant immédiatement du cœur que naissent les vaisseaux destinés à vivifier et à nourrir cet organe, c'est de l'aorte dont le sang a subi l'influence de la respiration.

Est-ce aux globules du sang, ou à quelqu'autre de ses principes, qu'est surtout attachée cette prérogative? L'avivement de la couleur principalement inhérente aux lenticules du sang peut faire penser qu'en eux siège cette prérogative, selon l'opinion de Müller et autres. Magendie, dépouillant de sa fibrine le sang d'un chien, et le lui réinjectant avec sa matière colorante, ses lenticules, n'a vu l'animal périr qu'au bout de plusieurs jours et avec des symptômes indiquant plutôt vice des qualités nutritives que des qualités stimulantes du sang ; mais la sérosité était restée jointe ici au cruor. Les expériences de Bischoff et de Dieffenbach sont à ce sujet bien plus concluantes. Des animaux jetés en syncope par l'hémorrhagie ne se ranimaient pas si l'on injectait dans leurs vaisseaux le sérum avec la fibrine ; ils reprenaient vie si l'on injectait le cruor séparé en majeure partie des autres principes. N'accordons pas pourtant trop de confiance à de pareilles expériences, on comprend de prime-abord tout ce qu'elles doivent avoir d'incomplet et d'infidèle.

Nous avons déjà fait entendre que ce n'était pas seulement à la forme des globules ou à leur grandeur, mais aussi à d'autres conditions de composition chimique, qu'étaient dus les funestes effets de la transfusion faite d'un animal à un autre ; et sans doute, il en faut dire autant de la vivification, qui nous occupe ici pour un même individu ; mais si l'on remarque que c'est surtout entre des animaux dont les lenticules ont des formes et des dimensions différentes, du mammifère à l'oiseau par exemple, qu'on a remarqué ces effets fâcheux et comme toxiques, on sera porté à croire pourtant que ces corpuscules sont plus particulièrement le siége des conditions de vie dont il vient d'être question.

FIN DU TOME SECOND.

EXPLICATION DES FIGURES

DU TOME SECOND.

PLANCHE Ire.

110. Torpille commune : *a* l'organe électrique ; *b* contour de celui du côté opposé ; *c* moelle épinière ; *d* moelle allongée avec un lobe particulier dans le 4e ventricule ; elle donne naissance à la 5e paire (5°) et à la 8e (8,8) ; *e* cervelet ; *f* lobes optiques ; *g* lobes cérébraux et processus olfactifs (les parties nerveuses sont imitées de Desmoulins).

111. Tronçon du gymnote électrique d'après Geoffroy Saint-Hilaire : *a* les grands organes électriques ; *b* les petits organes électriques ; *c* muscles du dos ; *d* nageoire ventrale.

112. Coupe figurative du derme du caméléon avec ses follicules colorés, vus à l'aide d'une forte loupe : en *a* ils sont saillants entre le derme et l'épiderme ; en *b* rentrés en partie, et tout-à-fait rentrés en *c*.

113. Deux balles de sureau électrisées et tendant à s'écarter pour donner une idée du mécanisme de l'expansion.

114. Un rhizophyse d'après Dujardin, avec ses expansions filamenteuses : en *a* la matière glutineuse qui les forme est en masse.

115. Portion de tige d'un pissenlit fendue verticalement.

116. Coupe idéale d'une valve de balsamine, montrant de larges cellules en dehors et de petites en dedans.

117. Portion d'une branche de sensitive d'après Dutrochet : *a* pétiole d'une feuille ; *b* renflement érectile de la base.

118. Le même renflement recourbé du côté où on l'a échancré.

119. Développement d'une aile de cigale plébéienne : *a a'* trait ponctué représentant l'aile développée ; *a' b'* portion où se trouve le crochet qui agraffe l'aile inférieure ; *c* l'aile de la nymphe au moment de l'éclosion ; *d* corselet.

120. Appendice exsertile de la chenille du machaon.

121. Une verticelle avec son pédoncule au moment où il se détord et s'allonge : *a* le filament central seul contractile.

122. Coupe d'un faisceau de fibres musculaires.

123. Continuité des fibres musculaires et tendineuses.

124. Une fibre fraîche montrant les fibrilles dont elle est composée.

125. Portion de ces fibrilles très-contractées en *a*, moins en *b*, tout-à-fait allongées en *c*.

126. Une fibre contractée par l'alcool, montrant ses stries transversales.

127. Théorie de Prévost et Dumas : *a* le nerf donnant des filets qui croisent transversalement ces fibres *b* ; *c* manière dont ces fibres se plissent en zigzag par le rapprochement des filets nerveux.

128. Propagation du mouvement ; rencontre de deux impulsions en direction différente et de force différente ($:: 1 : 2$) ; la combinaison qui en résulte est la diagonale d'un parallélogramme dont les côtés représentent la valeur de chacun de ces deux éléments. Il faut observer toutefois que comme il y a une partie de la force détruite par l'opposition des deux impulsions au point de rencontre, la résultante ne devrait pas égaler la somme des deux composantes.

129. Figure destinée à montrer comment l'effort se porte en entier d'un seul côté, quand il y a résistance invincible du côté opposé; comment la force se partage dans le cas contraire (applicable à la théorie du saut, de la nage, du vol, etc.) La force est ici représentée par un ressort à boudin.

130. Levier du premier genre tel que celui que représente la tête de l'homme portée sur le rachis. La ligne a, perpendiculaire au levier, représente la direction la plus favorable pour que la force ait toute son énergie; elle en perd de plus en plus en b et c à mesure qu'elle devient plus oblique; elle devient nulle en d puisqu'elle est parallèle au levier. La même figure est destinée à donner une idée de la manière dont la longueur du bras de levier influe sur le mouvement produit, la quantité de mouvement étant la même pour les deux bras : on voit d'un coup-d'œil que le bras 1 (trait ponctué) aura quatre fois plus de force, puisque l'espace 1' est quatre fois moindre à parcourir, tandis que le bras 4 aura quatre fois plus de vitesse et d'étendue dans le mouvement, car l'étendue, la vitesse ou la force se compensent.

131. Levier du deuxième genre, tel que le pied de l'homme quand il s'élève sur ses orteils et ses métatarsiens.

132. Levier du troisième genre, tel la mâchoire inférieure.

133. Figure propre à donner une idée de la perte de force occasionnée par l'obliquité des fibres sur le tendon $a\,a$. La fibre b formant un angle de 45° perd autant qu'elle produit. Le côté e représente la force utilisée dans le sens vertical; le côté f la perte de force dépensée dans le sens horizontal. — La perte est beaucoup moindre pour la fibre e, dont l'angle est plus aigu.

134. Figure destinée à faire voir l'avantage de cette

obliquité des fibres; on voit, en effet, que si les fibres *b b* se raccourcissent seulement de moitié, elles relèveront le point *a* de leur attache inférieure sur le tendon, au niveau de leur attache supérieure *b*. Pour produire cet effet, la fibre *b* de la figure précédente n'aurait besoin de se raccourcir que d'un tiers au plus.

135. Profil du genou montrant comment le renflement des extrémités articulaires et les sésamoïdes (rotule) diminuent le parallélisme entre les muscles et leurs leviers : *a* est la ligne de tension; elle serait en *b* sans les conditions susdites.

PLANCHE II.

136. Station de l'homme, presque unipédale.

137. *Idem* du chimpansé.

138. Station monopédale d'un oiseau échassier (cigogne commune) : *a b* direction du corps ; *c* centre de gravité et ligne du fémur.

139. Station bipédale de l'oiseau perché (passereau) : mêmes lettres, même signification.

140. Station accroupie de l'oiseau endormi.

141. Squelette de la patte fléchie. Un trait ponctué indique le trajet du muscle fléchisseur des doigts.

142. Base de sustentation de l'homme.

143. Base de sustentation de l'oiseau.

144. Base de sustentation du quadrupède.

145. Base de sustentation d'un octopode.

146. Pied plantigrade de l'homme.

147. *Idem* du chimpansé.

148. Pied postérieur digitigrade du chien.

149. *Idem* du cheval avec le trait du squelette.

150. Portion de squelette du chameau pour faire voir : 1° la disposition des muscles antérieurs comme moyen de sustentation (le chameau est digitigrade); 2° l'allongement des apophyses épineuses donnant attache au ligament cervical et aux muscles élévateurs de la tête, représentée par un trait ponctué.

151. Caméléon soutenu par sa queue préhensile et ses pattes en pince.

152. Patte de gecko vue en-dessous, pour montrer les plis transverses de ses doigts élargis.

153. Patte de devant d'une rainette vue de $^3/_4$ montrant les disques terminaux des doigts.

154. Le dessus de la tête du remora : *a* le bourrelet qui entoure la ventouse ; *b* les yeux ; *c* la mâchoire inférieure saillante.

155. Bouche et ventouse de la lamproie.

156. Nageoire branchiale de la carinaire avec sa ventouse *a*.

157. Elargissement d'un des pieds pédiculés de la seiche avec ses ventouses, plus petit que nature.

158. Une ventouse un peu plus grande que nature : *a* enveloppe charnue ; *b* couronne cornée.

159. Piscicole ou sangsue géomètre : *a* ventouse orale ; *b* ventouse anale.

160. Patte de devant du sarcopte de la gale avec sa ventouse en godet.

161. Patte de la mite du fromage terminée en lame contractile.

162. Patte d'une gamase avec une membrane contractile entre les griffes.

163. Extrémité d'une patte de mygale d'Amérique montrant ses brosses collantes.

164. Une des soies spatulées et prenantes de ces brosses.

165. Extrémité de la patte d'une mouche vomisseuse : *a* griffes ; *b* palettes mobiles garnies d'une multitude de petits crochets ; *c c* derniers articles du tarse.

166. Patte de devant d'un dytisque de Rœsel mâle, vue en dessous : *a* la cuisse avec une rainure où se loge la jambe dans la flexion ; *b* la jambe avec une rainure où peut se loger le bord de la ventouse ; *c* la ventouse appartenant au tarse, ciliée, offrant une partie de sa surface en velours ; l'autre couverte de trois rangées de lamelles elliptiques ; *d* extrémité du tarse.

167. La queue ou extrémité d'une chrysalide de vanesse.

168. La tête ou trompe de l'échinorinque géant très-grossie.

169. La tête d'un cysticerque très-grossie : *a* ventouse ; *b* couronne de crochets.

170. Ventouse terminale et crochet du *gyrodactylus elegans* Nordmann, très-grossie.

171. Douve du foie avec ses deux cotyles en ventouses, dont l'une répond à la bouche, l'autre est aveugle.

172. La janthine, d'après Cuvier : *a* la trompe ; *b* la coquille ; *c* la grappe de vésicules surnageantes ou vessie natatoire, d'après Quoy ; *d* autres appendices contenant des œufs, d'après Quoy.

173. Rhizophyse filiforme : *a* vésicule surnageante.

PLANCHE III.

174. Grenouille verte, les membres ramassés et prête à s'élancer.

175. La même, après l'extension des membres, qui la pousse en avant. — La ligne *a b* figure le point d'appui fourni par l'eau aux pieds postérieurs très-longs et très-palmés de ce reptile.

176. Pied palmé du canard.

177. Pied à doigts bordés de la foulque.

178. Le membre thoracique d'une baleine, conformé en nageoire: on y distingue encore l'humérus, les deux os de l'avant-bras, le carpe, le métacarpe et les phalanges déjà très-multipliées. Un trait ponctué indique le contour de la peau.

179. Patte postérieure du dytisque de Rœsel grossie au double: *a* saillie de la hanche; *b* trokanter; *c* cuisse et jambe; *c* tarse aplati et cilié.

180. Poisson (carpe) dans lequel on a figuré la vessie natatoire: *a* nageoire thoracique; *b* nageoire abdominale; *c* nageoire anale; *d* nageoire dorsale; *e* nageoire caudale.

181. Poisson vu par le dos un peu obliquement. Un trait ponctué indique les positions successives de la queue, qui constituent ensemble et avec deux lignes parallèles un parallélogramme, dont la flèche *a* est la diagonale. On voit ainsi comment l'obliquité des impulsions alternatives se compense et produit une impulsion en ligne droite.

182. Natation d'un poisson anguilliforme: des parallélogrammes nombreux, construits sur chaque anse, offrent une diagonale commune qui est la ligne d'impulsion en avant: ici la compensation est simultanée et non alternative, comme dans le cas précédent.

183. Natation d'un rotifère (tubicolaire, Lamarck): on voit comment les courants circulaires établis autour des branchies l'attirent en avant, autant qu'ils attirent l'eau en arrière.

184. Positions successives des ailes dans le vol en avant : la ligne *a b* représente le point d'appui qu'elles prennent sur l'air, pour pousser l'oiseau (*b*) en avant (*a*) : l'obliquité de l'une compense celle de l'autre, et il en résulte une ligne droite d'impulsion représentée par la diagonale du parallélogramme construit à l'aide de leurs parallèles.

185. Squelette de l'aile du pigeon relevée et vue en-dessous : *a* coracoïdien ; *b* omoplate ; *c* humérus ; *d* avant-bras ; *e* le pouce ; *f* la main ; *r b* trait ponctué figurant les remèges bâtardes ou plumes du pouce ; *r p* remèges primaires ou de la main ; *r s* remèges secondaires ou de l'avant-bras ; *c t* couvertures.

186. Squelette de l'aile d'une chauve-souris : *a* clavicule ; *b* omoplate ; *c* humérus ; *d* avant-bras ; *e* pouce ; *f* doigts. Un trait ponctué figure la membrane cutanée.

187. Aile du ptérodactyle : *b* omoplate ; *c* humérus ; *d* avant-bras ; *e* les 4 doigts ; *f* le 5e doigt prolongé. Un trait ponctué figure l'expansion cutanée qu'il soutenait probablement.

188. Nageoire thoracique du ptéroïs ou scorpène volant.

189. Polatouche ou écureuil volant, vu par le dos.

190. Dragon vu de même, le parachute étalé.

191. Aile de l'*hydrophylus piceus*, un peu plus grand que nature, vue en-dessous : *a* extrémité articulaire ; *b* grosse nervure ; *b'* 2e nervure qui, en se rapprochant de la 1re produit la flexion de la portion mobile ; *c* portion mobile à demi-déployée ; *c'* triangle corné qui la soutient ; *d* autre portion reployée également.

PLANCHE IV.

192. Gerboise hirtipède se disposant au saut.
193. La même s'élançant.

194. Traits ponctués représentant les principaux leviers repliés comme dans la figure 192, et débandés comme dans la figure 193, pour la théorie du saut.

195. Podure se disposant à sauter. Une flèche indique la marche que suivra l'insecte en se redressant sur sa queue; et un trait ponctué le représente dans cette position par laquelle il passe momentanément à l'instant où le saut s'exécute.

196. Ver du fromage (larve de mouche) tourné en cercle pour se débander ensuite et sauter, comme l'indiquent le trait ponctué et la flèche.

197. Un taupin ou élatère vu par le dos: *a a* les deux angles du corselet qui frappent le sol dans le saut.

198. Le même grossi vu en-dessous: *a* la pointe sternale du prothorax ou protodère qui s'enfonce dans une fossette du mésothorax ou deutodère.

199. Patte postérieure du criquet linéole, vue du côté externe: *a* la hanche et le trokanter; *b* la cuisse; *c* la jambe; *d* les crochets digitiformes sur lesquels le membre s'appuie pour le saut; *e* le tarse relevé alors.

200. Larve de cicindèle: *a* crochet dorsal qui aide à la fixer dans sa cheminée souterraine, où les flexuosités de son corps aident surtout à son ascension.

201. Squelette du pied d'un paresseux vu par le côté interne, pour faire voir comment ses grandes griffes, tournées en dedans, servent à saisir les arbres: *a* tibia; *b* péroné; *c* calcanéum; *d* métatarse; *e e* phalanges.

202. Fausse patte d'une chenille très-grossie, bordée de petits crochets.

203. Tête du morse: *a a* défenses qui lui servent à s'accrocher et à se traîner.

204. Partie antérieure d'une larve de mouche vomis-

seuse: du 1er anneau *a* sortent deux crochets destinés au même usage.

205. Sangsue rampant. Un trait ponctué montre l'élongation qu'elle avait prise avant de se raccourcir pour faire un pas.

206. Une piscicole serpentant.

207. Coupe longitudinale d'une planaire rampant : on a figuré très-grossièrement à dessein les ondulations de la face inférieure.

208. Une petite astérie marchant, les pédicelles dirigés en avant.

209. Un pédicelle grossi.

210. Partie antérieure d'une scolopendre durant la marche : on y voit l'alternance des mouvements des pattes.

211. Tableau indicatif des deux temps de la marche des animaux à huit pieds, et figure de l'aire rhomboïdale qui leur sert de base de sustentation : le point *c* est le centre de gravité.

212. *Idem* pour les hexapodes : base de sustentation en triangle.

213. Tableau indicatif des mouvements du pas en quatre temps chez le cheval : base de sustentation sur trois pieds.

214. Tableau indicatif des mouvements du trot : la base de sustentation n'est représentée que par une légère diagonale.

215. *Idem* pour l'amble ; la ligne de sustentation est latérale.

216. *Idem* pour le galop à trois temps ; la ligne de sustentation est diagonale, mais dans le 1er et le 3e temps la sustentation est réduite à un point, le corps n'appuyant que sur un seul pied.

217. *Idem* pour le galop à deux temps ; la ligne de sustentation est transversale.

218. *Idem* pour la marche bipède; la sustentation est sur un point seulement, et le centre de gravité se porte alternativement à droite et à gauche, comme dans l'amble du quadrupède.

219. Trompe d'éléphant : *a* son doigt terminal.

220. Pince d'écrevisse à mordants parallèles.

221. Pince de crangon à griffe terminale.

222. Doigt d'un tigre (pouce) : *a* 1re phalange; *b* phalange onguéale; *c* trait représentant le tendon des fléchisseurs; *d* trait représentant le tendon des extenseurs ou releveurs. Un trait ponctué montre la phalange onguéale relevée.

223. Grouin de la taupe grossi au double, vu en dessus.

224. Le même, grandeur naturelle, vu de côté, avec ses muscles : *a* releveur; *b* abaisseur; *c c* abducteurs; *d* masséter; *e* crotaphile.

225. Squelette de la main vue par sa face supérieure ou palmaire : *a* l'os falciforme ou pouce surnuméraire; *b* carpe; *c c* grands ongles; *d* cubitus; *e* radius.

226. Patte antérieure ou fouisseuse de la courtillière vue en dehors.

227. Tête, corselet et premières pattes de l'ateuchus égyptien.

228. Profil du scarabée menton de Guérin, pour montrer les deux proéminences qui servent à fouiller dans le bois mort, etc.

229. Mandibule de l'araignée maçonne triplée : *a* son crochet mobile; *b* dents du rateau avec lequel elle creuse la terre.

230. Patte antérieure en forme de pioche de la larve de cigale plébéienne.

231. Squelette d'une patte de devant d'un mammifère carnassier : *a* scapulum ; *b* humérus ; *c* olécrâne ; *d* cubitus ; *e* radius ; *f* carpe ; *g* métacarpe ; *h* doigts.

232. Squelette de la patte de derrière mise en parallèle avec la précédente : *a* bassin ; *b* fémur ; *c* rotule ; *d* tibia ; *e* péroné ; *f* tarse ; *g* métatarse ; *h* doigts.

233. Épaule de crapaud : *a* clavicule ou fourchette cartilagineuse ; *b* acromial ; *c* coracoïdien ; *d* scapulum ; *e* ad-scapulum cartilagineux ; *f* cavité articulaire.

234. Bassin de fœtus de mammifère rongeur : *a* cartilage ; *b* pubis ; *c* ischion ; *d* ilium ; *e* cartilage ; *f* trait ponctué indiquant la position de la cavité articulaire.

235. Patte d'écrevisse à comparer avec celles de mammifères (*fig.* 229 *et* 230) : *a* hanche ; *b'* trokanter ; *b* cuisse ; *d* jambe ; *f* 1er article du tarse ou doigt ; *g* 2e article ou phalange onguéale.

236. Patte d'araignée (mygale) : *a* hanche ; *b'* trokanter ; *b* cuisse ; *d* jambe ; *f g h* tarse ou doigt.

237. Patte d'insecte (courtillière) : mêmes lettres, même signification.

PLANCHE V.

238. Muscles de la face humaine.

239. Type d'expression des passions gaies.

240. Type des passions tristes.

241 — 248. Physionomies expressives de mammifères, d'oiseaux et reptiles.

249. Attitude de la *mantis religiosa* dans la colère et la menace.

PLANCHE VI.

250. Cuisse de criquet triplée, vue par sa face interne :
a ligne saillante formant l'archet.

251. Portion de cet archet vu de profil, très-grossie.

252. Tympan de criquet très-grossi : *a* stigmate ; *b* membrane.

253. Aile de grillon des champs mâle triplée, vue en-dessous : *a d* portion horizontalement placée sur le dos; *e* portion qui couvre le blanc ; *ff* ligne selon laquelle ces deux portions se plient à angle droit : *a* onglet ; *b* archet; *cc* miroirs; *d* partie réticulée, molle.

254. L'onglet très-grossi.

255. Portion de l'archet très-grossie.

256. Portion de la trompe de l'atropos très-grossie : *a a* bord postérieur dont la gorge est cannelée en travers; *b b* bord antérieur à gorge lisse; *c* gouttière constituant la moitié du tube de la trompe ; *d* coupe dans laquelle on voit l'ouverture d'une trachée.

257. L'abdomen de la cigale plébéienne vu en-dessous, grandeur naturelle : *a a* opercules des organes vocaux, volets de Réaumur, *b b* écaille du mésothorax couvrant le stigmate du métathorax, analogue à l'opercule susdit qui n'est qu'une expansion du métathorax ; *cc* tronc servant à l'articulation des hanches de la 3e paire ; *d* arceaux du dos prolongés sous les bords de la face inférieure et entre lesquels sont les arceaux ventraux ; *e* gaîne de la tarrière.

258. Diverses sections ont mis à découvert les organes vocaux : *a* stigmate du 1er segment abdominal; *b* la tymbale; *c* son muscle ; *d* sternum ; *e* entogastre, vertèbre de ce segment : *f* membrane plissée couvrant la partie thora-

cique de la cavité de renforcement ; *g* miroir couvrant la partie abdominale de la cavité de renforcement ; *h* cette cavité ouverte.

259. L'appareil vocal détaché et très-grossi vu de côté : *a* stigmate ; *b b* tymbale ; *c* muscle ; *d* la platine du centre de laquelle part le tendon figuré par un trait ponctué ; *e* entogastre.

260. Tête du trigle perlon très-réduite : *a a a* fente branchiale ; *b* valvule servant à faciliter l'expulsion de l'eau ou de l'air et produisant le son.

261. Queue du crotale très-réduite : *a* grelots emboîtés les uns dans les autres ; *b* lames ventrales ; *c* écailles dorsales.

262. Rainette verte vue de profil, réduite: *a* son sac guttural enflé.

263. *a* Une des branches de la mâchoire inférieure ; *b* fente qui de la bouche communique dans la poche gutturale ; *c* corne styloïdienne de l'hyoïde.

264. Larynx grossi trois fois de la rainette : *a* plaque hyoïdienne ; *b b* glotte ouverte : on voit dans son intérieur la fente médiane donnant dans les bronches, et les deux fentes latérales donnant dans les ventricules ; *c c* cornes thyroïdiennes ; *d* muscle diducteur ou hyo-en-glottique ; *e* muscle rétracteur ou hyo-pré-glottique ; *f* muscle protracteur ou hyo-post-glottique.

265. Un des aryténoïdes grossi seulement au double, vu du côté interne : *a a* paroi interne ; *b b* corde vocale tendue sur le vide laissé par cette paroi ; *c* paroi inférieure du bord de laquelle pend une petite bride qui s'attache à la corde vocale.

266. Thoraco-larynx du rossignol très-grossi, vu de face : *a* trachée-artère ; *b b* bronches ; *c c* muscles sterno-thyroïdiens ; *d d* une portion sterno-trachéale ; *e e* muscle rotateur postérieur du 3ᵉ arceau; *f* rotateur antérieur du 3ᵉ arceau.

267. Deux anneaux de la trachée coupés en biseau en sens inverse pour s'emboîter réciproquement.

268. Thoraco-larynx du rossignol très-grossi, vu de côté: *a* trachée; *b* bronches; *c* virole; *d, e, f* les trois premiers arceaux qui sont osseux.

269. Coupe de la virole *a; b* bronche vue par son côté interne; *c* membrane tympaniforme; *d, e, f* arceaux osseux.

270. Thoraco-larynx du perroquet vu de face, double grandeur: *a* trachée; *b* bronches; *c* virole; *d* muscles divaricateurs des biseaux; *e* divaricateurs des bronches; *f* sterno-thyroïdiens.

271. Le même sans muscles, vu de côté: *a* trachée; *b* bronches; *c* virole; *d* croissant osseux; *e* croissant cartilagineux: entre eux une membrane.

272. Cervico-larynx du perroquet, double grandeur, vu par derrière: *a b* la glotte; *a* thyroïde; *a'* sa longue corne; *b* cricoïde rudimentaire; *c* aryténoïde; *d* trachée; *e* muscle diducteur thyro-aryténoïdien; *f* sterno-thyroïdien.

273. Thoraco-larynx du canard mâle, demi-grandeur naturelle: *a* trachée; *b* bronches; *c* virole; *c'* balle osseuse qui en dépend; *d* muscle sterno-thyroïdien, partie supérieure, raccourcissant la trachée, élevant le larynx; *e* partie inférieure allongeant la trachée, abaissant le larynx.

274. Thoraco-larynx du coq, grandeur naturelle, simple trait représentant une coupe: *a* trachée; *b* bronche; *c* traverse osseuse; *d* partie comprimée faisant une double glotte.

PLANCHE VII.

275. Larynx d'homme adulte vu par-devant, réduit à moitié de la grandeur naturelle : *a* l'épiglotte; *b* repli membraneux aryténo-épiglottique; *c* thyroïde; *d* cricoïde; *e* trachée. Un trait ponctué figure la coupe de la cavité du larynx, des ventricules et de la trachée, et celle des cordes vocales supérieures et inférieures.

276. Le même vu de côté, avec l'hyoïde : *a* l'épiglotte; *b* l'hyoïde; *c* membrane hyo-thyroïdienne; *d* thyroïde; *e* cricoïde; *f* membrane crico-thyroïdienne; *g* muscle crico-thyroïdien; *h* trachée; *i* l'aryténoïde figuré par un trait ponctué; *j* point d'attache des cordes vocales supérieures et inférieures, figurées par un trait ponctué; entre elles est la fente des ouvertures du ventricule.

277. *Idem*, mais la moitié du thyroïde et l'hyoïde sont enlevés : *a* épiglotte; *b* tranche du thyroïde coupé; *b b* face interne de la portion restante; *c* cricoïde; *d* aryténoïde; *e* repli membraneux aryténo-épiglottique; *d b* muscle thyro-aryténoïdien; *d c* crico-aryténoïdien latéral; *d c'* crico-aryténoïdien postérieur; *f* muscle aryténoïdien vu en raccourci.

278. Face postérieure de larynx sous-thyroïde : *a* aryténoïde; *b* corniculé; *c* cricoïde; *a a* muscle aryténoïdien; *a c* muscles crico-aryténoïdiens postérieurs.

279. Coupe horizontale du larynx de l'homme adulte entre les cordes vocales supérieures et inférieures, grandeur naturelle : *a* thyroïde; *b* aryténoïdes coupés un peu au-dessus de leur base, on voit un travail d'ossification dans les uns et les autres de ces cartilages; *c* saillie du cricoïde; *d d* les muscles crico-aryténoïdiens postérieurs vus en raccourci; de *a* en *g* la glotte bordée par les cordes vocales, et plus en-dehors par la paroi inférieure des ventricules;

e muscle thyro-aryténoïdien, en partie couvert par la paroi inférieure des ventricules; *f* muscle aryténoïdien; *g* portion respiratoire ou postérieure de la glotte; la portion vocale est en avant des aryténoïdes.

280. Même coupe d'un larynx de femme adulte, grandeur naturelle.

281. D'après Camper; larynx et langue de l'alouatte, vus de côté, réduits : *a* la langue; *b* coque osseuse; *c* corne thyroïdienne de l'hyoïde; *d* thyroïde; *e* cricoïde; *f* trachée; *g* œsophage; *h* glande thyroïdienne.

282. D'après le même; larynx de l'orang-outang, vu par-devant : *a* hyoïde; *b* thyroïde; *c* cricoïde; *d* trachée; *e e* poche membraneuse; *e'* ouverture de communication avec le larynx.

283. Même larynx, vu par derrière et ouvert pour montrer les deux boutonnières, orifices des ventricules qui vont communiquer avec les sacs.

384. Larynx du chien grandeur naturelle, coupé sur la ligne médiane et vu par-dedans; on a enlevé toutes les membranes et les muscles : *a* épiglotte; *b* thyroïde; *c* cricoïde; *d* aryténoïde avec la corde vocale inférieure qui va du *d'* s'attacher au thyroïde; *e* cartilage cunéiforme faisant partie de la corde vocale supérieure qui s'attache en *e'*; au-dessous est la fente du ventricule; *f* cartilage corniculé; *g* cartilage épicricéal.

285. Larynx de l'âne, entier, coupé verticalement sur la ligne médiane, vu par son côté interne, demi-grandeur naturelle : *a* l'épiglotte; *b* tranche du thyroïde; *b b* bord de son échancrure inférieure; *c c* cricoïde; *d d* cartilages de la trachée; *e* muscle constricteur de la trachée; *f* membrane muqueuse plissée; *g* aryténoïde et corniculé couverts par la membrane muqueuse; *h* tranche du muscle aryténoïdien; de *i* en *b'* corde vocale; *j* orifice du ventricule, dont la circonscription est figurée par un trait ponctué ; *k* orifice d'un sinus antérieur, dont la circonscription est figurée de même.

PLANCHE VIII.

286. Tête d'un colibri dépouillée de la peau, vue en-dessus, grandeur double : *a* langue tirée hors du bec; *b* les cornes thyroïdiennes de l'hyoïde recourbées jusque sur le devant du crâne et enveloppées du muscle génio-hyoïdien, protracteur ; *c* muscle rétracteur analogue du stylo-hyoïdien.

287. Les deux bouts de la langue très-grossis : *a* partie cylindrique qui s'amincit par degrés; *b* partie membraneuse qui s'élargit au contraire de plus en plus ; *c* portion où cette expansion élargie se recourbe en gouttière à bords dentelés.

288. Racine de cette langue : *a* les deux portions du glosso-hyal réunies; *b* le basi-hyal recouvert d'une muqueuse très-plissée, pour fournir à l'élongation de la langue.

289. Tête d'un papillon, vue de profil, grossie : *a* la trompe roulée en spirale ; *b* palpe labial; *c* antenne ; *d* œil.

290. Une des moitiés de la trompe grossie : *a* palpe maxillaire.

291. Portion de la trompe, vue de face, beaucoup plus grossie : *a* canal central servant à la succion et formé par la réunion des deux maxilles *b b*.

292. Tête de l'abeille perce-bois (xylocope violet), vue en-dessous, très-grossie, la trompe étendue et ses parties étalées : *a* trou occipital ; *b* mandibule ; *c* cavité à fond membraneux, dans laquelle se retire la base de la trompe dans l'état de repos ; on y voit en avant un chevron écailleux, dont la bascule sert à avancer et reculer ainsi la base de la trompe ; *d* maxille à deux articles en gouttière, engaînant la trompe; *d'* palpe maxillaire; *e* palpe labial dont le premier article est aussi engaînant; *f* la trompe, ou langue portée avec ses palpes sur une pièce écailleuse ou menton.

293. Portion de la base de cette trompe plus grossie et vue en-dessus : *a* tranche de la pièce nommée menton, écailleuse en-dessous, charnue en-dessus; on voit dans son épaisseur la coupe du canal central de la trompe ; *b* portion du 1er article du palpe labial; *c* portion de la trompe ou langue dans laquelle le canal central est figuré au trait ponctué; sa racine est enveloppée de trois paires d'appendices foliacés.

294. Extrémité très-grossie de la langue : *a* sorte de ventouse plissée et velue ; *b* villosités en lanières ; *c* tranche sur laquelle on voit la coupe du canal central.

295. Tête et trompe du buccin.

296. Extrémité de cette trompe fendue pour en montrer les denticules.

297. Trompe d'une planaire très-grossie ; les contractions péristaltiques de la membrane interne sont figurées par un trait ponctué.

298. Trompe déployée d'une smaridie (acarien) : *a* gouttière-corne dans laquelle sont logées les lancettes ; *b* palpe; *c* partie de la tête sous laquelle la trompe peut rentrer en grande partie.

299. Une des lancettes plus grossie.

300. Ventouse antérieure ou bouche d'une sangsue; les trois mâchoires sont figurées par un trait ponctué.

301. Position des trois mâchoires, vues perpendiculairement à l'axe de la bouche.

302. Une des mâchoires très-grossie : *a* paroi de la bouche; *b* paroi de l'œsophage.

303. Tête de la puce humaine : *a* hanche de la première patte ; *b* antenne ; *c* les deux palpes labiaux engaînant ; *d* les deux mandibules dentelées et engaînant la lancette ; *e* lancette centrale, labre ou épipharynx ; *f* maxille ; *g* palpes maxillaires.

304. Portion de la lèvre d'un ixode servant de gaîne aux mandibules.

305. Extrémité plus grossie d'une des mandibules : *a* le corps ; *b* l'onglet mobile.

306. Tête de l'araignée domestique, vue de profil : *a* carapace ; *a'* les yeux ; *b* plastron ; *c* lèvre ; *d* maxille ; *d'* palpe ; *e* mandibule ; *e'* crochet.

307. *a* Crochet très-grossi, d'après la mygale maçonne ; *b* glande salivaire ou venimeuse à faisceaux musculaires en hélice.

308. Le bout du crochet encore plus grossi, montrant au fond d'une rainure le trou d'où sort le venin.

309. Langue de la grenouille renversée en avant : *a* mâchoire inférieure ; *b* langue.

310. Tête de l'*hydrophilus piceus* doublée, vue en-dessous : *a* base du crâne ; *b* lèvre ; *c* paraglosses ; *d* palpes labiaux ; *e* maxilles dont on ne voit bien que le bord externe et inférieur ; *f* palpes maxillaires ; *g* mandibules ; *h* labre ; *i* yeux et antennes ; *j* corselet.

311. Maxille d'insecte carnivore : *a* palpe ordinaire ; *b* palpe surnuméraire (analogue de la galéte).

312. Maxille d'insecte herbivore (bupreste) : *a* palpe.

313. Dent de squale (fossile) : *a* partie tranchante ou couronne ; *b* racine.

314. Incisive de lièvre, mâchoire inférieure.

315. Incisive de mouton (jeune âge).

316. Incisive de chien.

317. Canine de chien.

318. Molaire de chien, grande carnassière d'en bas.

319. Molaire de taupe, grossie.

320. Dent de lézard ocellé, grossie.

321. Molaire de mouton.

PLANCHE IX.

322. Tête de canard demi-grandeur : *a* tympanique (os carré) ; *à* trait ponctué montrant son mouvement en avant pour l'élévation du bec ; *b* bec formé de la soudure du susmaxillaire et intermaxillaire ; *b'* mouvement produit par l'avancement du tympanique ; *c* point d'articulation du bec avec le crâne ; *d* palatin ; *e* ptérygoïdien mobile, propageant au bec l'impulsion du tympanique ; *f* zygoma inférieur formé par le marteau et le jugal soudés, servant au même usage ; *g* apophyse zygomatique du temporal.

323. Appareil maxillaire d'un côté d'après la couleuvre à collier, vu de profil : *a* mastoïdien ; *b* tympanique ; *c* mâchoire inférieure ; *d* ptérygoïdien ; *e* ptérygoïdien externe ou admaxillaire ; *f* palatin ; *g* susmaxillaire.

324. Appareil susmaxillaire du naja : *a* ptérygoïdien ; *b* ptérygoïdien externe ou admaxillaire ; *c* palatin ; *d* susmaxillaire ; *e* crochets soudés ou dents venimeuses ; *f* glande venimeuse.

325. Coupe de la bouche et du gosier de l'homme : *a* langue ; *b* voile du palais pressant le bol alimentaire ; *c* pharynx ; *d* œsophage ; *e* trachée surmontée du larynx avec son épiglotte abaissée ; *f* hyoïde ; *g* mâchoire inférieure.

326. Organes digestifs abdominaux de l'homme : *a* œso-

phage; *b* estomac; *c* duodénum; *d* intestin grêle; *e* appendice cœcal; *f* colon; *g* rectum; *h* foie; *i* vésicule biliaire; *j* canal hépatique; *k* rate; *l* pancréas.

327. Estomac de mouton : *a* œsophage; *b* panse; *b'* bonnet; *c* feuillet; *d* caillette.

328. La rainure par laquelle l'œsophage s'ouvre dans la panse et le bonnet : *a* ouverture de l'œsophage; *b* extrémité qui conduit dans le feuillet quand la fente est fermée, d'après Camper.

329. D'après le même; coupe de la gouttière ci-dessus dont les bords sont rapprochés.

340. Estomac d'oiseau granivore : *a* œsophage; *b* jabot; *c* ventricule succenturié; *d* gésier; *e* intestin grêle.

341. Estomac de poisson (cotte) : *a* les cœcums représentant le pancréas.

342. Estomac de squale : *a* la valvule en hélice du duodénum supposée visible au-dehors.

343. Estomac de l'aplysie ouvert pour montrer ses dents pyramidales et ses crochets.

344. Estomac de la *bulla lignaria* vu au-dehors, avec ses plaques calcaires.

345. Le même vu en-dedans.

346. Tube digestif de l'araignée maçonne : *a* œsophage; *b* estomac du corselet avec les cœcums qui vont dans les hanches et les cuisses; *c* partie qui traverse le pédicule du corps; *d* duodénum; *d'* intestin grêle; *e* gros intestin; *c'* rectum; *f* canaux hépatiques; *g* canaux urinaires.

347. Une partie du cœcum, ou granulation du foie, très-grossie.

348. Tube digestif d'une sangsue : *a* œsophage; *b* estomac; *c* cœcum; *d* rectum.

349. Portion du tube digestif de la *clepsine paludosa* : *a* tube médian ; *b* un des estomacs latéraux ; *c* un cœcum rameux ; *d* rectum.

350. Estomac d'un jeune ixode, cœcums ou peut-être faisceaux de cœcum, car ils sont bien plus nombreux chez l'adulte.

351. Organes digestifs d'une planaire ; ramifications partant d'une trompe médiane.

352. Estomacs cœcaux d'un échinorinque avec la trompe d'où part l'œsophage.

353. Estomac d'un papillon : *a* œsophage ; *b* vésicule latérale ou jabot, dite vésicule aspirante ; *c* estomac.

354. Organe digestif de l'abeille : *a* œsophage ; *b* estomac ; *c* duodénum ; *d* canaux hépatiques ; *e* intestin grêle ; *f* gros intestin ; *g* rectum.

355. Organes digestifs du blaps-géant, grossis : *a* œsophage ; *b* canaux salivaires rameux ; *c* jabot ; *dd* duodénum renflé à son origine ; *e* intestin grêle ; *f* canaux hépatiques et urinaires anastomosés ; *g* gros intestin ; *h* rectum.

356. Quatre paires d'organes salivaires de la ranatre ; d'après Léon Dufour : *a* œsophage ; *b* estomac.

PLANCHE X. — *Circulation.*

357. Système circulatoire d'une planaire noire triplée, vue en-dessous.

358. Renflement antérieur de la planaire trémallaire.

359. Vaisseau dorsal d'un insecte, vu de profil : *a a* renflements ; *b* prolongement cylindrique dans le thorax ou dère ; *c* portion qui va aux ovaires : un trait ponctué indique la marche des courants abdominaux.

560. Partie postérieure du cœur, ou vaisseau dorsal d'un insecte, vu en-dessus, montrant comment y rentrent les courants abdominaux.

561. Partie antérieure du système circulatoire de la scolopendre mordante, grossi, vu de $^3/_4$; *a* vaisseau dorsal ou cœur ; *b* vaisseau ventral ou artère ; *c* vaisseau céphalique ; *d* crosse aortique.

562. Circulation d'un lombric terrestre : *a* vaisseau dorsal ; *b* vaisseaux moniliformes ; *c* vaisseau ventral ou artère aorte ; *d* vaisseau surnervien ou artère pulmonaire.

563. Circulation dans une sangsue montrant les gros vaisseaux latéraux avec leurs anses pulmonaires, et au milieu le vaisseau dorsal.

564. Circulation d'une araignée, vue en-dessus : *a* cœur ; *b* artère thoracique ou déro-céphalique ; *c c* poumons ; *d* veines pulmonaires ; *e* veines intestinales ; *ff* artères cutanées : des lignes ponctuées indiquent leur trajet sous l'abdomen vers le poumon.

565. Cœur d'un crabe, vu en-dessus : *b* artère antérieure ; *c* artère postérieure ; *d* veines branchiales (Audouin et Milne-Edwards).

566. Circulation d'un crabe, coupe verticale (*idem*) : *a* cœur ; *b* artère postérieure ; *c* veines branchiales ; *d* artères branchiales ; *e* sinus veineux ; *f* veines des membres.

567. Circulation d'un bulime : *a b b* réseau pulmonaire ; *a* artère pulmonaire, continuation de la veine cave ; *b b* veines pulmonaires ; *c* oreillette ; *d* ventricule ; *e* aorte et ses divisions.

568. Circulation d'un calmar (Audouin et M. Edwards) : *a a* veines caves ; *b b* cœurs pulmonaires ; *c c* artères branchiales ; *d d* veines branchiales ; *e* cœur aortique ; *ff* aortes.

369. Une villosité intestinale de l'homme remplie de chyle, très-grossie, d'après Cruikshanck.

370. Villosités intestinales de l'homme, d'après Albert Meckel.

371. Un vaisseau lymphatique vu à la loupe.

372. L'intérieur d'uu vaisseau ouvert pour montrer les valvules, dont une est coupée.

373. Circulation du sang des poissons osseux : *a a* veines caves ; *b* oreillette unique ; *c* ventricule unique ; *d* bulbe artériel ; *e* artère branchiale divisée en quatre branches ; *ff* aorte et ses branches d'origine faisant fonctions de veines branchiales et communiquant par des anastomoses innombrables avec les artères branchiales.

374. Cœur et gros vaisseaux d'une salamandre très-grossis, d'après Martin Saint-Ange (aussi bien que les quatre figures suivantes) : *a* ventricule unique ; *b* portion pulmonaire de l'oreillette : un trait pointillé indique le trajet du tronc commun des veines pulmonaires ; *c c* un autre trait pointillé représente le trajet du tronc commun des veines caves *a a a;* par l'orifice et la cloison qui sépare l'oreillette en deux parties *b b';* *e* tronc artériel commun, dont on donne le détail dans la figure suivante, plus grossie encore.

375. *a* Tronc aortico-pulmonaire ; *b* aorte antérieure ; *c* aorte postérieure anastomosée en une aorte impaire *d; e e* artères pulmonaires.

376. Circulation de la tortue : *a* ventricule unique ; *b* oreillette des veines caves *c; d* oreillette des veines pulmonaires *e e; ff* aortes; *g* artère pulmonaire.

377. Cœur de serpent; ventricules ouverts par-devant pour montrer la cloison qui les sépare, mais qui est largement perforée : *a a* aortes; *b* artère pulmonaire ; *c* oreillette gauche avec une veine pulmonaire ; *d* oreillette droite ; *e e e* veines caves,

578. Cœur de crocodile : *a* ventricule droit ; *b* tronc commun des artères pulmonaires *c c* ; *d* tronc aortique à sang noir né aussi du ventricule droit ; *e* aorte à sang rouge, né du ventricule gauche ; *f* sa branche descendante : un trait ponctué indique comment elle s'anastomose avec le tronc *d*, pour former l'aorte proprement dite ou postérieure ; *g* oreillette droite ; *h h h* veines caves ; *i* oreillette gauche ; *j j* veines pulmonaires.

PLANCHE XI. — *Circulation et respiration.*

579. Appareil de la circulation chez l'homme : *a* portion du cœur occupée par le ventricule gauche ; *b* ventricule droit ; *c* oreillette droite ; *d* veine cave inférieure ; *e e* veines sous-clavière et jugulaire qui vont se terminer dans la veine cave supérieure *è* ; *f* et *g* artères carotide et sous-clavière naissant de la crosse de l'aorte ; *h* artère descendante ; *t* trachée-artère ; *p* poumons.

580. Valvule mitrale.

581. Valvules sigmoïdes placées à la naissance de l'aorte, vues en dessus.

582. Appareil de la circulation hépatique ou de la veine porte chez l'homme : *a* tronc de la veine porte ; *b* radicules de cette veine ; *c* ses ramifications ; *d* veines hépatiques ; *e* veine cave inférieure : un trait pointillé indique la forme du foie.

583. Globules ou lenticules du sang, vus au microscope : *a*, *b*, *c*, *d* globules de la grenouille présentés dans différentes positions et avec différents états de développement du noyau ; *e*, *f*, *g*, *h* globules du sang des mammifères, vus dans des positions et des états analogues aux précédents.

584. Organe respiratoire de l'*holothuria tubulosa*, d'après Delle Chiaje.

585. Branchies de la *salpa cristata*.

586. Idem de l'huître (*ostrea odulis*).

587. Idem de l'*octopus moschatus* (le poulpe musqué).

588. Organes respiratoires de la scolopendre : *m* cœur ; 1-7 faisceaux de trachées naissant des stigmates.

589. Branchies ou poumons de l'araignée domestique dans deux positions différentes.

590. Tronc de trachée du *sphinx populi*.

591. Vésicule trachienne du hanneton.

592. Trachées du cossus.

593. Abdomen d'un insecte pour montrer la place des stigmates *a*.

594. La nèpe cendrée (*nepa cinerea*).

PLANCHE XII. — *Respiration*.

595. Arcs branchiaux de la perche.

595 *bis*. Branchie du même poisson et fortement grossie : *c* l'arc branchial coupé en travers ; *a* artère branchiale ; *b* racine de l'aorte recueillant le sang qui revient.

596. Têtard de grenouille grossi, représenté avec ses grandes branchies.

597. Région gutturale de la grenouille avec les sacs gutturaux : *d* glande thyroïde ; *d** glotte visible en dessous après l'ouverture du larynx ; *e* génio-hyoïdien ; *f* sac laryngien ; *g* le trou qu'on voit à travers ce sac, par lequel sa cavité s'ouvre dans celle de la bouche ; *h* carotide ; *i* renflement gris à sa branche externe ; *k* nerf brachial.

598. Cavité buccale ouverte de la grenouille : *a* petites dents palatines ; *b* narines internes ; *c* voûtes produites par

les yeux; *d* larges ouvertures des trompes d'Eustache; *e* glotte; *f* langue épaisse, adhérent en devant, libre et fendue en arrière et faisant en quelque sorte fonction d'épiglotte.

399. Système osseux et musculaire d'une tête de grenouille.

400. Sacs pulmonaires de la salamandre.

401. Partie des poumons vésiculaires des grenouilles et des tortues : *a* une vésicule grossie.

402. Organes respiratoires de la *rana esculenta* (région gutturale) avec les poumons ouverts: *a* hyoïde; *b* poumon droit; *c* poumon gauche; *d** larynx.

403. Partie supérieure du poumon du *coluber thuringicus*, où l'on voit la trachée-artère, la partie membraneuse du poumon, l'enfoncement en cul-de-sac à l'extrémité de la trachée, qui se prolonge dans le poumon (rudiment du poumon gauche), la formation réticulaire plus serrée à la partie gauche du poumon, et la même moins serrée à la partie inférieure, qui fait le passage à la structure vésiculeuse.

404. Poumon du *strix flammea* adhérent aux côtes; on voit en haut la trachée-artère du cœur avec l'aorte descendante.

405. Thorax d'une poule : *a* omoplate; *b* côtes; *c* sternum; *d* clavicule ou fourchette.

406. Thorax humain : *a* portion cervicale de la colonne vertébrale; *a'* portion lombaire de la colonne; *b* sternum; *c* côtes; *c' c'* fausses côtes; *d* clavicule; *e* muscles intercostaux : on voit intérieurement la voûte formée par le diaphragme.

FIN DE L'EXPLICATION DES FIGURES.

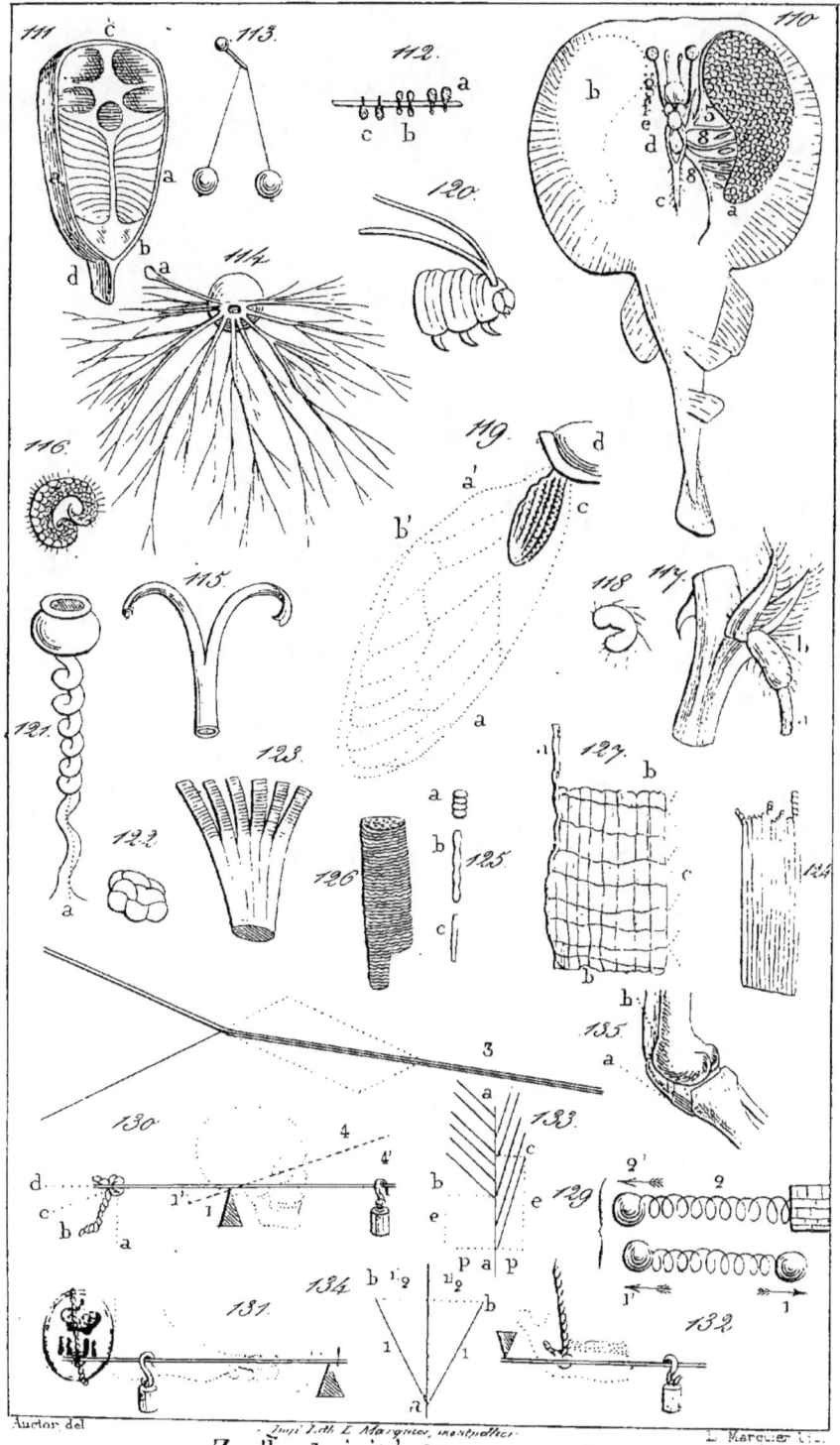

Zoélectricité. Mouvements.

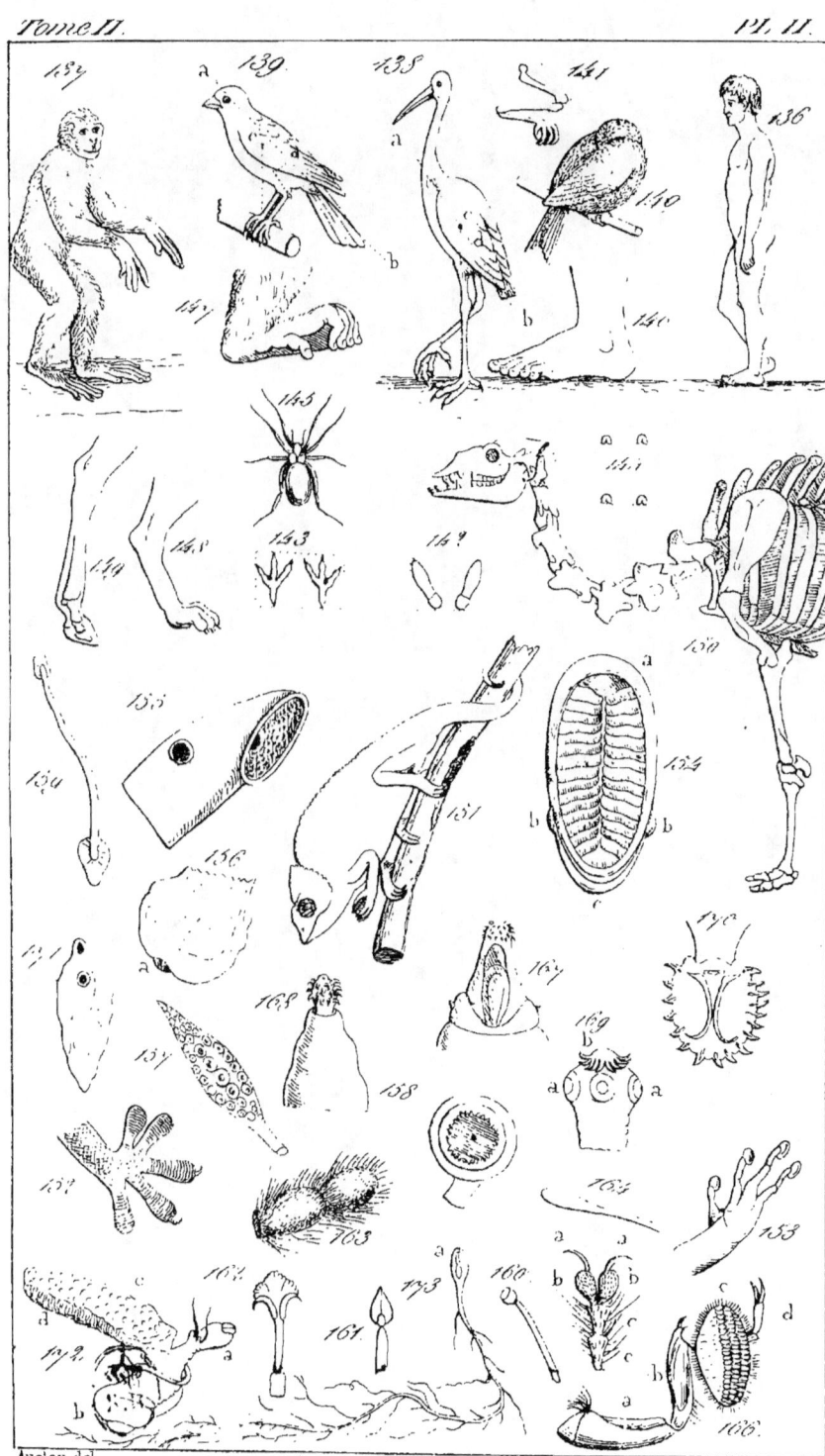

Locomotion; station.

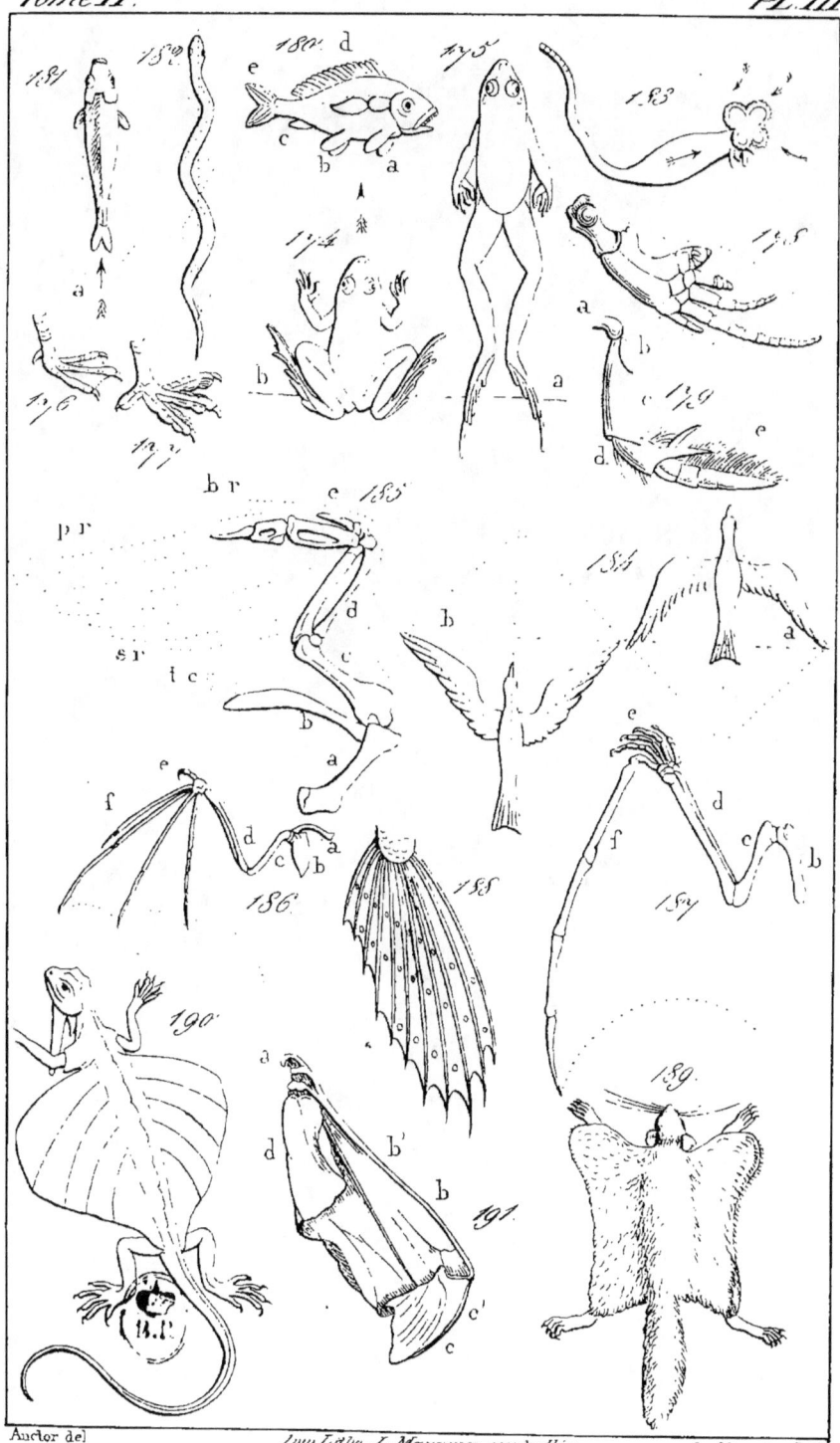

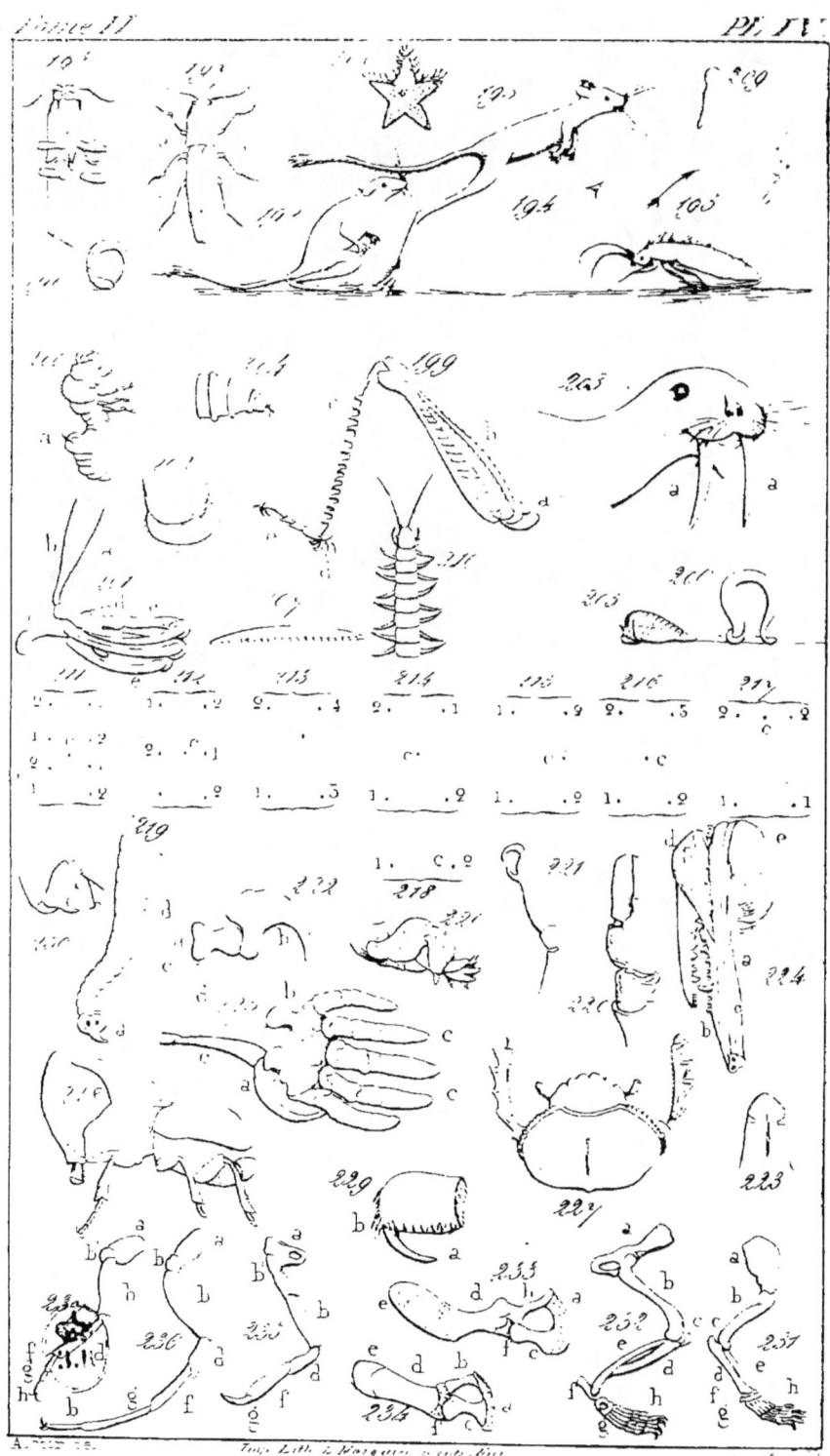

Saut, Progression, etc.

Tome II. PL V.

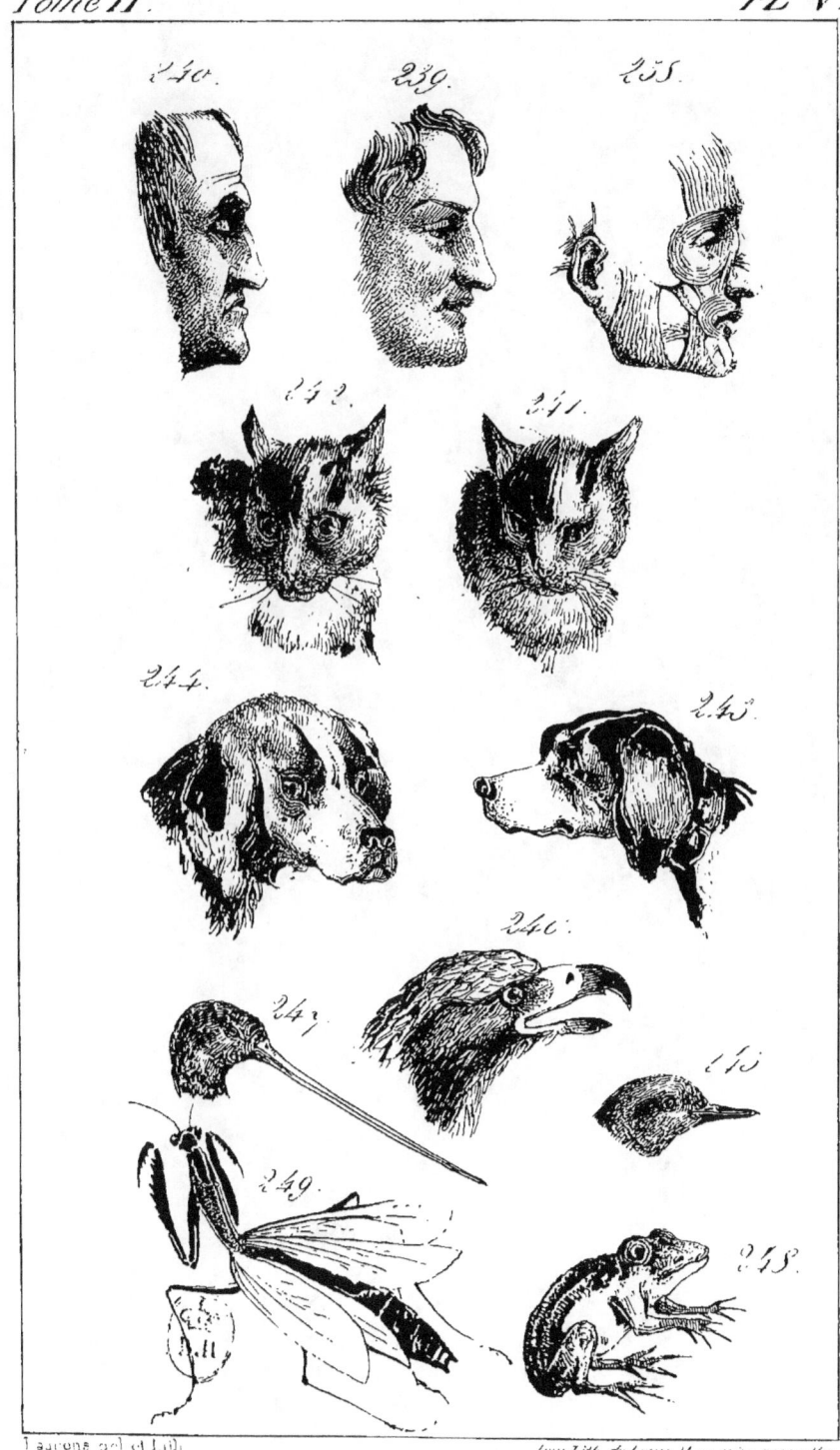

Prosopose.

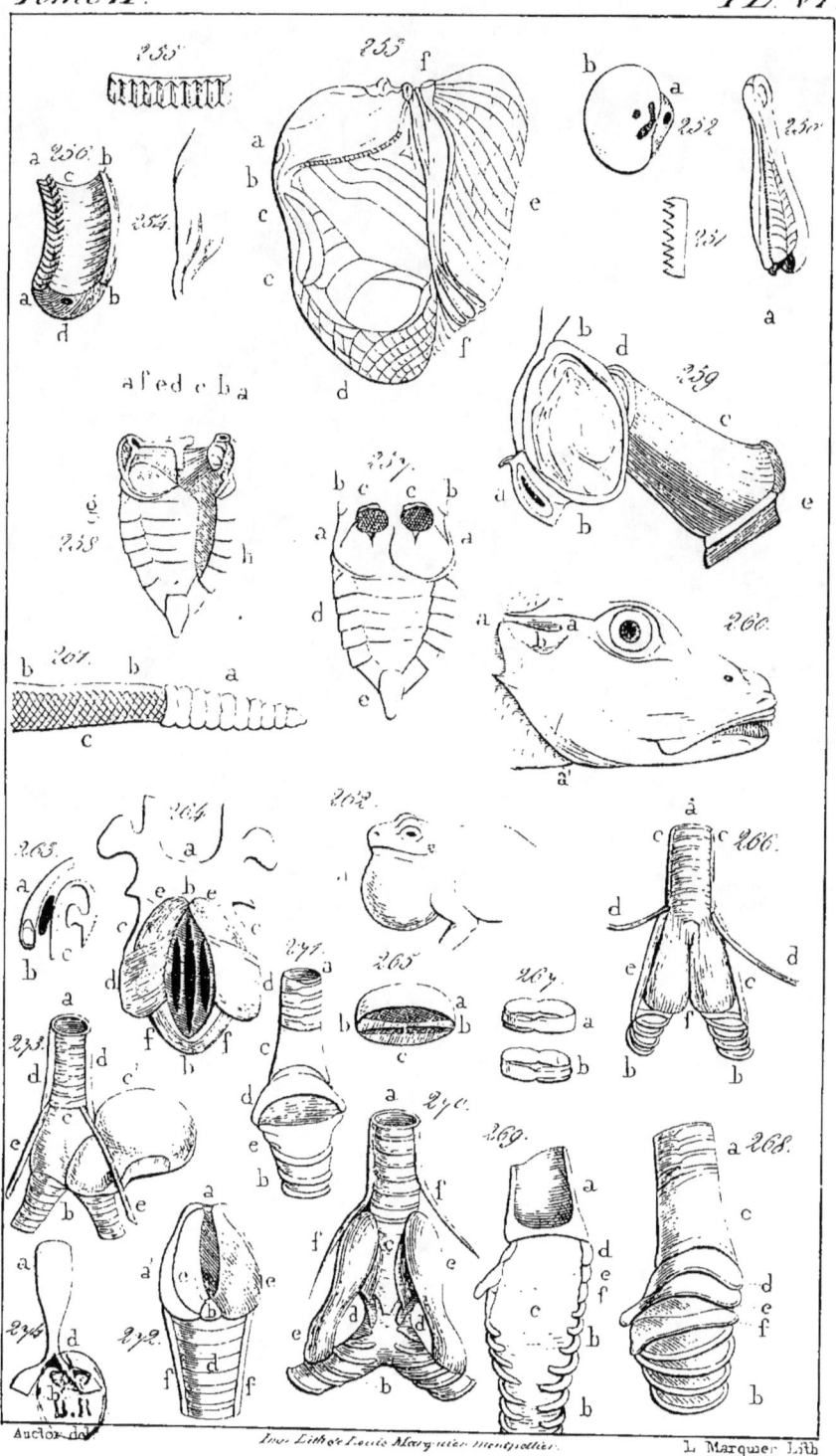

Psophose; Voix.

Tome II.

PL. VII.

Voix.

Tome II.   PL. VIII.

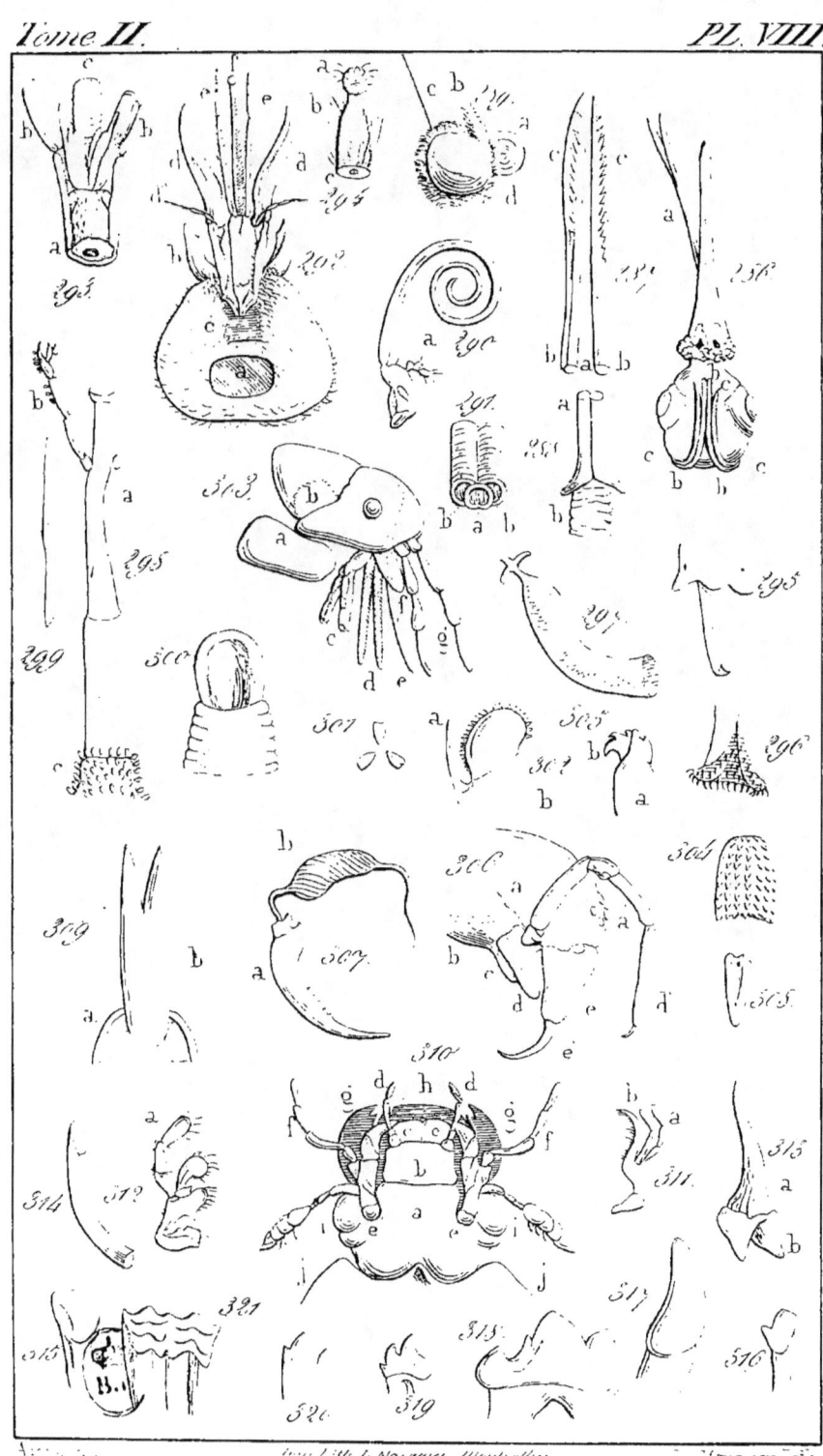

Digestion.

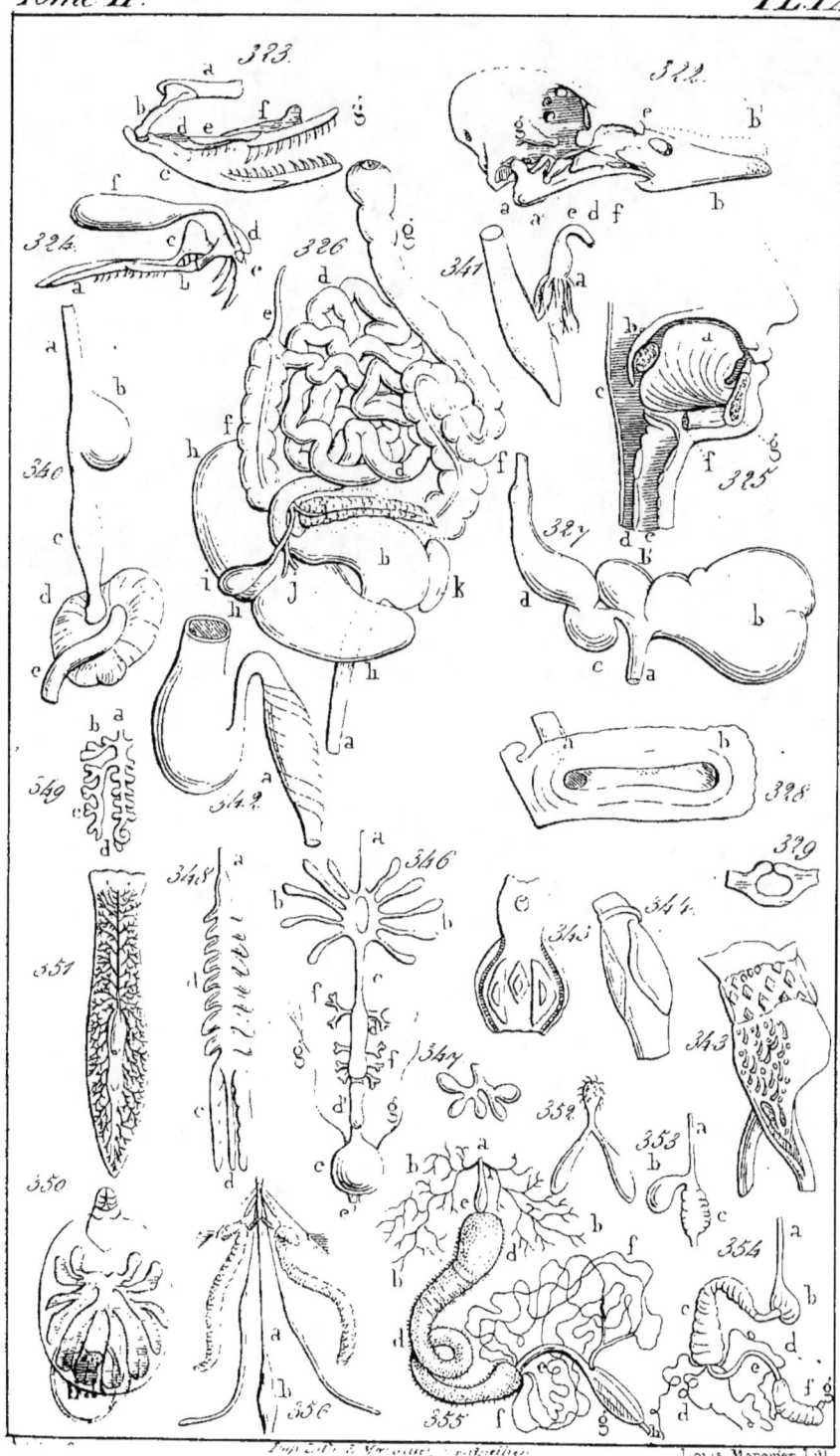

Digestion.

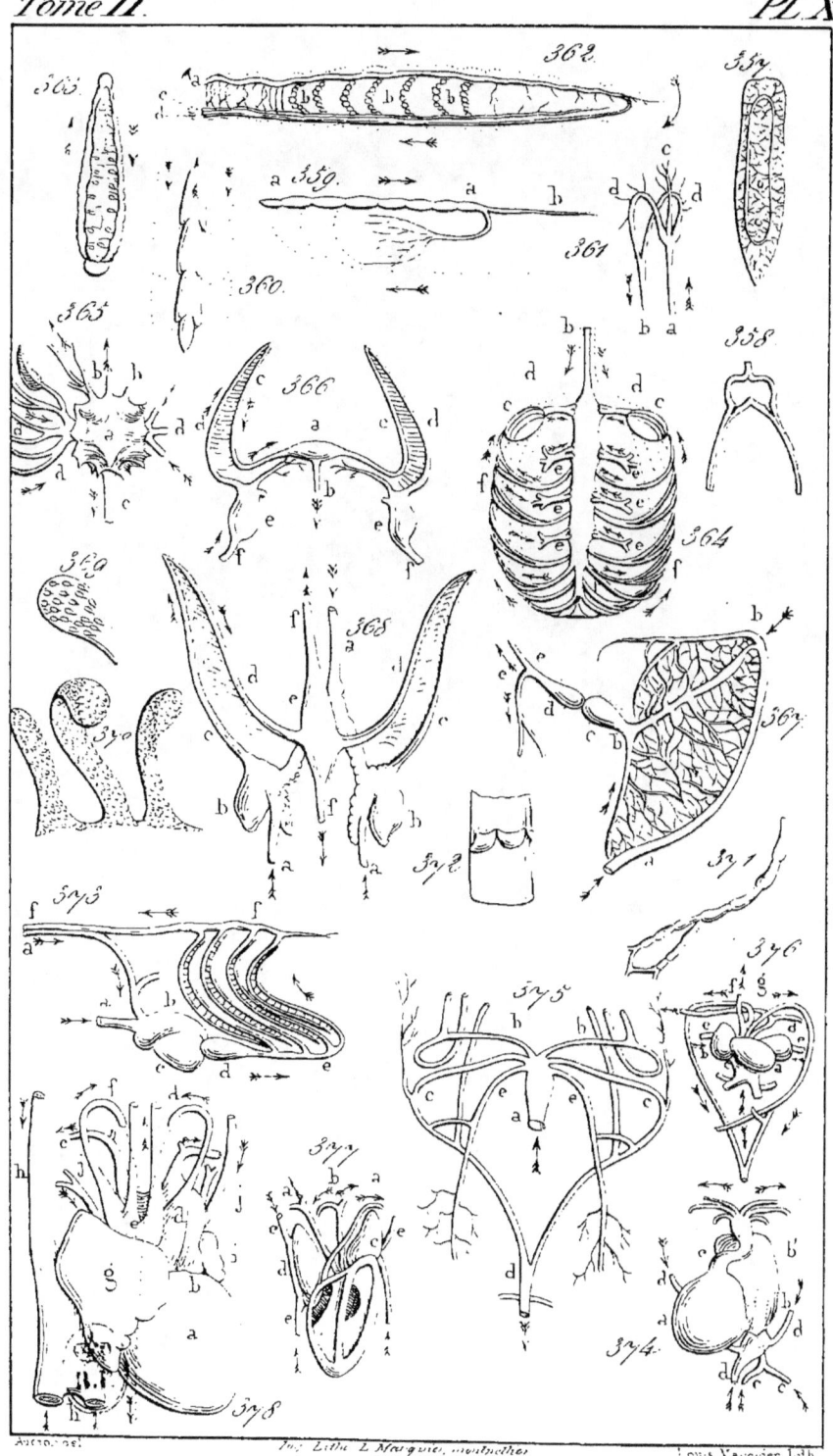

Circulation.

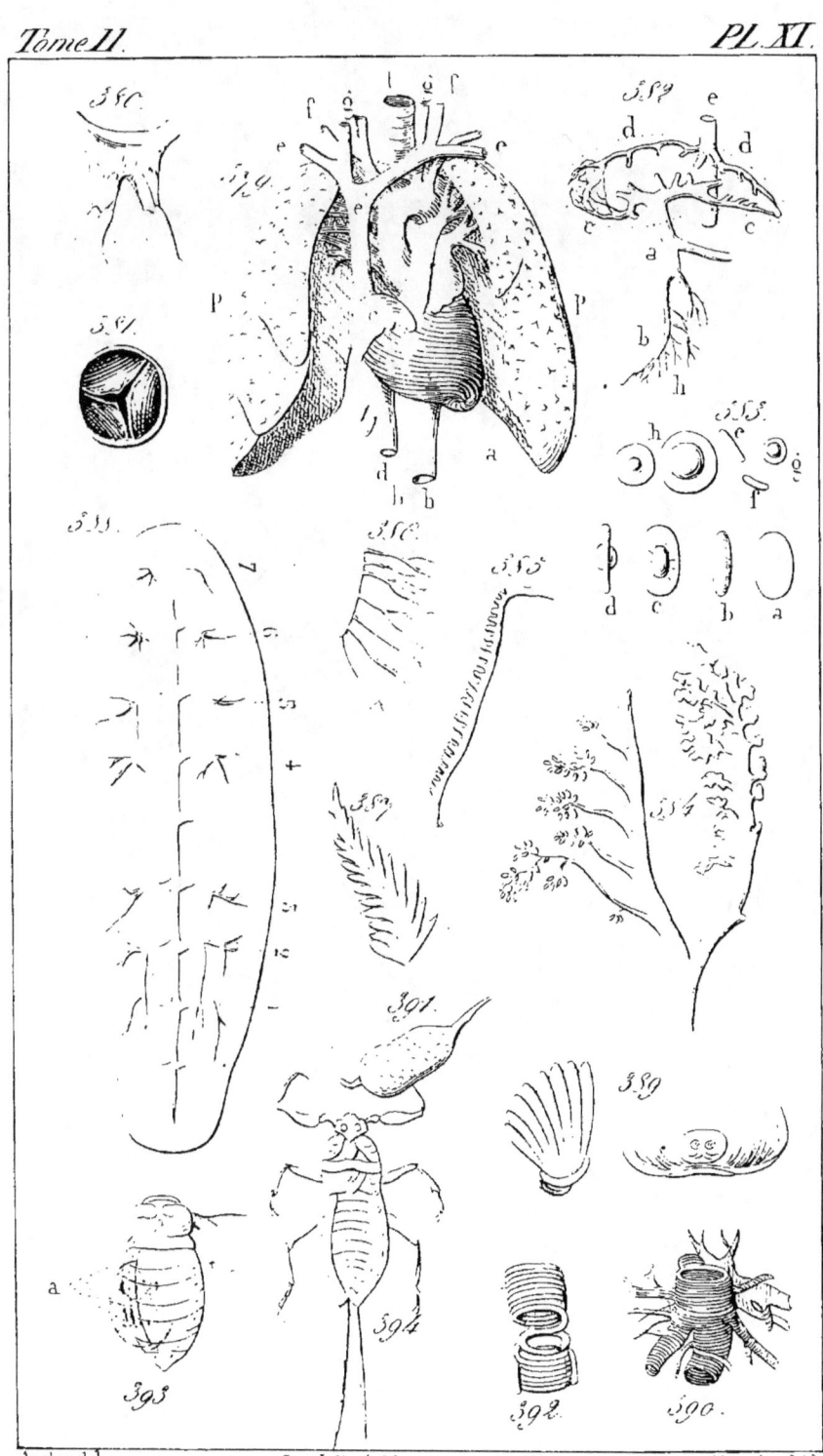

Circulation et Respiration.

Tome II. PL. XII.

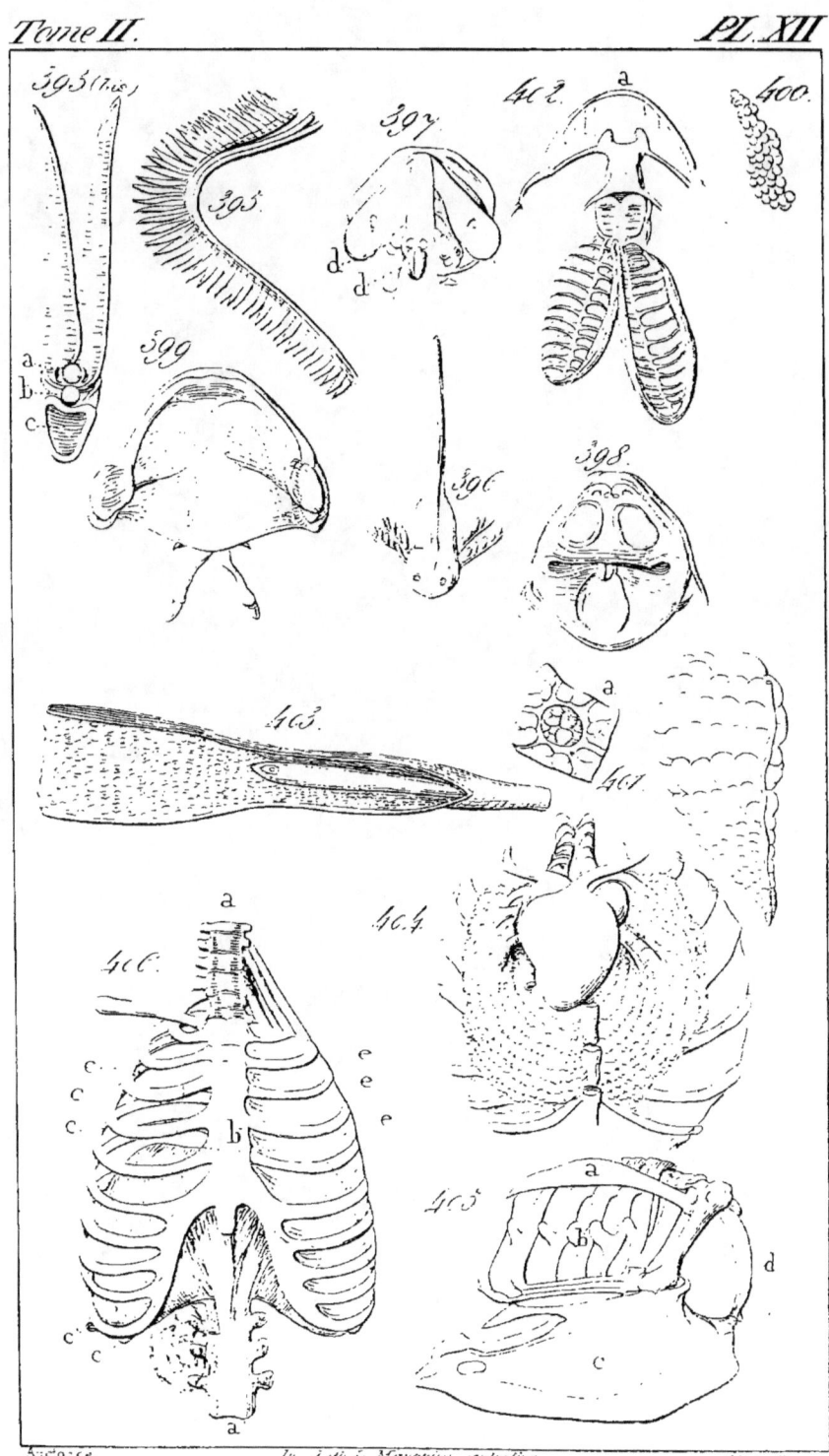

Respiration.

www.ingramcontent.com/pod-product-compliance
Lightning Source LLC
Chambersburg PA
CBHW050104230426
43664CB00010B/1439